30 MINUTES PAR JOUR POUR UN Cœur solide

30 MINUTES PAR JOUR POUR UN Cœur solide

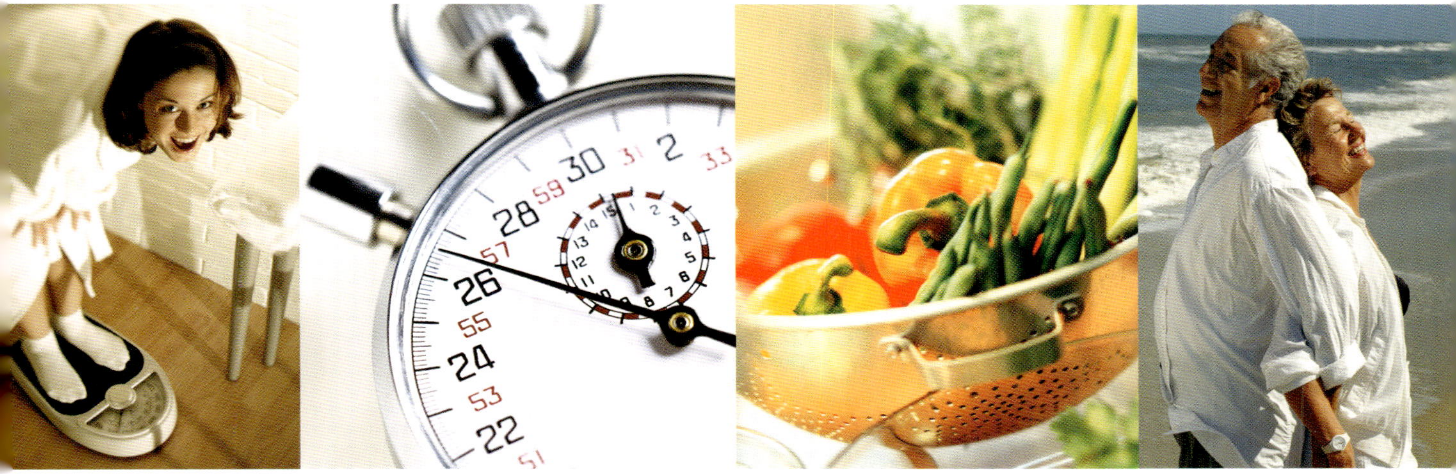

Un programme SIMPLE pour vaincre les principaux ennemis de votre cœur

Sélection du Reader's Digest
Paris • Bruxelles • Zurich • Montréal

30 MINUTES PAR JOUR POUR UN Cœur solide

publié par Sélection du Reader's Digest,est l'adaptation française de
30 Minutes a Day to a Healthy Heart © 2006, The Reader's Digest Association Limited,
11 Westferry Circus, Canary Wharf, London E14 4HE

La version française a été réalisée
par **Agence Media**

Sous la direction de Sélection du Reader's Digest
Direction éditoriale Éric Jouan
Directrice éditoriale adjointe Elizabeth Glachant
Direction artistique Dominique Charliat
Responsable du projet José-Antoine Cilleros
Maquette Françoise Boismal
Lecture-correction Béatrice Argentier-Le Squer, Emmanuelle Dunoyer
Fabrication Marie-Pierre de Clinchamp, Caroline Lhomme
Prépresse Philippe Pétour

Conseiller de la rédaction
Docteur Simon Elhadad
Chef du service cardiologie et urgences cardio-vasculaires au centre hospitalier de Magny-sur-Marne

Traduction Neel Chrillesen, Christine Berkovicius

Nous remercions également
Élisabeth Haniotis (recettes)
Marie-France Six (valeurs nutritionnelles)
Damien Noirot (prépresse)

Avertissement En aucun cas ce livre ne peut se substituer à un avis médical, les conseils et recommandations qu'il contient ne constituant nullement des diagnostics ou des prescriptions médicales. Les auteurs et consultants de même que l'éditeur ne sauraient être tenus pour responsables des conséquences d'une interprétation erronée. Nous vous recommandons, au moindre doute ou signe inquiétant, de consulter un spécialiste.

PREMIÈRE ÉDITION

Pour nous communiquer vos suggestions ou remarques
sur ce livre, utilisez notre adresse e-mail :
editolivre@readersdigest.tm.fr

Code produit : US 4719/IC

ISBN 978-2-7098-1944-2

Avant-propos

Le cœur : un cône d'à peine 300 grammes capable d'envoyer 7 200 litres de sang par jour à travers un réseau de 100 000 kilomètres de veines et d'artères ; une machinerie sophistiquée réglée à la milliseconde ! Mais un seul *couac* et l'ensemble peut se dérégler. Les dégâts sont parfois fatals (en France, plus de 50 000 victimes chaque année). Et la liste des désagréments est longue : troubles du rythme cardiaque, hypertension artérielle, infarctus du myocarde, athérosclérose, insuffisance cardiaque...

Les études les plus récentes montrent que ces pathologies sont favorisées par deux grandes catégories de risques, l'une génétique, l'autre comportementale – notre façon de vivre et de nous alimenter, en quelque sorte. Si l'on ne peut rien faire contre la première (hérédité, sexe, âge), il est en revanche possible, et même souhaitable, de s'attaquer à ces tueurs redoutables que sont l'excès de tabac et/ou d'alcool, la sédentarité, une mauvaise alimentation, le diabète, le cholestérol, l'hypertension artérielle et le stress. Tous sont directement responsables d'une augmentation importante des pathologies cardio-vasculaires et doublement dangereux : d'une part parce que les facteurs de risque ne s'additionnent pas, ils se potentialisent – c'est-à-dire qu'ils s'aggravent les uns les autres ; d'autre part parce qu'ils tuent en silence – « tout va bien jusqu'à ce que ça aille mal » –, et là, il est souvent trop tard.

C'est pourquoi nous avons conçu *30 Minutes par jour pour un cœur solide*. Cet ouvrage explique précisément comment et pourquoi une pathologie cardiaque s'installe, généralement en douceur, sans symptômes avant-coureurs. Puis il vous propose de mettre en œuvre un programme raisonnable, simple et efficace pour garder un cœur sain, principalement en vous aidant à modifier votre mode de vie par petites touches : une alimentation équilibrée, peu d'alcool, pas de tabac, un minimum d'efforts physiques au quotidien (30 minutes de marche par jour, par exemple), etc.

Nous procédons pas à pas, lentement, afin que chaque étape du changement soit correctement assimilée et fasse naturellement partie de votre vie. Vous trouverez ici les clés d'une alimentation saine mais aussi, ce qui ne gâte rien, délicieuse, des exercices qui renforcent l'organisme, de nouvelles façons de faire baisser le stress et, nous l'espérons, l'encouragement nécessaire pour effectuer les changements qu'il faut afin de profiter d'une vie longue et heureuse.

L'Éditeur

Sommaire

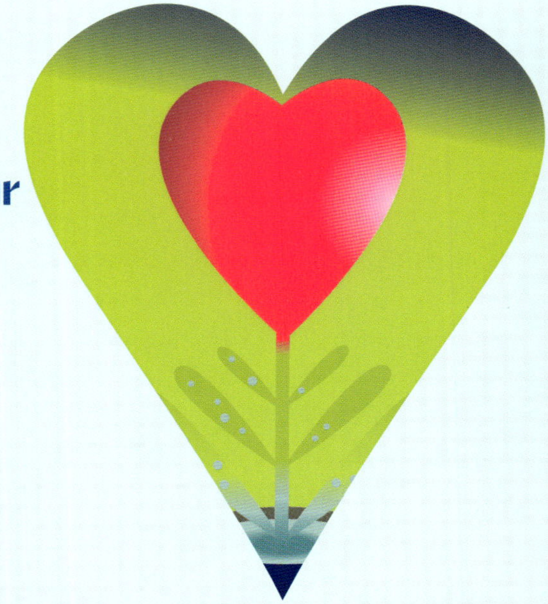

1 Ce que nous savons aujourd'hui sur le cœur

2 Introduction à notre programme

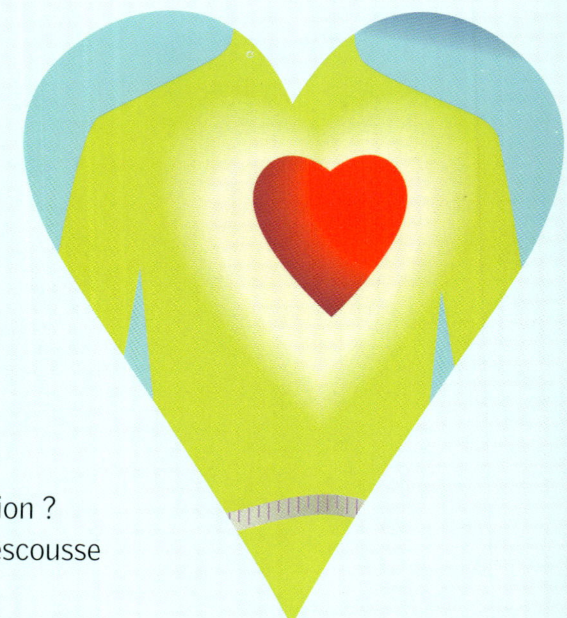

3 Une alimentation saine pour le cœur

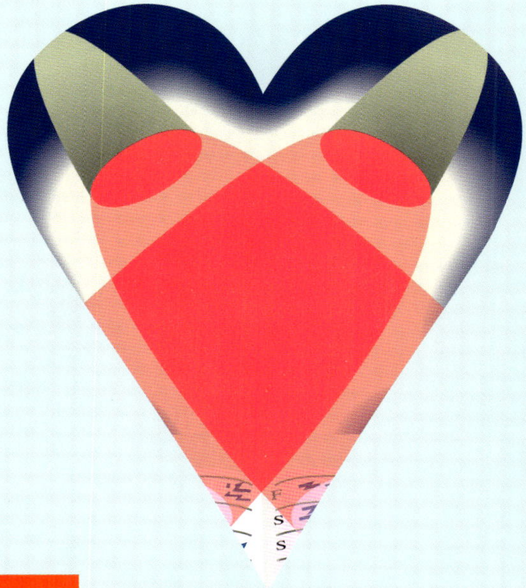

4 Bouger : une nécessité

5 Cœur heureux, cœur en forme

6 Se débarrasser des toxines

7 Surveiller votre santé cardiaque

8 Le programme « 30 minutes par jour »

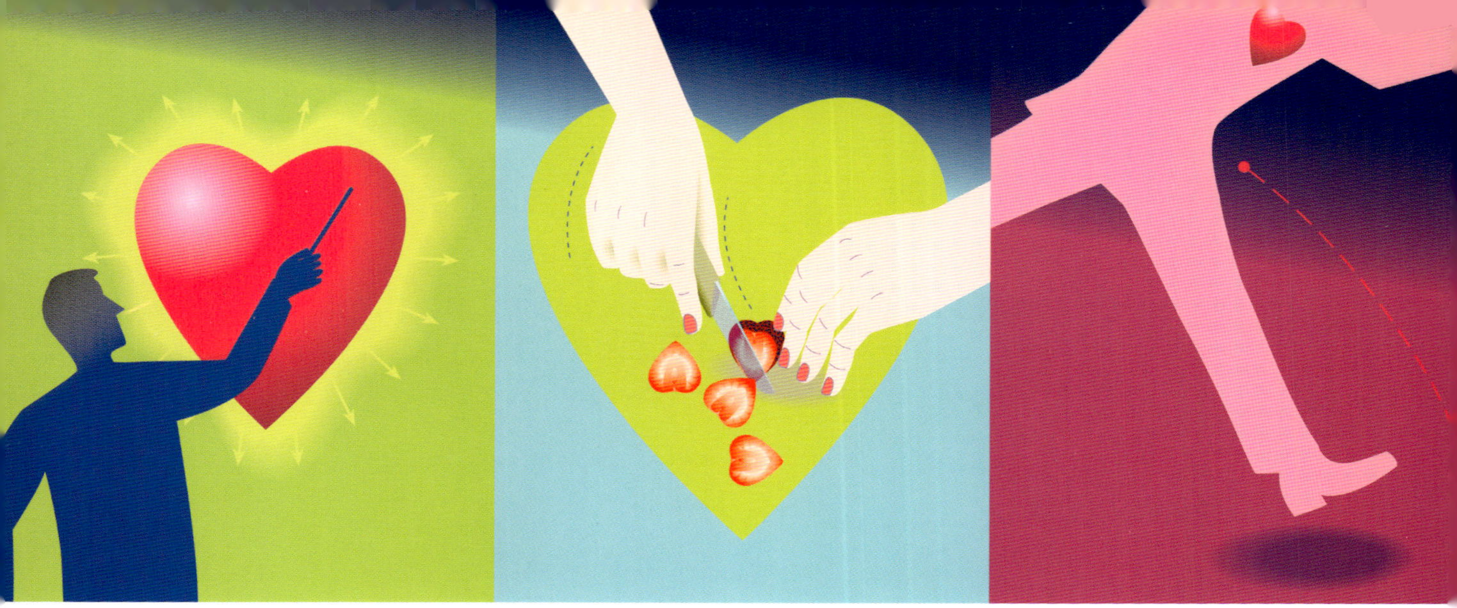

Introduction

Les maladies coronariennes sont reconnues depuis plus d'un siècle. Durant ces vingt-cinq dernières années, cardiologues et autres scientifiques ont développé une palette incroyable de traitements médicamenteux ou chirurgicaux, tous plus efficaces les uns que les autres et qui ont sauvé des milliers de vies. Néanmoins, malgré ces avancées médicales, les accidents cardiaques sont de plus en plus nombreux. Or un grand nombre de ces décès pourraient être prévenus, car il est possible d'agir sur certains des facteurs de risque. Ces facteurs, qui sont souvent liés aux habitudes de vie, sont notamment l'hypertension artérielle, un taux de cholestérol élevé, le tabagisme, l'obésité et l'inactivité physique.

30 minutes par jour pour un cœur solide explique comment, grâce à une méthode simple à mettre en œuvre, échapper à la maladie qui se développe sournoisement dans les artères au cours des années. Nous abordons d'abord tous les facteurs de risque de la maladie athéromateuse des artères, dont le rôle néfaste est avéré. Le mot « tous » est primordial. Plus vous accumulez de facteurs de risque, plus vous mettez votre cœur en danger. Cela signifie qu'il ne suffit pas de se concentrer sur un seul facteur de risque, il est démontré qu'il est bien plus efficace d'intervenir sur tous les points, même de façon modérée.

C'est là le message principal de ce livre : si nos conseils sont suivis, il y aura nettement moins de maladies coronariennes avec tout ce que cela implique — décès prématuré, insuffisance cardiaque invalidante, etc. Pour comprendre comment ces maladies sont devenues les plus grands tueurs de notre pays et une si grande menace sanitaire, il faut évoquer les origines de l'homme.

Il y a des centaines de milliers d'années, les premiers hommes de Cro-Magnon était essentiellement des chasseurs-cueilleurs. Leur alimentation était constituée de fruits, de fruits à écale, de légumes, d'un peu de poisson et, plus rarement encore, d'un peu de viande. Ces produits étaient consommés frais ou cuits rapidement au-dessus d'un feu. Les trouver, les ramasser ou les capturer nécessitait beaucoup d'exercice physique. La teneur en matière grasse de cette alimentation était très faible.

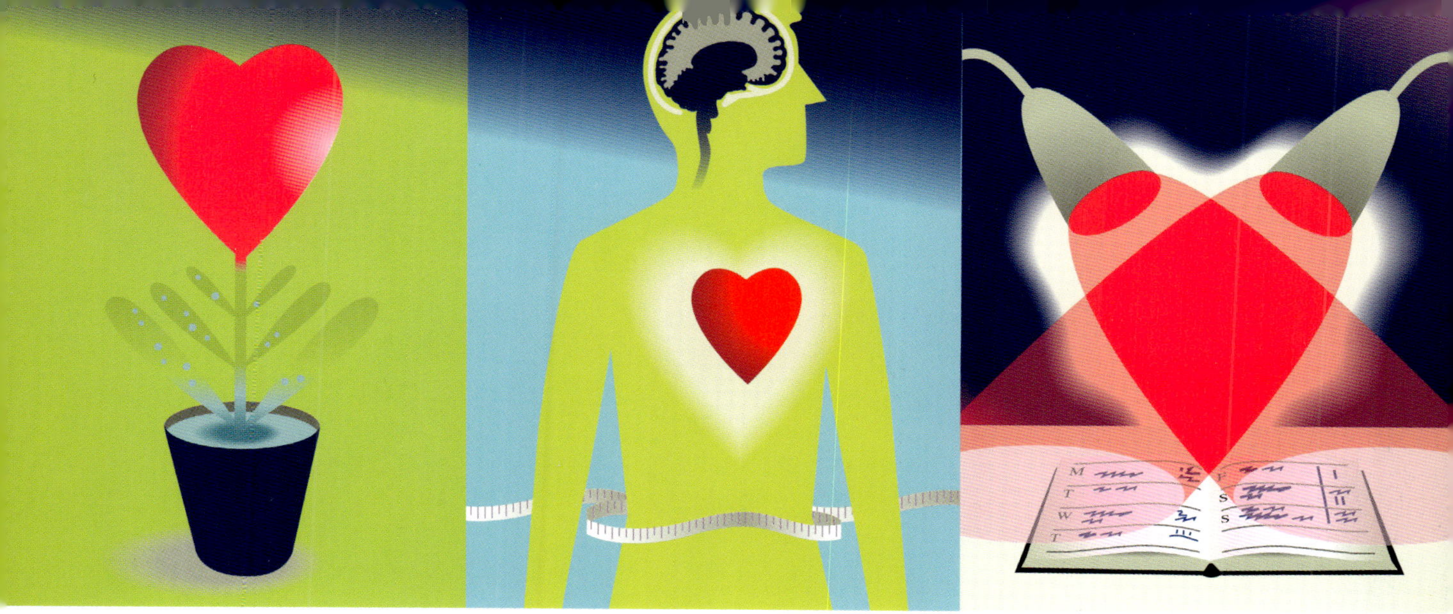

Aujourd'hui, nous sommes toujours génétiquement des hommes du paléolithique, notre métabolisme et nos besoins sont encore ceux des chasseurs-cueilleurs mais, malheureusement, nous sommes devenus sédentaires et notre alimentation est beaucoup plus riche : trop de graisses saturées, de sucres simples, du sel, moins de fibres, etc. Notre foie ne sait plus quoi faire de l'excès et rejette des molécules remplies de mauvais cholestérol, qui à leur tour pénètrent dans les parois artérielles, provoquant la maladie.

La lutte doit donc commencer tôt, durer toute l'existence et couvrir tous les aspects de la vie. Il est important de ne pas oublier que les cardiologues n'entrent en scène qu'à la fin du dernier acte, alors que le rideau se baisse : lorsque la maladie est déclarée, que l'infarctus se déclenche ; alors il est peut-être trop tard pour rattraper plusieurs décennies de négligence. Afin de souligner l'extrême importance de la prévention, il suffit de rappeler les statistiques : 40 % des patients qui décèdent suite à un infarctus n'ont présenté aucun symptôme avant-coureur, et 40 à 60 % d'entre eux meurent dans les deux heures. Ce sont des faits effrayants, mais ils mettent en évidence la raison pour laquelle il est primordial d'adopter une approche préventive.

Dans cet ouvrage, il est décrit très précisément comment réduire considérablement le risque cardiaque. Il est important de savoir qu'il n'est jamais trop tard. Même après des années de laisser-aller, l'état des artères peut s'améliorer de façon spectaculaire si l'on procède à des changements radicaux en termes d'alimentation et d'exercice. C'est là l'essentiel de ce qu'il faut retenir : il est impératif d'intervenir sur tous les fronts et de réduire tous les facteurs de risque. Les maladies cardiaques tuent chaque année 160 000 personnes ; ce n'est pas une fatalité, et ce chiffre pourrait être facilement divisé par deux, cela ne tient qu'à nous.

Dr Simon ELHADAD
Chef du Service de cardiologie et des urgences cardio-vasculaires
du centre hospitalier de Lagny-Marne-la-Vallée

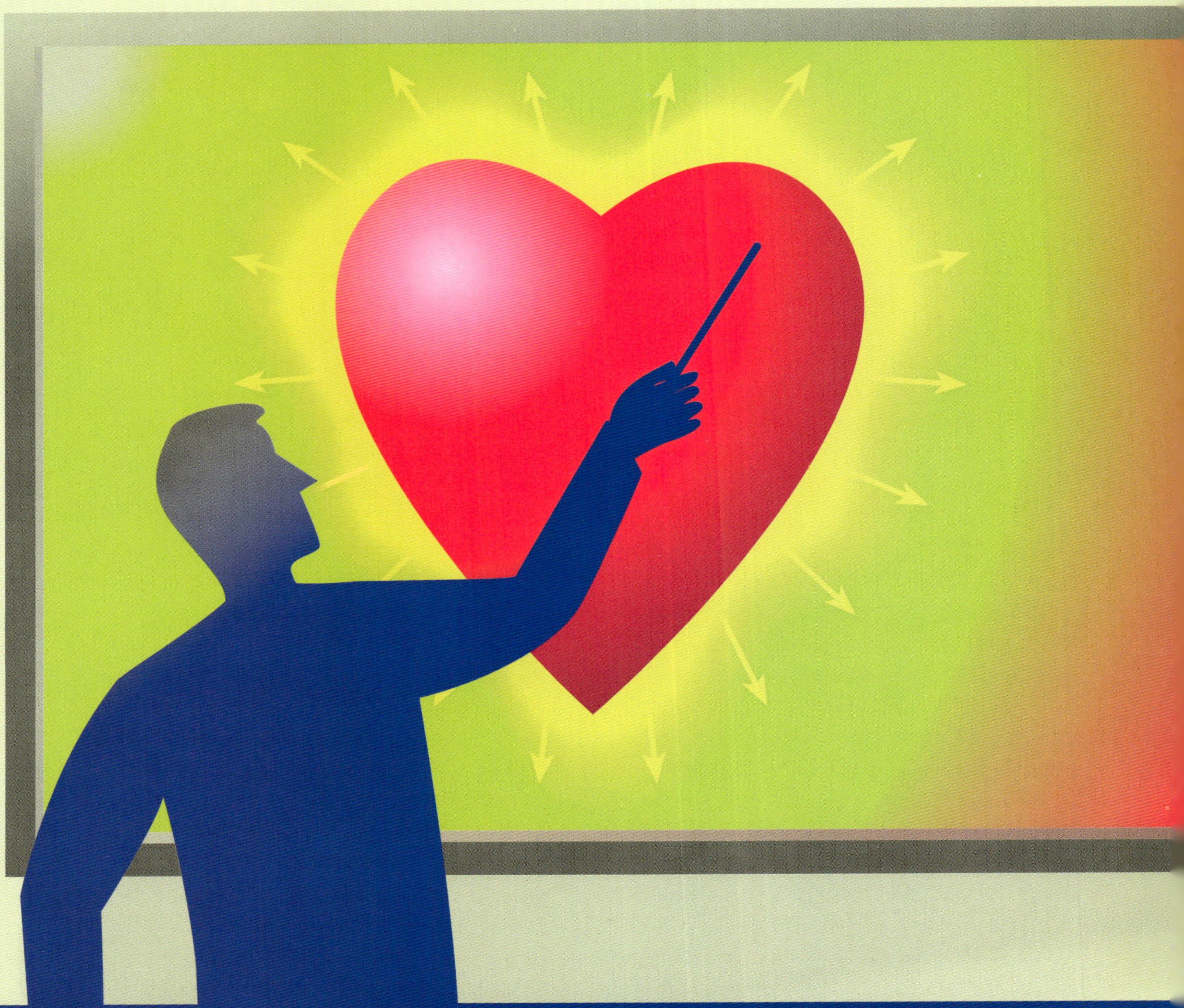

Prenez soin de votre cœur, et vous resterez en forme, actif et bien dans votre peau pendant de longues années.

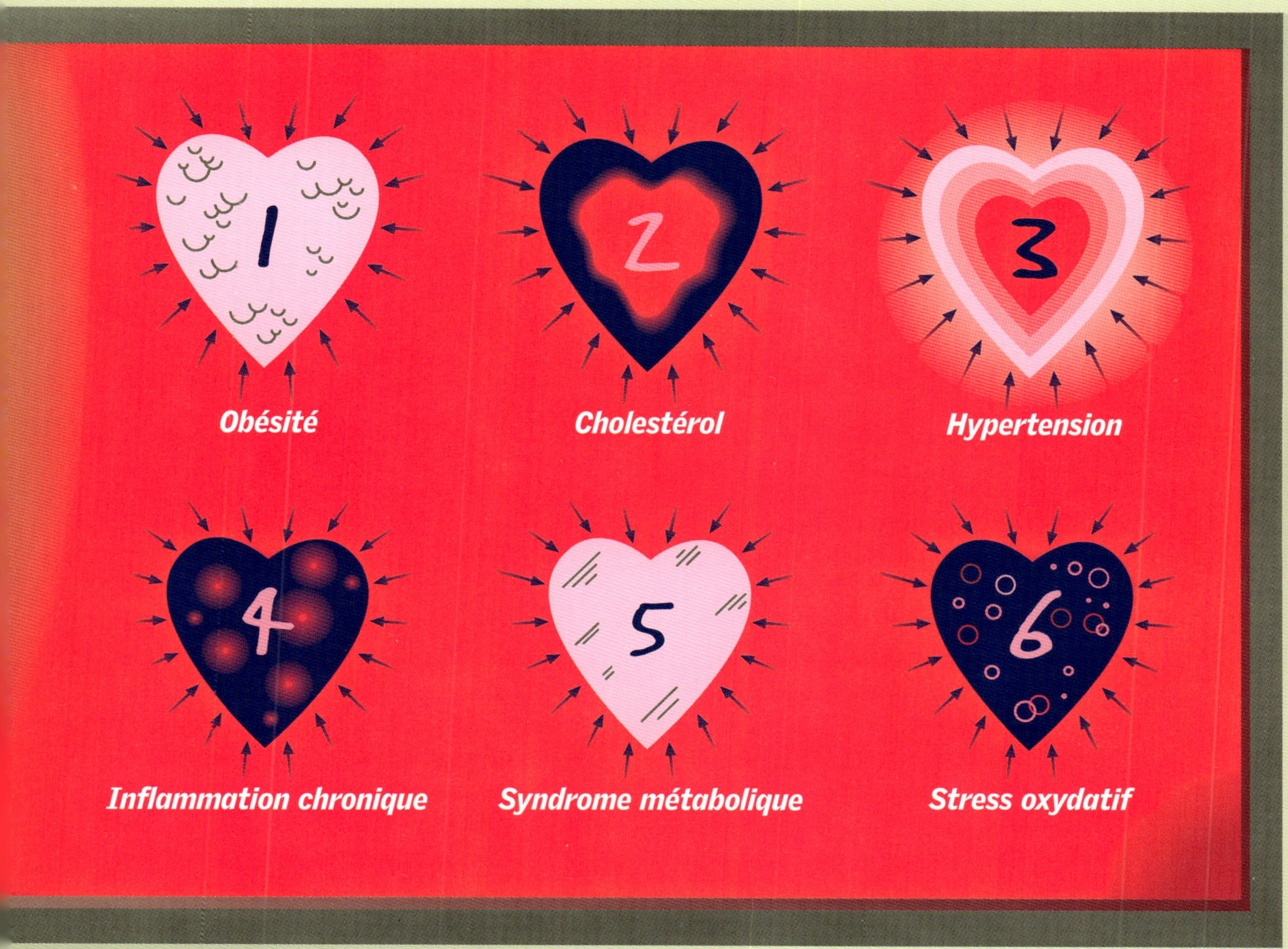

Ce que nous savons aujourd'hui sur le cœur

Triste constat ! Nous en savons bien plus qu'autrefois sur notre cœur, mais nous continuons à le traiter avec trop peu d'égards.

Le potentiel du cœur

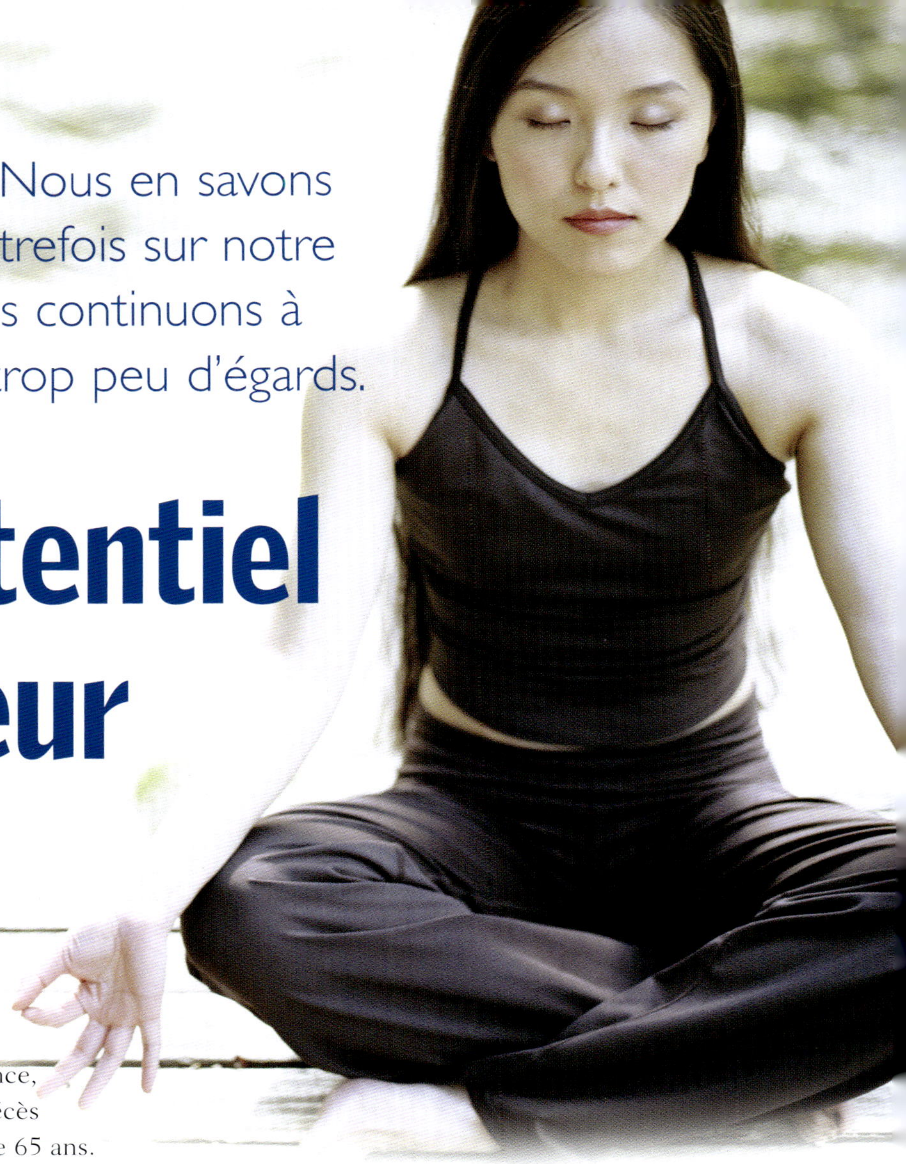

Dans un monde parfait, les maladies coronariennes, qui font aujourd'hui près 80 000 morts par an en France, ne provoqueraient pas de décès prématuré à 45, 55 ni même 65 ans. Le cœur continuerait vaillamment à jouer son rôle de pompe, et bon nombre d'entre nous pourraient ainsi vivre plus de cent ans, ce qui paraît aujourd'hui fort peu probable.

Les recherches menées sur la santé et le mode de vie des populations ayant la plus grande longévité se rejoignent sur un point : le cœur n'est pas fait pour connaître des défaillances dans la fleur de l'âge. Il est conçu pour durer au moins soixante-dix ans. Mais, trop souvent, cette ingénieuse petite pompe pas plus grosse que le poing – mais surprenante mécanique constituée de muscles, de nerfs, de vaisseaux sanguins, de transmetteurs électriques et qui fonctionne en continu – rend l'âme prématurément, vaincue par les tentations du quotidien, le tabac, l'alcool, le triple cheeseburger, les heures passées devant la télévision, sans oublier un environnement qui devient toujours plus stressant.

La preuve par l'exemple

Voulez-vous savoir de quoi le cœur est capable ? Pour cela, il suffit d'observer les habitants de l'île japonaise d'Okinawa, en mer de Chine. Grâce à un mode de vie traditionnel qui valorise la sérénité et la spiritualité, la pratique quotidienne de l'exercice physique et une alimentation idéale (pauvre en graisses saturées et riche en fruits, légumes, protéines de soja et poisson), l'île abrite la plus forte concentration de centenaires au monde, avec un taux de 35 pour 100 000 (en France, il est de 10 pour 100 000, soit environ 6 840 centenaires). Dans un petit village de pêcheurs d'Okinawa, ce vieux dicton est gravé dans le roc, face à la mer : « À 70 ans, on est encore un enfant, à 80 ans, un jeune homme et si, à 90 ans, quelqu'un descend du ciel pour vous inviter à le suivre, répondez-lui : allez vous-en, et revenez quand j'aurai 100 ans. »

Alertés par les révélations des scientifiques sur les effets incroyablement bénéfiques de cette hygiène de vie sur la santé cardiaque, les journalistes occidentaux se sont rués vers Okinawa. Ils y ont trouvé des gens en pleine santé, vivant sans médicaments, sans maisons de retraite, sans système d'assistance. Un villageois âgé de 100 ans se montra plus résistant à l'alcool qu'un membre d'une équipe de tournage qui avait la moitié de son âge. Un homme de 96 ans qui pratiquait les arts martiaux sortit vainqueur d'un match contre un champion de boxe devant les caméras de la télévision nationale. Et une femme âgée de 105 ans qui avait tué un serpent venimeux à l'aide d'une tapette à mouches devint une légende locale.

Le secret de la longévité

Les études ont permis d'expliquer un tel phénomène. Ces centenaires ont le cœur solide, des artères apparemment jeunes, un taux de cholestérol bas, et ils souffrent peu de ce stress oxydatif qui joue un rôle déterminant dans l'apparition de l'athérosclérose, ces dépôts de plaque riches en cholestérol et susceptibles de provoquer des caillots entraînant l'arrêt du cœur.

La mortalité cardio-vasculaire dans le monde

Le taux de mortalité par maladie cardio-vasculaire – obstruction des artères pouvant causer des crises cardiaques et des accidents vasculaires cérébraux (AVC) – varie d'un pays à l'autre selon le mode de vie et l'alimentation. Ce tableau donne le taux de mortalité lié aux maladies cardio-vasculaires et aux AVC pour 100 000 personnes en 2002. L'OMS estime qu'environ un tiers des décès dans le monde sont dus à des causes cardio-vasculaires.

Russie	828
Roumanie	505
Hongrie	470
Finlande	334
Allemagne	306
Royaume-Uni	304
Italie	282
États-Unis	233
Suisse	213
Australie	190
Canada	188
Chine	182
Japon	177
France	140

Plus surprenant encore, les chercheurs qui ont examiné 600 des habitants les plus âgés d'Okinawa ont conclu que leur santé cardiaque s'expliquait à 80 % par leur mode de vie et à 20 % seulement par des prédispositions génétiques. Si notre mode de vie se rapprochait de celui des habitants d'Okinawa, nous pourrions donc fermer une bonne partie des unités de soins spécialisées dans le traitement des maladies coronariennes. Pour y parvenir, il nous faudrait apprendre un nouvel art de vivre, et notamment intégrer la pratique du *hara hachi bu*, qui consiste à réduire sa consommation de calories en cessant de manger lorsque l'on est aux quatre cinquièmes rassasié, à aborder l'existence avec plus de décontraction grâce au *taygay* mais également à développer une profonde spiritualité fondée sur la méditation.

Ces dernières décennies ont hélas prouvé que la bonne santé cardiaque de ces insulaires n'était pas génétique. Depuis que ceux de moins de 50 ans mangent et vivent comme les Occidentaux, ils ont désormais le taux le plus élevé de maladies cardiaques du Japon.

Les avantages d'une alimentation et d'un mode de vie sains sur la santé cardiaque sont corroborés par toutes les études menées dans le monde sur le sujet.

Au Groenland, les Inuits enregistrent ainsi des taux de maladies cardiaques très inférieurs à ceux de leurs voisins danois du fait d'un régime alimentaire à base de poisson, riche en oméga-3, alors qu'ils vivent dans des conditions climatiques comparables.

Les Crétois, qui consomment des produits mûris au soleil de la Méditerranée, mais aussi des haricots secs, de l'huile d'olive, du vin et de grandes quantités de poisson, ont un risque cardiaque inférieur de 50 à 70 % à celui d'autres populations masculines ayant une alimentation saine de type occidental. Or, dans les deux cas, le taux de cholestérol est quasiment le même.

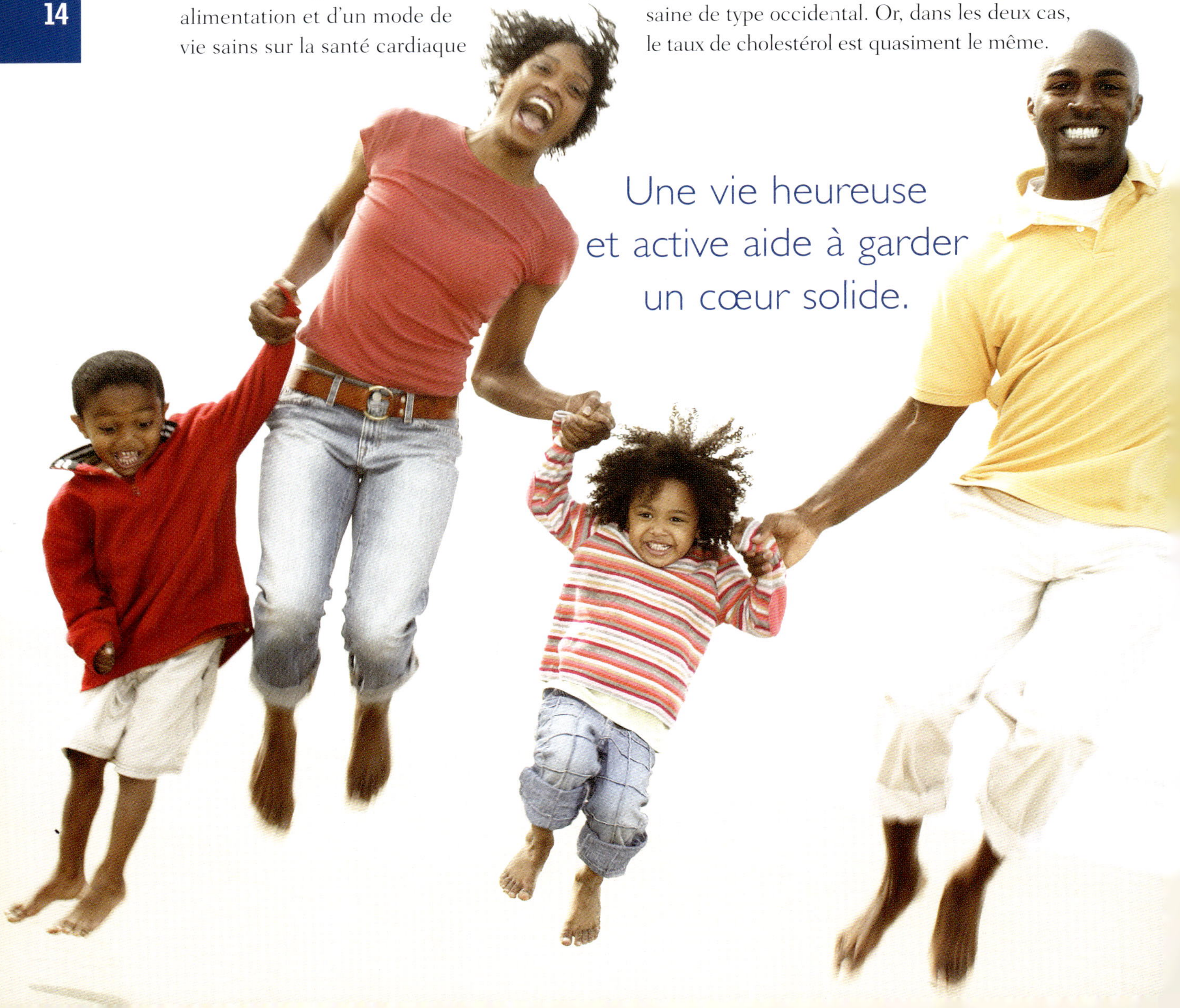

Une vie heureuse et active aide à garder un cœur solide.

La médecine s'est intéressée au régime crétois à la suite d'une étude, menée durant quinze ans, qui avait conclu que la population crétoise masculine était en meilleure santé que les hommes vivant en Finlande, en Yougoslavie, au Japon, en Grèce, en Italie, aux Pays-Bas et aux États-Unis.

L'élément le plus significatif de cette étude tenait au fait que le taux de mortalité des Crétois était inférieur de moitié à celui des Italiens alors même que ces populations ont toutes deux une alimentation de type méditerranéen. La principale différence résidait dans la consommation de poisson, plus élevée chez les Crétois.

Les maladies cardiaques en France

Chaque semaine, on entend parler de nouveaux facteurs de risque. Les chercheurs ont identifié des gènes qui pourraient avoir un lien avec la fréquence des infarctus dans certaines familles, et d'autres qui pourraient accroître le risque de maladies cardiaques chez certaines populations, ou aggraver la nocivité de facteurs secondaires.

Les progrès réalisés depuis trente ans dans le domaine de la cardiologie sont considérables. Les médecins en savent beaucoup plus long sur les cocktails chimiques capables de réduire le risque cardiaque en équilibrant le taux de cholestérol et la tension artérielle Les biologistes sont capables de décrire de façon très précise le processus biochimique qui conduit au dépôt de plaques sur la paroi interne des artères. Malgré tout, les maladies coronariennes restent une des principales causes de mortalité en France (seul le cancer fait quasiment autant de victimes dans notre pays). Cette année encore, plus de 80 000 Français seront victimes d'une crise cardiaque, et 40 % d'entre eux risquent de décéder avant d'arriver à l'hôpital.

Si les décès liés aux crises cardiaques sont en léger recul, le nombre de Français souffrant d'une pathologie cardiaque s'est accru pour atteindre 2,7 millions de personnes, dont bon nombre ignorent souvent le risque qui pèse sur leur santé.

En France, on dénombre actuellement 878 000 patients ayant été victimes d'une défaillance cardiaque et qui souffriront jusqu'à la fin de leurs jours d'une fatigue invalidante, car leur cœur n'est plus capable de jouer efficacement son rôle de pompe. Une bonne partie d'entre eux auraient besoin d'une transplantation cardiaque, mais beaucoup mourront sans l'avoir reçue. Tous vivent dans l'angoisse de la prochaine crise cardiaque. Et les statistiques indiquent que 18 % des hommes et 35 % des femmes feront un nouvel infarctus dans les cinq ans à venir.

L'incidence du mode de vie

Comment cela peut-il encore se produire au XXIe siècle ? Force est de constater que, malgré toute notre science, nous traitons notre cœur avec bien peu d'égards. Il est établi qu'une vie heureuse et active aide à garder un cœur solide. Or notre mode de vie actuel fait peser sur le cœur des menaces sans précédent. La plupart des gens mangent trop et ne font pas assez d'exercice. Résultat : les individus en surpoids, voire obèses, sont de plus en plus nombreux.

Certains de nos choix alimentaires sont souvent terriblement néfastes pour la santé. L'organisme est envahi de lipides et de glucides les plus nocifs qui soient. Il est en revanche privé de certaines graisses bénéfiques, de fibres et d'antioxydants essentiels. Le stress, qui fait si souvent partie intégrante de notre quotidien, oblige notre organisme à supporter des niveaux anormalement élevés d'hormones de stress et nous prive d'un temps de loisir indispensable à la relaxation.

Le cœur, mais aussi et surtout les artères n'ont pas été conçus pour supporter en continu les agressions de la vie moderne. Le muscle cardiaque doit être en permanence alimenté en sang riche en oxygène, fourni par le réseau des artères coronaires. Si un caillot bloque une artère, ou si les parois artérielles se dégradent, favorisant le dépôt d'une plaque qui rétrécit les vaisseaux, le cœur souffre vite d'un manque d'oxygène.

Cela provoque les brèves douleurs dans la cage thoracique appelées angine de poitrine. Plus grave encore, le cœur se nécrose, et c'est alors l'infarctus ou l'insuffisance cardiaque, qui peuvent nous tuer.

Les femmes aussi

Contrairement à l'idée reçue, les problèmes cardiaques sont loin d'être l'apanage des hommes. En France, 40 femmes sur 100 000 meurent d'une maladie coronarienne, et presque 1 sur 3 décède d'une maladie cardio-vasculaire, comme un accident vasculaire cérébral (AVC).

Plus inquiétant encore, la plupart des femmes se préoccupent davantage du cancer du sein que des maladies cardiaques alors que celles-ci tuent quatre fois plus d'entre elles. De nombreux médecins qui, dans les années 1980, pensaient encore que les femmes étaient à peu près épargnées par les maladies cardiaques continuent de négliger les facteurs de risque cardio-vasculaires spécifiquement féminins, au point de faire parfois une erreur fatale de diagnostic : 63 % des femmes qui succombent à une maladie cardio-vasculaire ne présentaient aucun symptôme auparavant.

Le mythe d'une maladie typiquement masculine

Deux grands mythes perdurent : l'idée que seuls les hommes sont touchés par les affections cardiaques, et la quasi-certitude que les femmes ne sont concernées qu'à partir d'un âge avancé. En fait, les maladies cardio-vasculaires constituent la première cause de mortalité chez les femmes en Europe, notamment en France. Ces pathologies sont

Crise cardiaque ? Faites le 15

Si vous pensez être victime d'une crise cardiaque, il faut appeler les secours immédiatement et sans la moindre hésitation. La plupart des décès interviennent dans l'heure qui suit le début de l'infarctus. Il faut donc agir vite. En cas de douleur dans la poitrine ou de symptômes suspects (voir ci-dessous) persistant plus de quelques minutes, il faut appeler le Samu de toute urgence. En l'absence d'allergie connue à l'aspirine, avalez également un comprimé d'aspirine à 300 mg. Le plus efficace est de le croquer pour qu'il soit plus vite absorbé par l'organisme.

GÊNE DANS LA POITRINE La plupart des crises cardiaques se traduisent par une gêne dans la partie centrale de la poitrine qui perdure plus d'une demi-heure, y compris au repos, ou se manifeste par intermittence et se caractérise par un sentiment d'oppression, de lourdeur, de congestion, ou par des douleurs.

GÊNE DANS D'AUTRES RÉGIONS DE LA PARTIE SUPÉRIEURE DU CORPS Le malade ressent une douleur ou une gêne dans un bras ou les deux, le dos, le cou, la mâchoire inférieure ou l'estomac.

SOUFFLE COURT Cela peut ou non s'accompagner d'une gêne dans la poitrine.

AUTRES SYMPTÔMES Sueurs froides, vertiges, profonde fatigue et grande faiblesse sont des facteurs qu'il ne faut surtout pas sous-estimer, même en l'absence d'autres symptômes.

loin d'être réservées au grand âge : tous les ans, on recense plus de 50 nouveaux cas d'infarctus pour 100 000 femmes de moins de 65 ans en France. Alors que le taux d'infarctus est en baisse chez les hommes, il augmente chez les femmes. De même, si le taux de mortalité liée à l'infarctus est en déclin, le recul est moins rapide chez les femmes.

Les femmes ne représentent que 25 % des individus participant aux études sur le sujet, si bien que les médecins de famille ne sont que trop peu avertis des risques les concernant.

Ce qu'il faut savoir

■ Les femmes minimisent les risques qu'elles courent. Seulement 25 % d'entre elles ont conscience qu'il s'agit de la plus grave menace pesant sur leur espérance de vie, contre 40 % pour le cancer du sein. Cette opinion est surtout répandue chez les jeunes femmes. Seule 1 femme sur 10 dans la catégorie des 16-24 ans dit craindre des problèmes cardiaques, alors que presque toutes avouent redouter le cancer du sein ou du poumon.

Prenez votre pouls

Le rythme cardiaque, c'est-à-dire le nombre de battements par minute, est un indicateur de la santé cardiaque. Au repos, le rythme cardiaque est de 60 à 80 battements par minute. Si le rythme est plus rapide, c'est peut-être aussi tout simplement parce que vous avez couru dans l'escalier pour être à l'heure.
La fièvre, un simple rhume, une grippe, le stress peuvent également provoquer une augmentation temporaire du rythme cardiaque. Mais un rythme élevé persistant même au repos peut révéler une anémie, des problèmes de thyroïde ou une anomalie cardio-vasculaire.

Avant de mesurer votre rythme cardiaque, restez au repos durant cinq à dix minutes. Cherchez votre pouls du bout des doigts (à l'intérieur du poignet ou au niveau du cou). Comptez les battements durant quinze secondes et multipliez le résultat par quatre.

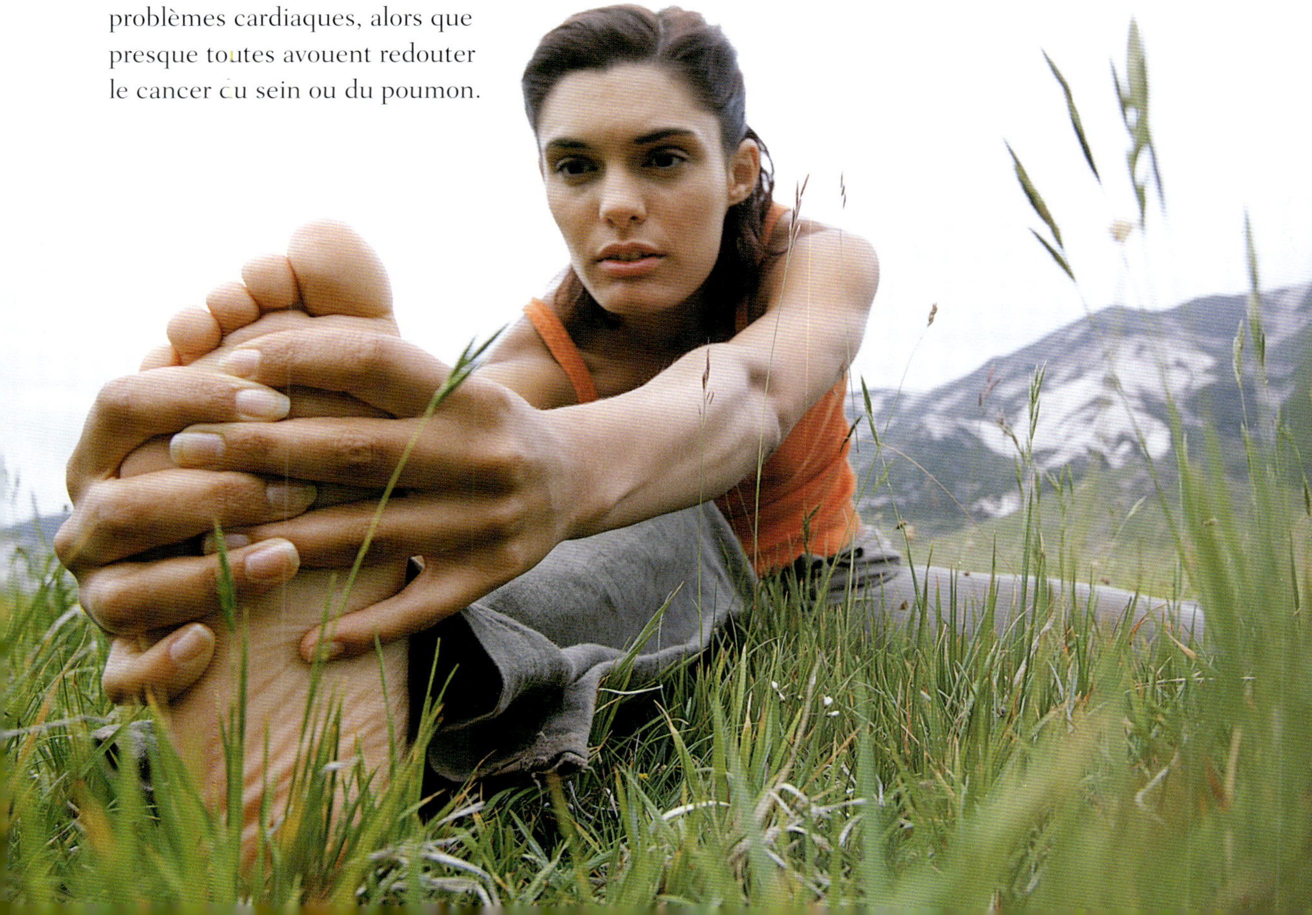

- Nombre d'études mettent également en évidence l'ignorance des femmes concernant les principaux facteurs de risque cardiaques : 8 % d'entre elles seulement citent un taux élevé de cholestérol, 5 % l'hypertension et 12 % l'existence d'antécédents familiaux.
- 40 % seulement des femmes qui souffrent d'angine de poitrine ou qui ont été victimes d'un infarctus prennent régulièrement de l'aspirine, et elles ne sont que 25 % à suivre un traitement à base de statines.
- Avant la ménopause, la femme possède un niveau élevé d'œstrogènes, qui jouent un rôle protecteur pour le cœur. Après la ménopause, le taux de cholestérol augmente, ce qui peut accroître le risque de maladie cardiaque, surtout lorsque cela s'accompagne d'une hausse du niveau de triglycérides (autres particules de graisse présentes dans le sang). En général, les femmes qui présentent un taux de triglycérides élevé (plus de 3,9 mmol/l) et un taux de « bon cholestérol » (HDL) bas ont un risque cardiaque plus important que les hommes à niveau égal.
- Les maladies cardiaques ont des causes différentes chez les femmes. Par exemple, le diabète de type II augmente davantage le risque cardiaque chez les femmes que chez les hommes. Les femmes qui fument ont un risque d'infarctus deux fois plus important que les hommes fumeurs. La dépression est aussi un facteur plus aggravant chez les femmes que chez les hommes.

Les femmes présentent des facteurs de risque qui n'existent pas chez les hommes, comme la prise de la pilule contraceptive. L'hypertension est deux ou trois fois plus fréquente chez les femmes qui prennent des contraceptifs oraux, surtout chez celles qui sont en surpoids. Les femmes dont la tension augmente durant la grossesse et qui retrouvent ensuite un niveau normal sont plus exposées que les autres au risque d'hypertension par la suite.

Soyez vigilant

Jusqu'à tout récemment, le corps médical tendait à recommander la prise d'hormones de substitution aux femmes ménopausées pour protéger leur cœur. En 2002, une étude américaine a montré que ce type de traitement, loin d'avoir les effets escomptés, augmentait au contraire le risque de caillot durant la première année. En 2003, les experts de l'Afssaps (Agence française de sécurité sanitaire des produits de santé) ont déconseillé l'utilisation prolongée d'hormones de substitution pour limiter le risque cardiaque, car elle entraîne un risque accru de cancer du sein.

Parlez-en à votre généraliste ou à votre gynécologue et essayez d'évaluer les risques. Mangez correctement, faites de l'exercice, essayez de limiter le stress au quotidien, surveillez vos variations de poids et de tour de taille, votre taux de cholestérol et votre tension, et n'hésitez pas à aller voir le médecin à la moindre inquiétude. Et ces conseils valent aussi pour les hommes.

Changez de point de vue

Au lieu de vivre en veillant à la bonne santé de notre cœur, nous avons tendance à l'ignorer, dans l'espoir, peut-être, que les dernières découvertes scientifiques viendront à notre secours aux premiers signes de fatigue.

Les maladies coronariennes sont provoquées par l'oxydation des graisses qui s'infiltrent dans la paroi des artères, y forment des plaques qui épaississent les vaisseaux et qui peuvent finir par se briser ou s'éroder, obstruant alors complètement les artères.

Qu'est-ce qui endommage le plus les artères ? Le tabac, l'hypertension et un taux de cholestérol élevé ; les patients qui réunissent ces trois facteurs se situent à un niveau de risque important.

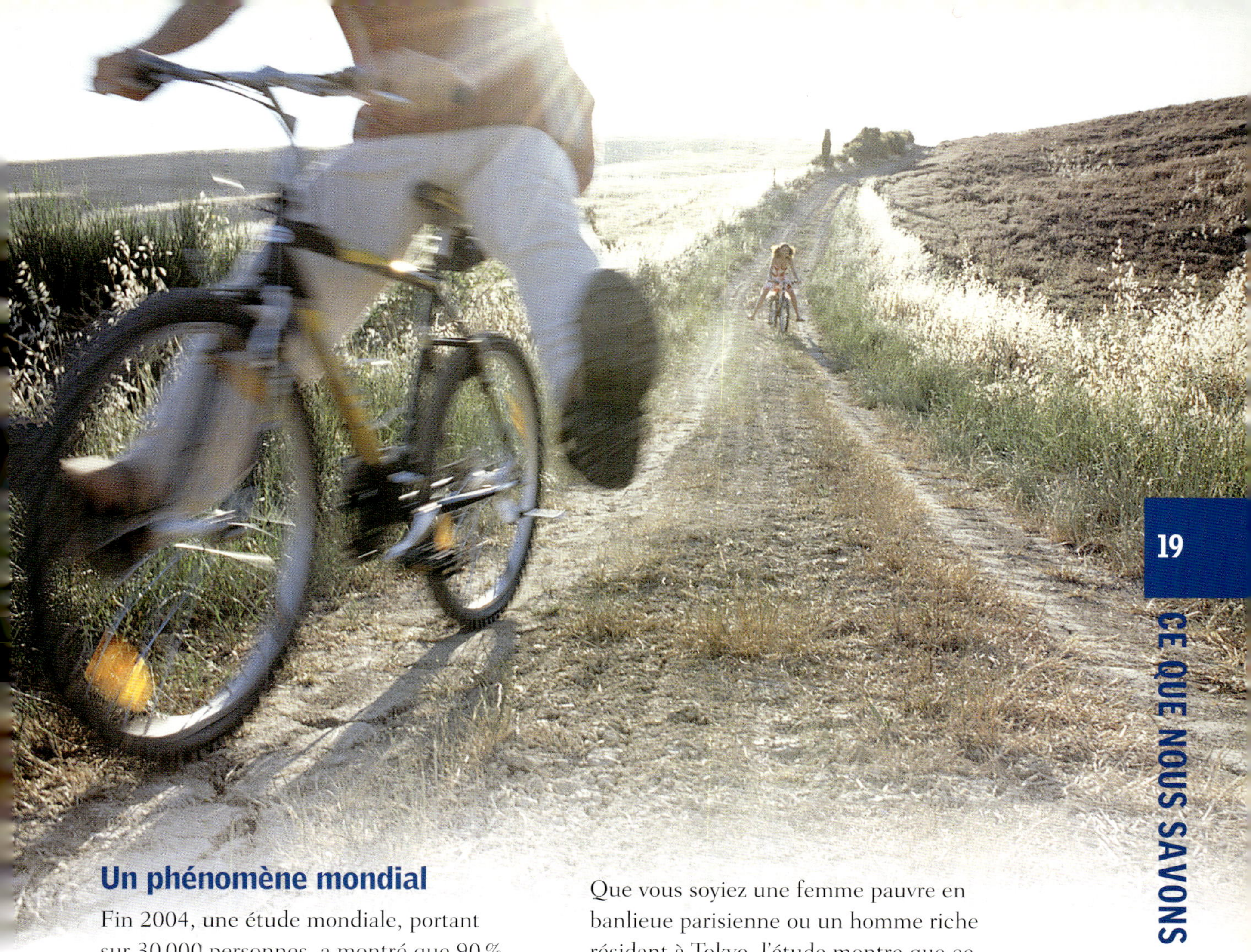

Un phénomène mondial

Fin 2004, une étude mondiale, portant sur 30 000 personnes, a montré que 90 % des crises cardiaques étaient attribuables à seulement neuf facteurs de risque, cinq d'entre eux relevant de simples choix de vie : le tabagisme, le stress, la sédentarité, une consommation insuffisante de fruits et de légumes et, plus surprenant peut-être, le fait de ne pas boire du tout d'alcool.

Les quatre autres facteurs sont plutôt d'ordre médical. Mais, qu'on ne s'y trompe pas, tous sont étroitement et directement liés à nos choix de vie. Il s'agit de l'excès de cholestérol, de l'hypertension, du diabète et de l'obésité abdominale. Cette étude s'est déroulée dans 52 pays et a porté sur des hommes et des femmes de tous les âges, de toutes les races et de tous les milieux.

Que vous soyiez une femme pauvre en banlieue parisienne ou un homme riche résidant à Tokyo, l'étude montre que ce sont les mêmes facteurs de risque qui sont à l'œuvre : une vie trop sédentaire, une alimentation déséquilibrée et un stress trop important. Ce qu'il faut comprendre, et c'est le but de ce livre, c'est qu'adopter un mode de vie sain peut aussi permettre d'agir sur les facteurs d'ordre médical à l'origine des crises cardiaques.

Les six principaux facteurs de risque sont répertoriés dans le chapitre suivant, de façon à la fois concise et bien documentée. L'objectif de cet ouvrage est surtout de vous inciter à vous battre grâce à un programme d'action simple qui s'attaque aux racines du mal : pas assez d'exercice, trop de graisses, de calories, de sédentarité et de stress.

Pour avoir un cœur solide

Voici les bases de notre programme « 30 minutes par jour » pour protéger comme il se doit votre cœur, sans pour autant surcharger votre agenda ou grever encore votre budget.

Vous fumez ? Le tabac est le premier responsable des maladies vasculaires. Il endommage les artères, conduisant à la crise cardiaque et à l'accident vasculaire cérébral. Arrêter de fumer peut être une dure épreuve. Mais prendre soin de son cœur ne va pas sans sacrifice. En outre, vous réaliserez, en arrêtant de fumer, de substantielles économies, ce qui n'est pas le moindre des bénéfices.

Chaque soir, allez faire un tour après le repas au lieu de vous installer systématiquement devant le poste de télévision. Au dessert, remplacez le fromage par une pomme ou prenez le temps de déguster une tasse de chocolat chaud maison (voir p. 107), confortablement installé dans le canapé avec un bon livre, au lieu de regarder la télévision en grignotant un paquet de chips.

Pratiquez cinq minutes d'exercice tous les matins pendant que la bouilloire chauffe ou accordez-vous vingt secondes de méditation à chaque alerte mail sur votre ordinateur.

En trente minutes par jour, il est scientifiquement prouvé que l'on peut agir efficacement contre les menaces les plus graves qui pèsent sur notre cœur, à savoir l'obésité abdominale, l'excès de cholestérol, l'hypertension, la résistance à l'insuline, les inflammations, mais aussi d'autres facteurs de risque moins connus comme l'homocystéine et la lipoprotéine A (LpA).

Vous trouverez sur cette double page les grandes lignes de notre programme pour se prémunir de ces dangers.

1 **De petits changements pour de grands résultats** Quelques modifications très simples dans votre alimentation feront baisser votre taux de cholestérol de 30 %. Cinq minutes d'exercice par jour peuvent vous permettre de regagner la masse musculaire perdue en dix ans. Ce livre propose des conseils faciles à suivre au quotidien.

2 **Faites de l'exercice !** Notre mode de vie est de plus en plus sédentaire : 38 % d'entre nous consacrent moins de trente minutes par semaine à l'activité physique, alors que notre organisme a besoin de se dépenser. Ce livre vous explique comment trouver le temps de pratiquer une activité physique plus soutenue pour votre plus grand bien.

3 **Mangez des produits frais** Non seulement les produits frais sont sains et délicieux (fruits et légumes frais, céréales, poisson, viande, produits laitiers et même soja), mais ils jouent aussi un rôle protecteur pour le cœur. Ils réduisent la quantité de graisses dans le sang, font baisser le taux de sucre (glucose), calment les inflammations et combattent les radicaux libres destructeurs. Nous vous expliquerons la façon la plus simple de vous convertir à une alimentation saine en délaissant les produits tout préparés.

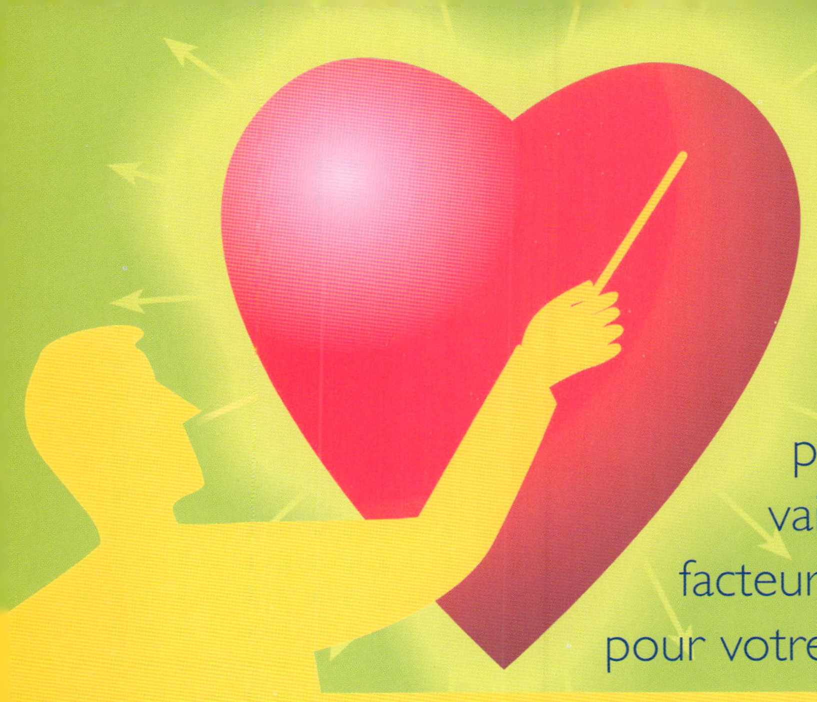

En respectant le programme « 30 minutes par jour », vous vaincrez tous les facteurs de risque pour votre cœur.

4 Surveillez quelques données essentielles Faites le suivi de vos progrès en notant régulièrement quelques chiffres déterminants, comme votre poids et votre tour de taille. Tous les adultes devraient surveiller ces « données vitales », ce qui est rarement le cas. Pour vous aider à respecter ce programme, nous vous indiquerons les quatre variables à surveiller au quotidien. Cela ne vous prendra que trente secondes chaque soir.

5 Fuyez les toxines Du tabac aux acides gras, du sucre à la pollution environnementale, les toxines qui pénètrent dans l'organisme s'attaquent en priorité au cœur. Le corps n'a pas à servir de décharge à tous ces déchets nocifs. Nous vous dirons comment nettoyer votre organisme.

6 Recherchez la joie de vivre Les chercheurs sont de plus en plus nombreux à établir un lien entre insatisfaction chronique et problèmes cardiaques. En revanche, le rire, la convivialité et l'optimisme sont excellents pour le cœur. Votre tempérament nuit-il à la santé de votre cœur ? Faites le test et apprenez à mener une existence plus gaie.

Les ennemis du cœur

Cette liste fait l'objet d'une vive controverse entre praticiens. Mais, sur la base des connaissances actuelles, voici les principales pathologies qui affectent le cœur et les pages auxquelles vous référer.

LES 6 PRINCIPAUX ENNEMIS		LES AUTRES ENNEMIS	
1 OBÉSITÉ	p. 24	TRIGLYCÉRIDES	p. 31
2 CHOLESTÉROL	p. 28	HOMOCYSTÉINE	p. 46
3 HYPERTENSION	p. 32	APO A ET APO B	p. 46
4 INFLAMMATION CHRONIQUE	p. 36	LIPOPROTÉINE A (LpA)	p. 47
5 SYNDROME MÉTABOLIQUE	p. 40	OXYDE NITRIQUE (NO)	p. 47
6 STRESS OXYDATIF	p. 43		

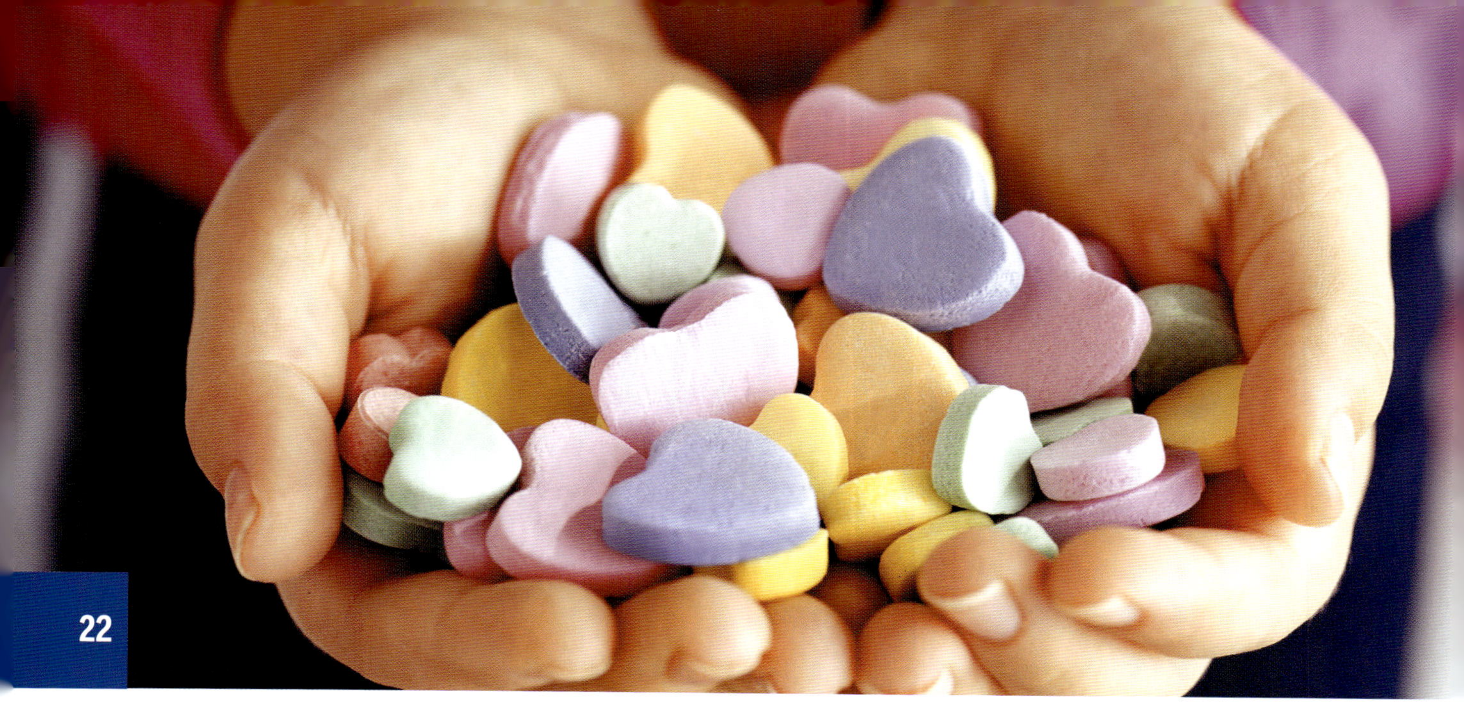

Les 6 ennemis mortels du cœur

Les revues médicales publient chaque mois des dizaines d'études sur les maladies cardiaques, de A (accident vasculaire cérébral, par exemple) à X (comme xanthome, dépôt sous-cutané de cholestérol). La US National Library, première base de données mondiale sur les publications dans le domaine de la santé, recense 500 000 articles sur les seules maladies cardiaques. Malgré tout, les maladies coronariennes continuent de faire près de 180 000 morts par an en France, 500 000 aux États-Unis.

Des critiques se sont élevées contre cette littérature médicale qui se focalise sur des points de détail. Ces études trop pointues seraient comme l'arbre qui cache la forêt : elles empêcheraient d'avoir une vue d'ensemble du phénomène. Les médecins rétorquent que sont également réalisées des études épidémiologiques qui adoptent des points de vue beaucoup plus larges. Elles permettent ainsi de faire le lien entre les maladies cardiaques et les facteurs de risque associés, comme le mode de vie ou l'environnement.

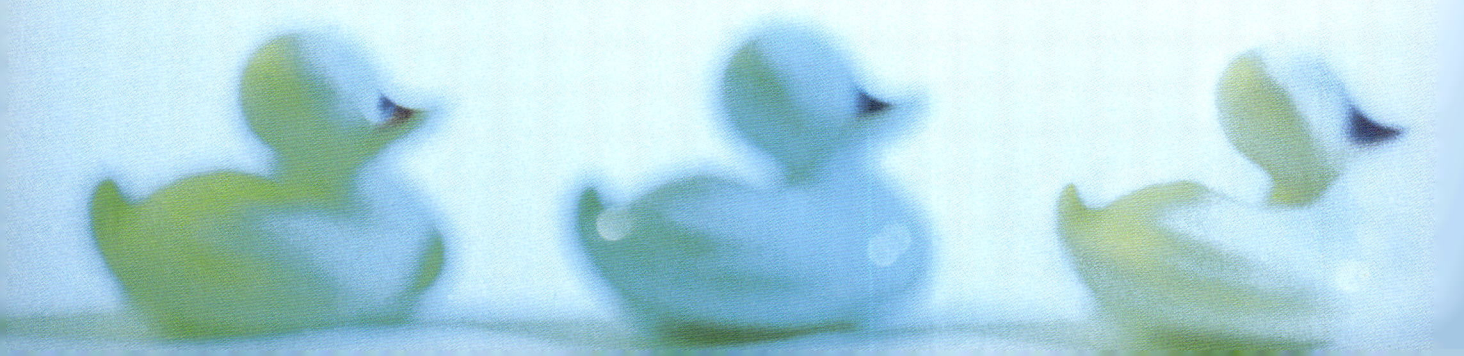

Il est certain que nous sommes influencés par la manière dont ces recherches nous sont présentées. La presse met volontiers en exergue un problème particulier, comme le taux de cholestérol ou l'hypertension. Or la notion de calcul du risque cardio-vasculaire est plurielle : elle ne se réduit pas à un seul facteur, si dangereux soit-il, mais est liée à la combinaison de différents risques.

Les maladies cardio-vasculaires peuvent toucher le cœur (infarctus du myocarde, angine de poitrine) ou le cerveau (attaque cérébrale, hémiplégie). Elles sont favorisées par le tabagisme, une mauvaise alimentation, l'obésité, l'absence d'exercice physique… Certaines anomalies faciles à détecter provoquent des maladies vasculaires : l'élévation permanente de la pression artérielle (hypertension artérielle), du taux de sucre dans le sang (diabète) ou du taux de graisses (cholestérol) dans le sang.

On appelle ces anomalies des facteurs de risque cardio-vasculaires. Le risque de développer une maladie du cœur ou des artères varie d'un individu à l'autre. Il est très élevé chez les personnes qui associent plusieurs facteurs. Par exemple, on a un grand risque de faire un infarctus si l'on est à la fois fumeur, âgé, diabétique et que l'on a un taux de cholestérol élevé. En revanche, un sujet jeune qui ne fume pas et dont la tension artérielle est basse a un faible risque. En France, les médecins utilisent depuis longtemps un système d'évaluation intégrant plusieurs facteurs de risque pour déterminer le risque global de maladie coronarienne.

L'idée de ce livre est de vous montrer l'ensemble du tableau et de vous fournir un plan de bataille général pour lutter sur tous les fronts à la fois. Si vous vous considérez comme un tout constitué de parties indissociables, un corps et un esprit, réussir à garder un cœur solide devient beaucoup plus simple. Vous limiterez aussi le risque de développer d'autres maladies graves, comme le diabète et certains cancers.

Connaître les facteurs de risque

Savoir comment les facteurs de risque interagissent et comment certains choix de vie peuvent avoir un impact sur eux est essentiel. Vous serez bien plus convaincu de la force de notre programme « 30 minutes par jour » si vous en comprenez les bases. Nous allons donc passer en revue les six principaux ennemis du cœur.

Vous découvrirez combien la sagesse populaire a évolué sur ce point depuis cinquante ans, passant d'une conception simpliste de la santé à une approche moderne plus complexe. Vous comprendrez comment chacun des agresseurs du cœur se développe dans l'organisme, pourquoi notre mode de vie actuel renforce ces menaces, et vous apprendrez à évaluer les risques que vous encourez.

Vous prendrez aussi conscience des liens directs qui existent entre les six grands ennemis du cœur : la façon dont la graisse abdominale vient alimenter trois autres facteurs de risque, le rôle meurtrier du tabac, la manière dont un mode de vie trop sédentaire et un manque d'exercice peuvent favoriser, entre autres, l'hypertension et le stress oxydatif.

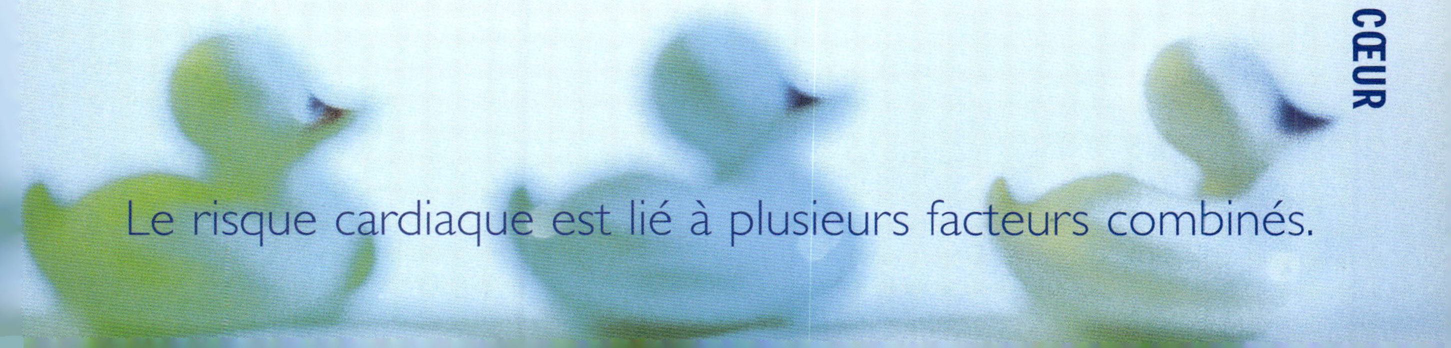

Le risque cardiaque est lié à plusieurs facteurs combinés.

INFARCTUS 1
Obésité

Il fut un temps où l'embonpoint, voire l'obésité, était un symbole de réussite sociale, de santé, de richesse, de séduction et de fertilité.

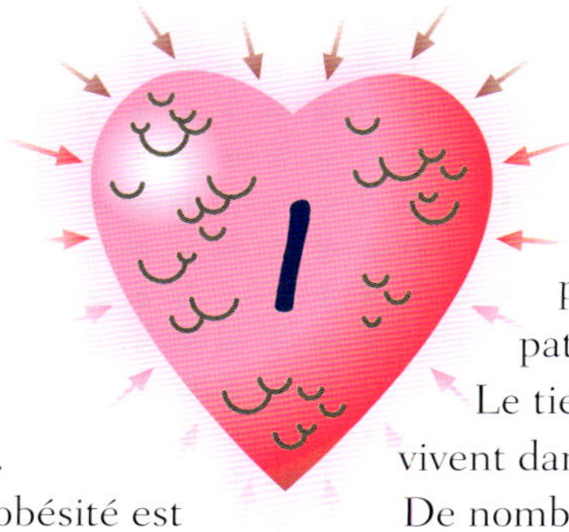

Jusqu'à la fin du XIXe siècle, la minceur était synonyme de maladie ou de maigres revenus. Même dans le domaine de l'assurance vie, la grosseur était considérée comme une forme de protection contre la maladie.

Qu'en est-il aujourd'hui ? L'obésité est devenue un problème de santé publique : elle touche toutes les tranches d'âge et tous les milieux socioculturels et professionnels.

La dernière enquête nationale de l'Insee, parue en 2003, révèle que l'obésité et le surpoids continuent de progresser en France depuis 1997. Notre pays compte ainsi plus de 5,3 millions d'adultes obèses et 14,4 millions de gens en surpoids.

La proportion des personnes en surpoids ou obèses est passée de 36,7 à 41,6 % entre 1997 et 2003. Sur la même période, les Français ont grossi en moyenne de 1,7 kg et l'obésité massive (dite morbide) a doublé.

19 % des enfants français sont touchés par l'obésité ou le surpoids. Après 65 ans, la prévalence de l'obésité est la même chez les hommes et chez les femmes (autour de 15 %).

Notre pays n'est pas, loin s'en faut, un cas isolé : l'obésité est considérée comme une épidémie par l'OMS (Organisation mondiale de la santé). Dans le monde, 300 millions d'adultes sont en surcharge pondérale ; la majeure partie d'entre eux souffrent de pathologies liées à leur poids. Le tiers des personnes en surpoids vivent dans les pays en développement.

De nombreuses études montrent que la graisse la plus dangereuse est la graisse abdominale, celle qui se concentre autour et même parfois à l'intérieur de nos organes internes : elle favorise l'hypertension artérielle, la formation de caillots et l'excès de cholestérol.

La graisse abdominale est également à l'origine d'un processus biochimique qui peut conduire à diverses pathologies : résistance à l'insuline, précurseur du diabète de type II ; maladies cardiaques ; accidents vasculaires cérébraux (AVC) ; cancer du sein et de la prostate ; défaillances rénales ; maladie d'Alzheimer.

Au lieu d'être stockée jusqu'à ce que l'organisme ait besoin d'énergie supplémentaire, la graisse abdominale est en permanence libérée dans le sang sous forme d'acides gras qui viennent obstruer les artères et que le foie convertit en LDL, le « mauvais cholestérol ».

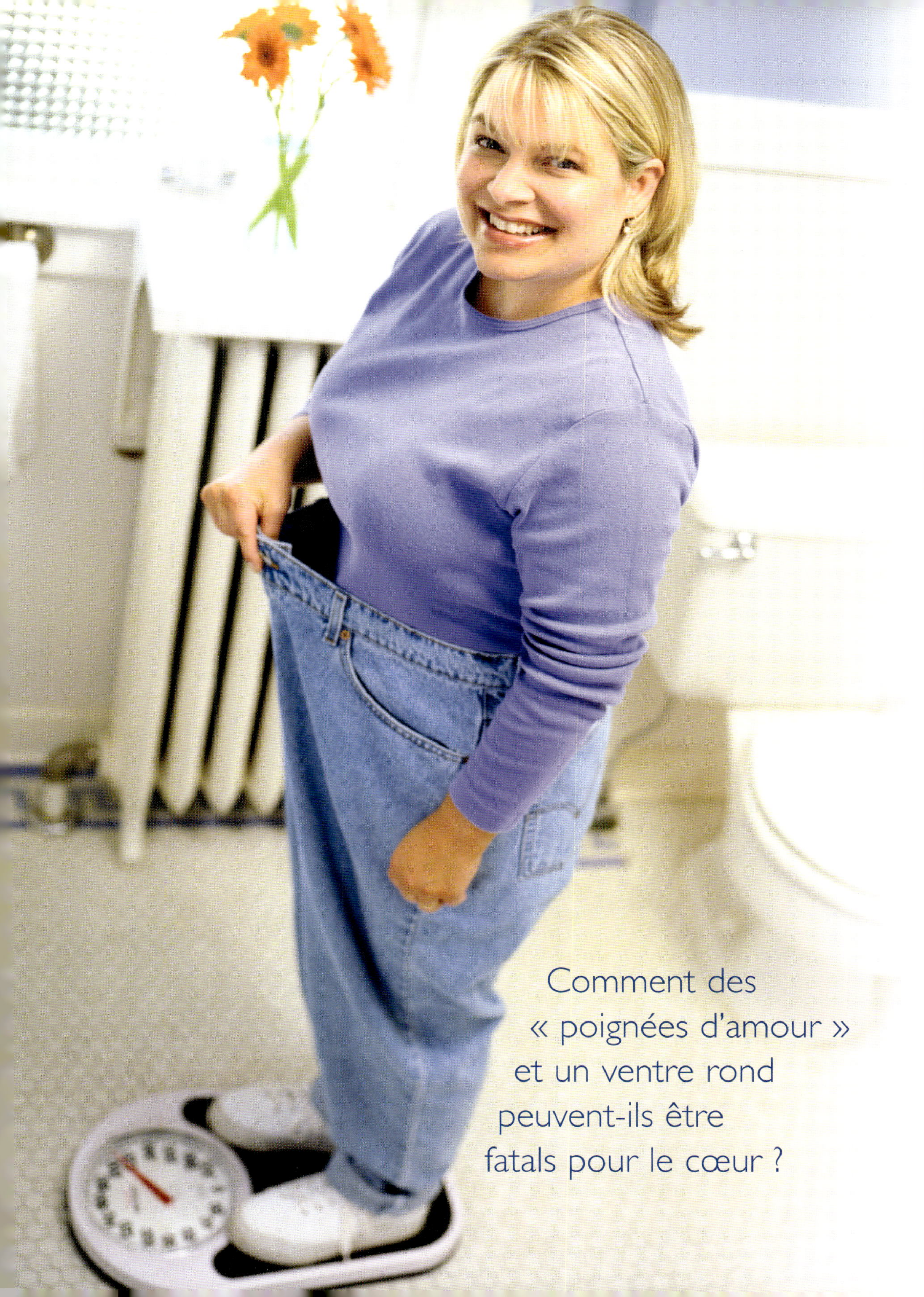

Comment des
« poignées d'amour »
et un ventre rond
peuvent-ils être
fatals pour le cœur ?

1 LA GRAISSE DANS L'ORGANISME
Ce qu'il faut savoir

L'organisme renferme naturellement des millions d'adipocytes (cellules graisseuses), sacs extensibles remplis de gouttelettes de lipides (graisses, sucres et acides aminés) issus des aliments que l'on consomme. Il utilise les tissus adipeux pour enrober les os, réguler la température et fournir de l'énergie lorsque le taux de sucre baisse dans le sang.

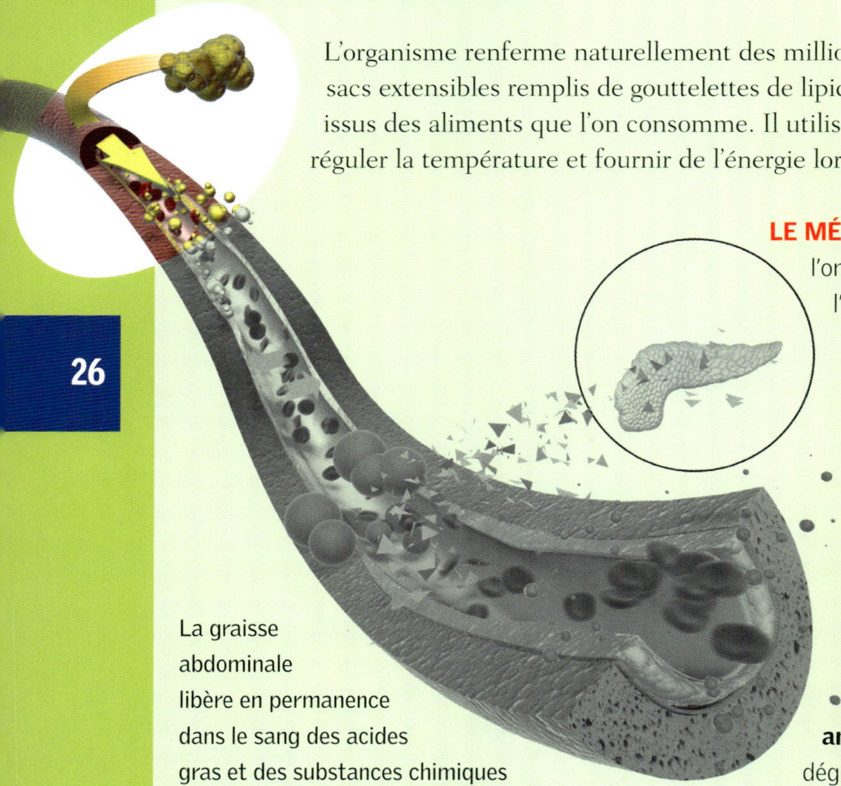

La graisse abdominale libère en permanence dans le sang des acides gras et des substances chimiques qui peuvent conduire à des pathologies telles que l'athérosclérose.

LE MÉCANISME D'ACCUMULATION Lorsque l'on mange trop par rapport aux besoins de l'organisme, les adipocytes se gonflent jusqu'à ce qu'ils soient totalement remplis. S'ils ne suffisent pas à stocker l'ensemble des calories, l'organisme en fabrique d'autres (jusqu'à récemment, les experts pensaient que le corps humain cessait de produire de nouveaux adipocytes après la puberté. Ils savent aujourd'hui que l'excès de nourriture continue de déclencher la production d'adipocytes à l'âge adulte).

QUE SAIT-ON DE NOUVEAU ?

- **La graisse abdominale ou obésité androïde** Toutes les graisses n'ont pas le même dégré de dangerosité pour l'organisme. Les plus néfastes se concentrent dans la cavité abdominale, s'accumulent autour des organes internes et libèrent des hormones qui perturbent la chimie organique, augmentant le risque de développer une maladie cardiaque ou d'autres affections graves.

Le rôle des glucides Une absorption excessive de glucides simples (sucre, farine blanche, riz, pommes de terre) fait grossir. En revanche, il est important de veiller à consommer de grandes quantités de glucides complexes, y compris des fruits et légumes, pour leur apport bénéfique en fibres et en antioxydants.

DÉTECTION Vérifiez votre indice de masse corporelle (IMC). Montez sur la balance. Mesurez votre tour de taille. Le surpoids est, de tous les problèmes de santé, le plus facile à enrayer.

TRAITEMENT MÉDICAL CLASSIQUE Des millions d'euros sont dépensés par an en médicaments pour maigrir, opérations chirurgicales, boissons diététiques, édulcorants, produits de régime en vente libre, mais aussi dans les clubs de remise en forme. Un régime amaigrissant coûte environ 50 euros par personne et par semaine. Or le consommateur doit rester prudent : les médicaments sur ordonnance qui coupent l'appétit ou bloquent l'assimilation des graisses ont souvent des résultats limités, tandis que le recours à la chirurgie peut s'avérer risqué. Des recherches sont en cours sur le potentiel de diverses hormones qui ont pour effet de réduire l'appétit. D'autres portent sur la maîtrise de la ghréline, appelée « hormone de la faim ».

HYGIÈNE PERSONNELLE Pour maigrir, et ce livre vous le démontrera, il faut en général adopter une alimentation saine, faire de l'exercice et apprendre à mieux gérer son stress.

La graisse abdominale libère également d'autres composés, notamment des hormones qui régulent l'appétit et des substances chimiques du système immunitaire, qui induisent trois grandes pathologies cardiaques : l'athérosclérose, le syndrome métabolique et l'inflammation chronique. Même s'ils sont minces par ailleurs, les individus – hommes et femmes – qui présentent une grande quantité de graisse abdominale ont souvent un tour de taille équivalant à leur tour de hanches : on parle de physique en forme de pomme.

Si vous pensez faire partie des populations à risque, mesurez votre tour de taille à l'aide d'un mètre ruban au niveau le plus mince, sans rentrer le ventre. Généralement, les hommes qui font plus de 100 cm de tour de taille et les femmes qui dépassent 90 cm sont les plus menacés. Le tour de taille est selon nous l'une des six principales valeurs dont il faut suivre l'évolution (voir « Les 6 chiffres qui peuvent vous sauver la vie », p. 216).

Comment se débarrasser de cette graisse ? Ne fondez pas de vains espoirs sur la chirurgie. Il est prouvé que les liposuccions ne modifient pas la chimie organique.

Il existe d'autres moyens plus naturels de faire disparaître cette graisse néfaste. En suivant le programme proposé, vous consommerez moins de graisses saturées. Une alimentation riche en graisses saturées, comme le beurre, la viande grasse, les glaces et le lait entier, favorise l'accumulation de graisse abdominale, de même que l'absorption des acides gras qui donnent leur croquant à de nombreux biscuits secs ou apéritifs.

Vous augmenterez votre consommation de fibres, qui contribuent à réduire la graisse abdominale. Vous vous relaxerez et vous profiterez davantage de la vie, car le stress et l'excès de cortisol – une hormone du stress – sont étroitement liés à la présence de graisse abdominale. Résultat : vous serez plus actif et vous vous sentirez plus en forme.

Quel risque ?
L'obésité

Votre poids représente-t-il un risque pour votre cœur ? Pour le savoir, l'un des indices les plus sûrs est l'indice de masse corporelle (IMC), qui tient compte à la fois du poids et de la taille. De nombreux livres et sites Internet proposent des tableaux qui vous aideront à déterminer le bon chiffre, un chiffre utile à connaître car les généralistes et de nombreux spécialistes, mais aussi les compagnies d'assurances, l'utilisent pour savoir si votre poids représente un danger pour votre santé.

- **Pesez-vous, puis mesurez-vous et portez votre taille (en mètres) au carré.**
- **Enfin, divisez votre poids (en kilos) par votre taille au carré.**

EXEMPLE : si vous pesez 70 kg et mesurez 1,71 m, votre indice de masse corporelle (IMC) est de :

- **70/(1,71 × 1,71) = 70/2,92 = 24 (23,97 pour être exact)**

Pour les adultes âgés de 20 ans et plus, les différentes catégories sont les suivantes :

20 à 25	Poids normal
25 à 30	Surpoids
Plus de 30	Obésité modérée
Plus de 40	Obésité massive (ou morbide)

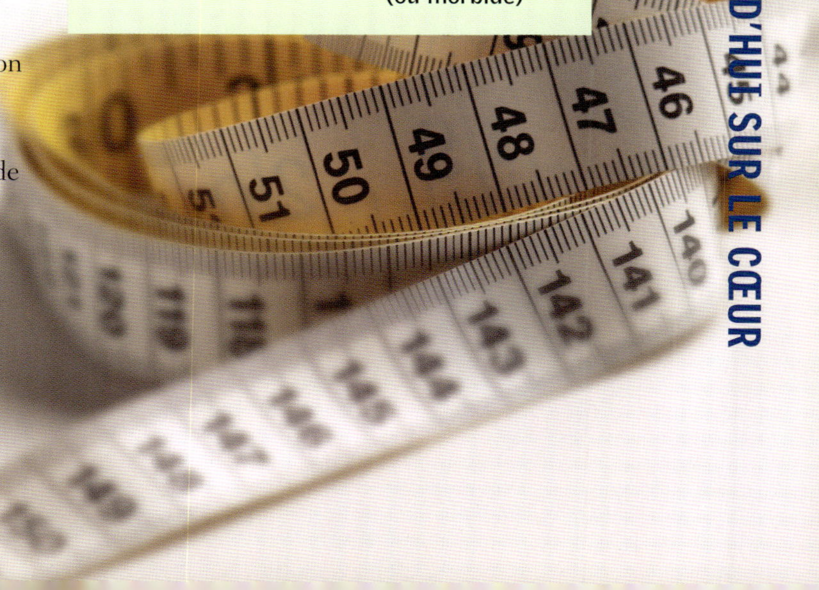

INFARCTUS 2 Cholestérol

Le cholestérol a fait la une des journaux américains dans les années 1950. Il a fallu vingt ans pour que le reste du monde prenne conscience de son importance.

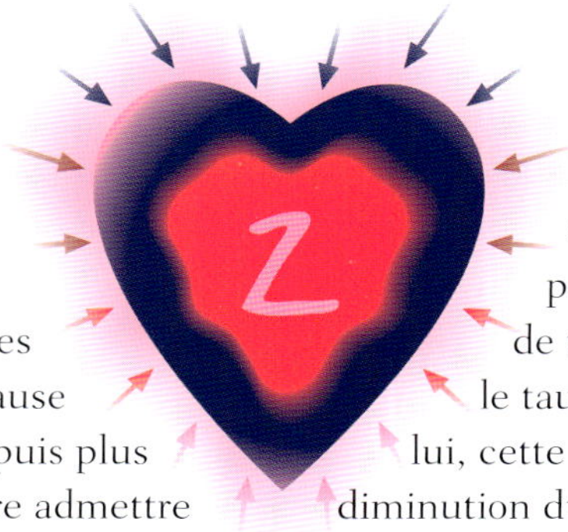

Une alimentation trop riche en graisses saturées est synonyme d'excès de cholestérol dans le sang, d'artères bouchées et d'infarctus. Bien que les maladies cardiaques soient la première cause de mortalité dans notre pays depuis plus d'un siècle, il est difficile de faire admettre que certaines bonnes choses – le beurre, le fromage, les gâteaux et les glaces – peuvent devenir mauvaises si l'on en abuse.

Pendant la Seconde Guerre mondiale, le Dr Keys, chercheur de l'université du Minnesota (États-Unis), invente les rations K, destinées aux militaires. Au début des années 1950, il constate que le taux de maladies cardiaques est en hausse chez les hommes d'affaires américains, qui ne connaissent aucune privation, alors qu'il décline dans l'Europe d'après-guerre chez les populations sous-alimentées et rationnées. Après avoir comparé le taux de cholestérol, la consommation de graisses saturées et le taux de maladies cardio-vasculaires chez les populations masculines de sept pays (Finlande, Grèce, Yougoslavie, Italie, Pays-Bas, Japon et États-Unis), il conclut à un « lien fort et étroit » entre graisses saturées et santé cardiaque.

Key préconise alors de limiter la consommation de graisses saturées au profit des graisses polyinsaturées (comme l'huile de tournesol) pour faire baisser le taux global de cholestérol. Selon lui, cette baisse devait conduire à une diminution du nombre de crises cardiaques. Ses conclusions ont servi de base au premier « régime de prudence » proposé par l'American Heart Association en 1957.

Aujourd'hui, on sait que le cholestérol n'est pas nécessairement néfaste, que le foie, les intestins ou encore la peau fabriquent quotidiennement cette substance douce et cireuse, pour permettre à l'organisme de constituer les membranes cellulaires, sécréter les hormones sexuelles, la vitamine D et les acides biliaires. On sait aussi que la matière première du cholestérol est la graisse présente dans l'alimentation.

Un bon taux de cholestérol, selon les experts, résulte d'un équilibre entre deux types de substances : les « mauvaises » lipoprotéines à basse densité, ou cholestérol LDL, et les « bonnes » lipoprotéines à haute densité, ou cholestérol HDL. Depuis peu, les cardiologues considèrent que plus le taux de HDL est élevé et plus celui de LDL est bas, plus

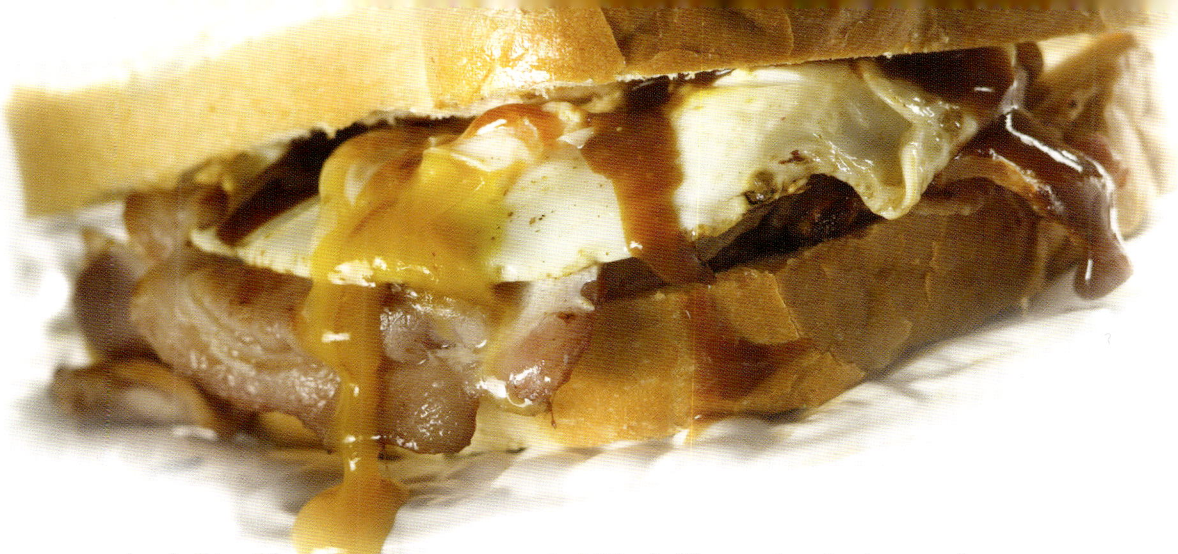

on se rapproche de l'équilibre naturel du cholestérol (observé dans des sociétés pratiquant la chasse et la cueillette) et plus le risque d'obstruction des coronaires et d'infarctus est faible.

Attention aux LDL

Tels des camions de livraison remplis de gouttelettes de graisse, les lipoprotéines LDL ont pour fonction de circuler dans le sang pour alimenter directement les cellules en cholestérol liquéfié. Les problèmes surviennent lorsqu'il y a surabondance de cholestérol LDL dans le sang. Celui-ci se dépose alors sur les parois des artères. Aspiré par les cellules, il s'infiltre à travers la fine membrane qui tapisse l'intérieur des coronaires et favorise la constitution de la plaque d'athérosclérose, très nocive pour le cœur. Avec le temps, cette plaque, un mélange de graisse, de cholestérol, de calcium et d'autres déchets cellulaires, peut rétrécir les coronaires, si bien que le sang parvient jusqu'au cœur en quantité plus limitée.

Les dernières études ont identifié un certain type de LDL particulièrement nocif, des lipoprotéines petites et denses. Étroitement agglutinées, elles sont facilement endommagées par les radicaux libres circulant dans le sang (les radicaux libres sont des molécules très actives qui, si elles prolifèrent, deviennent dangereuses). Les petites particules de LDL s'infiltrent alors facilement dans les parois des artères et servent de base à la formation de la plaque d'athérosclérose (voir le chapitre sur le stress oxydatif, p. 43).

Résultat : un excès de LDL dans le sang accroît le risque d'athérosclérose, tandis qu'un taux bas le réduit. De récentes études ont conclu qu'une réduction moyenne du taux global de cholestérol de 5,8 à 5,2 mmol/l permettrait de sauver 25 000 vies tous les ans.

Quel risque ? Cholestérol

Le taux du cholestérol LDL (le « mauvais » cholestérol) doit être le plus bas possible, de préférence inférieur à 3,5 mmol/l (millimoles par litre de sang). Le « bon » type de cholestérol, le HDL, doit être supérieur à 1 mmol/l. Dans l'idéal, le cholestérol total (avec un niveau de LDL inférieur ou égal à 3,5 mmol/l) devrait se situer sous la barre des 5 mmol/l. Si vos taux restent durablement au-dessus de ces valeurs, votre généraliste pourra vous aider dans votre hygiène de vie et avec un traitement médicamenteux.

Mesure du taux global de cholestérol

Inférieur à 5 mmol/l	**Idéal**
De 5,2 à 6,4 mmol/l	**Modérément élevé**
Supérieur à 6,5 mmol/l	**Élevé**

2 CHOLESTÉROL
Ce qu'il faut savoir

Substance produite à partir des graisses présentes dans l'alimentation, le cholestérol sert à la formation des membranes cellulaires, de certaines hormones et des acides biliaires. Le « mauvais » cholestérol (LDL) favorise l'obstruction des artères et le « bon » cholestérol (HDL) assure le transport des LDL jusqu'au foie pour les éliminer.

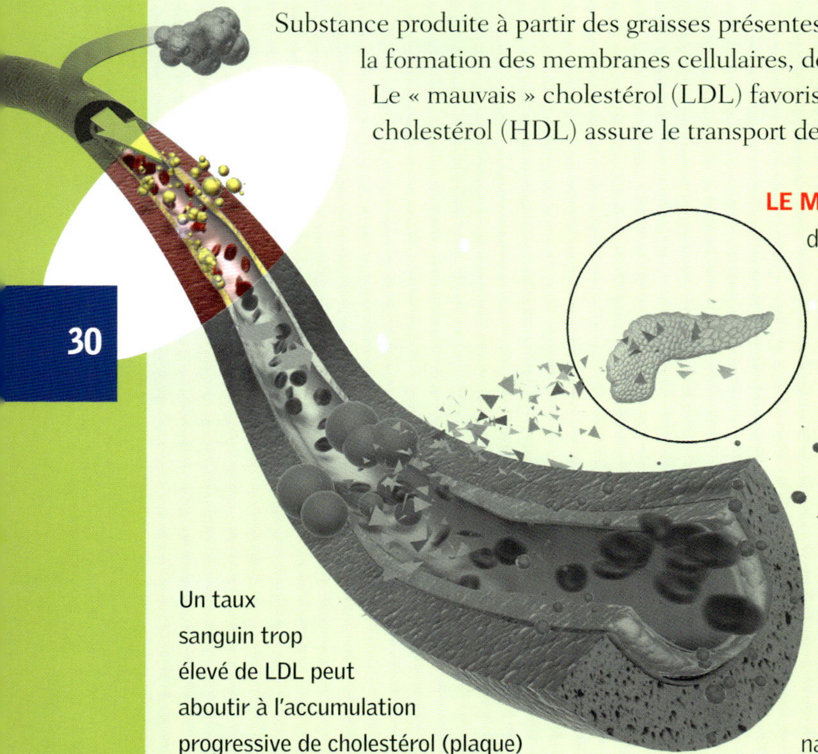

Un taux sanguin trop élevé de LDL peut aboutir à l'accumulation progressive de cholestérol (plaque) à l'intérieur des parois des artères, jusqu'à l'obstruction.

LE MÉCANISME D'ACCUMULATION La présence de graisse au niveau de l'abdomen (obésité androïde), une alimentation riche en graisses saturées et un manque d'activité physique ont pour effet d'inciter le foie à produire davantage de LDL. Une alimentation pauvre en lipides mono-insaturés et une vie trop sédendaire peuvent limiter le taux de HDL, de même que le tabagisme et le diabète.

QUE SAIT-ON DE NOUVEAU ?

Nouveaux objectifs On estime désormais que le taux de LDL doit être revu à la baisse et le taux de HDL à la hausse, surtout chez les femmes qui présentent un taux de HDL naturellement élevé avant la ménopause.

Combattez l'idée reçue selon laquelle les artères bouchées ressemblent à des tuyaux rouillés La plaque ne se développe pas sur les parois des artères mais à l'intérieur même des parois. Les lipoprotéines LDL déclenchent le processus en s'infiltrant à travers la membrane interne des vaisseaux sanguins. Certaines, petites et denses, se révèlent particulièrement dangereuses car elles s'infiltrent plus facilement dans les parois.

Ne négligez pas les triglycérides Ces lipides sont mis en évidence par une prise de sang qui permet d'analyser les graisses présentes. Un excès de triglycérides favorise un risque accru d'infarctus, surtout chez les femmes.

DÉTECTION Aucun signe physique avant-coureur ne permet d'apprécier le niveau de cholestérol. Seule l'analyse de sang pratiquée en laboratoire permet de déterminer le taux de cholestérol global, à savoir le taux de HDL et le taux de LDL, en millimoles par litre de sang.

TRAITEMENT MÉDICAL CLASSIQUE Les statines (hypocholestérolémiants) demeurent la classe thérapeutique la plus coûteuse, avec plus de 1 milliard d'euros remboursés en 2005 par la Sécurité sociale. Ce chiffre devrait encore progresser de 20 % par an car les experts recommandent de les prescrire à un plus large public. La prochaine étape est la mise au point de médicaments plus efficaces et capables d'augmenter le taux de HDL. Certains médecins prescrivent de l'acide nicotinique, ou niacine, pour augmenter le taux de HDL.

HYGIÈNE DE VIE Elle est fondamentale dans la plupart des cas. Il faut combattre la mauvaise alimentation, le tabagisme, l'excès de poids et le manque d'exercice physique.

Plus le taux de LDL est bas et plus le risque de maladie cardiaque est faible. Dans une étude publiée en mars 2004 par le *Journal of the American Medical Association*, il a été démontré que la prise d'hypocholestérolémiants à haute dose (statines) pour réduire le taux de LDL enrayait la progression des maladies cardiaques et faisait baisser le taux de mortalité de 28 %. Mais ces médicaments ont des effets secondaires qui peuvent largement contrebalancer les effets bénéfiques d'un traitement aux statines.

Un régime alimentaire sérieux suffit souvent à faire baisser le taux de cholestérol. Le programme « 30 minutes par jour » vous aidera à en limiter le taux.

Le « bon » cholestérol (HDL)

Les lipoprotéines HDL transportent les LDL jusqu'au foie, où elles sont éliminées. Les HDL se combinent en fait aux LDL et les débarrassent de leur charge de cholestérol. Il a aussi été récemment démontré que les HDL agissaient comme des antioxydants et empêchaient les LDL de provoquer des dommages favorisant la formation de plaque. Les HDL sont si puissantes qu'une hausse de leur taux de 0,1 % seulement réduit le risque d'infarctus de 3 à 4 %. Un niveau élevé de HDL est si protecteur qu'il peut même diminuer l'incidence d'autres risques comme le diabète ou le surpoids. En revanche, un taux insuffisant de HDL est dangereux, car il laisse le cœur sans protection contre les LDL et d'autres graisses nocives, comme les triglycérides. Dans l'idéal, le taux de HDL devrait être d'au moins 1,3 mmol/l ; s'il est inférieur à 1,1 mmol/l, il est considéré comme trop bas. Pour augmenter le taux de HDL, il faut consommer davantage d'aliments riches en lipides mono-insaturés (poisson gras, huiles végétales de noix et d'olive…) et faire beaucoup d'exercice.

Triglycérides : l'autre graisse à combattre

Les triglycérides sont des particules de graisse qui circulent dans le sang et collectent les calories superflues pour les emmagasiner dans des adipocytes, où elles seront stockées à long terme.

Les triglycérides peuvent également servir de matière première à la constitution des LDL. Ils jouent donc eux aussi un rôle nocif au niveau cardiaque. Selon les dernières études, il semble que l'excès de triglycérides puisse présager avec certitude de problèmes cardiaques, car ils favorisent l'athérosclérose, notamment chez la femme. En trop grande quantité, ils peuvent même provoquer un blocage des vaisseaux sanguins, si bien que la leptine, l'hormone de contrôle de l'appétit, ne peut envoyer de signal de satiété au cerveau quand on a assez mangé. La graisse abdominale, une consommation excessive d'alcool, un diabète non traité et un manque d'exercice physique accroissent le risque d'avoir un taux élevé de triglycérides. La mesure des triglycérides s'exprime, comme celle du cholestérol, en millimoles par litre de sang. Les prises de sang doivent se faire à jeun ou douze heures après la dernière prise alimentaire.

En suivant le programme « 30 minutes par jour », vous verrez sans doute votre niveau de triglycérides baisser. Si la modification de votre hygiène de vie ne suffit pas à réduire votre taux de triglycérides, le médecin vous prescrira peut-être un médicament ou un supplément diététique comme l'huile de poisson.

Quel risque ?

NIVEAU (mmol/l)	RISQUE
Inférieur à 1,5	Normal
Supérieur à 2	Élevé
Supérieur à 4,5	Très élevé

INFARCTUS 3 Hypertension

Imaginez une rivière qui coule paisiblement entre prés et champs. Voici que, au détour d'un méandre, elle doit franchir des gorges étroites, bordées de falaises, et se transformer en un torrent impétueux.

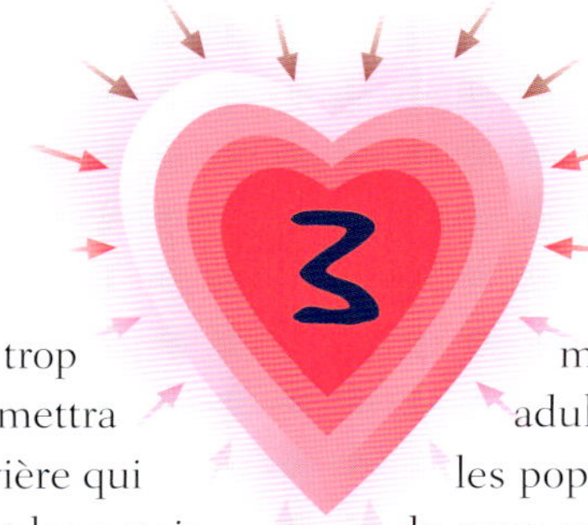

Si vos artères et leurs délicates ramifications capillaires se rétrécissent et se durcissent sous l'effet du stress, de l'excès de poids ou d'une alimentation trop riche en graisses, votre sang se mettra à circuler à la manière d'une rivière qui pénètre dans un défilé, heurtant les parois des artères avec une telle violence qu'il risque de les endommager et de les fragiliser.

Cette pression peut aboutir à une rupture des vaisseaux sanguins à l'intérieur du cerveau (accident vasculaire cérébral) ou dans l'abdomen (anévrysme de l'aorte abdominale). Elle peut également provoquer une dilatation et un affaiblissement du muscle cardiaque, de même que favoriser le développement de l'athérosclérose des coronaires, précurseur de l'infarctus.

L'hypertension ne se traduit en général par aucun symptôme avant-coureur : on l'appelle souvent le « mal silencieux ». Aujourd'hui, 8 millions de personnes souffrent d'hypertension en France (50 % des plus de 65 ans et 13 % de la population) ; la moitié seulement d'entre eux sont dépistés, la moitié seulement de ceux qui sont dépistés sont traités, et la moitié seulement des hypertendus traités sont correctement équilibrés. Cette pathologie est moins courante chez les jeunes adultes mais plus répandue chez les populations originaires des Antilles et du sous-continent indien. Au cours de sa vie, un individu a 9 chances sur 10 de souffrir un jour d'hypertension. La moyenne d'âge des hommes hypertendus est de 52 ans, celle des femmes, de 62 ans. L'hypertension artérielle affecte trois organes essentiels : le cœur, avec pour conséquences l'insuffisance coronarienne, l'infarctus du myocarde et l'insuffisance cardiaque ; le cerveau, avec l'accident vasculaire cérébral (AVC) ; le rein, avec l'insuffisance rénale.

En 1733, au moyen d'une expérience terrible, un vétérinaire britannique, le révérend Saint Hales, avait démontré la puissance du flux sanguin en fixant un petit tube de cuivre dans l'artère carotide d'un cheval. Le sang avait fait sauter le tube à 3 m de haut. Plus tard, en 1896, un médecin italien inventa un appareil non invasif pour mesurer la pression artérielle chez l'homme,

3 L'HYPERTENSION
Ce qu'il faut savoir

L'hypertension se déclenche lorsque les artérioles (fines ramifications des artères) se rétrécissent et se durcissent, ce qui entrave la circulation sanguine, endommage les artères et les rend plus vulnérables au développement de la plaque d'athérome (dépôt de graisse) sur leur paroi. Elle affaiblit et fait grossir le muscle cardiaque.

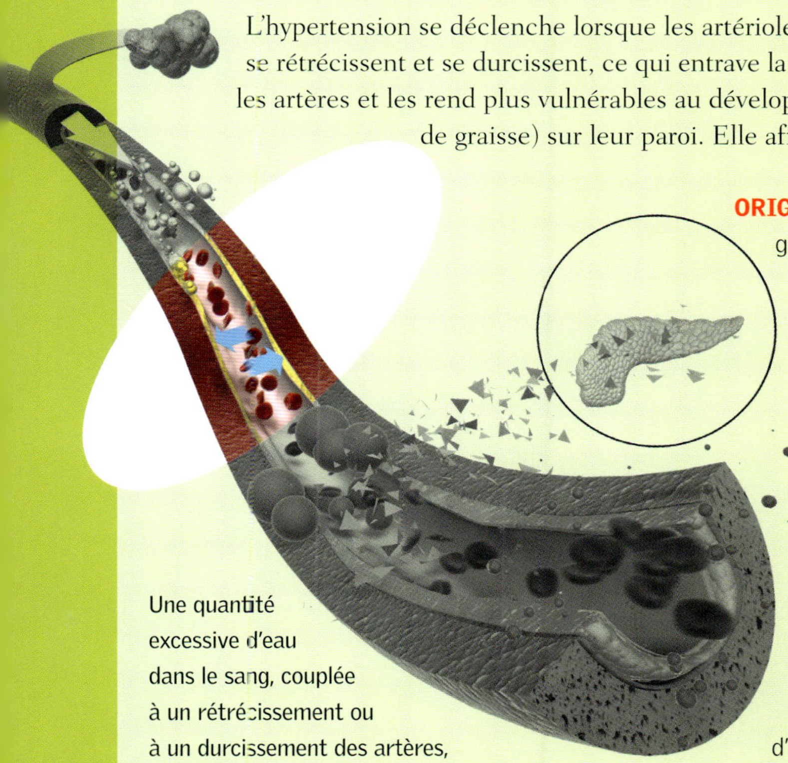

Une quantité excessive d'eau dans le sang, couplée à un rétrécissement ou à un durcissement des artères, conduit le sang à circuler avec une force accrue en endommageant les parois.

ORIGINE L'hypertension pourrait être d'origine génétique dans 30 % des cas. Pour le reste, elle s'explique par la conjonction d'une élévation anormale de la quantité d'eau dans le sang (le plus souvent due à une alimentation trop salée) et d'un rétrécissement ou d'un durcissement des artères résultant de l'athérosclérose, de l'inactivité, d'un excès de poids, du stress et/ou du diabète.

QUE SAIT-ON DE NOUVEAU ?

Nouvelle directive La tension optimale doit être inférieure à 12/8.

• **Les dommages et les risques augmentent plus tôt qu'on ne le pensait** Une série d'études a montré que le risque d'infarctus et d'accident vasculaire cérébral (AVC) apparaît dès que la tension atteint 11,5/7,5. Il double chaque fois que la première valeur progresse de 2 (pression systolique) et la deuxième de 1 (pression diastolique).

DIAGNOSTIC Le tensiomètre digital remplace peu à peu le tensiomètre manuel, qui était jusqu'alors la méthode la plus couramment utilisée. Le médecin ou l'infirmière fixe un brassard au bras du patient, pose son stéthoscope, gonfle le brassard jusqu'à ce qu'il coupe la circulation, et mesure le résultat après avoir libéré la pression. (Les autotensiomètres que vous employez chez vous sont utiles pour vos contrôles quotidiens, mais faites régulièrement vérifier votre tension au cabinet médical.) L'hypertension ne se traduit généralement par aucun symptôme perceptible ou visible.

TRAITEMENT MÉDICAL CLASSIQUE Quelque 8 millions de Français sont soignés pour une hypertension. Les médicaments les plus répandus sont des diurétiques qui limitent la quantité d'eau dans le sang. Plusieurs classes de médicaments qui dilatent les artères sont également couramment prescrits, notamment les alphabloquants, les bêtabloquants, les inhibiteurs de l'enzyme de conversion (IEC), les inhibiteurs de l'angiotensine II et les inhibiteurs calciques.

HYGIÈNE DE VIE Des modifications dans le régime alimentaire peuvent faire baisser la tension aussi efficacement que certains médicaments. Méditer, faire de l'exercice, perdre du poids et arrêter de fumer ont également des effets bénéfiques.

le sphygmomanomètre ou tensiomètre, que les médecins utilisent encore aujourd'hui. Les compagnies d'assurances ne tardèrent pas à noter une corrélation entre hypertension et décès prématuré. Conçu pour faire baisser la tension artérielle, le premier régime hyposodé, à base de riz complet et de fruits, date du milieu des années 1940. Dans les années 1950, les laboratoires pharmaceutiques mirent au point les premiers médicaments efficaces contre l'hypertension (hypotenseurs, diurétiques), encore prescrits aujourd'hui.

Les facteurs déclenchants

Les chercheurs commencent à comprendre comment le mode de vie moderne et le patrimoine génétique se combinent pour favoriser le développement de l'hypertension.

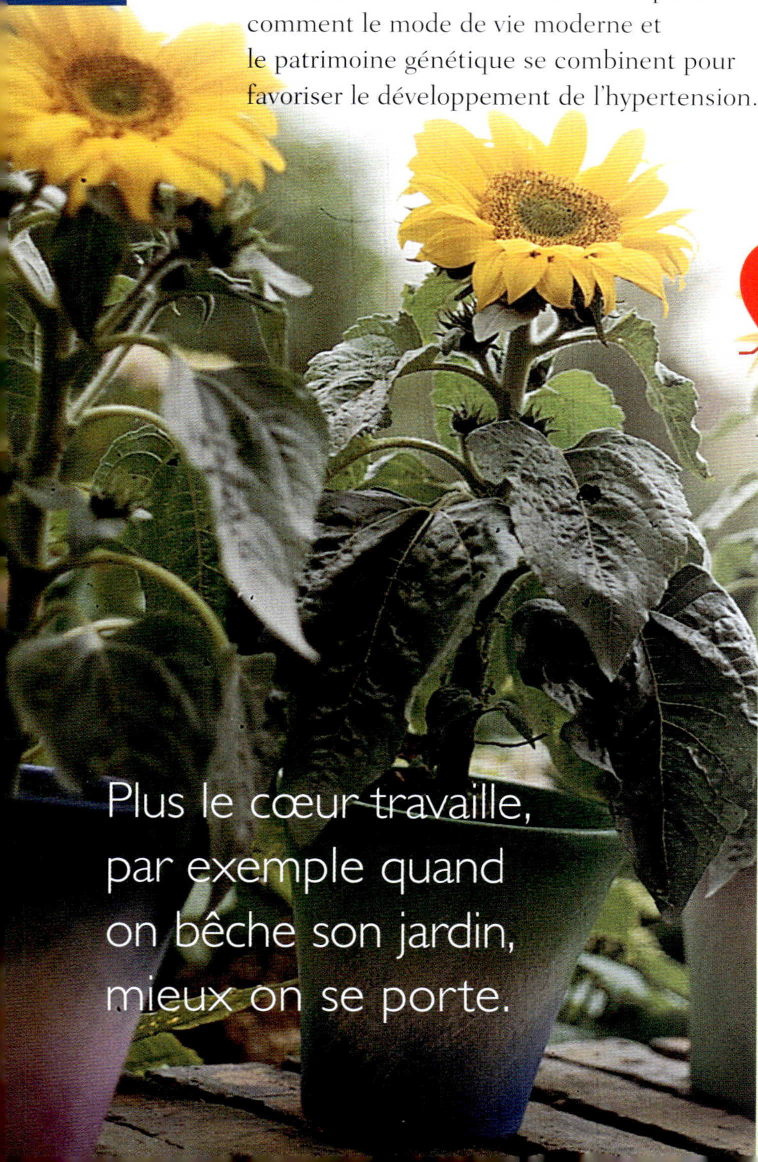
Plus le cœur travaille,
par exemple quand
on bêche son jardin,
mieux on se porte.

■ **Le cœur** L'effort intense et soutenu, par exemple lorsque vous bêchez le jardin ou coupez du bois, est toujours extrêmement profitable au cœur. Il est tout à fait normal et sain que la pression artérielle augmente à l'effort, sauf en cas d'hypertension ou d'athérosclérose. Mais le stress incessant, quotidien, met vos artères constamment sous pression et cause des dommages.

■ **Les artères** Elles sont tapissées d'un muscle lisse qui se relâche ou se contracte au passage du flux sanguin. Plus les artères sont élastiques, moins elles opposent de résistance à la pression du flux sanguin et moins ce dernier force sur les parois des vaisseaux. Si les artères sont obstruées par la plaque d'athérome, la tension monte car le sang est contraint de circuler dans un canal plus étroit.

■ **Les reins** Ils contrôlent l'équilibre en sodium, et donc la quantité d'eau présente

Quel risque ? L'hypertension

La tension mesure la pression exercée par le flux sanguin sur les parois des artères. Le premier chiffre correspond à la pression systolique (la pression observée au moment où le cœur se contracte), le second chiffre à la pression diastolique (la pression exercée quand le cœur se relâche entre deux battements). Elle se mesure en millimètres de mercure (mm/Hg).

TENSION (mm/Hg)	CLASSIFICATION
Inférieure à 12/8	Optimale
12-12,9/8-8,5	Normale
13-13,9/8,5-8,9	Normale à élevée
14-15,9/9-9,9	Hypertension légère
16-17,9/10-10,9	Hypertension modérée
16/11 et plus	Hypertension grave

Ne négligez pas une hypertension occasionnelle

Vous avez avalé un café en vitesse dans votre voiture, traversé le parking en courant et êtes finalement arrivé juste à l'heure pour votre rendez-vous chez le médecin. Vous êtes dans son cabinet et il vient de vous dire que votre tension est un peu élevée. Cela doit-il ou non vous inquiéter ?

La réponse est oui. De récents travaux de recherche ont en effet montré qu'une seule valeur élevée, quelles que soient les circonstances, accroît le risque de souffrir ultérieurement d'un problème cardiaque : elle ne doit être négligée ni par le patient ni par son médecin. Les chercheurs ont suivi un groupe de 5 825 patients traités pour hypertension et ont noté quels étaient ceux qui développaient des problèmes de santé au cours des cinq années suivantes. Ceux dont la tension avait augmenté d'un point lors d'un rendez-vous voyaient leurs risques de maladie cardiaque augmenter de 9 %, le risque d'accident vasculaire cérébral (AVC) de 7 % et le risque d'infarctus de 6 %.

dans le sang (le sodium fixe l'eau). Si la quantité d'eau augmente, la quantité de sang dans les artères augmente et la tension s'élève.

■ **Les hormones** Les hormones dites de stress accélèrent le rythme cardiaque et rétrécissent les artères, ce qui élève la tension. D'autres hormones régulent la pression sanguine. Des médicaments, appelés inhibiteurs de l'enzyme de conversion, font baisser la tension en contrôlant ces hormones.

Agir tout de suite

Alors que les graves dangers de l'hypertension sont parfaitement connus – elle joue un rôle dans les trois quarts des infarctus et des accidents vasculaires cérébraux –, un tiers des hypertendus sont des malades qui s'ignorent. Les autres savent qu'ils en souffrent, mais ne font rien pour y remédier.

Dans l'idéal, la tension devrait être inférieure à 12/8 mais, jusqu'à 12,9/8,5, elle est considérée comme normale.

Les premiers dommages se produisent dans les artères à des niveaux de pression que les médecins considéraient auparavant comme convenables. Selon certaines études, le risque d'infarctus et d'accident vasculaire cérébral (AVC) chez l'adulte augmente dès que la pression atteint 11,5/7,5. Mais les médecins verront sans doute là un excès de prudence. Un traitement contre l'hypertension est généralement prescrit pour des patients dont la pression systolique est durablement supérieure à 16 et la pression diastolique supérieure à 10. Il faut noter que le risque de décès double chaque fois que la pression systolique augmente de 2 et la pression diastolique de 1.

On peut aussi agir plus simplement, en adoptant des mesures d'hygiène de vie, et éviter ainsi les diurétiques et autres médicaments contre l'hypertension. Même en cas de traitement, il est bon d'adopter un mode de vie plus sain. Le choix est large : des mesures concrètes et éprouvées (maigrir fait significativement baisser la tension, tout comme réduire la consommation de sel) aux techniques de relaxation mentale, de nombreux petits changements peuvent intervenir au quotidien pour faire baisser la tension.

Perdre 10 % de son poids peut ramener la tension à des valeurs normales sans aucun médicament. C'est aussi le cas si l'on adopte une alimentation riche en fruits et légumes. Évitez également de prendre trop d'anti-inflammatoires non stéroïdiens tels que l'ibuprofène. Une consommation régulière de ces antalgiques peut en effet accroître le risque d'hypertension.

INFARCTUS 4
Inflammation chronique

Lorsque vous vous coupez le doigt en tranchant du pain ou que vous vous brûlez le palais en buvant du café trop chaud, votre corps réagit.

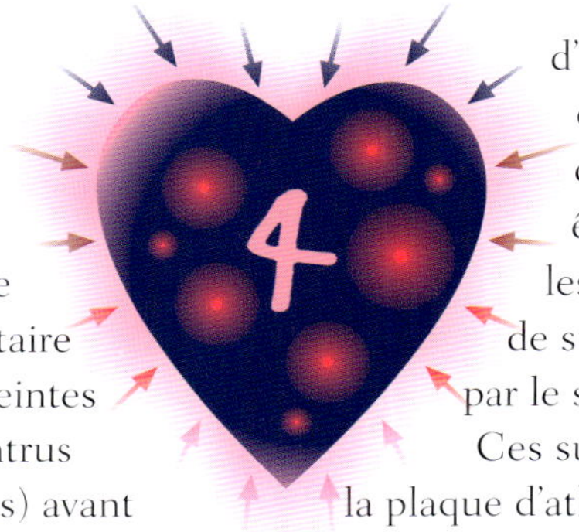

La réponse à une blessure se manifeste par une sensation de chaleur, une rougeur et une hypersensibilité. Il s'agit d'une inflammation, mécanisme de défense du système immunitaire pour réparer rapidement les atteintes à l'organisme et repousser les intrus (microbes, poussières ou toxines) avant qu'ils ne deviennent dangereux.

Toute agression contre l'organisme – coupure, coup, infection bactérienne ou virale – déclenche une inflammation. Avant même qu'on en constate les premiers signes (une zone chaude, rouge et sensible), les défenses de l'organisme sont à l'œuvre. Une armée de macrophages, de cellules T et de cellules tueuses naturelles, en charge de lutter contre les infections, afflue pour détruire les germes ou toute autre forme d'intrus tandis qu'un escadron d'« agents de la circulation » de type moléculaire orchestre le travail du système immunitaire.

Cet ingénieux système est peut-être trop efficace pour l'homme du XXIe siècle. La menace vient aujourd'hui d'une forme d'inflammation chronique constituant une réponse immunitaire à l'obésité, au vieillissement, à l'inactivité, au manque d'hygiène, à de légères infections ou au stress, et qui attaque ces cellules mêmes qui devraient être secourues. C'est ainsi que les cellules sont bombardées de substances chimiques générées par le système immunitaire.

Ces substances contribuent à créer la plaque d'athérome, constituée de dépôts graisseux qui s'infiltrent à travers les artères pour venir se déposer sur les parois. Elles favorisent aussi la rupture de la plaque et la formation de caillots qui vont obstruer les artères du cœur et provoquer la mort (ou nécrose) de cette partie du muscle cardiaque. L'inflammation, si elle est importante, peut doubler, voire quadrupler, le risque cardiaque.

Les chercheurs savent depuis longtemps que l'inflammation joue un rôle clé dans des pathologies comme l'asthme, la polyarthrite rhumatoïde, la sclérose en plaques ou des maladies inflammatoires des intestins comme la maladie de Crohn. Des essais cliniques à grande échelle sont en cours pour étudier précisément comment se déclenche la réponse inflammatoire et comment l'organisme réagit aux dommages et au stress qui affectent les vaisseaux sanguins. De récents travaux menés par l'École de médecine de Harvard ont démontré qu'un des marqueurs de l'inflammation, une molécule du système immunitaire appelée protéine C-réactive (CRP), constituait un marqueur indépendant du risque d'athérome coronaire, au même titre qu'un taux élevé de cholestérol. Cela pourrait aider les médecins à mettre en évidence un risque cardiaque chez des patients ayant un taux de cholestérol apparemment normal.

Déclencheurs de l'inflammation

Plusieurs études cliniques ont montré que des infections provoquées par des agents comme *Chlamydia pneumoniae* et *Helicobacter pylori* contribueraient au processus inflammatoire, voire le déclencheraient. Il y a d'autres coupables potentiels : le tabac, le diabète non traité ou non équilibré, l'hypertension et l'excès de cholestérol.

La réponse inflammatoire peut aussi être provoquée par des infections apparemment mineures telles que des gingivites ou des cystites. Et, comme notre espérance de vie n'a jamais été aussi longue, nos tissus présentent un risque accru de subir des dommages. Voici quelques-uns des principaux déclencheurs de l'inflammation chronique.

■ **L'alimentation de fast-food** Un repas trop riche en graisses et en calories a un effet inflammatoire néfaste sur la fonction vasculaire. Le niveau de graisses nocives circulant dans l'organisme reste plus élevé que la normale durant les trois heures qui suivent le repas. Une alimentation qui se réduirait à des hamburgers accompagnés de frites risquerait d'entretenir une inflammation permanente.

■ **La graisse abdominale ou l'obésité androïde** Les adipocytes sont considérés par certains chercheurs comme des « pompes à hormones ». Parmi les substances chimiques qu'ils rejettent dans le sang figurent les cytokines, des protéines qui participent au processus inflammatoire.

Quel risque ? L'inflammation chronique

La protéine C-réactive (CRP) est une substance chimique du système immunitaire fabriquée par le foie en réponse à une inflammation. Son dosage dans le sang permet d'évaluer le risque d'infarctus ou d'autres problèmes cardiaques chez des individus sains, mais cette pratique n'est pas encore très répandue. En effet, des divergences demeurent concernant le moment auquel cette analyse doit être effectuée.
Le dosage de la CRP fait partie de la batterie de tests destinés à mesurer le risque cardio-vasculaire d'un patient, souvent en complément de l'analyse du taux de cholestérol et de triglycérides. Selon certains experts, le meilleur moyen d'apprécier le risque cardio-vasculaire est d'associer un bon marqueur d'inflammation tel que la CRP au taux de LDL. Ce dernier permet en théorie de déterminer l'épaisseur de la plaque qui rétrécit les artères tandis que le taux de CRP indique dans quelle mesure cette plaque risque de se briser et de provoquer des caillots.

Pour la CRP, un test est déjà utilisé pour mesurer le degré d'inflammation dans le cas de maladies comme la polyarthrite rhumatoïde, mais le procédé n'est pas assez fin pour prédire le risque d'infarctus.

NIVEAU (mg/l)	RISQUE
Inférieur à 1	Bas
1-3	Moyen
Supérieur à 3	Élevé

■ **L'oxydation des LDL** Lorsque les lipoprotéines LDL, particules de cholestérol nocives pour l'organisme, rencontrent dans le sang des molécules appelées radicaux libres, il se produit une réaction chimique qui favorise l'absorption des LDL par les parois des artères. Il s'ensuit une réponse

4 INFLAMMATION CHRONIQUE
Ce qu'il faut savoir

Il y a inflammation chronique lorsque le système immunitaire est en alerte permanente. L'inflammation chronique des artères peut avoir de multiples causes : infections bénignes comme les gingivites ; *Helicobacter pylori*, bactérie à l'origine de l'ulcère de l'estomac ; substances libérées par la graisse abdominale ; vieillissement, tout simplement.

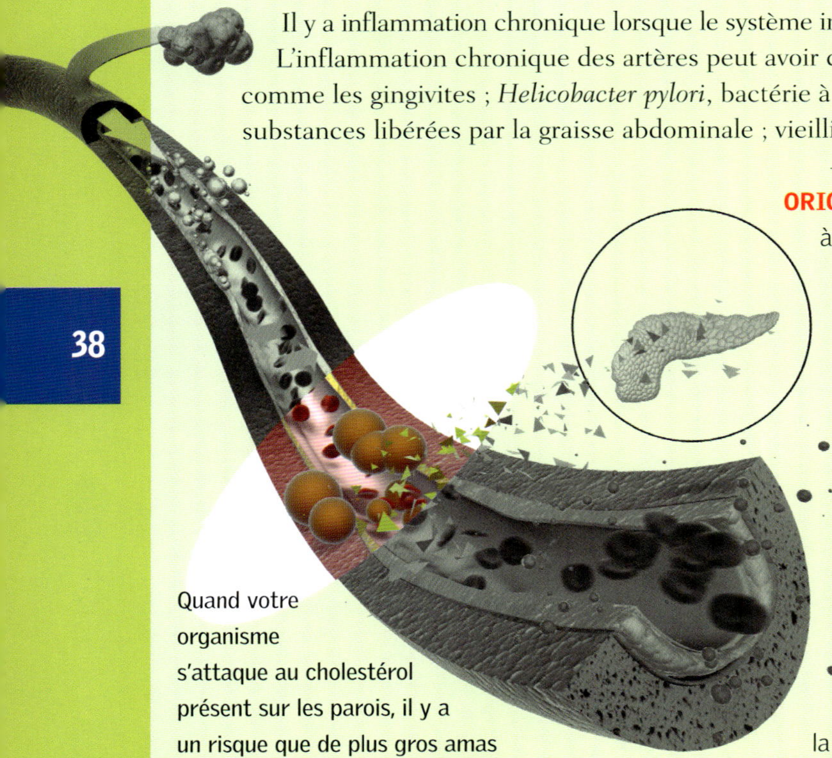

Quand votre organisme s'attaque au cholestérol présent sur les parois, il y a un risque que de plus gros amas de plaque, très instables, se forment.

ORIGINE L'inflammation chronique contribue à la formation de la plaque dans les artères. Chaque fois que des substances chimiques inflammatoires découvrent des particules de LDL à l'intérieur des parois des artères, elles envoient des macrophages éliminer le cholestérol. Il se transforme alors en cellules spumeuses (LDL oxydés) qui forment la base de la plaque. À mesure que la plaque se développe, elle devient dure et fibreuse en surface, mais des composés inflammatoires peuvent fragiliser cette couche protectrice, qui peut alors se rompre et libérer la plaque dans le sang. D'autres composés inflammatoires favorisent la formation de caillots. S'ils sont régulièrement libérés dans le sang du fait d'une inflammation chronique, il y a risque d'infarctus.

QUE SAIT-ON DE NOUVEAU ? Prévoir le risque Le lien entre inflammation interne et maladie cardiaque n'a été mis en évidence que récemment. L'existence d'une inflammation chronique pourrait permettre aux médecins de déterminer, parmi les patients présentant un taux de cholestérol quasi normal, quels sont ceux qui risquent de subir un infarctus.

DIAGNOSTIC Les médecins se servent d'un test sanguin capable de détecter la présence d'un marqueur inflammatoire, la protéine C-réactive (CRP). Il est notamment de plus en plus utilisé en médecine cardio-vasculaire.

TRAITEMENT MÉDICAL CLASSIQUE Il n'existe aucun médicament pour traiter spécifiquement l'inflammation chronique. Les statines, les bêtabloquants et l'aspirine à faible dose ont des propriétés anti-inflammatoires. Les médecins cherchent à déterminer si la prise d'antibiotiques à faible dose serait appropriée chez des patients souffrant d'infections chroniques.

HYGIÈNE DE VIE On veillera à respecter une excellente hygiène dentaire, pour éviter les gingivites, et à surveiller ses problèmes digestifs, pour limiter les bactéries à l'origine des ulcères de l'estomac. Il convient également d'essayer de perdre du ventre et de consommer davantage d'acides gras oméga-3, qui ont la propriété de combattre les inflammations.

inflammatoire qui contribue à la production de la plaque. L'inflammation altère ensuite le revêtement fibreux qui maintient normalement la plaque à l'écart du flux sanguin. Ces « plaques chaudes » sont les plus susceptibles de se briser et d'envoyer dans le sang des substances qui favorisent les caillots et, partant, l'infarctus.

■ **Les infections chroniques** Les bronchites, l'herpès, les gingivites, les cystites, des bactéries telles que *Chlamydia pneumoniae* et *Helicobacter pylori* envoient des substances chimiques inflammatoires dans le sang. Sans en avoir conscience, nous souffrons souvent de légères infections chroniques. Mais, en l'absence de symptômes graves, nous ne les traitons pas. Depuis cette découverte, les chercheurs en cardiologie s'intéressent à la prise d'antibiotiques à faibles doses pour limiter le risque cardiaque.

■ **Stress et anxiété** L'adrénaline, le cortisol et d'autres hormones de stress peuvent avoir un effet inflammatoire. Le stress chronique peut affaiblir la capacité de l'organisme à enrayer l'inflammation.

■ **La sédentarité** Les gens qui ont une activité physique régulière présentent de plus faibles concentrations sanguines de CRP, indice d'inflammation.

■ **L'absence de graisses saines dans l'alimentation** Les « bonnes » graisses que l'on trouve dans les noix, l'huile de lin, des poissons gras comme le saumon et les gélules d'huile de poisson contiennent des acides gras oméga-3, qui contrent les réactions inflammatoires.

■ **Trop d'acides gras « trans »** Ces graisses industrielles hydrogénées que l'on trouve couramment dans la pâtisserie industrielle entravent la capacité de l'organisme à produire et à utiliser les bonnes graisses.

■ **Pas assez de fruits et légumes** Une alimentation pauvre en fruits et légumes prive l'organisme d'antioxydants. Les antioxydants, comme la vitamine C et les caroténoïdes présents dans les fruits et légumes frais, contribuent à neutraliser les effets néfastes des radicaux libres instables.

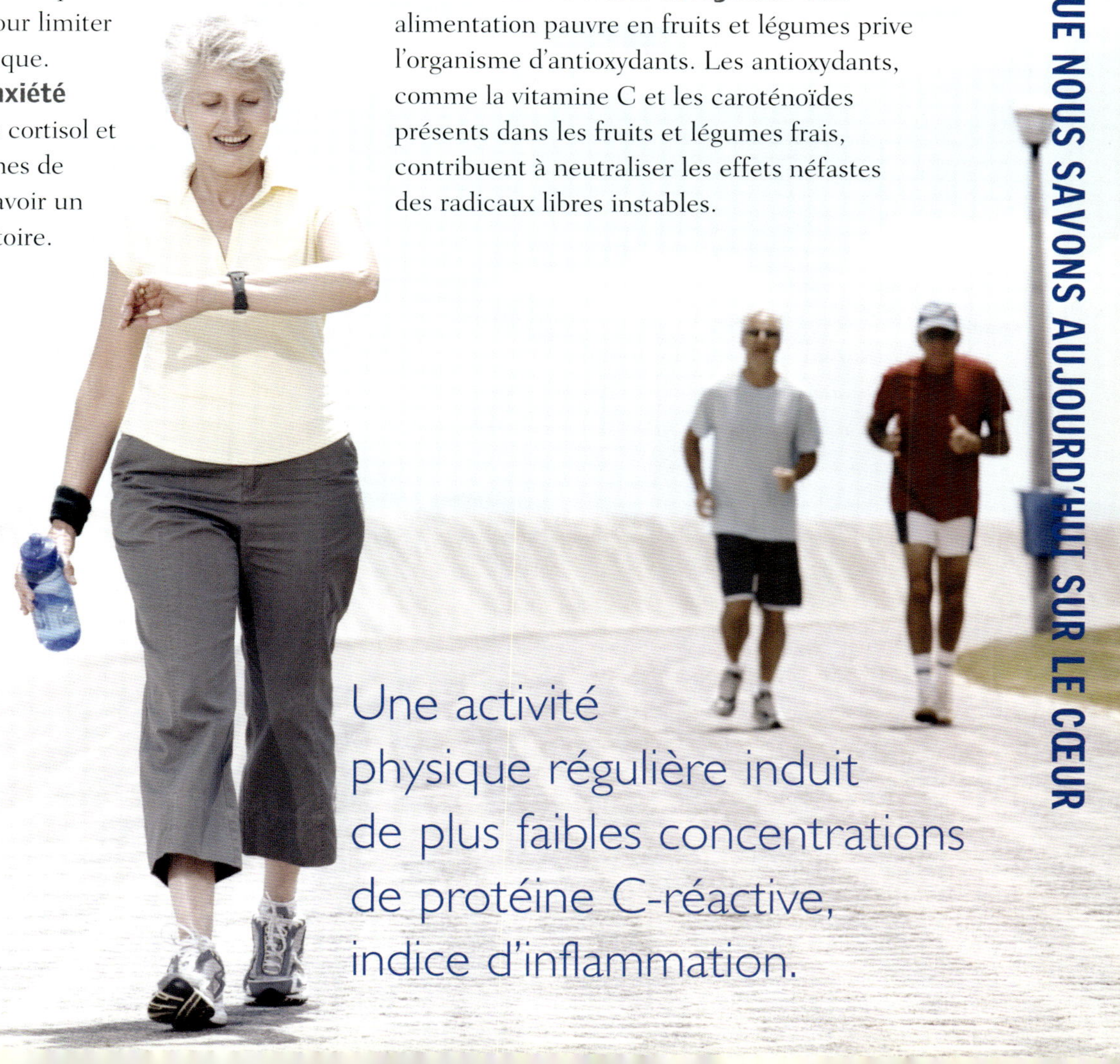

Une activité physique régulière induit de plus faibles concentrations de protéine C-réactive, indice d'inflammation.

INFARCTUS 5
Syndrome métabolique

On ne le voit pas. On ne le sent pas. Pourtant, le syndrome métabolique est un déséquilibre de la chimie organique qui frappe des milliers de personnes.

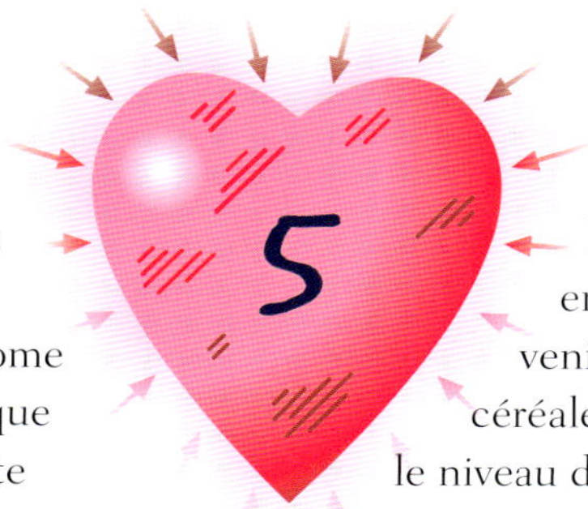

Le syndrome métabolique est une véritable bombe à retardement dans l'organisme : il peut en effet rester longtemps ignoré et ne se manifester que quand il est trop tard. Ce syndrome n'est pas une nouvelle maladie que l'on aurait récemment découverte mais un ensemble de pathologies – obésité, résistance à l'insuline ou diabète de type II, hypertension, excès de triglycérides et taux de « bon » cholestérol trop bas – dont la combinaison aboutit à une augmentation du risque de maladies cardio-vasculaires ou de diabète. Il existe aussi une corrélation entre le syndrome métabolique et la stérilité, les cancers du sein, de la prostate et du côlon.

L'obésité et la sédentarité sont les principales causes de son développement actuel. La résistance à l'insuline serait en outre liée à une mauvaise alimentation du fœtus, en particulier lorsqu'elle est suivie d'une croissance rapide dans l'enfance.

En Europe, 15 % de la population et 30 % des plus de 60 ans souffriraient de ce syndrome. Certains experts estiment même qu'il pourrait toucher tous les adultes et les enfants en surpoids.

Cette affection se caractérise par un dysfonctionnement des systèmes qui assurent l'alimentation des cellules en sucre. Supposons que vous veniez de prendre un bol de céréales complètes. Normalement, le niveau d'insuline doit augmenter après le repas pour permettre aux cellules d'absorber le sucre provenant des aliments consommés. Dans le syndrome métabolique, les cellules ne peuvent plus percevoir le signal insulinique parce que l'obésité androïde (ou graisse abdominale), libérerait dans le circuit sanguin d'étranges composés, dont des messagers chimiques du système immunitaire appelés cytokines. Ces cytokines bloquent l'ordre de laisser pénétrer le sucre qu'envoie l'insuline aux cellules, si bien que les cellules se retrouvent privées d'énergie, tandis que le sucre s'accumule dans le sang. Le pancréas répond en produisant de nouvelles quantités d'insuline qui finissent par prendre le pas sur les cytokines. Les cellules peuvent ainsi obtenir le sucre qui leur est nécessaire.

Les patients qui souffrent d'un syndrome métabolique peuvent présenter un taux d'insuline deux à trois fois supérieur à la normale, ce durant des décennies.

Cet excès d'insuline fait le lit des maladies cardiaques. Il provoque une hausse des triglycérides, abaisse le taux de HDL et permet à des quantités de graisse plus élevées que la normale de parvenir dans le sang après un repas et d'y faire un séjour prolongé. L'insuline convertit également les « mauvaises » lipoprotéines LDL en particules plus petites et plus denses, qui peuvent facilement pénétrer à l'intérieur des parois des artères pour constituer la base de la plaque.

Le syndrome métabolique augmente aussi les concentrations de fibrinogènes dans le sang, ce qui favorise la formation de caillots – un vrai danger pour le cœur.

Il n'existe pas d'analyse simple permettant de repérer ce risque directement, même si le médecin peut utiliser comme indicateur le test de tolérance au glucose. Les symptômes en sont peu inquiétants et, pris isolément, ils n'alarment ni le médecin ni le patient.

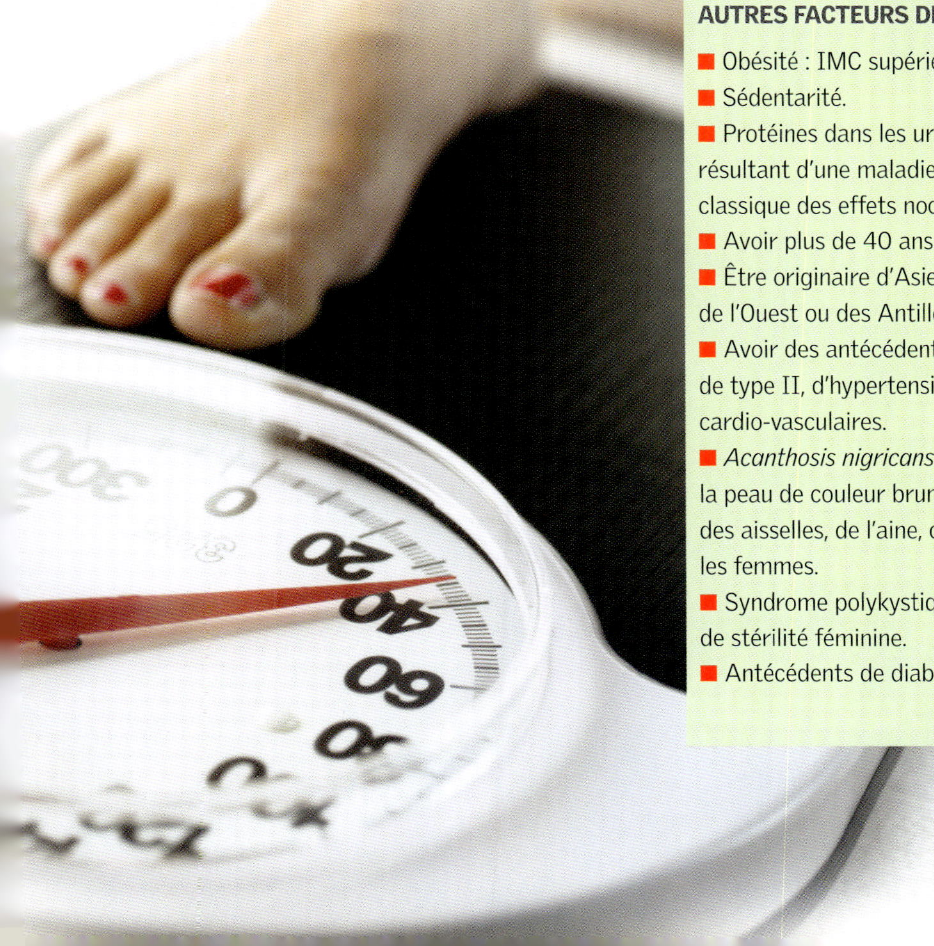

Quel risque ? Le syndrome métabolique

Si vous présentez au moins trois des symptômes suivants, vous souffrez peut-être d'un syndrome métabolique, avec un taux d'insuline dangereux pour votre cœur.

- Obésité androïde (ou graisse abdominale), avec un tour de taille de plus de 100 cm pour les hommes et 90 cm pour les femmes.
- Tension supérieure à la normale (14/9 ou plus).
- Taux de triglycérides supérieur à la normale (1,7 mmol/l ou plus).
- Taux de HDL inférieur à la normale : moins de 0,9 mmol/l pour les hommes et moins de 1 mmol/l pour les femmes.
- Diabète de type II ou problème de tolérance au glucose, avec un résultat de 7,8 mmol/l ou plus au bout de deux heures après un test oral de tolérance au glucose.

AUTRES FACTEURS DE RISQUE

- Obésité : IMC supérieur à 30.
- Sédentarité.
- Protéines dans les urines (microalbuminurie) résultant d'une maladie rénale, marqueur classique des effets nocifs du diabète.
- Avoir plus de 40 ans.
- Être originaire d'Asie du Sud, d'Afrique de l'Ouest ou des Antilles.
- Avoir des antécédents familiaux de diabète de type II, d'hypertension ou de maladies cardio-vasculaires.
- *Acanthosis nigricans :* épaississement de la peau de couleur brune au niveau du cou, des aisselles, de l'aine, ou sous la poitrine chez les femmes.
- Syndrome polykystique ovarien, problème de stérilité féminine.
- Antécédents de diabète durant la grossesse.

5 SYNDROME MÉTABOLIQUE
Ce qu'il faut savoir

Ce syndrome peu connu mais très répandu est lié à différents facteurs de risque, notamment un taux durablement élevé d'insuline dans le sang. Les patients qui en souffrent présentent un risque accru de maladies cardiaques, d'infarctus et d'accident vasculaire cérébral (AVC), de diabète de type II, de cancer et, pour la femme, de stérilité.

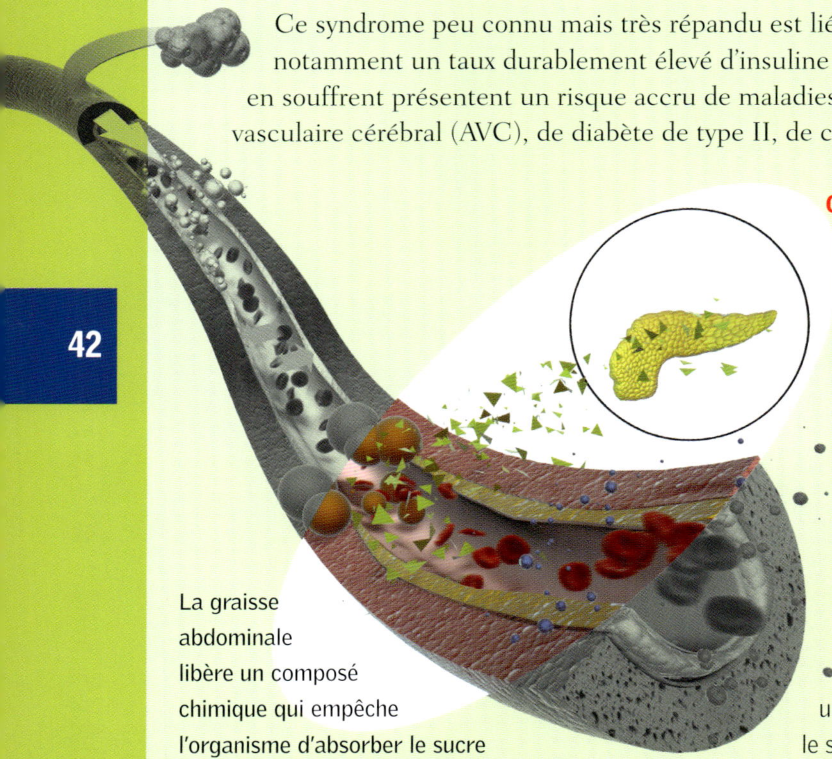

ORIGINE Ce syndrome est le résultat direct de l'inactivité et de l'accumulation de graisse abdominale. Les cellules musculaires et hépatiques résistent aux messages délivrés par l'insuline, une hormone qui dicte aux cellules d'absorber le sucre présent dans le sang. L'organisme répond en produisant davantage d'insuline. Mais le taux d'insuline peut rester dangereusement élevé durant des dizaines d'années.

QUE SAIT-ON DE NOUVEAU ?

Baisse du « bon » cholestérol (HDL) et augmentation des triglycérides

- Le syndrome métabolique maintient un excédent de graisse en circulation dans le sang et transforme les lipoprotéines LDL ordinaires (le « mauvais » cholestérol) en particules petites et denses. Il augmente aussi le risque de caillots.

La graisse abdominale libère un composé chimique qui empêche l'organisme d'absorber le sucre sanguin, provoquant ainsi une accumulation dangereuse d'insuline dans le sang.

Corrélation avec le stress Une étude menée en Europe et publiée en 2002 a apporté la première preuve biologique d'une corrélation entre stress et syndrome métabolique.
Signe encourageant, l'étude a montré que les effets nocifs du stress étaient au moins partiellement réversibles lorsque le poids ou la tension diminuaient.

DIAGNOSTIC Il existe des analyses standard assez fiables pour évaluer les taux d'insuline et de glucose au cours d'un test de tolérance au glucose. L'incidence élevée de ce syndrome conduit de plus en plus à recourir à ce test. Sinon, la présence d'au moins trois des facteurs de risque listés p. 41 est un bon indice.

TRAITEMENT MÉDICAL CLASSIQUE Il fait appel aux statines pour traiter le cholestérol, ainsi qu'aux hypotenseurs. Mais l'hygiène de vie reste la clé de voûte du traitement.

HYGIÈNE DE VIE Faire de l'exercice et perdre du poids fait baisser le taux d'insuline et augmente la réceptivité des cellules à l'insuline, évitant ainsi à l'organisme de devoir en produire plus.

INFARCTUS 6
Stress oxydatif

Les chercheurs ont mis en évidence certains mécanismes à l'œuvre dans les modifications chimiques qui précèdent l'athérosclérose, un mal silencieux conduisant à l'infarctus.

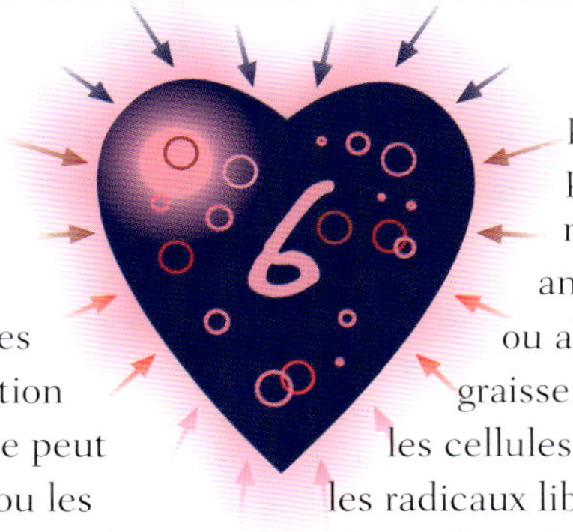

Les recherches tentent d'établir un lien entre les diverses formes d'agression environnementale contre l'organisme : celles sur lesquelles on peut agir, comme l'alimentation ou le tabac, et celles que l'on ne peut que subir, comme la pollution ou les radiations. L'attention se focalise sur le stress oxydatif, c'est-à-dire les effets nocifs des radicaux libres sur les cellules. Ces molécules d'oxygène sont produites par l'organisme, en continu et en grande quantité, au cours de processus tels que la respiration et la digestion.

Le pouvoir destructeur des radicaux libres tient au fait qu'ils ne possèdent qu'un électron alors qu'il leur en faut deux. Ces particules instables tentent donc de « voler » un électron à d'autres molécules de l'organisme, une prédation qui endommage les gènes, les protéines et lipoprotéines, augmentant notamment le risque de maladie cardiaque et de cancer.

Normalement, les défenses de l'organisme et les antioxydants que contiennent les aliments que nous consommons éliminent rapidement les radicaux libres. Mais ce processus peut être entravé par différents facteurs : obésité, manque d'activité physique, anxiété, syndrome métabolique ou alimentation trop riche en graisse. C'est ce qui se produit lorsque les cellules doivent à la fois repousser les radicaux libres et neutraliser les effets des ultraviolets, de la pollution, de la cigarette, de l'excès d'alcool ou d'autres substances. Lorsque les défenses antioxydantes naturelles de l'organisme sont trop sollicitées, elles ne peuvent plus remplir leur fonction : on parle de stress oxydatif.

Les chercheurs considèrent que le stress oxydatif est un élément déterminant pour la santé du cœur et qu'il serait à l'origine de l'athérosclérose. L'oxydation des lipoprotéines LDL, notamment, semble la phase la plus critique : le cholestérol qu'elles transportent devient alors très dangereux car il peut envahir les parois des artères.

Pour le système immunitaire, les lipoprotéines LDL oxydées, dites LDL-ox, s'avèrent de redoutables envahisseurs. Elles sont piégées par les macrophages, qui font partie des cellules immunitaires. Au cours de ce processus, les lipoprotéines LDL se transforment en ces cellules spumeuses remplies de graisse, qui vont former la base de la plaque d'athérome. Les LDL-ox provoquent aussi l'extension et la rupture de la plaque, favorisant la formation de caillots qui iront bloquer le cœur. Le risque d'infarctus peut doubler avec un taux élevé de LDL-ox.

Des chercheurs japonais ont montré que, chez des sujets ayant déjà eu un infarctus, le taux de LDL-ox était quatre fois plus élevé qu'au sein du groupe de contrôle, constitué de sujets sains.

Ce constat laisse supposer que le cholestérol oxydé accélérerait l'obstruction des artères, cause d'infarctus.

Les HDL protègent les LDL contre l'oxydation. Le « bon » cholestérol (HDL) non seulement achemine le « mauvais » cholestérol (LDL) jusqu'au foie pour qu'il soit éliminé, mais il protège et répare également les LDL en les débarrassant de leurs graisses oxydées. C'est pourquoi il est important de consommer des aliments qui augmentent le taux de HDL dans l'organisme.

Si vous souffrez d'un syndrome métabolique, vos LDL sont plus vulnérables à l'oxydation, et le risque de maladies cardiaques augmente. Même si vous avez un taux de LDL normal, la présence d'un syndrome métabolique accroît le risque que ces lipoprotéines soient petites et denses, donc facilement endommagées par les radicaux libres.

Des analyses de sang complexes peuvent vous dire si vous présentez cette forme de LDL, mais il existe un moyen de contrôle plus simple. Si le résultat montre que vous avez à la fois un taux de LDL bas et un taux de triglycérides élevé, il est fort probable que vous ayez aussi des lipoprotéines LDL petites et denses. En d'autres termes, si vous pensez souffrir d'un syndrome métabolique, essayez de faire davantage d'exercice, de perdre du poids et de manger moins de sucres raffinés. Préserver ses défenses naturelles antioxydantes est l'un des aspects clés du programme proposé dans cet ouvrage. À chaque repas, vous vous retrouverez devant une gamme colorée de légumes et de fruits (entiers ou en jus) riches en antioxydants. Vous allez apprendre comment accroître le bénéfice antioxydant des légumes, comment confectionner un assaisonnement sain et succulent et devenir expert dans l'art de choisir les fruits et légumes les meilleurs pour le cœur.

Vous connaîtrez aussi la vérité sur les nombreux suppléments antioxydants que l'on trouve sur le marché et vous verrez pourquoi la vitamine E, longtemps prisée, ne réduit en rien l'oxydation des LDL et pourrait même être nocive pour le cœur. Vous allez aussi découvrir les bienfaits d'une pause de trois minutes pour méditer, ainsi que des postures de yoga à pratiquer au quotidien, pour lutter contre le processus d'oxydation, y compris lorsque les journées paraissent trop chargées.

Quel risque ?
Le stress oxydatif

Plus vous cumulez de facteurs de risque et plus les radicaux libres risquent d'endommager votre système cardio-vasculaire.

- Tabac.
- Obésité.
- Syndrome métabolique ou diabète.
- Faible activité physique.
- Alimentation pauvre en fruits et légumes (moins de 5 portions par jour).
- Stress mental ou émotif.

6 STRESS OXYDATIF
Ce qu'il faut savoir

Le stress oxydatif désigne les dommages causés par les molécules appelées radicaux libres. Ces radicaux libres sont produits par l'organisme quand on respire ou digère, mais aussi quand il tente de neutraliser les boissons alcooliques et drogues de tout type, et lorsque les cellules transforment les graisses et les glucides en énergie. Mais, lorsqu'ils attaquent le cholestérol LDL, celui-ci se transforme et devient un précurseur de l'athérosclérose.

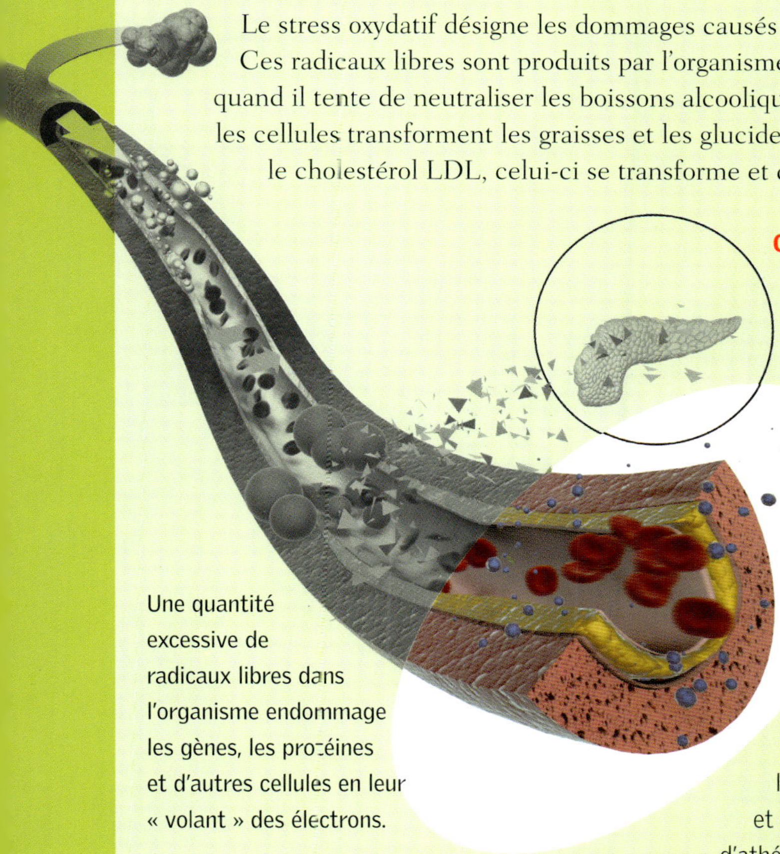

Une quantité excessive de radicaux libres dans l'organisme endommage les gènes, les protéines et d'autres cellules en leur « volant » des électrons.

ORIGINE Notre système naturel de défense antioxydants élimine en général les radicaux libres. Mais, quand il est débordé, ceux-ci attaquent les cellules et d'autres molécules, ouvrant alors la voie à l'athérosclérose, au cancer et au déclin des facultés intellectuelles.

Une consommation insuffisante de fruits et de légumes, le stress et le manque d'exercice diminuent vos moyens de défense antioxydants.

QUE SAIT-ON DE NOUVEAU ?

- **Les lipoprotéines LDL, cible privilégiée** En modifiant structurellement les LDL (le « mauvais » cholestérol), les radicaux libres provoquent ou aggravent l'athérosclérose et contribuent au morcellement de la plaque d'athérome. Ces morceaux de plaque peuvent entraîner la formation de caillots qui bloquent la circulation du sang vers le cerveau et vers le cœur.

La relation esprit-corps Le stress mental et émotif accentue le stress oxydatif, la détente le diminue.

DIAGNOSTIC Aucune analyse ne permet de mesurer le degré de stress oxydatif présent dans votre système circulatoire, mais votre façon de vivre le trahit. L'obésité, une alimentation pauvre en fruits et légumes, le tabagisme et le manque d'exercice augmentent les risques de subir un stress oxydatif.

TRAITEMENT MÉDICAL CLASSIQUE Nous dépensons chaque année des sommes considérables en vitamines et en suppléments, avec notamment des antioxydants très courants comme les vitamines A, C et E, le bêta-carotène et le sélénium. Mais les recherches n'ont toujours pas prouvé leur efficacité. La coenzyme Q10 paraît prometteuse : elle pourrait protéger les lipoprotéines LDL de l'oxydation.

HYGIÈNE DE VIE Vous pouvez faire beaucoup en recherchant les antioxydants naturels : plus d'exercice, moins de stress, plus de fruits et de légumes. Remplaçez les sodas par du jus de pomme ou de raisin, mettez des brocolis dans votre salade et même mangez des légumes en boîte : en dépit du traitement qu'ils reçoivent, ils renferment souvent plus d'antioxydants que les légumes frais longtemps stockés. Veillez cependant à vérifier leur teneur en sodium, parfois élevée.

MOINS CONNUS, MAIS NOCIFS
Les marqueurs émergents

Les spécialistes en biologie moléculaire du cœur sont constamment à la recherche de nouveaux marqueurs pour détecter des maladies cardiaques. En voici quatre, parmi les plus significatifs.

1 L'homocystéine

Cet acide aminé est principalement issu de la dégradation des protéines animales par l'organisme. Lorsqu'il est présent en quantité plus élevée que la normale, il représente un facteur de risque important dans un grand nombre de pathologies cardiaques. Une étude norvégienne, portant sur 587 patients atteints de maladies cardiaques, a démontré que le risque de décès était huit fois supérieur chez ceux qui présentaient un taux élevé d'homocystéine. Une équipe de chercheurs britanniques est parvenue à la conclusion que les individus qui présentaient une prédisposition génétique à des taux élevés d'homocystéine avaient un risque accru d'accident vasculaire cérébral (AVC).

Un taux élevé d'homocystéine est-il un facteur d'accroissement du risque cardiaque ou bien indique-t-il simplement l'existence d'une autre affection ? La baisse du taux limite-t-elle le risque ? Les études ne sont pas encore assez concluantes pour pratiquer un dosage d'homocystéine sur toute la population, mais il serait prudent de mesurer ce taux chez les patients ayant été victimes d'une affection coronarienne précoce ou d'un infarctus, ou encore ayant des antécédents de thromboembolie veineuse.

Nombreux sont les problèmes de santé qui peuvent conduire à une élévation du taux d'homocystéine, y compris une carence en acide folique – l'organisme utilise l'acide folique et les vitamines B6 et B12 pour dégrader l'homocystéine et la convertir en énergie. Privilégiez les légumes verts – crus ou croquants, pour préserver leur teneur en acide folique –, les fruits frais et le jus d'orange.

Faites-vous partie des sujets à risque ?
Il n'y a pas encore de test pour mesurer le taux d'homocystéine, de même qu'on ne sait pas si la prise de comprimés d'acide folique peut significativement faire baisser un taux élevé.

2 L'Apo A et l'Apo B

Les apolipoprotéines A et B jouent un rôle important dans la production et le transport du cholestérol dans l'organisme. L'Apo A se combine avec le « bon » cholestérol, les molécules de HDL, et l'Apo B avec les molécules de LDL, le « mauvais » cholestérol. Il est préférable d'avoir plus d'Apo A et moins d'Apo B – un taux élevé d'Apo B est associé à un risque accru de maladie cardiaque.

Faites-vous partie des sujets à risque ?
Là encore, il n'existe pas de test générique pour mesurer ce facteur de risque. Mais

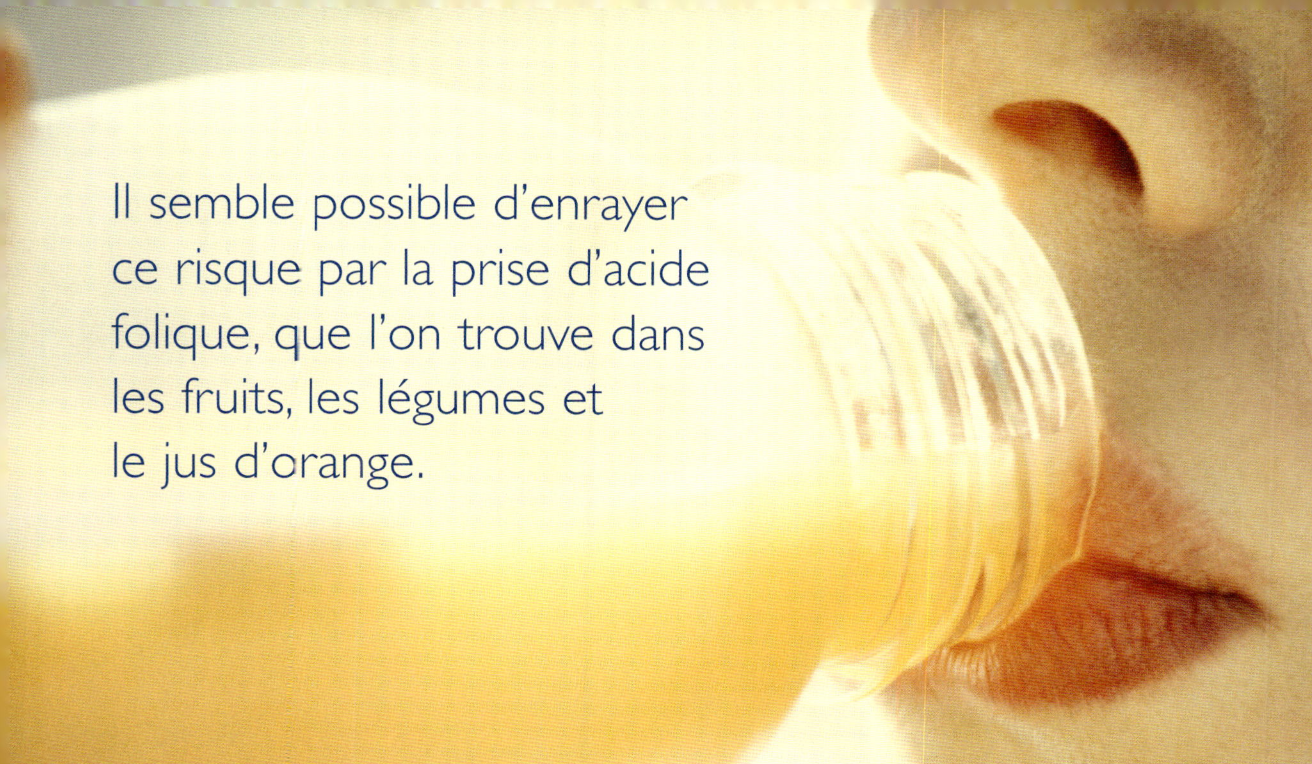

> Il semble possible d'enrayer ce risque par la prise d'acide folique, que l'on trouve dans les fruits, les légumes et le jus d'orange.

les médecins pensent que ces particules pourraient constituer un indicateur plus fiable du risque cardiaque que le taux de cholestérol, surtout chez les sujets présentant un taux de triglycérides élevé, et en particulier les femmes.

3 Les lipoprotéines A (LpA)

Les LpA permettent aux lipoprotéines LDL de se fixer plus facilement sur les parois des artères, ce qui favorise la formation de la plaque. Un taux élevé de LpA favorise une athérosclérose précoce (sur dix ans, le risque augmente de 70 %) et se rencontre chez des sujets ayant par ailleurs un taux de cholestérol normal. Il n'y a aucun traitement spécifique pour faire baisser le taux de LpA, si ce n'est la modification de votre mode de vie pour protéger votre cœur.

Faites-vous partie des sujets à risque ?
Un taux élévé de lipoprotéines A semble lié à des facteurs d'ordre génétique (leur taux est plus élevé chez les populations originaires des Caraïbes). Chez les femmes, cette élévation peut être due à un excès de poids.

4 L'oxyde nitrique (NO)

Cette petite molécule joue un grand rôle dans la santé du cœur : en dilatant les vaisseaux sanguins, elle maintient une tension artérielle saine et combat l'athérosclérose en isolant les parois artérielles, de sorte que les globules blancs et les plaquettes ne peuvent y adhérer. L'oxyde nitrique inhibe aussi la prolifération des cellules musculaires dans les parois des artères – ce qui les empêche d'épaissir – et la production de radicaux libres.

En faisant plus d'exercice, en mangeant plus d'aliments riches en arginine, constituant de l'oxyde nitrique (haricots, poisson, noix et soja), et moins de graisses saturées (trois éléments de notre programme), vous contribuerez à stimuler sa production.

Faites-vous partie des sujets à risque ?
Les parois internes des artères produisent normalement leur propre oxyde nitrique. En cas d'altération, la production d'oxyde nitrique baisse. Il n'existe pas de méthode de dosage standard pour mesurer ce taux. Un taux bas est associé à des sujets obèses, inactifs, fumeurs ou présentant un taux de cholestérol très élevé.

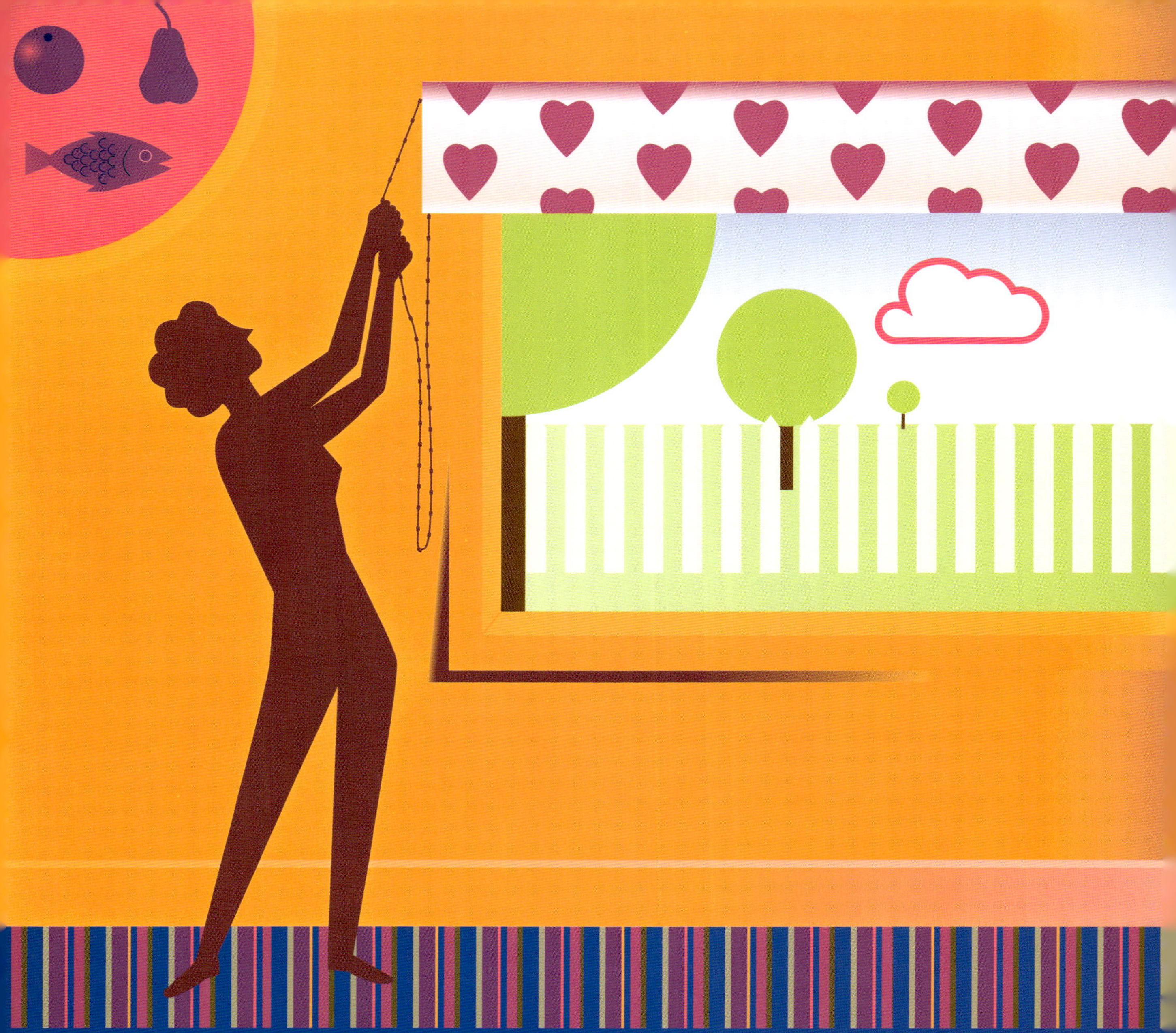

Pour avoir un cœur en forme, il faut avancer par étapes : ainsi, vous changerez facilement d'habitudes et, surtout, cela restera agréable !

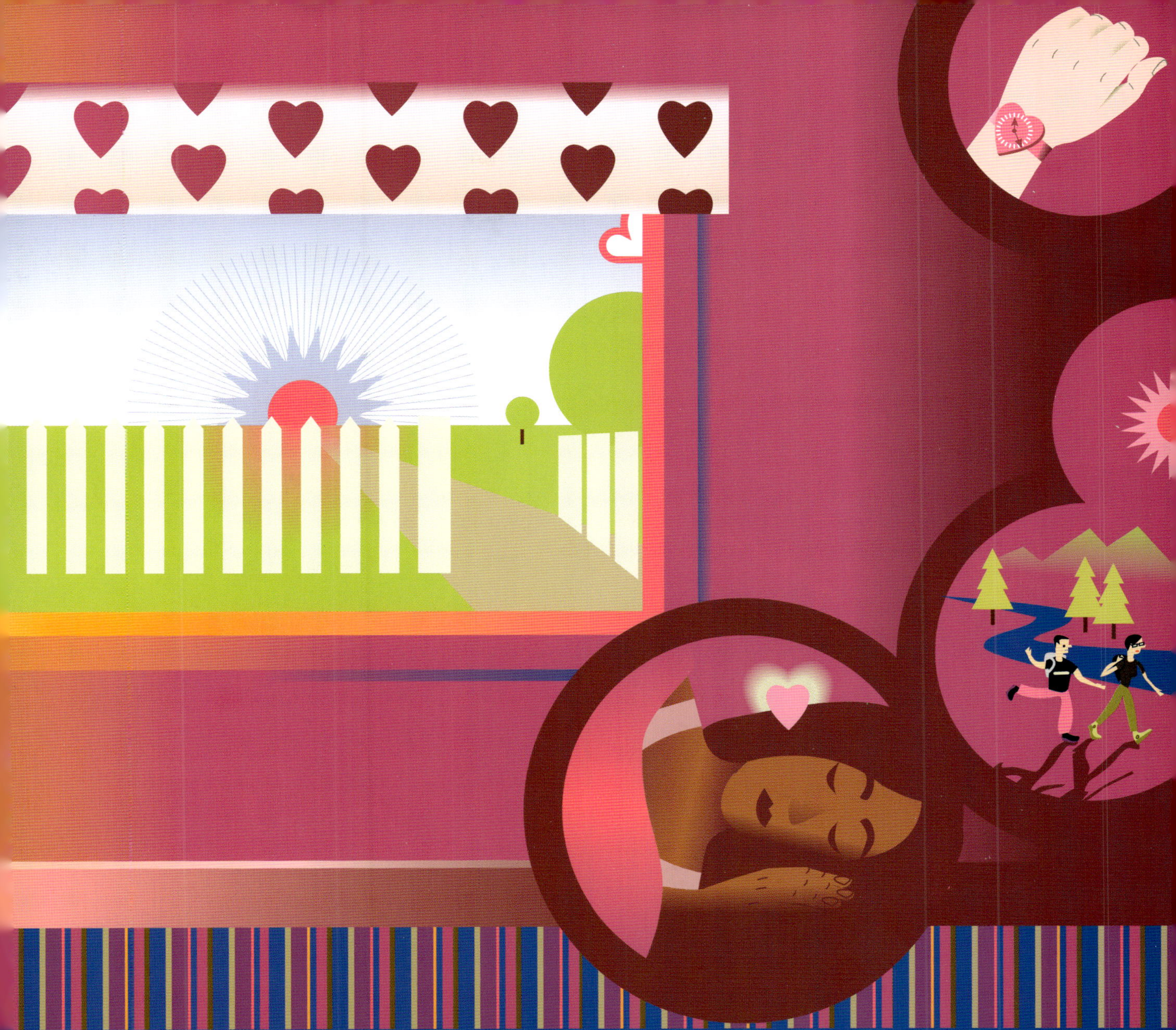

Introduction à notre programme

Engagement

Pour commencer, voici une présentation de tout ce que ce programme n'est pas.

- Ce n'est pas un programme qui vous oblige à consacrer une demi-heure de votre temps à faire des choses que vous n'auriez jamais faites autrement.
- Ce n'est pas un ensemble d'instructions rigides à suivre à la lettre.
- Ce n'est pas un régime diététique ou un entraînement physique parfaitement formaté.
- Ce n'est pas un programme intensif en deux ou douze semaines qui vous laisse ensuite livré à vous-même, comme c'est souvent le cas pour les autres programmes de remise en forme.

Ce programme est avant tout un engagement : à raison de 30 minutes par jour au maximum, vous serez à même de suivre et d'appliquer la plupart des conseils que nous donnons ici, afin de combattre les agressions mortelles dont votre cœur peut être la cible.

Étudiez les journées types avant/après présentées ci-contre. Vous constaterez que, sans bouleverser vos habitudes de fond en comble, vous pouvez introduire dans votre vie de multiples activités physiques qui vous permettront de brûler des calories et de renforcer votre cœur.

Il ne s'agit que de quelques exemples : ils sont loin d'épuiser le sujet. Vous trouverez bien d'autres idées et manières de faire dans les pages qui suivent. Intégrez ces changements dans votre vie et vous verrez votre taux de cholestérol, votre tension et votre taux de triglycérides baisser, votre taille s'amincir et votre santé cardiaque enregistrer une nette amélioration.

La journée type AVANT...

7 h	Je sors du lit, je bois une tasse de café.
7 h 15	Douche, je me coiffe, je m'habille.
7 h 30	Je réveille les enfants, je les aide à se préparer et je les envoie à l'école.
8 h 15	Je quitte la maison.
9 h	Je me gare près de mon lieu de travail, je reprends un café et une pâtisserie et j'utilise l'ascenseur.
9 h 15	Boulot, boulot, boulot.
12 h	J'avale un sandwich avec mes collègues.
12 h 45	Je reviens au bureau.
13 h	Boulot, boulot, boulot.
15 h	Je m'achète une barre chocolatée.
15 h 15	Je lutte contre le coup de barre.
15 h 30-17 h 30	Je finis de faire ce que j'ai prévu.
17 h 30-18 h 15	Je rentre en écoutant les infos.
18 h 30	Je cours m'occuper des devoirs des enfants.
20 h	Je les fais dîner.
20 h 30	Je les couche.
21 h	Je m'écroule sur le canapé avec une pizza surgelée ou un paquet de chips et je regarde la télévision.
23 h	Je m'effondre sur mon lit.

... et APRÈS le programme « 30 minutes par jour »

6 h 45	Je sors du lit, je me prépare une tasse de thé.
7 h	Douche, 4 minutes de stretching ♥, je me coiffe, je m'habille, je bois mon thé.
7 h 30	Je réveille les enfants, je prépare un petit déjeuner diététique : céréales complètes, toasts de pain complet, fruit et yaourt.
7 h 45	Je prends le petit déjeuner avec les enfants et je les aide à se préparer. Je mets mon repas de midi tout préparé dans mon sac et j'emmène les enfants à l'école.
8 h 30	En arrivant au bureau, je me gare le plus loin possible, je fais le tour du bâtiment, j'en profite pour m'acheter un jus d'orange et je rejoins mon bureau en prenant l'escalier.
8 h 45	Boulot, boulot, boulot.
12 h	Je vais faire un tour avec un ami. ♥
12 h 20	Je mange avec les collègues mon sandwich dinde et avocat et un fruit.
12 h 45	Je reviens au bureau en prenant l'escalier. ♥
13 h	Boulot, boulot, boulot.
15 h	Je vais faire un tour dans les bureaux, je bavarde avec les collègues. ♥
15 h 15	Je mange une poignée d'amandes et de raisins secs et j'avale un verre d'eau. ♥
15 h 30-17 h 30	Boulot, boulot, boulot.
17 h 30	Je mets mon disque préféré et rentre en chantant tout le long du chemin. ♥
18 h 15	J'ouvre un paquet d'épinards déjà lavés, j'y ajoute une boîte de saumon, des carottes, du raisin, de l'huile d'olive et du vinaigre balsamique. Je place le tout dans une boîte hermétique avec un petit pain complet et je vais surveiller les devoirs des enfants.
19 h 30	Si j'ai un jardin, je fais le tour du terrain et je mange le pique-nique que j'ai préparé. ♥
20 h	Je fais dîner les enfants.
20 h 30	Je reste calme au moment de coucher les enfants et je discute avec eux pendant qu'ils se lavent et se changent. Je leur lis une histoire ou je les écoute lire, s'ils le demandent.
21 h	Je regarde mon émission préférée à la télévision. Je fais deux exercices tirés du programme « 30 minutes par jour ». Pendant la publicité, je me prépare mon repas et mes en-cas du lendemain.
22 h	J'emballe mon repas, je fais 2 minutes de yoga avant d'aller me coucher, je prends un livre ou je discute avec mon conjoint. ♥
22 h 45	Zzz

Nous avons organisé nos propositions en six chapitres. Voici ce que vous y trouverez.

Nos recommandations

Une alimentation saine pour le cœur

Nous vous proposons un guide pour consommer davantage de produits bénéfiques pour le cœur. Il part du constat, indiscutable, que les aliments sont beaucoup plus sains à l'état naturel que transformés. Nous vous donnons ici des menus types, quelques astuces pour faire les courses et cuisiner, des recommandations sur la taille des portions ou la façon de commander au restaurant.

Bouger : une nécessité

Découvrez des moyens particulièrement simples et agréables pour vous remettre à la pratique d'une activité physique. Vous trouverez des conseils pour vous inciter à marcher davantage ainsi que des mouvements de stretching et de musculation qui vous feront le plus grand bien.

Cœur heureux, cœur en forme

Peut-être serez-vous surpris du lien entre bonheur et santé cardiaque, pourtant de nombreuses études le corroborent. Nous vous donnons dans ce chapitre des conseils avisés qui vous aideront à adapter votre attitude et votre réponse en cas de stress afin de préserver votre cœur au lieu de lui nuire.

Se débarrasser des toxines

Il n'y a pas si longtemps, la plupart des médecins restaient dubitatifs quant à l'idée que les germes, les produits chimiques et les polluants puissent être nocifs pour le cœur. Aujourd'hui, nous savons avec certitude que le cœur souffre lorsqu'il se trouve dans un environnement pollué. Nous vous dirons quels sont les meilleurs moyens de minimiser les effets nocifs des toxines les plus courantes.

Surveiller sa santé cardiaque

Si vous avez un conseiller financier, il vous envoie sans doute un relevé trimestriel actualisé et vous savez à quels chiffres vous reporter pour connaître l'état de votre portefeuille. Les médecins ne proposent pas ce service. Nous vous apprendrons quelles sont les valeurs à surveiller et ce qu'il faut vérifier au jour le jour.

Le programme « 30 minutes par jour »

Vous trouverez ensuite des éléments complémentaires : des exercices physiques supplémentaires, des recettes, des réponses à des questions courantes, des formulaires pour assurer votre suivi quotidien, et bien d'autres informations qui vous seront très utiles.

Le programme « 30 minutes par jour » est un engagement ferme. Si vous suivez les recommandations de cet ouvrage, vous apporterez à votre cœur la meilleure protection possible et vous le ferez en un minimum de temps. Vous en tirerez d'immenses bénéfices : vous perdrez du poids, vous renforcerez vos défenses immunitaires et vous verrez la vie en rose !

Il existe des centaines de mesures très simples, à appliquer au quotidien, pour permettre à votre cœur de battre bien plus longtemps.

Le premier pas

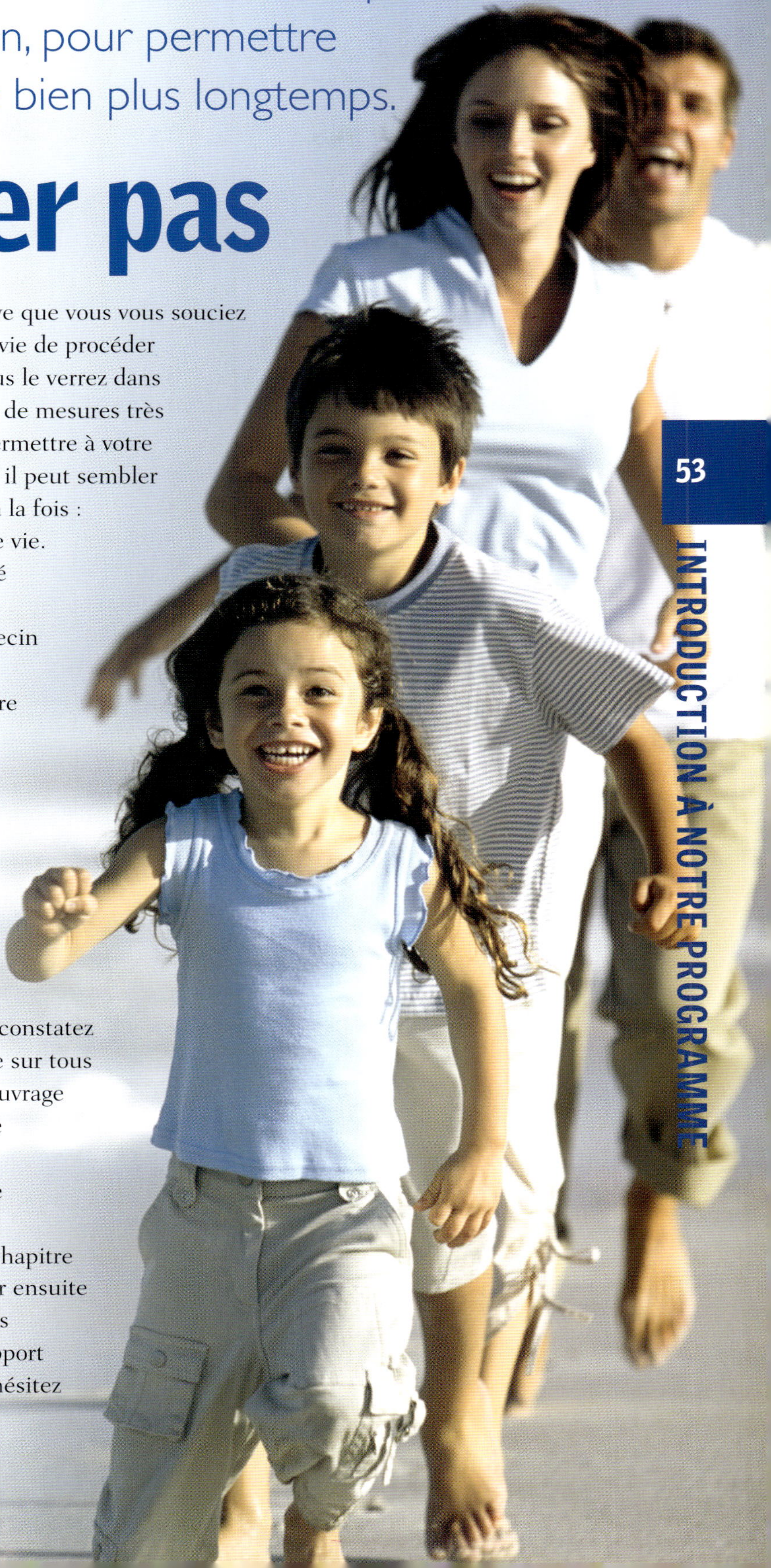

Le fait que vous ayez acheté ce livre prouve que vous vous souciez suffisamment de votre cœur pour avoir envie de procéder à des changements salutaires. Comme vous le verrez dans les pages suivantes, il existe des centaines de mesures très simples, à appliquer au quotidien, pour permettre à votre cœur de battre bien plus longtemps. Mais il peut sembler difficile d'engager la lutte sur trois fronts à la fois : alimentation, activité physique et mode de vie.

Si vous êtes malade, avez peu d'activité physique, ou encore avez des problèmes de santé ou d'obésité, allez voir votre médecin avant de débuter ce programme (voir « Le rôle du médecin », p. 63, et le chapitre « Surveiller sa santé cardiaque », p. 214, pour en savoir plus sur le travail à mener avec votre médecin). Répondez ensuite aux tests des pages suivantes. Déterminez où il vous faut intervenir en priorité et commencez par là.

Que faire s'il me faut agir sur tous les plans ?

Vous avez donc répondu aux tests et vous constatez qu'il vous faut améliorer votre mode de vie sur tous les plans ? Ne vous découragez pas. Cet ouvrage est là pour vous aider. Lisez-le dans l'ordre des chapitres et assurez-vous que vous maîtrisez bien le contenu de chaque étape avant de passer à la suivante.

Vous pouvez aussi commencer par le chapitre qui vous semble le plus simple et procéder ensuite par ordre d'intérêt. Dans les deux cas, vous n'y consacrerez qu'un temps limité par rapport à la qualité des résultats obtenus, alors n'hésitez pas à vous lancer !

TEST N° 1
Mangez-vous sainement ?

1 Au petit déjeuner, je prends :

a Un bol de flocons d'avoine ou de muesli.
b Du pain accompagné de jambon et de fromage.
c Des viennoiseries au beurre.

2 Voici ma consommation de fruits et légumes hier :

a Un vrai festival de couleurs : du vert (brocoli, salade verte), de l'orange (melon, carottes), du rouge (poivrons, tomates) et du violet (cassis, raisin).
b Un petit échantillon : petits pois, banane et pomme.
c La garniture de mon hamburger et des chips.

3 Quand je mange au restaurant :

a Je demande en général à modifier le menu, en remplaçant par exemple un plat frit par un plat cuit au four, ou en supprimant les sauces à la crème.
b J'évite les plats avec des sauces au bleu ou à la carbonara, par exemple, parce que je sais que ce n'est pas bon pour la santé ; j'essaie de choisir avec discernement, mais je ne sais pas bien faire la différence entre toutes les options.
c Je suis là pour me faire plaisir. Je prends la spécialité.

4 Sur le plan nutritionnel :

a Je prends des multivitamines quand je suis pressé ou quand je saute des repas.
b Il m'arrive parfois de prendre des multivitamines.
c Je n'ai pris aucune vitamine depuis mon enfance.

5 Pour surveiller les quantités consommées :

a Je sers de petites portions à la maison et je mange à peine plus de la moitié de ce que l'on me sert quand je mange à l'extérieur.
b J'évite de me resservir, mais je mange sans doute plus que je ne le devrais.
c J'ai du mal à ne pas me resservir et je finis en général ce que j'ai dans mon assiette.

Vous avez une majorité de « a »

Votre cœur est comblé chaque fois que vous vous mettez à table. Vous consommez beaucoup de produits frais, en quantité raisonnable, et vous limitez la quantité de mauvaises graisses. Modifier vos habitudes alimentaires n'est sans doute pas pour vous la première des priorités. Mais jetez tout de même un œil au chapitre « Une alimentation saine pour le cœur » (p. 66) afin d'en apprendre encore plus sur le plan nutritionnel.

Vous avez une majorité de « b »

Bien que vous vous souciiez de votre cœur, les meilleurs choix nutritionnels vous échappent souvent. Comme vous ne manquez pas de motivation pour vous nourrir correctement, il vous suffira d'en savoir un peu plus pour devenir un consommateur averti qui respecte son cœur. Faites figurer le régime alimentaire en bonne place dans votre liste de priorités.

Vous avez une majorité de « c »

Mettez l'alimentation en tête de votre liste de priorités. Vos habitudes actuelles sont nocives sur le plan cardiaque. En apportant quelques petits changements à votre régime, vous prolongerez votre espérance de vie grâce à un cœur plus solide.

TEST N° 2
Êtes-vous actif ?

1 Voici mes habitudes de marche :

a Je marche jusqu'à la douche, je vais à pied jusqu'à ma voiture et au café d'à côté. Je suis trop occupé pour avoir le temps de faire plus.

b J'essaie de m'obliger à bouger deux à trois fois dans la journée et je vais en général faire une bonne marche une fois par jour.

c J'essaie d'aller marcher quelques minutes pendant la pause déjeuner.

2 Mes passe-temps favoris sont :

a Regarder mes émissions préférées à la télévision, lire, aller louer des DVD et aller au restaurant.

b Marcher, faire du vélo, jouer au tennis. J'aime être dehors.

c Faire une bonne partie de golf, mais généralement je prends une voiturette.

3 Si on me suggère de faire de la musculation :

a J'éclate de rire. Les haltères, ce n'est pas pour moi.

b J'en fais déjà, deux ou trois fois par semaine.

c Je ne suis pas contre. J'ai conscience qu'il est important de faire de la musculation, mais je ne sais pas comment m'y prendre.

4 Quand je me penche en avant pour toucher mes doigts de pied :

a Je vois à peine mes doigts de pied. Quant à les toucher, c'est peine perdue.

b J'arrive au moins à atteindre mes lacets.

c J'atteins mes chevilles.

5 Votre rapport à l'activité physique :

a Pouah ! J'ai l'impression de revenir au temps des cours d'éducation physique.

b C'est le meilleur moment de la journée.

c Je sais qu'il faudrait que j'en fasse, mais c'est la première chose que j'oublie si je suis débordé.

Vous avez une majorité de « a »

Plongez-vous dans le chapitre « Bouger : une nécessité » (p. 136). L'inactivité est aussi nocive pour le cœur que le tabac, sinon plus. Voyez le bon côté des choses : l'activité physique n'est pas nécessairement ennuyeuse. Il suffit de consacrer quelques minutes par jour à la pratique d'une activité physique toute simple pour réduire le risque cardiaque. Faites-en une priorité.

Vous avez une majorité de « b »

Votre mode de vie est excellent pour votre cœur. En vous dépensant quotidiennement, en marchant, en allant nager ou en faisant de la musculation, vous gardez des artères souples et propres. Même si vous n'êtes pas menacé par la « maladie de la sédentarité », lisez « Bouger : une nécessité » pour organiser mieux encore la pratique de vos activités favorites et inscrire de nouveaux exercices à votre répertoire.

Vous avez une majorité de « c »

Malgré vos efforts, le mode de vie sédentaire de notre société a, hélas, raison de vos bonnes résolutions. Mais une activité physique, même modérée, suffit à maintenir le cœur en forme pour longtemps. Inscrivez « Pratiquer une activité physique » en bonne place sur votre liste de priorités.

TEST N° 3
Êtes-vous heureux et serein ?

1 Quand je me couche :

a Je suis souvent trop épuisé pour m'endormir rapidement. Je me réveille un peu groggy le matin.
b Je dors comme un bébé et je me réveille en général avant la sonnerie du réveil.
c Je suis un oiseau de nuit. Je laisse en général le réveil sonner à plusieurs reprises et j'aime bien faire la grasse matinée le week-end.

2 Voici comment je décrirais ma journée de travail type :

a Assez stressante. Il y a beaucoup de pression au bureau et j'ai du mal à me relaxer.
b Je suis bien occupé, mais c'est gérable. Je me réserve en général un peu de temps pour moi chaque jour.
c Épouvantable. Je redoute les lundis.

3 Quand quelqu'un me fait une queue de poisson :

a Je jure en silence et je bous intérieurement pendant 1 ou 2 minutes.
b Je l'ignore.
c Je m'énerve et je m'emporte, parfois violemment.

4 Ma pratique spirituelle et mon engagement social sont :

a Plutôt intenses. Je me réserve du temps pour méditer.
b Très intenses. J'interviens au sein de la communauté. Je pratique une religion.
c Inexistants. Je n'ai pas le temps d'y penser.

5 Ma consommation moyenne d'alcool est de :

a Quelques verres par semaine, en général au cours des repas, parfois plus le week-end.
b Un verre de vin au dîner, parfois deux.
c Je ne consomme pas d'alcool régulièrement mais, quand je bois, c'est sans modération.

Vous avez une majorité de « a »

La vie n'est pas si désagréable mais pourrait être encore plus satisfaisante. Vous êtes pris dans l'engrenage des remboursements de prêts et des responsabilités familiales : cela risque de vous gâcher la vie si vous n'y prenez pas garde. Parcourez le chapitre « Cœur heureux, cœur en forme » (p. 174) pour découvrir quelques astuces simples et rapides qui vous permettront de calmer votre stress.

Vous avez une majorité de « b »

La plupart du temps, vous avez le cœur joyeux. Vous avez appris à trouver la paix en plein chaos et à jouir de la vie même quand tout s'emballe autour de vous. En agissant ainsi, vous limitez le risque de souffrir à terme de problèmes cardiaques. Pour trouver de nouvelles astuces qui vous permettront de jouir pleinement de la vie, lisez le chapitre « Cœur heureux, cœur en forme ».

Vous avez une majorité de « c »

Vous portez le poids du monde sur vos épaules. Cela pèse sur votre cœur. Les symptômes de votre mal-être (stress, irritation, abus d'alcool) renforcent le risque d'hypertension, d'obésité et d'autres pathologies. Avoir un cœur heureux doit devenir votre priorité.

TEST N° 4
Et votre hygiène de vie ?

1 Je fume :

a Tous les jours. Je suis un fumeur régulier.
b Pas du tout. Je n'ai jamais fumé.
c Pas en ce moment. J'ai été fumeur, mais j'ai arrêté.

2 Mon dentiste décrirait ainsi mon hygiène dentaire :

a Épouvantable. Cela fait si longtemps que je ne l'ai pas vu qu'il ne se souvient sans doute plus de moi.
b Bonne. J'utilise même régulièrement du fil dentaire.
c Assez bonne. Je me brosse régulièrement les dents, mais je n'utilise pas de fil dentaire aussi souvent que je le devrais.

3 À la saison des rhumes et des grippes :

a Je suis malade au moins une fois.
b Je me fais vacciner contre la grippe et je me lave souvent les mains.
c J'essaie d'éviter les gens malades, mais je pourrais faire plus.

4 Le quartier dans lequel je vis est :

a Animé, avec une circulation intense de voitures et de camions.
b Rural. Mes voisins les plus proches sont des moutons.
c Un peu à l'écart mais pas très éloigné d'une grande ville.

5 Voici mon attitude par rapport à la pollution :

a Il ne faut pas s'en préoccuper. C'est inévitable.
b J'essaie de m'informer sur les aliments à risque et de boire de l'eau filtrée.
c Je fais le ménage, mais je ne prends aucune autre mesure de précaution.

Vous avez une majorité de « a »
Il est temps de faire le ménage chez vous. Vous pensez sans doute que la pollution, les microbes et la saleté sont inéluctables mais, avec quelques mesures simples, il est possible d'éviter les agressions les plus graves. La fumée de cigarette, les virus, la pollution de l'air et de l'eau renforcent le risque de crise cardiaque. Inscrivez « Se débarrasser des toxines » (p. 196) en tête de vos priorités.

Vous avez une majorité de « b »
Vous ménagez votre cœur. En évitant le tabac, en vous protégeant contre la grippe et les rhumes en hiver et en évitant au maximum la pollution, vous contribuez à maintenir vos artères saines. Pour des conseils supplémentaires sur une bonne hygiène de vie, reportez-vous au chapitre « Se débarrasser des toxines ».

Vous avez une majorité de « c »
Votre élimination des toxines peut se comparer à un nettoyage en surface. La saleté s'accumule dans les coins et finit par poser des problèmes. Quelques mesures préventives supplémentaires (comme un peu d'activité physique) vous aideront à vous protéger de la pollution et des microbes et réduiront vos risques de maladies cardiaques. Inscrivez « Se débarrasser des toxines » en premier sur votre liste de priorités.

Rester motivé

Toucher au but a quelque chose d'excitant. Au bout de quelques semaines de programme, vous constaterez les premiers résultats. En fin de journée, vous aurez l'impression d'être aussi frais qu'au réveil. Votre tension va baisser. Vous enfilerez sans peine des pantalons que vous aviez remisés au fond de l'armoire. Et vos amis vous diront que vous avez l'air en pleine forme.

Mais, tôt ou tard, ce sera le statu quo. C'est alors que va débuter le vrai travail, une fois que l'excitation du début sera retombée. En général, la moitié de ceux qui essaient d'adopter une hygiène de vie plus salutaire se laissent rattraper par leurs mauvaises habitudes au bout de 6 mois. Mais, si vous passez ce cap, les choses seront acquises définitivement. Voici 22 raisons de rester motivé.

1 Le cœur en bandoulière

Prenez l'expression au pied de la lettre ! Achetez-vous une bague en forme de cœur ou trouvez un objet qui vous rappelle la voie sur laquelle vous vous êtes engagé. Le degré de motivation n'est jamais constant. Si le médecin vous assène un diagnostic terrible sur votre hypertension dans son cabinet, vous allez peut-être vous sentir très motivé pour modifier vos habitudes. Mais, au fil du temps, le souvenir de cette mise en garde va s'étioler et vos bonnes résolutions aussi.

Pour rester motivé, portez un pendentif ou accrochez un pense-bête où vous écrirez, par exemple : « J'aimerais voir grandir mes petits-enfants. »

2 Constituez-vous un fan-club

Avec le soutien de vos amis et de votre famille, vous y arriverez. L'expérience prouve que c'est un élément important si l'on veut réussir à changer de mode de vie. Expliquez à votre conjoint et à vos enfants que ces changements ne sont pas faciles à vivre et que vous aimeriez être encouragé. Mieux encore, demandez-leur d'adopter certaines de vos nouvelles habitudes.

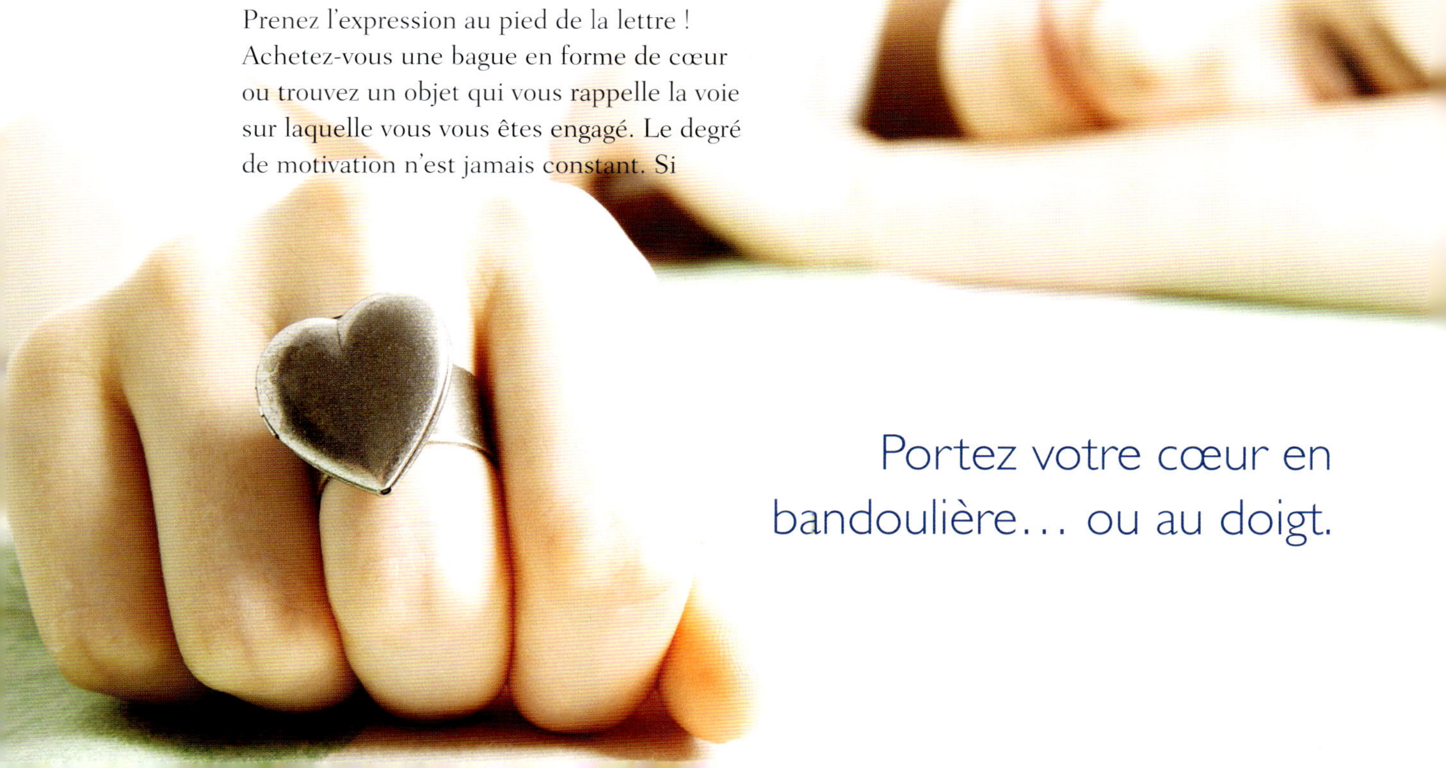

Portez votre cœur en bandoulière… ou au doigt.

La façon de gérer les petits obstacles peut faire la différence entre aller jusqu'au bout et s'arrêter en chemin.

3 Soyez positif

La peur de l'infarctus est tout à fait motivante, mais il ne faut pas se cantonner à l'aspect négatif des choses. À trop s'angoisser, on risque d'aboutir à un résultat contraire à celui que l'on recherche. Si vous vous mettez en tête que le seul but de ce programme est d'éviter une mort prématurée, vous finirez par être tellement stressé que vous risquez de tout laisser tomber. Il vaut mieux essayer de voir le bon côté des choses et se dire par exemple : « Pour le déjeuner, je me prépare un bon petit plat diététique à emporter et je vais faire un tour après le travail afin d'avoir un cœur solide. »

4 Demandez de l'aide

La façon de gérer les petits obstacles peut faire la différence entre aller jusqu'au bout et s'arrêter en chemin. Si vous devez continuer à mitonner pour votre conjoint des petits plats auxquels vous ne pouvez résister, dites-lui de se faire lui-même la cuisine ou, mieux, de manger comme vous. Si les piles de linge sale vous empêchent de faire un tour à pied le soir, partagez cette corvée avec vos enfants ou faites-vous aider. Ne vous laissez pas arrêter par les petits problèmes de la vie courante.

5 Faites équipe

Il est bien plus drôle et motivant de pratiquer une activité physique et de suivre un régime à plusieurs. Cela permet aussi de trouver à qui parler. Si vous vivez en couple, le meilleur partenaire pour entamer ce programme est sans doute votre conjoint. Les gens qui s'engagent dans ce genre de projet à deux ont tendance à être bien plus actifs et persévérants que ceux qui s'y lancent seuls.

6 Notez vos progrès

Nous vous proposons un modèle de pense-bête en page 233. Utilisez-le ! Chaque progrès vous confortera dans votre détermination à aller plus loin. Il est très encourageant de voir que les efforts commencent à payer, qu'on maigrit, que la tension baisse. Le désir d'éviter de devoir inscrire un zéro pointé sur la ligne « Activité physique » ou « Consommation de légumes » peut aussi vous inciter à faire quelques efforts pendant la journée pour avoir un comportement plus sain.

7 Trouvez de nouveaux amis

Vous n'êtes pas obligé de tourner le dos à vos amis fumeurs ou buveurs mais, dès lors que vous cherchez à adopter une nouvelle hygiène de vie, il est peut-être préférable de limiter vos contacts tant que vous vous sentez particulièrement vulnérable.

Aller regarder un match dans un café enfumé ne vous aidera pas à abandonner la cigarette. Choisissez des activités moins tentantes quand vous vous retrouvez avec vos amis adeptes du tabac ou de l'alcool. Essayez aussi de passer plus de temps avec des gens qui ont déjà adopté avec succès un mode de vie proche de celui que vous recherchez.

8 Prodiguez-vous des encouragements

Dans quelque domaine que ce soit, plus l'on se montre négatif et plus le résultat est désastreux. Si vous vous dites que vous ne changerez jamais, que vous n'y arriverez jamais, que vous êtes paresseux ou génétiquement défavorisé, vous jetez l'éponge avant d'avoir commencé. Pensez à tous les obstacles que vous avez surmontés dans votre vie et dites-vous : « Si j'ai pu faire cela, je pourrai faire ceci. » Soyez indulgent envers vous-même. Vous progressez. Vous RÉUSSISSEZ. Répétez-vous cela tous les jours.

9 Fixez-vous des objectifs faciles à atteindre

Perdre 18 kg et retrouver une tension correcte sont des objectifs louables, mais vous n'y parviendrez pas en un jour. Gardez ces grands objectifs à l'esprit, mais fixez-vous également des buts plus modestes, que vous pourrez atteindre plus facilement et plus rapidement. Des objectifs tels que « Je vais manger un fruit et boire deux verres d'eau avant midi » peuvent être atteints même si la journée est particulièrement difficile. Vous resterez ainsi dans un état d'esprit positif.

10 « Contentez-vous de... »

Lorsque vous vous sentez démotivé, faire de la musculation ou préparer un en-cas diététique peut paraître insurmontable. Choisissez alors l'option « Je vais me contenter de… » Par exemple, dites-vous : « Je vais me contenter de la flexion des bras » ou « Je vais me contenter de sortir les myrtilles du congélateur ». Faire un pas dans la bonne direction suffit à retrouver un nouvel élan. Chaque petit pas compte.

11 Instaurez un système de récompenses

Certaines entreprises qui réfléchissent sur le long terme récompensent leurs employés lorsqu'ils suivent un régime alimentaire sain ou pratiquent une activité physique. Faites-en autant ! Cherchez ce qui pourrait vous faire plaisir. Commencez par des petits cadeaux, comme un nouveau sac ou bien un coffret de CD. Passez ensuite à des récompenses plus conséquentes. Faites une liste sur le modèle de l'encadré ci-dessus.

Profitez de vos récompenses, en sachant que le prix n'est pas un critère de jouissance : vous pouvez très bien vous faire plaisir en passant un samedi après-midi dans un fauteuil à lire un bon roman.

OBJECTIF	RÉCOMPENSE
Pratiquer une activité physique tous les jours pendant un mois	*Le Seigneur des anneaux* en DVD
Perdre 5 kg	Une nouvelle paire de chaussures
Faire passer le taux de cholestérol sous la barre des 2 g/l	Une semaine au bord de la mer

12 Valorisez vos choix

Nous avons tendance à sous-estimer ces petites actions que nous effectuons au quotidien. Or ces petits riens qui vont de la consommation de céréales complètes au petit déjeuner à la sortie avec le chien le soir sont au cœur de ce programme. En retour, vous prolongerez votre espérance de vie. Félicitez-vous chaque fois que vous faites un choix salutaire pour votre cœur.

13 Surmontez les contingences

L'existence est longue. Vous êtes humain. Inévitablement viendra un moment où vous allez faillir. Si vous réussissez à anticiper les mauvaises passes, elles n'entameront pas votre détermination à revenir dans le droit chemin.

Si vous voyez votre taille s'arrondir ou votre tension monter, décidez de vous imposer trois fois 10 minutes de marche tous les jours ou un fruit à chaque repas. Cela vous aidera à continuer le programme avant d'avoir trop dérivé.

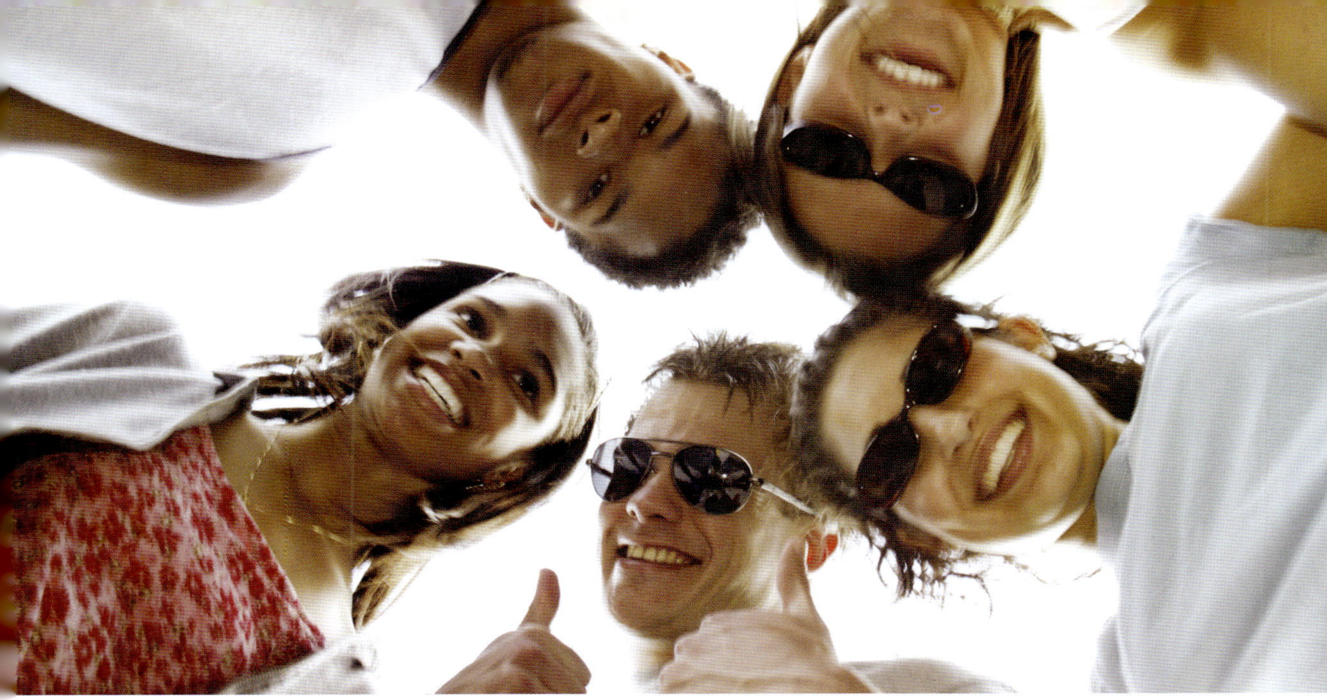

Soyez indulgent envers vous-même.
Vous progressez. Vous RÉUSSISSEZ.

14 Trouvez des exemples à suivre

On a tous des amis, parents ou collègues de travail qui ont réussi à perdre quatre tailles de pantalon ou à arrêter de fumer et à se remettre au tennis après une alerte cardiaque. Considérez-les comme des exemples à suivre. S'ils peuvent y arriver, vous aussi. Si cela ne suffit pas, allez discuter avec eux. En général, les gens sont heureux de faire partager leur expérience et de proposer leurs conseils.

15 Faites une pause, réfléchissez, agissez

Avant d'allumer une cigarette ou de reprendre une part de gâteau au chocolat, faites une pause et obligez-vous à réfléchir aux raisons qui vous poussent à agir ainsi alors que vous savez que ce sera nocif pour votre cœur. Si votre réponse est « Parce que cela me fait plaisir » (et c'est sans doute vrai), pensez à ce que vous pourriez faire, boire ou manger qui vous permettrait de vous sentir quasiment aussi bien et faites-le. Peu à peu, peser le pour et le contre avant d'agir deviendra une seconde nature.

16 Variez les plaisirs

Cet ouvrage renferme quantité d'idées. Si vous vous enfermez dans la routine (il n'y a pas pire que l'ennui pour anéantir la motivation), cherchez quelque chose que vous n'avez pas encore essayé, une recette savoureuse ou une activité physique distrayante, et inscrivez-la à votre répertoire. La nouveauté stimulera votre enthousiasme.

17 Faites profiter les autres de vos efforts

Si vous ne parvenez pas à rester motivé pour vous-même, faites-le pour d'autres. Choisissez une cause à défendre, l'hôpital local, une unité de soins infantiles, le diabète ou la recherche contre l'arthrose, par exemple. Puis allez trouver une organisation caritative qui organisera des courses et des randonnées à pied ou à vélo pour financer ces opérations. Regardez sur Internet s'il existe des organismes près de chez vous. Ils vous donneront non seulement une raison de continuer à être actif, mais aussi la satisfaction d'œuvrer pour les autres.

18 Listez les pour et les contre

Si vous envisagez vraiment d'abandonner, pesez bien votre décision. Prenez une feuille et faites deux colonnes, avec d'un côté les pour et de l'autre les contre. Cela vous remettra en tête les raisons qui vous ont poussé à vous engager sur cette voie et les conséquences qu'il y aurait à faire marche arrière.

19 Trouvez des exutoires émotionnels

Soyons honnête. Si ce que nous mangeons et la façon dont nous nous comportons avaient pour seul objet de nourrir et d'entretenir notre organisme, les problèmes de poids et les maladies cardiaques seraient bien plus rares. Mais nous n'avalons pas un paquet de chips parce que notre corps a besoin de pommes de terre, et nous ne buvons pas un verre de trop parce qu'il lui faut des produits de la vigne. Nous agissons sous l'effet de l'ennui, de la frustration, de l'anxiété ou de la colère. Comme il est impossible de faire disparaître ces sentiments, il nous faut trouver d'autres exutoires, comme la pratique d'une activité physique, la tenue d'un journal ou tout autre passe-temps, ou alors autant affronter directement les problèmes au lieu de les masquer par de mauvaises habitudes.

20 Accordez-vous un répit

Même si vous adorez votre travail, il est nécessaire de faire une pause de temps en temps. C'est la même chose lorsqu'on adopte une hygiène de vie plus saine. Accordez-vous un week-end de congé de temps à autre et faites-vous plaisir : détendez-vous, mangez et buvez ce que vous voulez. Si vous respectez par ailleurs le programme, ces petits intermèdes ne retentiront pas sur vos résultats ; ils vous donneront même un nouvel élan pour continuer à faire des choix salutaires.

21 Devenez un expert

Si vous faites de vrais progrès, il est possible que certaines de vos nouvelles habitudes de vie vous procurent un réel plaisir – par exemple, cuisiner avec des produits frais, aller marcher tous les jours ou encore faire du yoga. Essayez alors de creuser le sujet : suivez des cours, pratiquez cette activité plus souvent, ou plus longtemps, et faites-en un hobby. Rien ne vous empêche, si vous le décidez, de devenir un cuisinier hors pair, de passer maître dans l'art de la méditation ou de vous transformer en coureur de marathon.

22 Aidez-vous du calendrier

Nous avons souvent du mal à faire des projets à long terme, surtout lorsqu'il s'agit des petits plaisirs de la vie. Changez d'attitude ! Programmez une visite familiale au zoo dans les deux mois, un week-end à l'étranger d'ici quatre mois, une semaine de ski l'hiver prochain, ou Noël aux Antilles. Faites les réservations, achetez les billets et cochez les dates sur le calendrier. Ce genre de programmation à long terme vous fixe des objectifs positifs et vous incite à perdre du poids, à gagner en tonus et être plus en forme pour pratiquer les activités qui vous attendent.

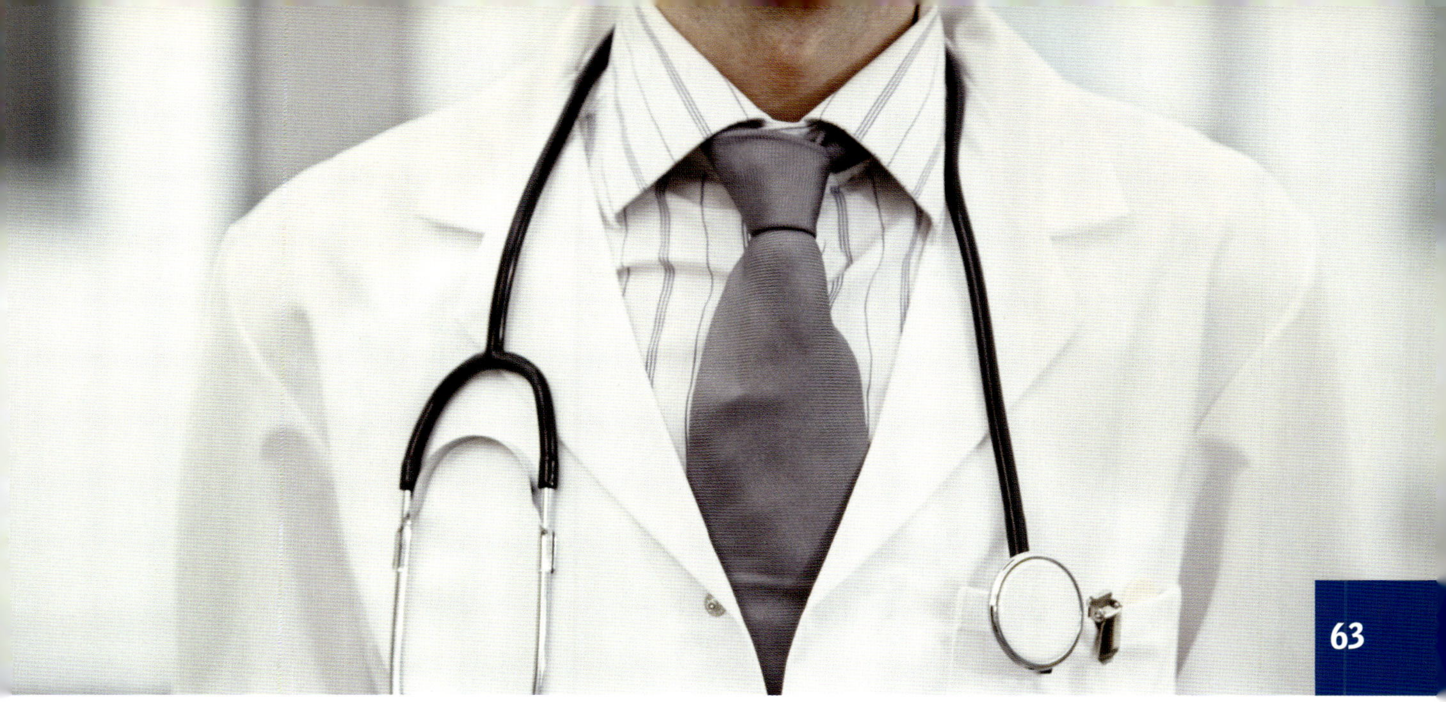

Le rôle du médecin

Votre médecin et vous formez une équipe, dans l'intérêt de votre cœur.

Votre médecin joue un rôle clé dans le suivi de votre santé. Il est seul compétent pour vous examiner, diagnostiquer d'éventuels problèmes, prescrire les médicaments nécessaires et donner les conseils pour être en bonne santé.

C'est aussi quelqu'un de très occupé. Il faut en effet savoir qu'un médecin de famille voit en moyenne trois à cinq patients par heure et passe 10 à 15 minutes avec chacun. Cela ne veut pas dire qu'il est inutile d'aller le voir, loin s'en faut. Mais, quelles que soient ses compétences, il y aura toujours d'autres patients derrière vous en train d'attendre leurs 10 minutes de rendez-vous.

Il est donc impossible de se reposer entièrement sur son médecin traitant. Ce n'est pas le travail d'un généraliste, il faut consulter un cardiologue. Celui-ci intervient à la manière d'un expert, comme le ferait un garagiste, un comptable ou un avocat, pour contrôler régulièrement votre état de santé et détecter les troubles avant qu'ils ne s'aggravent. Le reste du temps, c'est-à-dire le plus souvent, c'est à vous qu'il revient de prendre en charge votre santé. C'est tout le propos de cet ouvrage.

À vous de jouer

Dans ces pages, vous trouverez des conseils pour prendre en main votre santé cardiaque, mais aussi des recommandations dont les médecins ont très rarement le temps de parler avec leurs patients.

Comment calmer son stress, (re)trouver la joie de vivre, éviter les toxines et les poisons ? Autant de stratégies à mettre en œuvre qui peuvent minimiser les risques d'infarctus. Quels sont les meilleurs fruits et légumes pour nettoyer les artères ? Comment certaines épices font-elles baisser le taux de graisses dans le sang ? Comment prolonger son espérance de vie de quelques années en allant tout simplement faire le tour du quartier une ou deux fois par jour ?

Les médecins sont avant tout des techniciens. Ils savent comment, grâce à des médicaments, à la pose d'un plâtre ou à une opération, vous soulager en cas de blessure ou de maladie. La plupart sont excellents dans leur domaine de compétence. Bon nombre d'entre eux se forment aussi pour utiliser des solutions plus naturelles, comme favoriser une meilleure hygiène de vie en adoptant une alimentation saine et en pratiquant de l'exercice physique.

Mais certains d'entre eux ne se sont peut-être pas encore familiarisés avec le programme que nous proposons. Les médecins ont tendance à prescrire des médicaments, par exemple des statines en cas d'hypercholestérolémie, alors qu'il faudrait d'abord mettre en place un régime diététique.

Votre médecin doit, certes, rester votre premier conseiller en matière de santé, mais chacun a, vis-à-vis de lui-même, le devoir de veiller à son bien-être. Cet ouvrage est là pour vous y aider.

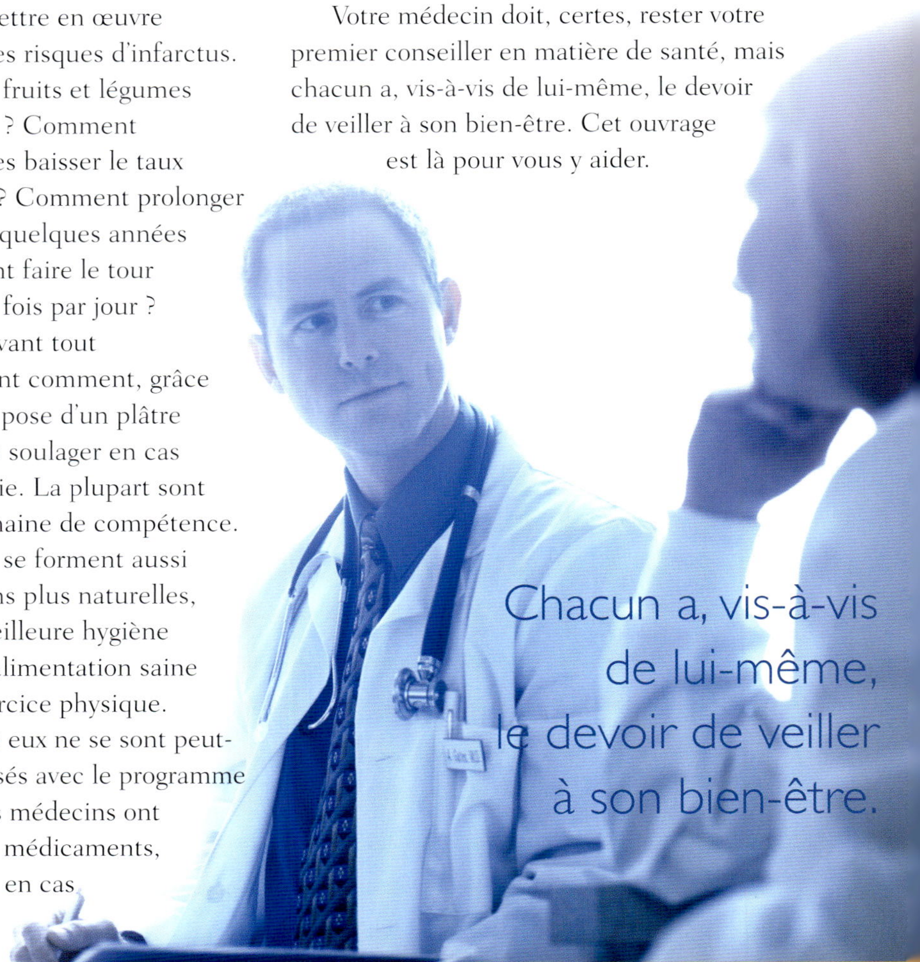

Chacun a, vis-à-vis de lui-même, le devoir de veiller à son bien-être.

Soyez honnête avec votre médecin

Une relation saine entre un patient et son médecin est l'assurance de tirer le meilleur parti possible du système médical. On a souvent tendance à en vouloir au médecin pressé ou trop brusque lorsque la relation s'envenime, mais les torts sont souvent partagés. Notre plus grande erreur est de lui cacher la vérité sur notre consommation de tabac ou d'alcool.

N'espérez pas que votre médecin vous aide s'il ignore quelle est votre consommation réelle de tabac ou d'alcool, ou si vous ne lui dites pas que vous êtes un gros consommateur de médicaments, sur ordonnance ou en vente libre. N'oubliez pas de mentionner les vitamines, minéraux, plantes et autres suppléments que vous prenez quotidiennement. Soyez honnête sur votre alimentation et dites-lui si vous faites ou non de l'exercice physique. Si vous ressentez des symptômes inquiétants ou des troubles anormaux, parlez-en, même si cela vous terrorise. Faites-vous un pense-bête pour être sûr de ne rien oublier une fois que vous aurez franchi sa porte. Mais évitez de lui tendre une liste !

Si le généraliste ne paraît pas s'intéresser à votre cas ou s'il vous décourage de jouer un rôle actif dans la prise en charge de votre santé, le mieux est de changer de médecin traitant.

Tous nos conseils se fondent sur des études scientifiques. Les chercheurs européens et américains ne cessent de démontrer que le respect de quelques règles simples d'hygiène de vie comme celles proposées ici peut jouer un rôle clé dans la protection du cœur.

Travailler en équipe

Le régime que nous préconisons doit, de préférence, intervenir en complément d'un suivi médical. Ce programme n'est pas fait pour remplacer votre médecin. Avec lui, vous faites équipe dans l'intérêt de votre cœur. Si vous souffrez d'hypertension, de diabète ou d'autres facteurs de risque cardiaques, continuez d'aller le voir régulièrement.

Quel que soit votre état de santé et même si vous êtes en pleine forme, il n'est pas inutile de faire vérifier votre tension et votre taux de cholestérol régulièrement après 40 ans.

Voici une série d'examens que peut faire votre médecin. Certains sont proposés tous les 3 ans, d'autres tous les ans, ou selon le rythme prescrit par votre généraliste. Les personnes âgées et les patients à risque doivent subir ces examens plus fréquemment.

■ Antécédents médicaux/auscultation

Lorsque vous allez voir le médecin pour la première fois, il vous interroge sur tous les problèmes de santé dont vous ou votre famille proche avez pu souffrir. Il s'en sert pour savoir quels sont vos antécédents familiaux sur le plan cardiaque et pour déterminer vos facteurs de risque. Lors de l'auscultation, le généraliste écoute le cœur, prend le pouls et contrôle la tension.

■ Glycémie

Cette analyse de sang permet de déceler un éventuel diabète (important facteur de risque de maladies cardiaques). Nombre de généralistes utilisent de petits appareils de mesure du glucose qui donnent un résultat instantané à partir de l'analyse d'une goutte de sang prélevée sur le doigt. On peut aussi vous proposer une simple analyse d'urine.

■ Tension

La tension est un bon indicateur de l'état de santé de l'appareil circulatoire. Il faut donc la faire contrôler tous les ans après 40 ans, ou plus souvent si votre médecin le juge nécessaire. La tension peut aussi être prise par une infirmière.

■ Cholestérol

Une analyse de sang permet de mesurer le taux de lipides dans le sang (« bon » et « mauvais » cholestérol). Il suffit en général de faire vérifier son cholestérol tous les 2 ans après 40 ans. Mieux vaut pratiquer cette analyse tous les ans chez les hommes de plus de 45 ans et les femmes de plus de 55 ans présentant au moins deux facteurs de risque.

■ Électrocardiogramme (ECG)

L'ECG est un examen indolore qui consiste à relier le patient par des électrodes à une machine mesurant l'activité électrique de son cœur. L'appareil trace un relevé des variations électriques qui se produisent dans le cœur à chaque battement. Le médecin ne propose cet examen qu'aux patients à risque.

■ ECG d'effort

C'est un ECG réalisé pendant que le patient est en train de réaliser un effort : marcher sur un tapis roulant ou faire du vélo. Il n'est recommandé que quand le médecin soupçonne une pathologie cardiaque qui pourrait être mise en évidence par un test d'effort ou lorsqu'il souhaite éliminer une telle hypothèse.

Il peut aussi servir à déterminer le seuil d'effort à ne pas dépasser, surtout en cas de réadaptation cardiaque ou après un infarctus.

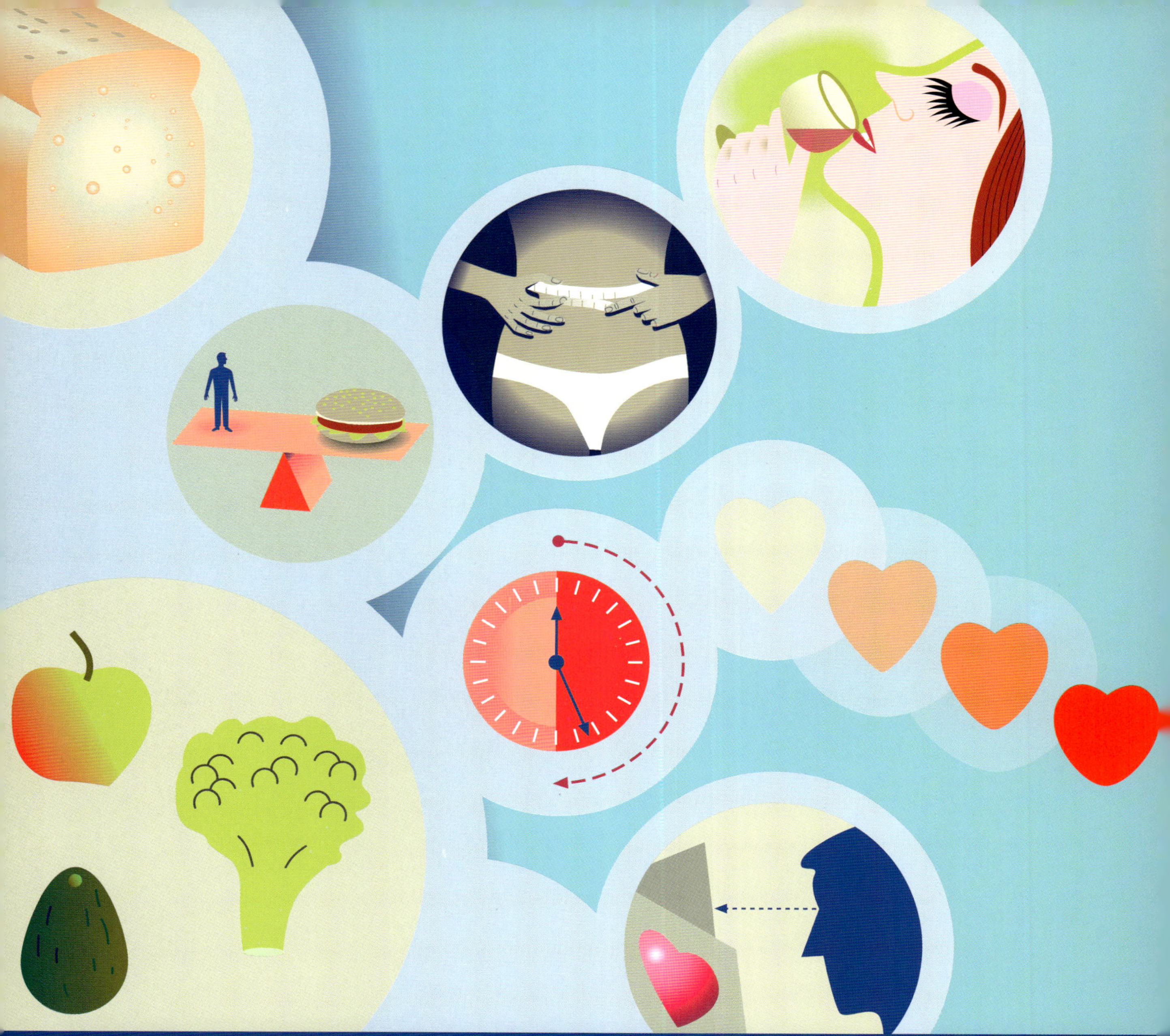

Peu d'entre nous sont conscients des différences entre produits frais et produits transformés. Les premiers fournissent les nutriments nécessaires au maintien d'une bonne santé, alors que les seconds se révèlent parfois nuisibles.

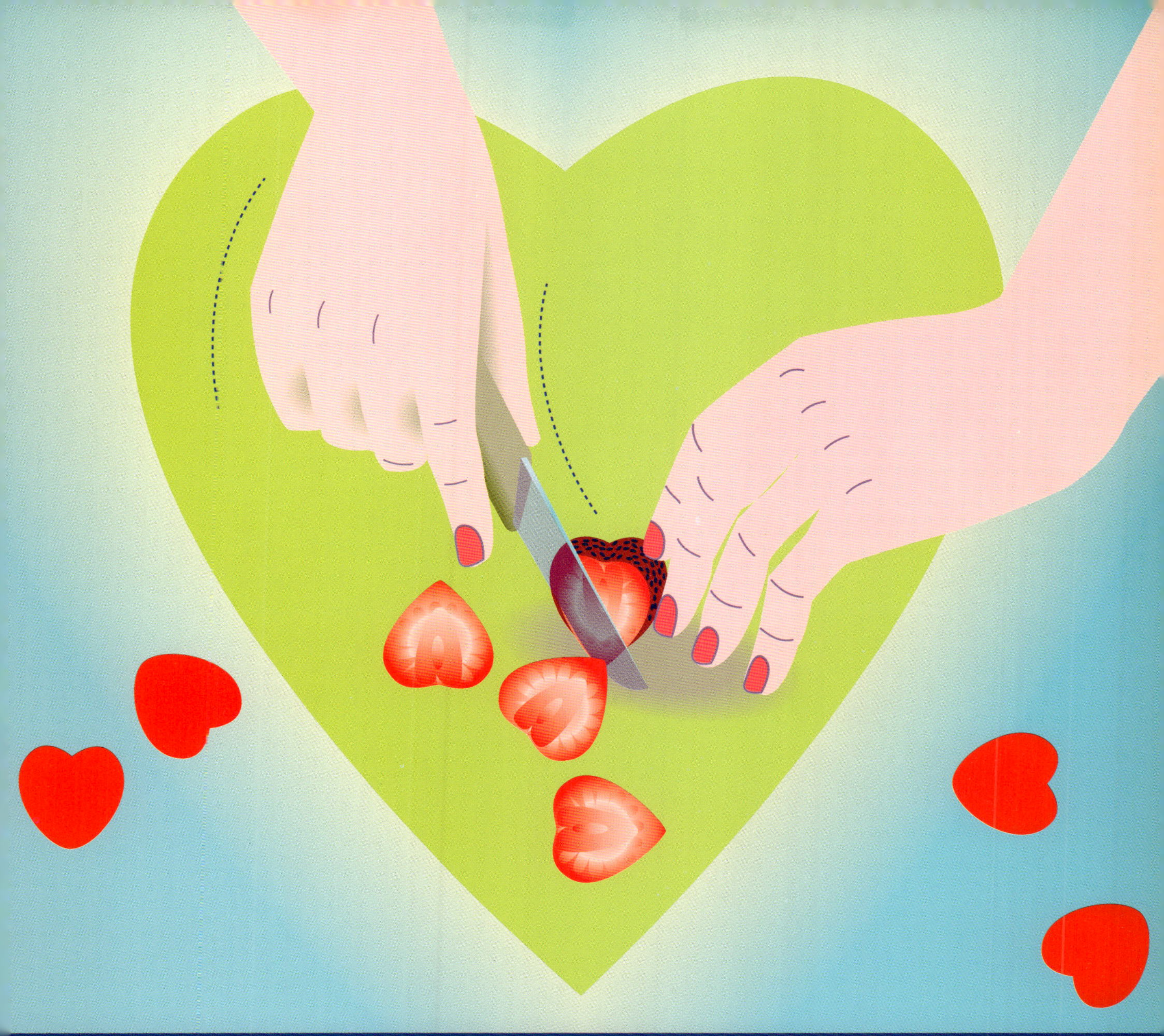

Une alimentation saine pour le cœur

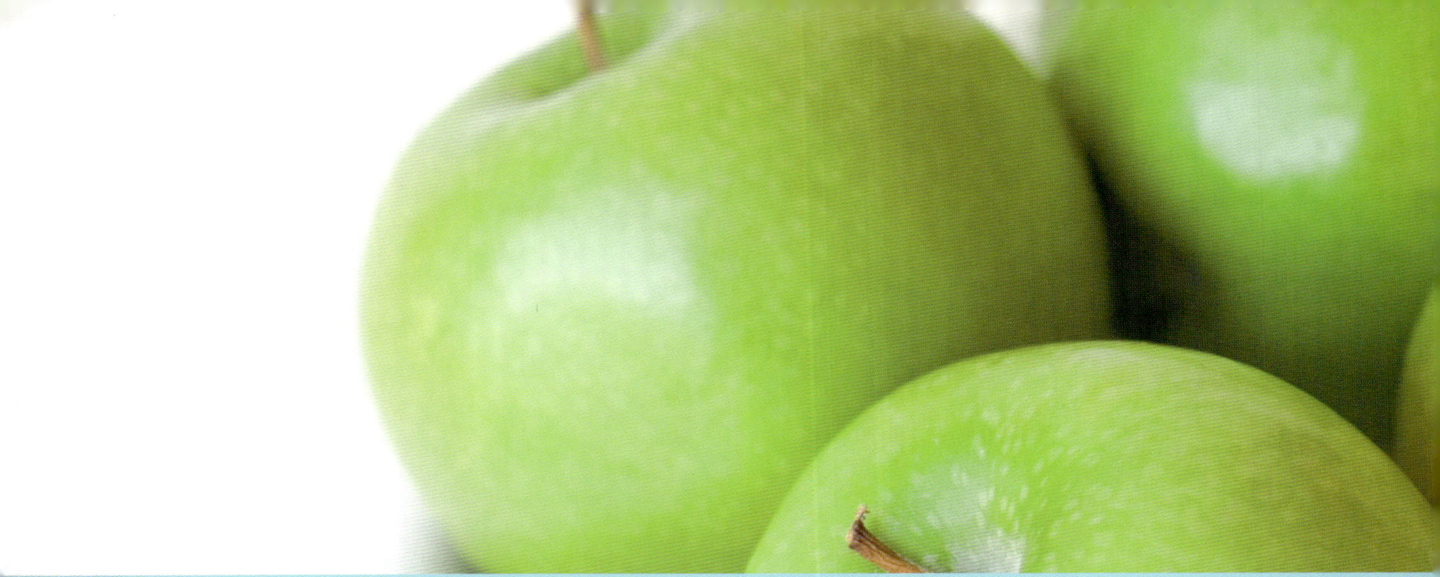

Programme nutritionnel « 30 minutes par jour »

D'après le vieil adage, « une pomme par jour éloigne le médecin ». Mais que faut-il manger pour éloigner durablement le cardiologue ? Essayez le bœuf maigre relevé d'un peu d'ail, avec des légumes et un verre de vin rouge, le tout suivi de fraises servies avec du yaourt et quelques amandes effilées. Une gourmandise supplémentaire ? Ajoutez au menu un bon morceau de chocolat noir. Voilà un exemple de repas délicieux qui, selon les plus éminents nutritionnistes, « réduit considérablement les risques de maladies cardiaques ».

En lisant le programme nutritionnel proposé dans cet ouvrage, vous serez sans doute agréablement surpris : peu de restrictions, beaucoup d'aliments faciles à préparer et peu coûteux, aucune mesure drastique à envisager.

Les pages qui suivent vous fourniront de très nombreux conseils et astuces pour apprendre à connaître et utiliser les bons produits. Vous trouverez à partir de la page 254 une quarantaine de savoureuses recettes, toutes excellentes pour le cœur, dont vous pourrez vous inspirer pour élaborer vos menus.

Dans la dernière partie de ce chapitre, il sera question de certains produits industriels, transformés et préparés, qui peuvent être dangereux pour la santé.

Même si les mesures préconisées ici pour favoriser une alimentation saine peuvent se révéler faciles et amusantes, il vous faudra nécessairement faire preuve d'un peu de volonté. Gardez à l'esprit que le jeu en vaut largement la chandelle. Voici donc les grandes lignes du programme nutritionnel « 30 minutes par jour » :

- les cinq groupes d'aliments essentiels pour préserver son cœur ;
- des idées de menus pour mieux intégrer ces produits à votre alimentation ;
- le régime alimentaire à suivre si vous souhaitez perdre du poids.

Les aliments bons pour le cœur

Nous vous présentons ici les cinq groupes d'aliments essentiels pour rester en pleine forme et conserver un cœur sain et résistant.

En basant votre régime alimentaire sur ces cinq groupes et en consommant les portions quotidiennes recommandées, vous diminuerez considérablement les risques de maladies cardio-vasculaires. L'effet bénéfique est quasi immédiat.

1 LES PROTÉINES Une force pour le cœur

La viande de bœuf et de porc maigre ainsi que les œufs sont riches en vitamines B, qui font baisser le niveau d'homocystéine. Le poisson fournit des acides gras oméga-3, qui stabilisent le rythme cardiaque et luttent contre la formation de caillots sanguins. Le poulet et la dinde (sans la peau) sont pauvres en graisses saturées (qui obstruent les artères) et leurs protéines ont un effet de satiété important.

Les légumineuses comme les pois chiches, les haricots secs et les lentilles non seulement renferment des protéines de haute qualité, mais représentent aussi l'une des meilleures sources de fibres solubles. Ces fibres transportent le « mauvais » cholestérol (LDL) pour l'éliminer de l'organisme et contribuent à maintenir un bon taux de glycémie.

Mais certaines denrées riches en protéines contiennent également des graisses saturées qui, elles, augmentent la cholestérolémie et, partant, le risque d'infarctus. La solution ? Dans le programme nutritionnel « 30 minutes par jour », vous trouverez les types de viandes et de protéines qui vous permettront de maintenir votre absorption de graisses saturées autour de 7 % de votre apport calorique total, c'est-à-dire la moitié de la moyenne nationale actuelle, qui se situe entre 15 et 16 % – un taux bien trop élevé. Voici comment se faire plaisir avec des aliments riches en protéines et bons pour la santé du cœur.

Le poisson : une habitude à prendre

Les poissons gras des eaux froides sont à privilégier car ils apportent beaucoup d'acides gras oméga-3. Les plus populaires sont le thon et le saumon, mais n'oublions pas le maquereau, le hareng, la sardine, l'anchois, l'anguille, l'alose et la truite saumonée.

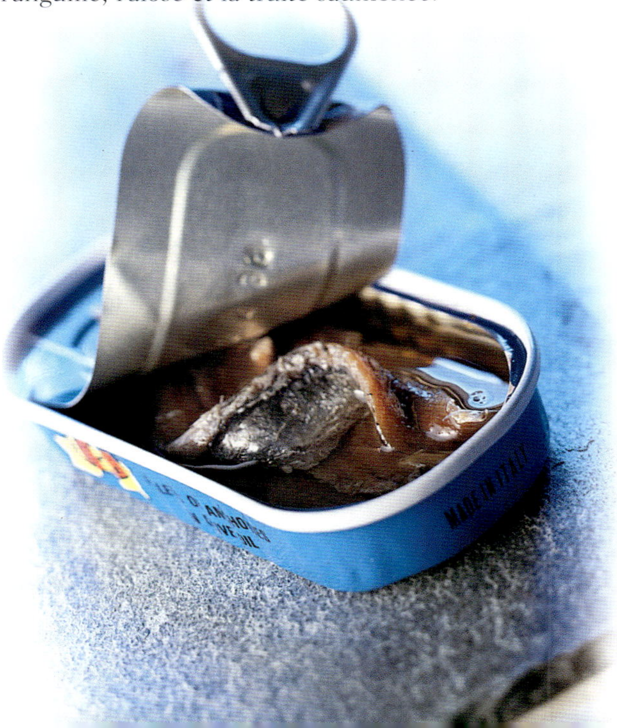

Le programme Les protéines

- **Au menu :** poisson, poulet, dinde, bœuf maigre, porc, œufs, légumineuses (lentilles, pois chiches...).
- **Portions journalières :** deux à trois.
- **Taille des portions :** 75 à 100 g de poisson, volaille et viande, 6 cuil. à soupe de légumineuses comme plat principal ou 3 cuil. à soupe comme accompagnement, 2 œufs.

Fixez-vous l'objectif d'en manger trois à quatre fois par semaine, par exemple en consommant des sardines ou du saumon en boîte pour le déjeuner (une salade avec une vinaigrette légère est facile à faire), du thon frais au dîner, ou préparez du saumon poché avec une sauce relevée (voir recette p. 271). Même si d'autres produits de la mer ne contiennent pas autant d'oméga-3, la plupart d'entre eux sont des sources exceptionnelles de protéines.

Il n'a jamais été aussi facile d'intégrer du bon poisson dans son régime alimentaire qu'aujourd'hui. Notez cependant que, si vous êtes enceinte, il est conseillé de ne pas manger plus de deux portions de thon frais ou quatre boîtes moyennes de thon par semaine, en raison du taux élevé de mercure que peut concentrer ce poisson. Les enfants de moins de 16 ans doivent éviter l'espadon et le requin pour les mêmes raisons.

Si vous détestez vraiment le poisson ou les crustacés, remplacez-les par un autre type de protéines maigres et procurez-vous des capsules d'oméga-3, en vente libre dans les pharmacies. On trouve aussi des oméga-3 en quantités importantes dans les graines de lin. Mieux encore, mangez environ 125 g de fruits à écale en tout genre par semaine. Selon les spécialistes, cela pourrait diviser par deux le risque de maladie cardio-vasculaire. En consommant plus particulièrement des amandes et des noix, vous ferez en plus baisser votre taux de cholestérol.

Redécouvrez le bœuf et le porc

Longtemps dénigrés, le bœuf et le porc méritent de figurer en bonne place dans votre assiette. Ces deux viandes sont aujourd'hui plus saines et contiennent en moyenne 15 % moins de matières grasses qu'il y a 30 ans. La majorité des morceaux de bœuf consommés renferment moins de 6 % de matières grasses, et ce quel que soit le mode de cuisson. Quant à la viande de porc, qui possède la fâcheuse réputation d'être grasse, il faut savoir que certains morceaux ont des taux de lipides inférieurs à ceux du bœuf ! Les morceaux les moins gras sont l'échine et le filet mignon de porc. Pour le bœuf, il s'agit du tende-de-tranche (rosbif) et du romsteck.

Attention : la plupart des nutritionnistes déconseillent une grande consommation de viande si celle-ci se fait au détriment d'autres aliments importants comme les céréales, les fruits et les légumes.

Les légumineuses au premier plan

Haricots secs et autres légumineuses devraient figurer au menu du déjeuner ou du dîner plusieurs fois par semaine. Peu d'entre nous prennent le temps de cuisiner des plats à base de ces produits, et pourtant il en existe qui sont aussi faciles que rapides à concocter. Faites des essais et n'hésitez pas à en proposer régulièrement à toute la famille.

Préparez par exemple un chili sans viande ou tout simplement une bonne soupe. Mélangez des légumes surgelés, une boîte de haricots rouges et un potage tout prêt comme le minestrone ou un bouillon de poule. Agrémentez vos salades de pois chiches ou de fèves et, si vous êtes de sortie, commandez un burrito de haricots !

Les idées reçues mauvaises pour le cœur

IDÉE REÇUE : Les crevettes contiennent beaucoup de cholestérol et sont mauvaises pour le cœur.
RÉALITÉ : Si les crevettes et d'autres fruits de mer contiennent des taux importants de cholestérol, elles sont pauvres en graisses saturées et renferment surtout des minéraux et des oligoéléments, comme le sélénium, l'iode et le zinc. Les avantages nutritionnels l'emportent donc largement.

IDÉE REÇUE : Les œufs sont mauvais pour le cœur.
RÉALITÉ : On peut manger 1 œuf par jour sans pour autant augmenter le risque de crise cardiaque ou de maladie cardio-vasculaire. Les œufs font partie des rares aliments qui fournissent de la vitamine D. Ils sont également riches en vitamines A, B2, B12 et E. Ce n'est pas le taux de cholestérol présent dans les œufs qui importe, mais la quantité de graisses saturées transformées en cholestérol sanguin par le foie.

IDÉE REÇUE : La viande de bœuf hachée maigre est une viande maigre.
RÉALITÉ : Même en version « maigre », la viande hachée peut contenir jusqu'à 10 % de matières grasses. Utilisez plutôt de la viande hachée de poulet ou de dinde, ou bien diminuez les proportions de bœuf indiquées dans vos recettes.

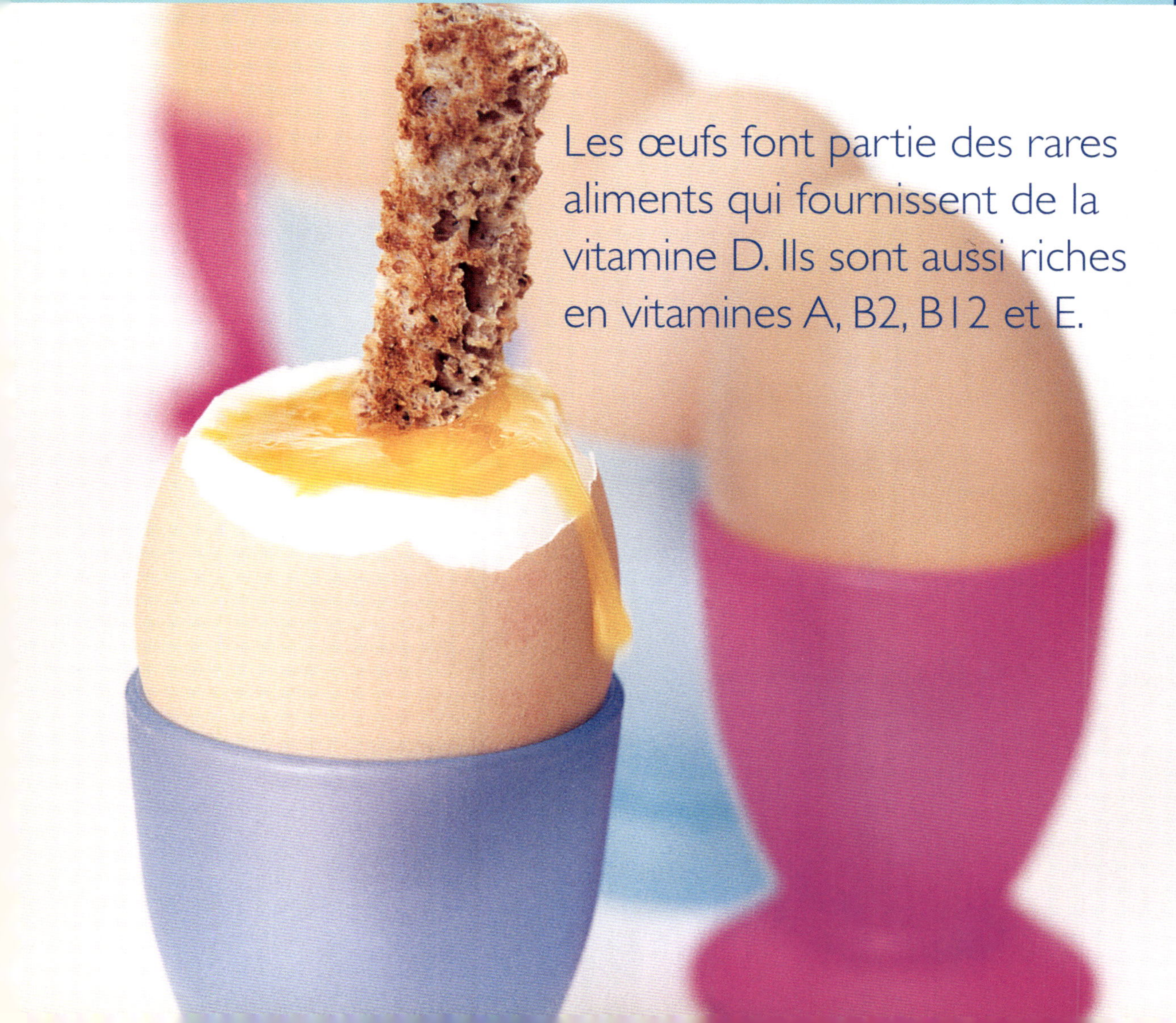

2 LES BONNES GRAISSES
Meilleures que l'allégé

Pourquoi utiliser du beurre rempli de graisses saturées ou grignoter des viennoiseries chargées d'acides gras « trans » alors qu'il y a des solutions au moins aussi goûteuses et tellement meilleures pour la santé ? Mettez de l'huile d'olive sur votre pain et vos légumes frais et mangez une poignée d'amandes au lieu d'un paquet de chips ou d'une barre chocolatée pour combler les petits creux !

L'huile d'olive et les fruits à écale sont parmi les piliers du régime méditerranéen si cher aux nutritionnistes. Ce sont de bonnes sources d'oméga-3 et ils sont riches en graisses mono-insaturées. Mangez-les à la place des graisses saturées pour faire baisser votre taux de « mauvais » cholestérol (LDL) et réduire les triglycérides. Les graisses mono-insaturées peuvent constituer jusqu'à 20 % du total de votre apport calorique quotidien. Surveillez juste les portions : huile et noix étant riches en calories, une petite quantité suffit pour atteindre un niveau satisfaisant.

Chassez les graisses saturées

Enlevez la peau du poulet et de la dinde. Plus généralement, ôtez la graisse visible de toutes les viandes. Optez pour des sauces et des vinaigrettes contenant moins de 1 g d'acides gras saturés par cuillerée à café et remplacez la crème par du yaourt nature. Cuisinez avec de l'huile d'olive ou de colza au lieu du beurre, en réduisant toujours du quart les proportions indiquées.

Bannissez les graisses « trans »

Évitez de consommer des viennoiseries et des pâtisseries dont la liste des ingrédients inclut des graisses ou des huiles qui ont subi une hydrogénation partielle (solidification afin de les rendre utilisables dans les pâtes à tartiner, biscuits, tartes, gâteaux, aliments frits…).

Le programme Bonnes graisses

- **Au menu :** huile d'olive, huile de colza, noix.
- **Portions journalières :** une à trois de chaque.
- **Taille des portions :** entre ½ et 1 cuil. à soupe d'huile ; 25 g de noix.

Retenez les mots « trans » et « hydrogéné », et regardez les étiquettes. Adoptez aussi la margarine sans acides gras « trans » ou utilisez de l'huile d'olive. Pour en savoir plus sur l'importance de réduire les graisses « trans », reportez-vous à la partie « Tout est dans la fabrication », p. 84.

Optez pour les graisses mono-insaturées

Dans tous les cas, choisissez en priorité l'huile d'olive et de colza pour préparer toutes vos vinaigrettes et marinades et pour cuisiner en général (les autres huiles contiennent des taux moins élevés de graisses mono-insaturées).

Des noix plutôt que des chips

À l'heure de l'apéritif ou au goûter, consommez fruits à écale et oléagineux. Ils représentent un bien meilleur choix que des chips en raison des graisses mono-insaturées qu'ils contiennent. Consommez-les avec modération, car ils sont également riches en calories.

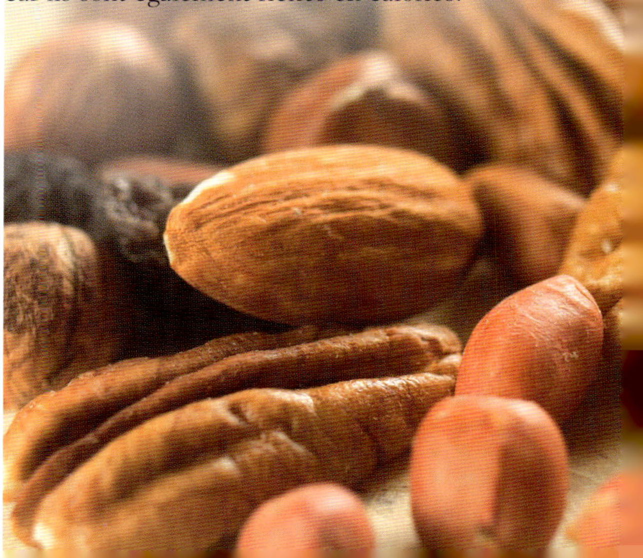

Le programme Fruits et légumes

■ **Au menu :** tous les fruits et légumes – frais, surgelés, secs ou en conserve (mais pas au sirop).

■ **Portions journalières :** quatre à cinq de fruits, quatre à cinq de légumes.

■ **Taille des portions :** 75 g de légumes crus, cuisinés, surgelés ou en conserve ; 1 bol de salade ; 1 fruit de taille moyenne (pomme, poire, orange, banane) ; 1 grande tranche de melon, de pastèque ou d'ananas ; 2 fruits de petite taille (prune ou abricot) ; 1 tasse de fraises ou de framboises ; 2 à 4 cuil. à soupe de salade de fruits ; 1 cuil. à soupe de fruits secs (raisins secs) ; 15 cl de jus de fruits ou de légumes ; 3 cuil. à soupe de haricots secs, de lentilles ou d'autres légumineuses.

Choisissez-les non salés afin de garder votre tension artérielle sous contrôle. Vous en trouverez à votre goût parmi les noix (également riches en oméga-3), noisettes, pistaches, amandes, noix de cajou, noix de pécan, cacahuètes, graines de tournesol… N'hésitez pas à les utiliser aussi en cuisine, dans vos pains et vos gâteaux maison, sur vos légumes, vos salades et dans vos yaourts.

N'oubliez pas le beurre de cacahuètes !

Aujourd'hui, on trouve facilement du beurre de cacahuètes (il s'agit plus d'une pâte que de beurre à proprement parler) dans la plupart de nos supermarchés. Il est précieux car riche en acides gras mono- et polyinsaturés, ainsi qu'en resvératrol (un bioflavoïde que contient également le vin rouge), en fibres, magnésium et folates. Selon une étude américaine, consommer 1 cuil. à café de beurre de cacahuètes par jour pourrait faire baisser de 14 % le taux de « mauvais » cholestérol (LDL).

3 LES FRUITS ET LÉGUMES Naturellement anticholestérol

Les premiers hommes vivaient surtout de la chasse, de la pêche et de la cueillette. C'est pourquoi l'organisme humain est programmé pour recevoir des doses importantes d'antioxydants, de phytostérols (qui réduisent le taux de « mauvais » cholestérol, ou LDL) et de fibres solubles, présents dans les fruits et légumes. Ces derniers ont un effet protecteur avéré sur le système cardio-vasculaire.

Selon l'Aprifel (Agence pour la recherche et l'information des fruits et légumes frais), il est recommandé de consommer entre 400 et 800 g de fruits et légumes chaque jour (soit entre cinq et dix portions), répartis entre les différents repas et collations de la journée. Voici comment arriver à faire le plein, à la maison comme à l'extérieur.

Prenez un petit jus

Une orange pressée, un jus de raisin, de carotte, de tomate… peu importe, retenez seulement qu'un petit verre de jus de fruits ou de légumes (pur) compte pour une portion. N'hésitez pas non plus à utiliser ce type de jus en cuisine, dans vos salades par exemple : un peu d'huile d'olive mélangée avec du jus de fruits donne une savoureuse vinaigrette sucrée !

Concoctez un « smoothie »

Installez définitivement le mixeur sur le plan de travail et mettez-vous à la mode « smoothie » : un mélange délicieux de fruits et de jus de fruits et/ou de yaourt et de lait. Ainsi, mélangez des fraises surgelées, du jus d'orange et une banane, une poire ou une nectarine dans le mixeur : vous obtiendrez un cocktail de bienfaits ! Ajoutez-y un yaourt nature et vous avez un parfait petit déjeuner.

Des fruits et légumes à portée de main

Exposez vos fruits et vos légumes : s'ils sont devant vos yeux, vous en mangerez ! Un panier de pommes ou de bananes sur la table basse du salon, un bol de tomates cerises sur la table de la cuisine, une coupe de poires sur votre table de chevet…

La solution sachet

N'hésitez pas à vous procurer des salades en sachet, des carottes et du chou blanc déjà râpés, des barquettes de tomates cerises… En un tour de main, vous pouvez préparer une salade.

Légumes à volonté…

Si vous avez encore faim, ne vous privez pas, resservez-vous, mais uniquement en légumes ! Vous réduirez votre consommation de lipides et augmenterez celle de fibres.

Arc-en-ciel végétal

Amusez-vous à manger des fruits et légumes d'autant de couleurs différentes que vous le pouvez en une journée, des mûres aux carottes en passant par les tomates, les épinards ou l'ananas.

Soyez aventureux

Laissez-vous tenter par les fruits et légumes que vous n'achetez pas d'habitude. Cherchez aussi des façons différentes de cuisiner au lieu de toujours préparer les plats de la même façon.

La solution surgelés et conserves

Cela reste également une solution parfaite lorsque vous n'avez pas pu faire les courses ou que vous n'avez pas le temps d'éplucher et de préparer des produits frais. Sachez par ailleurs que certains fruits et légumes surgelés contiennent même plus de nutriments que leurs homologues frais, puisqu'ils sont conditionnés dès la récolte.

4 LES CÉRÉALES COMPLÈTES
Riches en fibres

Vous diminuerez le risque de maladie cardiaque et de certains cancers de 15 % simplement en mangeant des céréales complètes au petit déjeuner. Et, si vous remplacez toutes les céréales raffinées de votre alimentation par des céréales complètes, cette diminution passe à 30 % ! Les céréales complètes regorgent de vitamines et de minéraux (vitamines B et E, sélénium, zinc, magnésium, cuivre, phosphore, fer) et de fibres insolubles qui facilitent la digestion. Certaines, comme l'orge et l'avoine, contiennent des fibres solubles, qui aident à faire baisser le taux de cholestérol.

Les vertus de l'avoine

Connaissez-vous le porridge ? Savourez-en un bol chaque matin. Si la bouillie d'avoine « fait des hommes de fer », selon un proverbe allemand, et reste un plat national en Écosse, ce n'est pas pour rien ! Les vertus nutritionnelles et thérapeutiques de l'avoine sont multiples. Une de ses qualités majeures est qu'elle régule encore mieux que d'autres céréales complètes le taux de cholestérol LDL.

Le programme — Les céréales complètes

- **Au menu :** pain complet, pâtes complètes, orge, boulgour, riz brun, céréales riches en fibres, comme l'avoine.
- **Portions journalières :** deux à quatre.
- **Taille des portions :** 1 tranche de pain complet, 3 cuil. à soupe de céréales complètes pour le petit déjeuner, 2 à 3 cuil. à soupe de riz brun, de couscous, de boulgour ou de pâtes complètes.

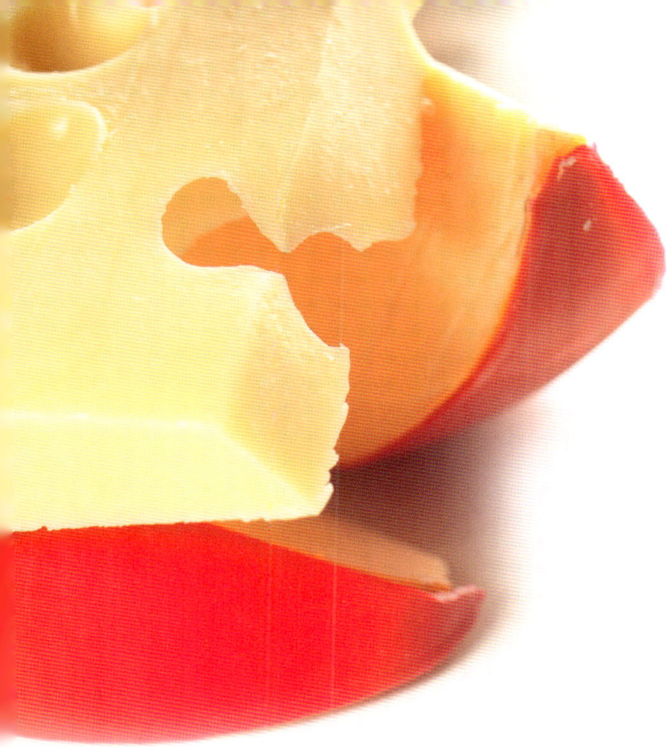

Faites cuire, puis congelez

Le riz brun, l'orge et le boulgour sont délicieux, mais leur temps de préparation peut parfois décourager. Faites-en cuire une grande quantité à la fois et congelez le surplus en portions individuelles.

Servez-vous de la règle de trois

Achetez du pain complet en vous assurant que le côté « complet » est bien prépondérant dans la liste des ingrédients et que 100 g vous apporte au moins 3 g de fibres. Qu'il s'agisse de pain de mie, de biscottes ou de petits pains, consommez-les toujours complets.

Le programme — Les produits laitiers

- **Au menu :** lait écrémé ou demi-écrémé, yaourt allégé, fromage allégé.
- **Portions journalières :** deux à trois.
- **Taille des portions :** 20 cl de lait ; 40 g de fromage allégé ; 15 cl de yaourt allégé.

5 LES PRODUITS LAITIERS
Pour une meilleure protection des os

En consommant du lait avec vos céréales du matin, en prenant un yaourt comme collation l'après-midi et en parsemant vos pâtes de fromage râpé allégé le soir, vous augmenterez votre absorption de calcium, un minéral essentiel pour un bon développement osseux (dans l'alimentation française, 70 % du calcium est apporté par les produits laitiers). Les produits laitiers renferment également des protéines de grande qualité, des vitamines B, du zinc et du phosphore. Profitez du calcium apporté par les produits laitiers sans ajouter de graisses saturées.

Prenez l'habitude du lait écrémé

Si vous avez l'habitude de consommer du lait entier, passez au demi-écrémé ou à l'écrémé. Utilisez du lait écrémé lorsque le goût se remarque moins (avec vos céréales, en cuisine…) et du lait demi-écrémé dans les cas où le goût vous paraît plus important, comme avec le café, le thé ou le chocolat.

Ajoutez des fruits

Si vous avez du mal à manger des yaourts nature, personnalisez-les pour les rendre plus attrayants, avec des dés de fruits ou des noisettes hachées.

Remplacez l'eau par un laitage

Remplacez l'eau par du lait écrémé dans la soupe. Ajoutez un pot de yaourt nature allégé à vos sauces ou potages pour en adoucir le goût et en rectifier la couleur.

Parsemez de fromage

Rien de tel que du fromage allégé râpé sur les pâtes. Mais vous pouvez également en mettre sur les pommes de terre, les soupes ou encore les chilis.

Les menus bons pour le cœur

Maintenant que vous connaissez les aliments du programme nutritionnel « 30 minutes par jour », voici quelques idées de menus équilibrés et délicieux.

PETITS DÉJEUNERS

Voici huit exemples de petits déjeuners. Chacun vous apportera entre 300 et 500 kcal (le lait est écrémé ou demi-écrémé).

1 Yaourt et pain

- 1 tasse de morceaux de fruits frais (melon, banane, pomme, pêche et fraises, par exemple) avec 1 yaourt nature allégé et 25 g d'amandes.
- 1 petit pain complet ou 1 muffin.
- 20 cl de lait.

2 Porridge et fruits

- 1 bol de bouillie d'avoine avec 1 à 2 cuil. à soupe de graines de lin ou de germes de blé moulus, ou avec 2 cuil. à soupe de raisins secs, ou avec 75 g de fruits rouges, ou 1 petite banane en rondelles.

3 Sauté de champignons

- Faites sauter 50 g de champignons dans un peu d'huile et servez avec 1 petit pain complet ou 1 muffin (avec une fine couche de margarine).

4 Le plein de céréales

- 3 cuil. à soupe de céréales complètes (contenant au moins 3 g de fibres pour 100 g) avec 15 cl de lait, 2 cuil. à soupe de noix hachées et quelques fraises, framboises ou myrtilles.

5 Le plein de cacahuètes

- Faites griller 2 tranches de pain complet et tartinez-les d'une couche pas trop épaisse de beurre de cacahuètes.
- 20 cl de lait.

6 Muesli tropical

- Mélangez 3 cuil. à soupe de muesli sans sucre avec 1 yaourt nature allégé et 1 petite mangue coupée en dés.
- 20 cl de lait.

7 Smoothie

- Mixez 22 cl de jus d'orange, 75 g de fraises surgelées et 15 cl de glace à la vanille allégée ou de yaourt nature allégé.
- 1 ou 2 tranches de pain complet avec une fine couche de margarine.

8 Œufs brouillés sur pain grillé

- 2 œufs brouillés dans un peu d'huile d'olive avec des rondelles de tomate grillées et 1 tranche de pain complet grillé.
- 12,5 cl (un petit verre) de jus de fruits.

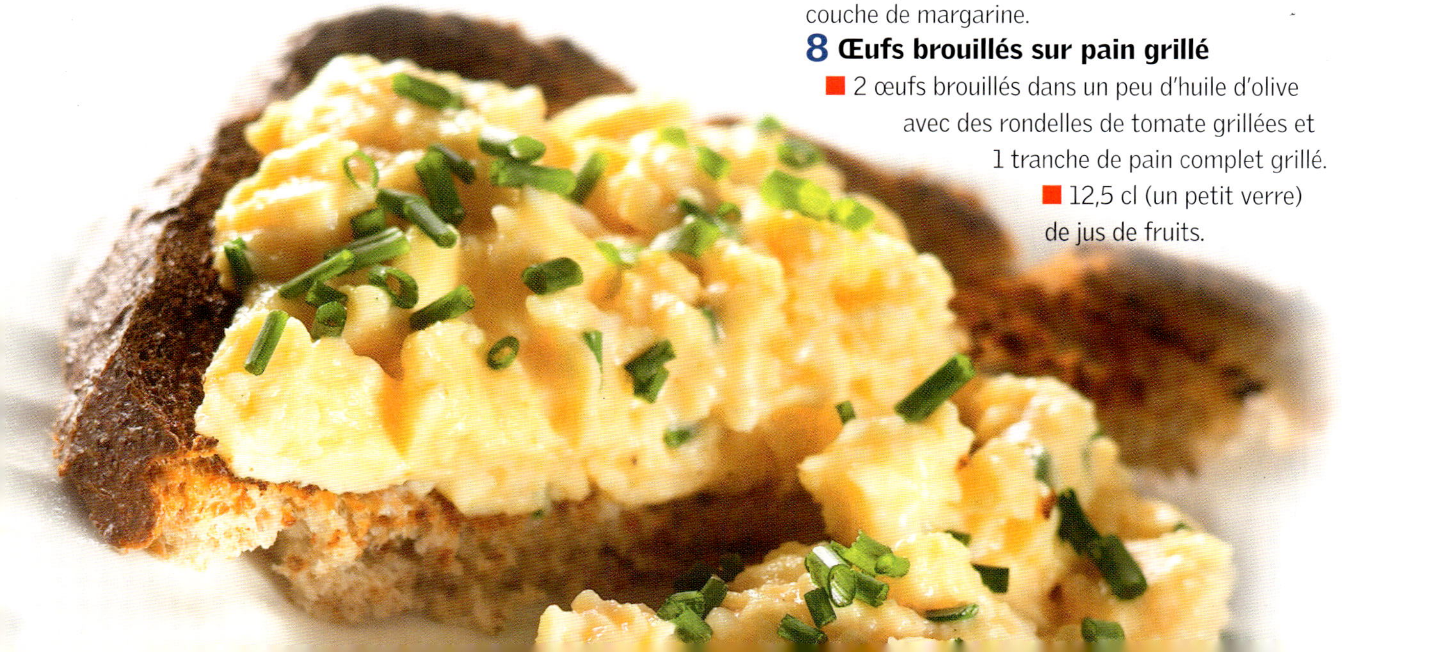

Les collations au travail

Pensez à apporter sur votre lieu de travail ces petits en-cas sucrés et savoureux. Si vous voulez œuvrer davantage pour la santé de votre cœur, pensez aussi à faire un petit tour dehors dans la journée !

FRUITS À ÉCALE Remplissez des petits sacs en plastique de portions de 25 g, ce qui équivaut à environ 24 amandes, 14 cerneaux de noix, 18 noix de cajou ou 50 pistaches (dans leur coque). Veillez à toujours choisir des fruits à écale non salés.

FRUITS SECS Préparez des portions de 50 g de raisins, abricots, pruneaux ou papaye.

FRUITS FRAIS 1 pomme, 1 poire, 1 banane, 1 orange... ou bien 1 portion de salade de fruits (sans sucre ajouté).

BISCUITS ET GÂTEAUX SECS COMPLETS 2 gâteaux d'avoine ou 3 biscuits secs complets constituent par exemple un en-cas parfaitement sain.

YAOURTS ALLÉGÉS À garder au frais !

BARRES DE CÉRÉALES Lisez bien les étiquettes : ne vous fiez pas nécessairement à la mention « diététique », prenez celles qui sont pauvres en matières grasses, sucres et sel, mais aussi riches en fibres.

DÉJEUNERS

Voici sept déjeuners sains et savoureux qui apportent chacun environ 500 kcal.

1 Soupe et petit pain

■ **Soupe toscane aux haricots** Pelez 1 oignon rouge et émincez-le finement. Faites-le revenir dans 1 cuil. à soupe d'huile d'olive. Ajoutez 1 gousse d'ail écrasée, 1 tige de céleri branche coupée en tronçons, et faites cuire pendant 5 minutes. Ajoutez 1 boîte de tomates pelées de 200 g et 30 cl de bouillon de légumes dégraissé. Portez à ébullition, puis laissez cuire à feu doux 20 minutes. Complétez avec 4 cuil. à soupe de haricots (rouges et/ou blancs) en conserve. Laissez frémir encore 10 minutes.

■ 1 petit pain complet.

2 Du saumon (au choix)

■ **Pain pita et salade de saumon** Mélangez 1 boîte de saumon de 100 g avec 2 cuil. à soupe de noix hachées, 1 échalote émincée, ½ poivron rouge coupé en dés et 1 petite carotte râpée. Ajoutez 1 cuil. à soupe de mayonnaise allégée et 1 cuil. à soupe de yaourt nature. Garnissez 1 pain pita avec ce mélange ou étalez-le sur 2 tranches de pain complet.

■ **Tartine chaude au saumon** Mélangez 1 boîte de saumon de 100 g avec 1 tige de céleri branche finement émincée et 1 petite carotte râpée. Ajoutez 1 cuil. à soupe de mayonnaise allégée et 1 cuil. à soupe de yaourt nature. Étalez ce mélange sur 2 tranches de pain complet ou 1 muffin, parsemez de fromage allégé râpé et placez sous le gril du four quelques minutes.

3 Tortilla mexicaine

■ Mélangez 3 cuil. à soupe de haricots rouges en conserve avec 3 cuil. à soupe de fromage allégé râpé et 3 cuil. à soupe de sauce salsa. Étalez le tout sur une tortilla de blé (souple) chauffée au four à micro-ondes. Ajoutez quelques feuilles de salade émincées en lanières et enroulez la tortilla.

■ 1 fruit frais.

4 L'option volaille

Sandwich au poulet Coupez en dés 100 g de poulet cuit (sans la peau). Mélangez-le avec 1 cuil. à soupe de mayonnaise allégée et 1 cuil. à soupe de yaourt nature. Étalez le tout sur 1 tranche de pain complet, ajoutez 1 tomate coupée en rondelles, un peu de salade et couvrez d'une seconde tranche de pain grillé.

Des idées santé pour agrémenter vos soupes, sauces et salades

Pour rendre vos plats plus savoureux et plus sains, assaisonnez-les généreusement avec ces produits.

GRAINES DE LIN MOULUES Il s'agit de la plus riche source végétale d'oméga-3. Achetez-les moulues et conservez-les au réfrigérateur ou, mieux encore, au congélateur. 1 à 2 cuil. à soupe suffisent pour saupoudrer vos plats et salades.

FRUITS À ÉCALE HACHÉS Ajoutez-en 1 à 2 cuil. à soupe à vos céréales, salades, fruits et yaourts pour plus de fibres et de graisses mono-insaturées. Hachés, ils se gardent mieux au congélateur.

GERMES DE BLÉ Une excellente source de vitamine E, antioxydant qui pourrait prévenir l'obstruction des artères. Ajoutez-en 1 à 2 cuil. à soupe à vos céréales comme à vos pains et pâtes maison. Conservez-les au réfrigérateur ou au congélateur pour plus de fraîcheur.

CANNELLE Cette épice est réputée contrôler le taux de glucose sanguin et faire baisser le taux de cholestérol. Saupoudrez-en vos céréales, compotes, salades de fruits et laitages.

GINGEMBRE FRAIS C'est un puissant antioxydant que vous pouvez ajouter à vos plats, salades de fruits et compotes. Gardez la racine au congélateur et râpez-en simplement quand vous en avez besoin.

AIL Il fait baisser le taux de cholestérol. Aromatisez-en vinaigrettes, viandes, légumes et sauces.

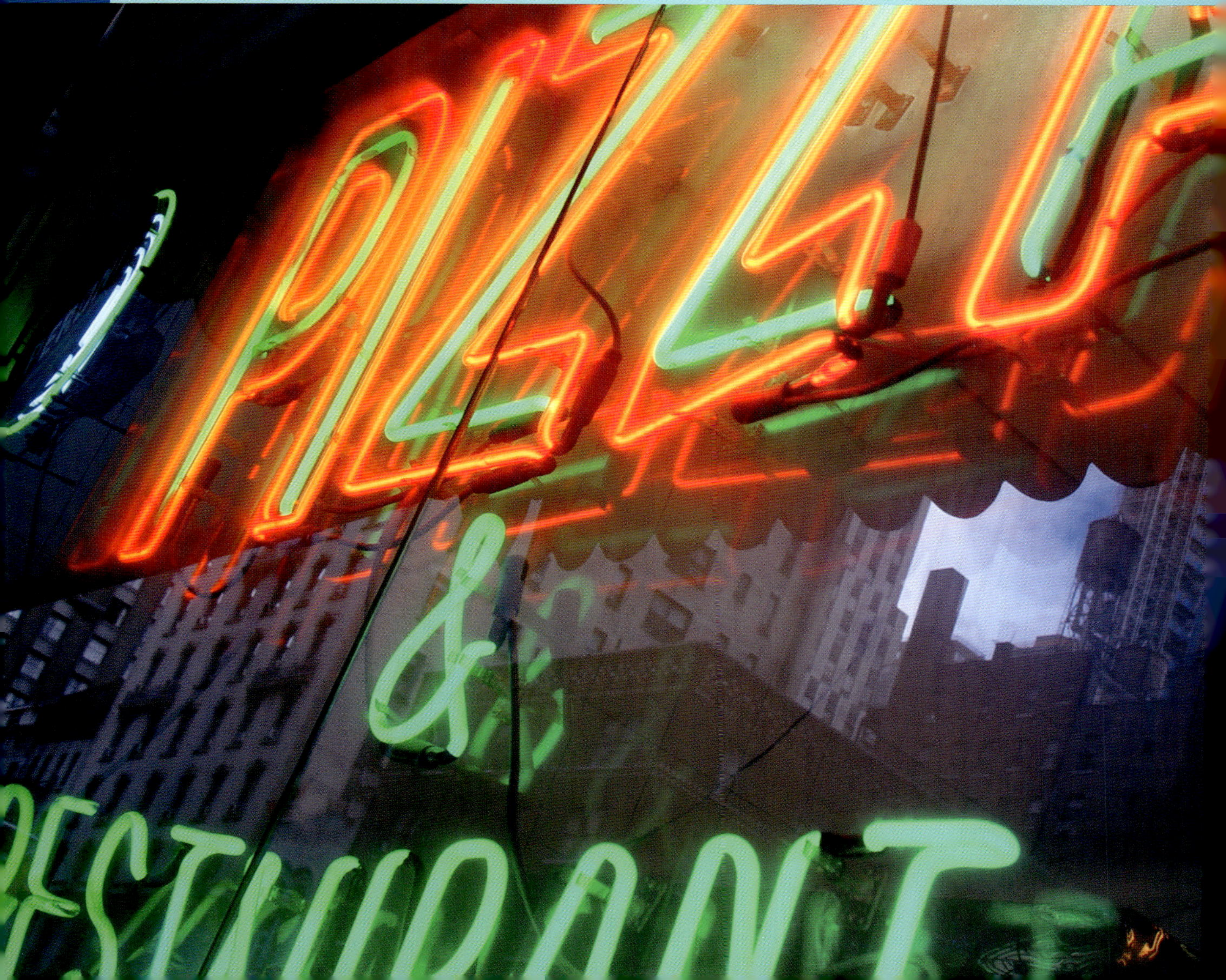

Salade de dinde Disposez sur quelques feuilles de salade ou de pousses d'épinard 2 tranches de filet de dinde coupées en lanières, ½ poivron rouge coupé en dés, ½ avocat coupé en tranches et 1 tomate coupée en rondelles. Servez avec une sauce composée de fromage blanc ou de yaourt nature et de moutarde. Accompagnez la salade de 1 tranche de pain complet.

5 Haricots et poulet

■ Mélangez 1 petite boîte de haricots rouges avec 80 g de poulet froid coupé en dés (sans la peau), 1 tomate, ½ poivron rouge et ½ oignon coupés en dés, et 1 petite boîte de grains de maïs. Assaisonnez avec du vinaigre de framboise.

6 Salade d'hoummos

■ Mélangez 60 g d'hoummos avec ½ poivron rouge coupé en dés et 1 carotte râpée. Garnissez-en 1 pain pita ou 2 tranches de pain complet.

7 Salade de pâtes et maquereau

■ Émiettez un filet de maquereau fumé et mélangez-le avec 4 cuil. à soupe de pâtes complètes, 4 tomates cerises coupées en deux et de la vinaigrette sucrée au miel.

DÎNERS

Voici sept repas à 600 kcal environ.

1 Variations sur le thème du saumon et de la salade

Saumon grillé au four ou à la poêle (un filet de saumon de 125 g par personne)
ou Pavés de saumon pochés, sauce au raifort et à la ciboulette (recette p. 271)

■ **Salade rapide d'épinards** Mélangez 1 bonne poignée de pousses d'épinard, 1 carotte râpée, 2 cuil. à soupe de noix hachées et 1 poignée de raisins secs. Vinaigrette : 2 cuil. à soupe d'huile d'olive, le jus de 1 orange et 1 pincée de sel.

■ 125 g de riz brun ou de boulgour, ou 1 tranche de pain complet.

2 Volaille au choix

Poitrine de dinde rôtie, sauce à l'ail (recette p. 274)
ou Blancs de poulet farcis aux herbes (recette p. 275) **ou Poulet mariné** (recette p. 277)

■ 1 patate douce au four.

■ **Chou-fleur à la provençale** (recette p. 291), sauf si vous mangez le Poulet mariné.

3 Du bœuf !

Rosbif ou romsteck grillé (1 tranche de 100 g par personne)
ou Brochettes Coupez en dés 100 g de bœuf maigre (tende-de-tranche ou romsteck de préférence). Mélangez 2 cuil. à soupe d'huile d'olive, 2 cuil. à soupe de vinaigre balsamique et 1 gousse d'ail écrasée. Versez sur la viande et laissez mariner 30 minutes. Enfilez les morceaux de bœuf sur une brochette, en alternant avec des dés de poivron rouge, des morceaux d'oignon, des tomates cerises et des champignons de Paris. Enduisez les brochettes au pinceau avec la marinade restante, puis placez-les sous le gril pendant 8 à 10 minutes, en les tournant régulièrement.

4 Haricots et autres légumineuses

Haricots épicés (recette p. 286) **ou Cocotte de haricots doliques à œil noir** (recette p. 288)
ou Poulet et sa salade aux trois haricots Mélangez 100 g de haricots blancs, 100 g de haricots rouges et 100 g de flageolets. Vous pouvez les choisir en conserve.

Des pizzas diététiques à souhait

Au restaurant Optez pour une pizza à pâte fine et demandez à réduire de moitié le fromage, à doubler la quantité de sauce tomate ou, mieux, de tomate fraîche concassée, et prenez toutes les garnitures de légumes.

À la maison Confectionnez des mini-pizzas en garnissant des petits pains complets ou des muffins coupés en deux de sauce tomate, de légumes précuits (éventuellement des restes), de basilic frais, d'origan, d'ail écrasé et de tomates fraîches. Utilisez de la mozzarella allégée ou, mieux encore, du parmesan râpé.

Ajoutez 2 échalotes émincées, 2 tiges de céleri branche finement émincées et 4 tomates cerises coupées en deux. Vinaigrette : 2 cuil. à soupe d'huile d'olive, 2 cuil. à soupe de jus de citron, 1 pincée de sel, 1 gousse d'ail écrasée et ½ cuil. à soupe d'herbes aromatiques fraîches hachées.

- Salade verte avec 1 cuil. à soupe d'huile d'olive.
- 1 tranche de pain complet.
- Brocolis à la vapeur.
- Tomates cerises avec 1 filet d'huile d'olive (sauf si vous mangez le Poulet et sa salade aux trois haricots).

5 Variations sur la viande

Spaghettis bolognaise Suivez votre recette habituelle, mais utilisez de la viande hachée à 5 % de matières grasses ou mettez moins de viande et ajoutez des haricots rouges ou des lentilles.

ou Sauté d'agneau méditerranéen (recette p. 281)

ou Échine de porc farcie aux fruits secs (recette p. 283)

- **Frites au four** (recette p. 292) ou patate douce au four.
- Légumes vapeur.

6 Variante végétarienne

Lentilles méditerranéennes aux champignons (recette p. 284)

ou Lasagnes aux légumes et aux trois fromages (recette p. 285)

ou Couscous aux légumes d'été (recette p. 287)

- Salade verte avec huile d'olive.
- **Orge citronné** (recette p. 289).

7 Le plaisir des pâtes

- 175 g de pâtes complètes (poids cuites) avec au choix :
- 100 g de crevettes sautées, 1 cuil. à soupe d'huile d'olive, 1 gousse d'ail écrasée, jus de citron et herbes aromatiques

ou 15 cl de sauce tomate mélangée avec 3 cuil. à soupe de haricots rouges ou blancs en conserve

ou 100 g de saumon en conserve, 2 cuil. à soupe d'huile d'olive, 1 gousse d'ail écrasée, ½ poivron rouge coupé en dés et herbes aromatiques.

- Salade verte avec huile d'olive.

DESSERTS

Chacun apporte moins de 200 kcal par portion.

1 100 g de fraises (sans sucre ajouté) avec 1 boule de glace allégée ou de yaourt glacé.

2 Salade de fruits (frais, surgelés ou en conserve, sans sucre ajouté) saupoudrée de noix de coco râpée, noisettes et/ou noix hachées, 1 pincée de cannelle et ½ cuil. à café de cassonade.

3 Mousse glacée aux fruits rouges Passez au mixeur 100 g de fruits rouges (frais ou surgelés) et 15 cl de yaourt allégé jusqu'à obtention d'une préparation lisse mais non fluide. Sucrez éventuellement avec du miel ou de l'édulcorant.

4 Pomme à la cannelle au four Ôtez le trognon de la pomme au vide-pomme, en laissant le fruit entier. Remplissez le trou avec de la cannelle, des raisins secs, des noisettes, des noix et/ou des amandes et ½ cuil. à café de cassonade. Placez la pomme dans un plat allant au four à micro-ondes. Ajoutez 2 cuil. à soupe d'eau dans le fond, couvrez et mettez au micro-ondes environ 5 minutes.

5 Mettez 1 poignée de framboises (fraîches ou surgelées) dans une coupe et nappez-les de 25 g de chocolat noir (à 70 % de cacao) fondu.

6 Melon au coulis de framboises (recette p. 295).

Une alimentation qui fait baisser le taux de cholestérol LDL

En optant pour les choix alimentaires du programme nutritionnel « 30 minutes par jour », vous ferez baisser considérablement votre taux de cholestérol. Selon les chercheurs, pour lutter efficacement contre l'excès de cholestérol sanguin, il faut réduire sa consommation d'acides gras saturés, remplacer le beurre par de la margarine « anticholestérol » (enrichie en oméga-3 et 6 ou aux phytostérols) et veiller à manger beaucoup de fibres solubles (on les trouve notamment dans l'avoine et l'orge).

7 **Puddings aux noix et aux raisins secs** (recette p. 296).
8 **Compote abricots-poires** (recette p. 298).
9 **Yaourt glacé noix-citron** (recette p. 299).

LES BOISSONS

N'oubliez jamais que ce que vous buvez est aussi important que ce que vous mangez.

■ **L'eau** Buvez 6 à 8 verres d'eau par jour (1,5 litre). Augmentez les doses par temps chaud. N'oubliez pas de boire avant et après un effort.

■ **Le thé vert et le thé noir** 1 à 3 tasses par jour. Les antioxydants que contient le thé réduisent le taux de cholestérol LDL et assouplissent les artères.

■ **Vin rouge** Les femmes peuvent boire 1 petit verre quotidien (12,5 cl), les hommes 2 verres. Le vin rouge contient un anti-oxydant qui protégerait l'appareil cardiaque : le resvératrol.

■ **Chocolat** Le cacao renferme également des antioxydants. Préparez votre chocolat avec du cacao ou du chocolat noir (ou bien mangez-en quelques carrés).

■ **À éviter** Les boissons au cola et toutes les boissons sucrées gazeuses en général, les boissons énergétiques, les jus de fruits avec sucre ajouté. Si vous buvez du café au lait ou du cappuccino, employez du lait demi-écrémé ou, mieux, du lait écrémé.

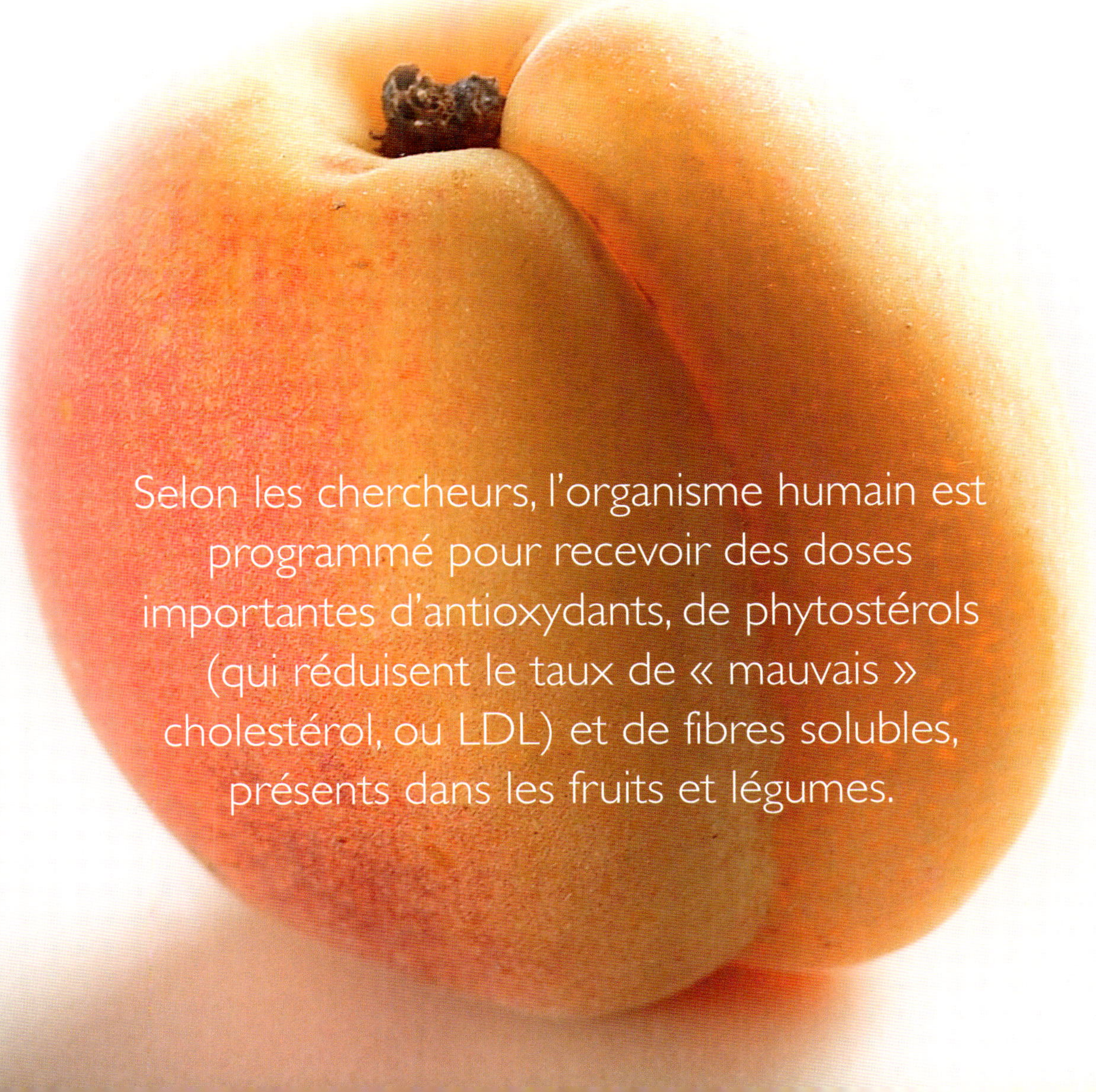
Selon les chercheurs, l'organisme humain est programmé pour recevoir des doses importantes d'antioxydants, de phytostérols (qui réduisent le taux de « mauvais » cholestérol, ou LDL) et de fibres solubles, présents dans les fruits et légumes.

30 minutes par jour pour perdre du poids

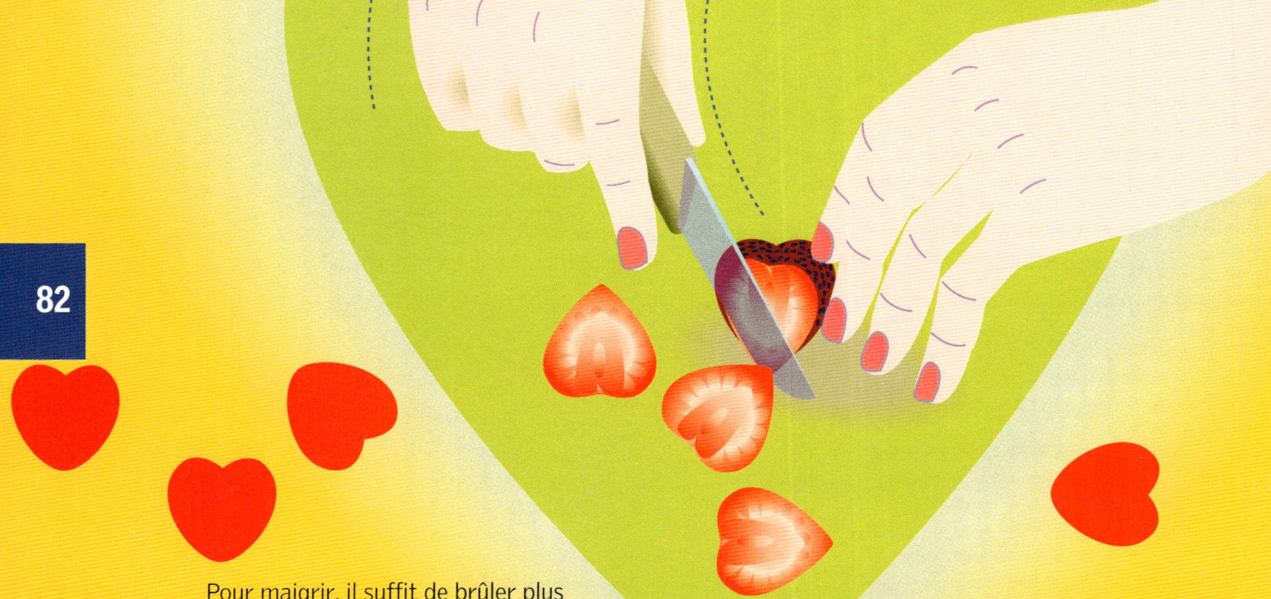

Pour maigrir, il suffit de brûler plus de calories que l'on n'en consomme. Si c'est si simple, pourquoi donc près d'un tiers des Français présentent-ils un surpoids ? Le stress, la fatigue, le manque de temps, la sédentarisation, les tentations font que beaucoup d'entre nous ont du mal à perdre les kilos superflus. Notre mode de vie nuit ainsi à notre propre équilibre.

En suivant le programme « 30 minutes par jour », vous mangerez les quantités appropriées et ferez l'exercice physique dont vous avez besoin. Vous découvrirez les méthodes de relaxation qui vous permettront de vous sentir mieux dans votre peau. Vous aurez les atouts en main pour engager les vrais changements auxquels vous aspirez.

Vouloir perdre du poids durablement est loin de se réduire à une question de régime alimentaire. Cela demande aussi des changements progressifs dans le mode de vie.

Qu'est-ce qu'une calorie ?

La calorie est une unité de mesure qui correspond à la quantité de chaleur nécessaire pour faire augmenter de 1 °C la température de 1 g d'eau. Les calories que nous consommons sont exprimées en kilocalories (ou kcal), 1 kilocalorie équivalant à 1 000 calories. L'étiquetage alimentaire utilise cette notation.

1 Ne mangez que ce dont vous avez besoin

La plupart des gens ne connaissent pas leurs réels besoins énergétiques, alors qu'ils connaissent leur poids et, parfois même, leur tension artérielle. Si nous savions précisément quelles quantités manger, nous n'aurions plus à nous embarrasser d'autres calculs.

VOUS ÊTES SÉDENTAIRE Vous avez besoin d'environ 28,6 kcal par kilo de poids. Par exemple, pour une femme de 68 kg, cela correspond à 1 950 kcal par jour. Un homme de 79,5 kg aura besoin d'à peu près 2 275 kcal par jour.

VOUS ÊTES UN PEU ACTIF (moins de trois séances d'exercice physique par semaine, mais vous êtes régulièrement debout et vous bougez souvent). Vous avez besoin de 31 kcal par kilo pour maintenir votre poids. Pour une femme de 68 kg, cela correspond à 2 100 kcal et, pour un homme de 79,5 kg, à 2 450 kcal.

VOUS ÊTES ACTIF (vous faites entre 30 minutes et 1 heure d'exercice physique au moins trois fois par semaine). Vous avez besoin de 33 kcal par kilo, soit 2 250 kcal pour une femme de 68 kg et 2 625 kcal pour un homme de 79,5 kg.

Pour perdre environ 200 g par semaine, ce qui constitue un objectif réaliste pour les personnes apportant de petites modifications dans leur mode de vie, il faut consommer 250 kcal de moins par jour. Ainsi, en troquant la glace au dessert contre un fruit, vous consommez déjà 125 kcal de moins. Il suffit d'une promenade d'un quart d'heure après le déjeuner et après le dîner pour brûler les 125 kcal restantes. Ou bien lavez la voiture, prenez l'escalier au lieu de l'ascenseur, ramassez les feuilles mortes...

2 Ne comptez plus les calories

Il devient vite déprimant de compter les calories. Quant à compter des grammes de lipides et de glucides, n'en parlons pas ! Optez pour une approche plus simple et moins stressante : utilisez votre bon sens, celui qui vous dit qu'il faut manger un peu moins et bouger un peu plus... Faites cela tous les jours et vous perdrez du poids. Il n'existe pas de meilleure façon pour maigrir sainement et durablement. Et les meilleurs aliments pour maigrir étant également les meilleurs pour avoir un cœur sain, l'équation est gagnante ! Voici quelques règles.

LAISSEZ-VOUS GUIDER PAR LES PORTIONS Utilisez le petit tableau de la page 101 pour vous guider et vous aider à déterminer la taille réelle des portions que vous consommez..

NE NÉGLIGEZ PAS LE PETIT DÉJEUNER Sans petit déjeuner, vous aurez tellement faim plus tard dans la matinée que vous serez tenté de manger n'importe quoi.

NE SAUTEZ AUCUN REPAS La raison principale pour laquelle on craque tard le soir, c'est qu'on ne mange pas assez durant la journée. Essayez de vous remplir le ventre d'abord avec les parties de votre repas les plus « amincissantes » : salade, légumes, bouillons. Gardez la viande et les féculents pour la fin.

BUVEZ DE L'EAU ET DU THÉ SANS SUCRE Une boisson sucrée par jour de moins (qu'il s'agisse d'une boisson gazeuse ou d'un simple café sucré) peut vous faire perdre environ 11 kg en 1 an.

TENEZ UN JOURNAL DE VOTRE ALIMENTATION PENDANT 1 SEMAINE Vous aurez une idée précise de ce que vous consommez réellement et pourrez déterminer les moments de la journée où vous mangez trop ou pas assez.

NE RESTEZ PAS SEUL Rejoignez un groupe afin de trouver le soutien nécessaire pour continuer. Impliquez votre famille et vos amis. Essayer de maigrir avec quelqu'un augmente les chances de réussir, surtout pendant les premières semaines, qui sont les plus dures.

NE MANGEZ PAS POUR DE MAUVAISES RAISONS Ne mangez pas par ennui, par habitude ou parce que vous êtes stressé. Il est étonnant de voir à quel point nous grignotons sans nous en rendre compte. Trouvez d'autres moyens de vous détendre. Le meilleur choix est une brève promenade suivie d'un verre d'eau glacée ou d'une tasse de thé sans sucre.

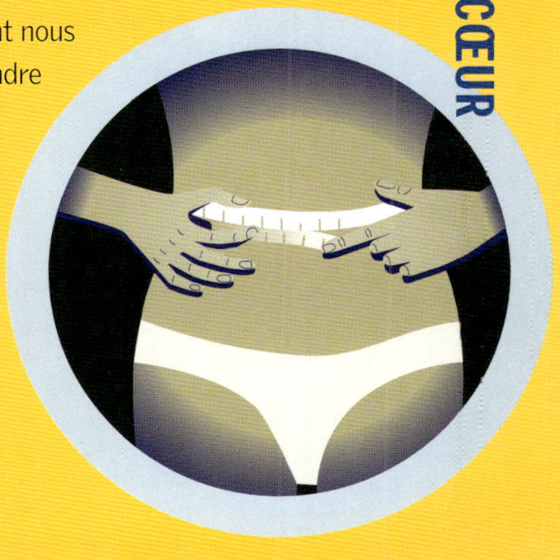

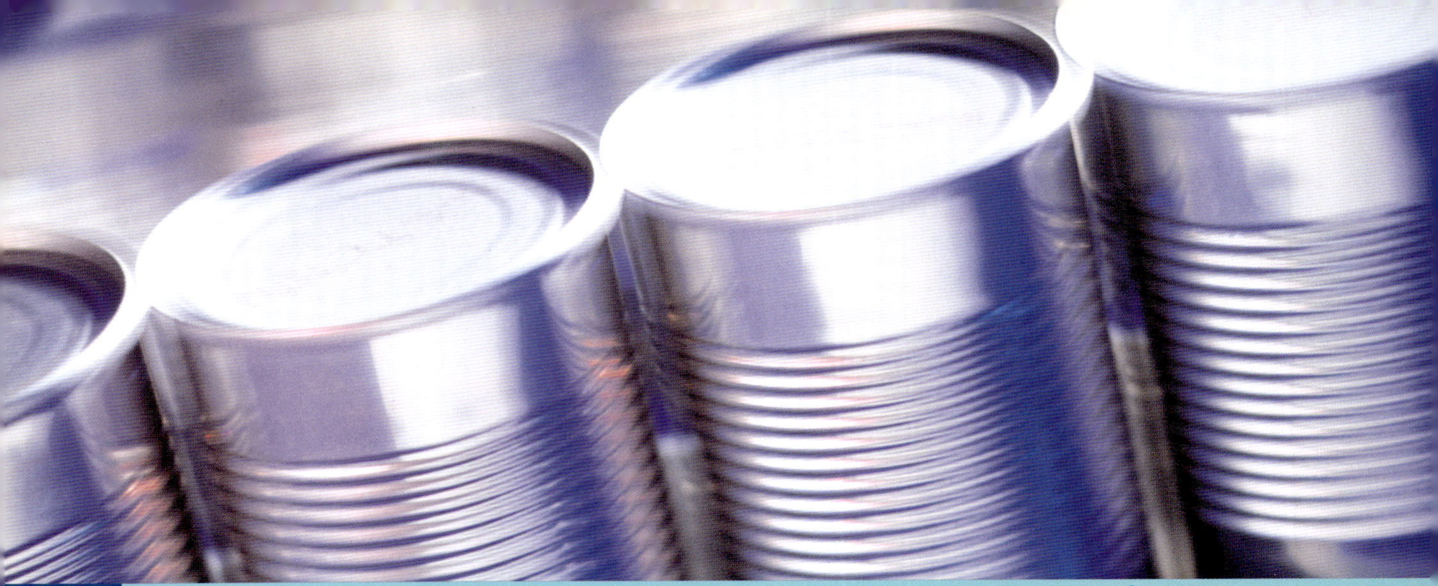

Le problème avec les aliments industriels, ce n'est pas ce qu'on y ajoute… mais surtout ce qu'on y détruit.

Tout est dans la fabrication

Sortez de votre placard des raviolis en boîte, de votre réfrigérateur un paquet de jambon et de votre congélateur un plat cuisiné. Lisez la liste des additifs alimentaires qui figurent sur les étiquettes. Faites le même exercice au supermarché avec n'importe quel aliment industriel. Presque tous comportent quelque chose qui n'était pas dans le produit initial. Ces ajouts sont peut-être sans danger à court terme, même si environ 1 % de la population présente des allergies ou des intolérances aux substances additives, mais ils ne sont certainement pas ceux dont notre corps a le plus besoin.

Personne n'aime l'idée de consommer des produits remplis de colorants et d'arômes artificiels, de gélifiants, de stabilisants et/ou de conservateurs. Pourtant, force est de constater que les aliments préparés font désormais partie intégrante de notre régime alimentaire. Les Français passent aujourd'hui en moyenne 35 minutes par jour dans leur cuisine à préparer les repas, contre près de 1 h 30 dans les années 1970. La progression de la consommation de surgelés et de plats préparés est constante, et 81 % des foyers possèdent un four à micro-ondes.

L'alimentation en chaîne

La majorité des aliments industriels sont concoctés dans des laboratoires du goût, par des chimistes alimentaires dont l'objectif principal est de donner à ces produits une date limite de consommation aussi lointaine que possible pour une saveur maximale. Fabriqués dans des usines ultrasophistiquées, les aliments sortent pour ainsi dire directement des chaînes de montage.

L'aspect et le goût des aliments sont améliorés par l'ajout d'édulcorants, de sel, d'arômes et de graisses artificiels, de conservateurs, de colorants et d'agents de texture. Les produits sont ensuite conditionnés dans des emballages étudiés pour vous séduire et mis en avant par des campagnes de marketing savamment orchestrées.

Mais le problème des produits industriels ne se réduit pas seulement à tous les additifs qu'on y ajoute, mais aussi aux substances que leur transformation détruit. Ils perdent ainsi des nutriments protecteurs comme les fibres solubles, les antioxydants et les « bonnes » graisses, et se chargent de substances qui mettent en danger votre système cardio-vasculaire, comme le sel, le sucre et les acides gras « trans ». Voilà pourquoi un régime alimentaire composé principalement de produits tout préparés est mauvais pour la santé.

Un des principes majeurs du programme « 30 minutes par jour » est de vous aider à remettre dans votre assiette des aliments complets, naturels et sans emballage attractif, sans pour autant vous obliger à passer des heures à faire les courses et à préparer les repas.

Le plan d'action

Arriver à adopter ce type de régime alimentaire est plus difficile qu'il n'y paraît. La plupart d'entre nous ont pris l'habitude de manger des aliments en conserve, sachet, carton... sans même y penser. Quoi de plus normal ? Les fabricants, intelligents, savent créer des produits commodes, faciles d'emploi et financièrement abordables. C'est bien sûr très tentant.

Pour la santé de votre cœur, vous devez prendre au sérieux les dangers que peut représenter la consommation de ces produits.

Les dangers sanitaires La technologie peut détériorer vos aliments

Parmi les aliments que nous consommons couramment, peu ont à voir avec leur état brut. Les poissons viennent souvent de fermes d'aquaculture (25 % des poissons consommés en France et 43 % dans le monde proviennent d'un élevage), les vaches sont nourries au grain plutôt qu'à l'herbe, de nombreuses variétés de fruits et légumes sont dépouillées de leurs fibres et nutriments. On y ajoute des doses dangereusement élevées de sel, de sucre et/ou de « mauvaises » graisses lors de leur transformation en conserves, jus de fruits, plats cuisinés... La technologie agroalimentaire moderne peut dégrader la qualité des aliments en :

- ajoutant des acides gras « trans » et saturés, dangereux pour le cœur ;
- ajoutant du sel, facteur d'hypertension ;
- ajoutant du sucre, qui augmente le glucose sanguin ;
- retirant des fibres naturelles ;
- retirant des vitamines, minéraux et antioxydants ;
- ajoutant des conservateurs, des arômes et colorants artificiels et des édulcorants comme l'aspartame ;
- introduisant une si grande quantité d'additifs que le risque d'allergie ou d'intolérance en est augmenté ;
- ajoutant des vitamines et des minéraux de bien médiocre qualité dans l'unique but d'« enrichir ».

Dans les usines alimentaires

Les produits alimentaires industriels subissent d'importantes transformations. C'est le cas de la plupart des aliments surgelés, en conserve, en bocaux, en emballages cartonnés ou en sachets, des pizzas surgelées aux paquets de chips en passant par les soupes en sachets, les sauces toutes prêtes et les confiseries. Pourtant, les produits préemballés ne sont pas tous à incriminer ! Le lait, par exemple, est simplement pasteurisé avant d'être conditionné, et il existe bien sûr des produits biologiques qui ne contiennent pas, ou peu, de traces d'additifs. En France, 70 % de ce que nous mangeons est d'origine industrielle. En règle générale, cela se limite à l'ajout d'additifs, ces ingrédients que l'on incorpore aux produits alimentaires afin notamment d'en augmenter la durée de conservation, d'en préserver ou d'en améliorer la consistance, la texture, le goût et l'odeur. Il existe plus de 3 000 additifs alimentaires autorisés aux États-Unis, 827 en Europe, mais 354 seulement en France. Ces additifs sont répartis en 25 familles (colorants, conservateurs, exhausteurs de goût, etc.).

Leur dénomination est constituée d'une lettre indiquant la provenance (« E » pour CE), suivie de 3 chiffres indiquant la catégorie principale (100 pour les colorants, 200 pour les conservateurs, 300 pour les antioxydants, 400 pour les agents de texture – émulsifiants, stabilisants, épaississants, gélifiants –, 500 pour les acides, 600 pour les exhausteurs de goût, 900 pour les édulcorants).

Il suffit d'examiner rapidement les étiquettes pour se rendre compte de la quantité incroyable d'additifs que nous ingérons. Les additifs ne sont pas tous des produits de synthèse. Certains sont naturels et, à l'instar du sel ou du vinaigre, utilisés depuis des millénaires. D'autres sont des produits naturels modifiés, comme les épaississants extraits de graines, de fruits et d'algues, les colorants ou les agents acidifiants comme l'acide tartrique extrait de fruits. En outre, certains additifs modernes, en ralentissant la prolifération bactérienne, jouent un rôle sanitaire important en limitant ainsi le nombre d'intoxications alimentaires. Mais l'industrie alimentaire est aujourd'hui dépendante de ces substances sans lesquelles

L'alimentation fonctionnelle **Les produits enrichis sont-ils meilleurs pour la santé ?**

Ces produits sont devenus quasiment incontournables, du jus d'orange enrichi en calcium au lait à la vitamine D, en passant par les œufs aux oméga-3... Mais en avons-nous vraiment besoin ?

La question se discute. S'il est vrai que les produits enrichis peuvent contribuer à pallier une consommation insuffisante de certains nutriments (due à divers facteurs sociaux ou culturels), ils ne peuvent égaler un régime alimentaire sain et équilibré. Voici ce qu'il faut savoir.

- Les aliments enrichis doivent être nutritifs à l'origine. Assurez-vous que leur composition est satisfaisante et considérez l'éventuel enrichissement comme un bonus. Choisissez par exemple des céréales pour le petit déjeuner parce qu'elles sont riches en fibres. Si, en plus, elles sont enrichies en vitamines et/ou minéraux, tant mieux, mais cela ne doit pas constituer un critère d'achat.

- Si vous mangez de façon saine et équilibrée, vous ne devriez pas avoir besoin de suppléments (sauf avis médical). Ce qu'il vous faut, ce sont des fibres, des « bonnes » graisses et des substances phytochimiques protectrices que contiennent les fruits et légumes... et qui n'existent pas sous forme de pilules !

la plupart des produits transformés ne pourraient pas être commercialisés, car trop insipides, d'un aspect peu engageant, d'une conservation limitée, d'une valeur nutritive souvent nulle…

Les additifs sont-ils dangereux ?

L'utilisation d'additifs alimentaires contribue parfois à nous donner de fausses idées sur ce que nous consommons. Ainsi des yaourts aux fruits : la quantité de fruits ajoutés est rarement suffisante pour leur conférer ce goût fruité jugé satisfaisant par le consommateur moyen. La perception « fruitée » nécessite la présence de conservateurs et d'arômes pour renforcer le goût du fruit, ainsi que de colorants pour en restituer la couleur.

Pour pouvoir figurer dans la composition d'un produit, un additif doit avoir été évalué par les autorités européennes de sécurité des aliments. Une « dose journalière admissible » (DJA) est également déterminée, afin d'assurer une « non-toxicité démontrable ».

Les avis quant aux effets de ces substances sur la santé divergent grandement. Certains additifs sont régulièrement pointés du doigt. En France, c'est le cas par exemple des sulfites, des dérivés du soufre qui conservent le vin et les alcools, que l'on rend coupables de crises respiratoires, nausées, migraines et qui seraient même, selon certains, cancérigènes.

Il est difficile aujourd'hui de consommer uniquement des produits qui n'ont pas été transformés d'une façon ou d'une autre et qui ne contiennent aucun produit chimique. Il est néanmoins possible de réduire sensiblement sa consommation d'additifs et autres substances potentiellement nocives pour la santé.

Voici les quatre plus dangereux additifs. Concentrez vos efforts sur eux et vous serez sur la bonne voie pour protéger votre cœur.

1 LES GRAISSES « TRANS » Un danger créé par l'homme

Les acides gras « trans » sont des graisses fantômes qui se cachent dans un grand nombre de viennoiseries, pâtisseries, voire dans la margarine solide que certains pensent être une saine alternative aux graisses saturées du beurre. Si le terme « hydrogéné » figure dans la liste des ingrédients d'un produit, vous saurez qu'il contient des acides gras « trans ». Le processus d'hydrogénation consiste en effet à convertir des huiles en graisses « trans ».

Depuis plusieurs années, les spécialistes dénoncent ces acides comme étant encore plus dangereux pour la santé que les graisses saturées. Selon différentes études, supprimer tous les acides gras « trans » de l'alimentation entraînerait une baisse de 20 % des décès causés par les maladies cardio-vasculaires. Malheureusement, les graisses « trans » sont partout : dans les gâteaux, les biscuits, les chips, les viennoiseries, les margarines et autres pâtes à tartiner, les poissons et viandes panés et autres produits frits préparés… Voici ce qu'il faut savoir.

EXPLICATIONS

■ **De quoi s'agit-il ?** Les graisses « trans » sont essentiellement produites durant l'hydrogénation industrielle, un processus chimique utilisé par les fabricants pour solidifier les huiles végétales. L'hydrogénation confère aux aliments une consistance plus crémeuse et contribue également à prolonger leur durée de vie. Mais cela modifie également leur configuration naturelle en produisant des acides gras « trans », nocifs pour l'organisme.

■ **Comment les acides gras « trans » attaquent-ils le cœur ?** Les acides gras « trans » font augmenter le taux de « mauvais » cholestérol (LDL) et baisser le taux de « bon » cholestérol (HDL).

En outre, il est possible que les graisses « trans » représentent également un danger pour le cœur en favorisant les inflammations et en rendant les cellules insulinorésistantes.

Enquête sur les étiquettes Il est courant de voir l'expression « acides gras trans » figurer sur la liste des ingrédients, mais ce n'est pas toujours aussi clair. Les acides gras « trans » peuvent se cacher sous des appellations telles que « matières grasses hydrogénées » ou « huiles végétales partiellement hydrogénées ». Essayez de les éviter.

Évidemment, au restaurant ou chez des amis, il est difficile de connaître la composition exacte de ce que vous mangez. Sachez cependant qu'il y a de grandes chances que vous trouviez ces éléments dans des aliments industriels comme les biscuits, les gâteaux, les viennoiseries, les fritures… Mais ce n'est pas si facile de les traquer : on en rencontre aussi dans des barres aux céréales diététiques et des plats végétariens.

La limite à ne pas dépasser Selon les nutritionnistes, la quantité de graisses « trans » ne devrait pas dépasser 2 % de l'apport calorique quotidien. Cela doit être un maximum : beaucoup d'entre eux militent aujourd'hui pour une consommation nulle.

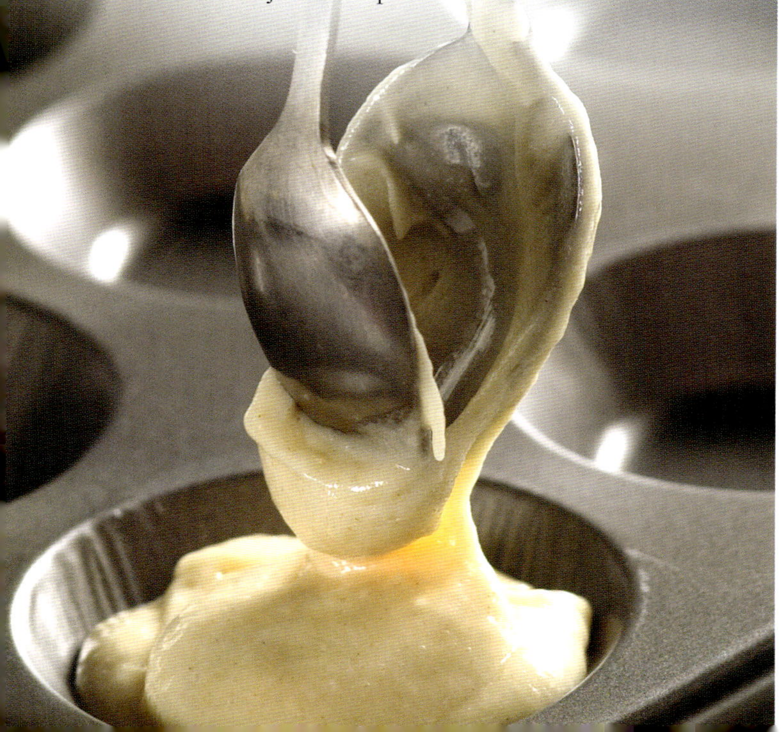

7 façons d'échapper au piège des graisses « trans »

1 Choisissez des margarines molles plutôt que solides et, surtout, optez pour les marques qui contiennent peu d'acides gras « trans » (lisez attentivement les étiquettes).

2 Utilisez de l'huile d'olive pour cuisiner vos plats.

3 Pour agrémenter vos salades, parsemez-les de noix, noisettes et graines diverses plutôt que d'y ajouter des lardons.

4 Au lieu d'un paquet de chips pour combler les petites faims, optez pour des raisins secs, des fruits à écale, du gâteau de riz, ou des bâtonnets de carotte...

5 Lorsque vous achetez des aliments industriels tels que biscuits, céréales ou desserts, privilégiez les versions allégées en matières grasses.

6 Évitez les frites dans les fast-foods ; optez plutôt pour une salade.

7 Autant que faire se peut, essayez de confectionner vous-même vos gâteaux, gaufres et autres pâtisseries au lieu de les acheter ou de prendre les préparations toutes faites, également remplies de graisses « trans ». Faites-en alors de grosses quantités afin de pouvoir les congeler. Vous trouverez la recette des gaufres aux fraises en page 260.

Faites vos gâteaux vous-même plutôt que d'utiliser une préparation avec des acides gras « trans ».

2 LES CÉRÉALES RAFFINÉES Dépouillées de leurs qualités nutritionnelles

Vous mangez régulièrement du pain blanc (baguette ou autre), des céréales sucrées, du riz blanc ou des pâtes blanches ? Vous utilisez de préférence du sucre blanc ? Dommage car, outre que les céréales complètes sont bien meilleures pour la santé du cœur, ces aliments raffinés sont dénaturés et n'apportent que des calories dites « vides », très pauvres en vitamines et oligoéléments, ces nutriments catalyseurs indispensables à une bonne assimilation.

En préférant la version raffinée à la version complète, vous augmentez les risques d'infarctus de 30 %. Commencez par faire vos courses avec plus de discernement. Regardez bien les étiquettes. Les produits raffinés ne jouent pas uniquement un rôle néfaste pour le système cardio-vasculaire, ils peuvent aussi provoquer hausse du taux de cholestérol, hypertension, insulino-résistance, diabète…, sans oublier les carences et surcharges responsables de nombreuses maladies.

Voici ce que l'on sait d'eux aujourd'hui.

6 façons d'adopter les céréales complètes

Votre objectif : une consommation de trois portions de céréales complètes par jour. Voici comment vous pouvez parvenir à éviter les céréales raffinées et les remplacer par de « bonnes céréales ».

1 Au petit déjeuner, optez pour les céréales riches en fibres : muesli, porridge, pétales de blé complet, Wheetos au blé complet, Weetabix…

2 Achetez du pain complet et non pas de la baguette, du pain de campagne blanc ou du pain de mie blanc.

3 Faites vos sandwichs avec du pain complet.

4 Élargissez votre répertoire et essayez le riz sauvage, le riz brun, le boulgour, le kamut…

5 Mettez du riz sauvage ou de l'orge dans vos soupes, salades et sautés.

6 Ajoutez du riz brun ou de la chapelure de pain complet à vos préparations de viande hachée pour leur donner plus de consistance.

EXPLICATIONS

■ **De quoi s'agit-il ?** Pour rendre les céréales plus faciles à consommer, l'industrie effectue un raffinage, qui consiste à enlever l'enveloppe des grains, pour n'en garder que le cœur. Le grain perd ainsi la couleur brune du son : il blanchit et, s'il est glacé, subit ensuite un enrobage de glucose et de talc. C'est ainsi qu'à partir de 27 kg de grains de blé, l'on obtient 20 kg de farine blanche.

Mais le processus de raffinage élimine le son de blé, riche en fibres, les vitamines B, le magnésium, le phosphore, le fer et le zinc, ainsi que le germe de blé, qui renferme également tous ces nutriments plus de la vitamine E et quelques protéines et lipides. Le son et le germe de blé contiennent 90 % des nutriments du grain.

■ **Comment les céréales raffinées attaquent-elles le cœur ?** Nombreuses sont les études qui montrent que les hommes et les femmes qui mangent suffisamment de céréales complètes (pain complet, porridge…) sont de 20 à 30 % moins victimes d'affections cardio-vasculaires. Ceux qui optent pour les grains raffinés font plus souvent des infarctus, présentent une insulinorésistance et souffrent d'hypertension.

Le taux de glucose sanguin augmente davantage et plus vite lorsque vous avez mangé une tranche de pain blanc que quand vous avez mangé du pain complet. Cela fait grimper le niveau d'insuline et entraîne une baisse du taux de « bon » cholestérol (HDL) ainsi qu'une hausse des triglycérides et de la tension artérielle. Cela favorise également le risque de déclencher un diabète de type II.

Lors d'une étude sur l'alimentation, des nutritionnistes ont mesuré le tour de taille de 459 personnes. Chez celles qui consommaient la plus grande proportion de céréales raffinées, ils ont constaté une « prise de taille » de 1,3 cm en 1 an. Or la graisse abdominale qui entoure les organes peut perturber leur fonctionnement.

■ **La limite à ne pas dépasser** Limitez autant que possible votre consommation de glucides raffinés. Il faut consommer au minimum trois portions de céréales complètes par jour, quand plus d'un adulte sur trois n'en mange même pas une !

■ **Enquête sur les étiquettes** Le blé complet ou une autre céréale complète devrait figurer en tête. Assurez-vous que les fibres représentent au moins 3 g pour 100 g.

■ **En évitant les céréales raffinées,** vous pourrez réduire le risque d'infarctus de 30 % et celui de syndrome métabolique de 33 %.

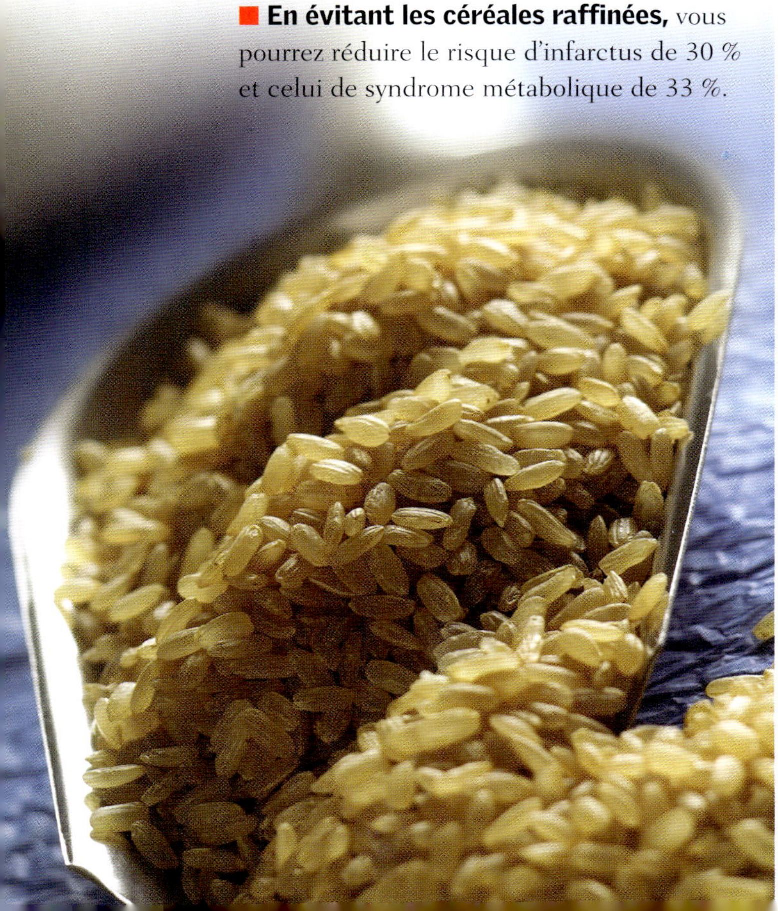

3 LE SEL
Plus de saveur... mais aussi plus de problèmes

Un peu de sel sur vos œufs brouillés le matin, une pincée sur votre salade verte à midi, quelques grains sur votre poulet rôti et vos pommes de terre au dîner... Au total, à peine une demi-cuillerée à café de sel. C'est peu. Pourtant, selon un rapport de l'Inserm, les Français consomment en moyenne 10 g de sel par jour, soit deux cuillerées à café, deux fois plus que la norme.

S'il est si difficile de réduire les apports en sel, c'est que les trois quarts du sel que nous consommons sont cachés dans les produits d'alimentation industriels. Il y en a même dans les céréales sucrées du matin !

On trouve également du sel dans les produits naturels comme le lait, le céleri ou la betterave. C'est une bonne chose car le sodium est indispensable à la vie. Il contribue à réguler la pression artérielle, à maintenir l'équilibre hydrique (régulation du niveau et de la quantité d'eau dans l'organisme), à assurer le bon fonctionnement des nerfs et des muscles (y compris le cœur). Chaque jour, nous devons aussi compenser les pertes de sodium liées aux sécrétions corporelles (sudation, larmes, lait maternel...).

Mais trop de sel peut s'avérer dangereux. Les études médicales tendent à démontrer qu'un excès de sel peut effectivement être nocif, notamment en provoquant une hypertension artérielle.

EXPLICATIONS

■ **De quoi s'agit-il ?** Depuis toujours, l'homme utilise le sel pour renforcer le goût des aliments, améliorer leur texture et prolonger leur durée de vie. Mais, aujourd'hui, les industriels ajoutent des millions de tonnes de sel par an à tous les types de denrées, du pain et des céréales pour le petit déjeuner aux plats cuisinés, du beurre à la margarine.

Les chercheurs pensent que le sel est une cause majeure d'hypertension et de maladies cardiaques.

Les aliments à l'état naturel contiennent environ 10 % de sel ; 15 % sont ajoutés lors de la cuisson ou à table ; près de 75 % sont incorporés lors de la transformation et du conditionnement alimentaires.

Comment le sel attaque-t-il le cœur ? L'organisme a besoin d'une concentration très précise de sodium. Tout excès pousse le corps à retenir l'eau dans les tissus afin de diluer le sel en trop dans le sang. Cela provoque une rétention de sodium et d'eau, augmentant le volume sanguin et générant l'hypertension.

Les os souffrent également d'un excès de sel, car celui-ci provoque une carence en calcium. Les os perdent de leur densité, le risque d'ostéoporose et de fractures s'accroît.

Selon l'Inserm, le sel serait responsable de plus de 75 000 accidents cardio-vasculaires et de 25 000 morts chaque année en France. Le besoin physiologique minimal de sel se situe autour de 2 g par jour, soit cinq fois moins que ce que nous consommons en moyenne. On estime que 30 à 60 % des personnes hypertendues feraient baisser leur tension en réduisant leur consommation de sel. Pour ce faire, il s'agit surtout de limiter la consommation d'aliments industriels et de manger au moins cinq portions de fruits et légumes par jour. Ces derniers constituent en effet une source naturelle de potassium, un excellent « antidote » au sodium.

La limite à ne pas dépasser La dose limite fixée par l'OMS est de 6 g de sel par jour pour un jeune adulte ne souffrant d'aucun trouble cardio-vasculaire. Mais la dose journalière recommandée est de 2 g, surtout en cas d'hypertension, de cholestérol et de tout autre trouble cardiaque.

7 façons de couper court au sel

Vous n'imaginez pas pouvoir vous passer de sel ? Détrompez-vous ! Il existe de nombreuses astuces pour réguler en douceur votre consommation. Au bout de 1 ou 2 semaines, vous verrez, cela ne vous manquera plus du tout.

1 Réduisez la quantité de sel que vous ajoutez en cuisinant. Pour vous faciliter la tâche, utilisez simplement du gros sel : une cuillerée de gros sel pèse moins lourd qu'une cuillerée de sel fin.

2 Enlevez la salière de la table. Si vous ne la voyez pas, vous ne penserez peut-être pas à resaler les plats.

3 Assaisonnez vos plats autrement : pensez aux herbes aromatiques, au poivre, au jus de citron, à la moutarde... mais aussi aux épices comme la coriandre, le cumin ou les graines de fenouil pour aromatiser vos poissons.

4 Choisissez les versions « sans sucre et sel ajoutés » des conserves comme les haricots rouges, les pois chiches et le maïs. Si vous n'en trouvez pas, rincez bien le contenu avant utilisation pour enlever au moins un peu de sel.

5 Les plats cuisinés, les soupes et les sauces toutes faites contiennent souvent un pourcentage de sel élevé. Mieux vaut les confectionner vous-même. Préparez de grosses quantités et congelez-en une partie.

6 Pour l'apéritif, essayez les cacahuètes et les chips non salées ou à teneur en sel réduite.

7 Au lieu de saler systématiquement vos légumes cuits, citronnez-les.

Beaucoup d'aliments contiennent du sel caché. Un excès de sel peut provoquer une hypertension.

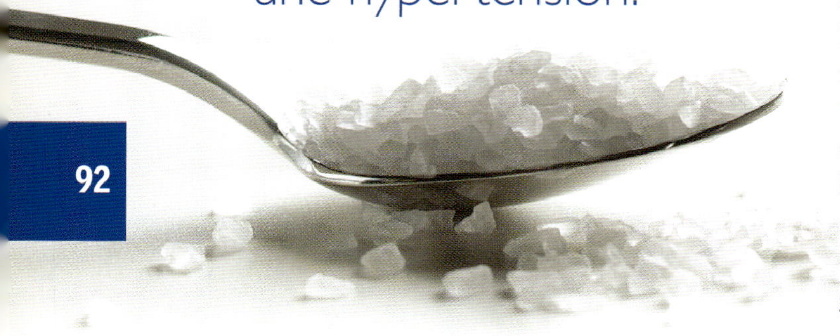

■ **Enquête sur les étiquettes** Il n'existe pas de législation régissant la teneur en sel dans l'alimentation, sauf pour les denrées spécifiques (laits maternisés ou aliments destinés aux hôpitaux). Une étiquette « teneur réduite en sel » ne veut pas nécessairement dire que le produit contient peu de sel, mais juste qu'il y en a 25 % de moins que dans un produit comparable. Retenez que les aliments qui renferment plus de 0,5 g de sodium (c'est-à-dire 1,25 g de sel) pour 100 g sont riches en sel. Les aliments contenant moins de 0,1 g de sodium (0,25 g de sel) pour 100 g sont pauvres en sel. Il se peut que le sodium figure en milligrammes (1 g = 1 000 mg).

■ **Ce que vous gagnez en réduisant le sel** Rien qu'en diminuant votre consommation journalière de sodium de 0,3 g (soit environ 25 g de fromage), vous pourrez réduire votre pression artérielle systolique (valeur de la pression au moment de la contraction du cœur) de 2 à 4 points, et la pression diastolique (valeur de la pression au moment de la décontraction du cœur) de 1 à 2 points.

4 LES SUCRES AJOUTÉS Des douceurs chèrement payées

Concernant le sucre, la plus grande confusion règne, sans doute parce que les médecins parlent de « sucre » pour désigner le glucose nécessaire à nos cellules. Le glucose (et non pas le sucre) est le carburant qui permet à nos cellules de produire de l'énergie (muscles et cerveau, notamment, en consomment beaucoup). Il provient des glucides que nous ingérons. Ces glucides, qui devraient constituer 55 à 60 % de notre ration quotidienne, se trouvent dans les légumes, les fruits, les céréales complètes et les légumineuses (lentilles, fèves, pois chiches, haricots…). Notre organisme n'a pas besoin d'autres glucides ni d'autres sucres que ceux-là.

Le sucre blanc, consommé avec une très grande modération, dans le cadre d'un régime sain et équilibré, ferait peu de dégâts. Hélas, à raison de plusieurs kilos par habitant et par an, ce sucre-là favorise de nombreuses maladies. Caries et diabète ? Certes, mais certains chercheurs le relient aussi aux troubles cardio-vasculaires, à l'ostéoporose, aux inflammations intestinales chroniques, à la baisse des défenses immunitaires et à certains cancers.

En plus du sucre qu'elle ajoute aux plats préparés et aux conserves, l'industrie agroalimentaire a créé nombre de produits qui devraient être bannis de notre régime : sodas, bonbons, biscuits, barres chocolatées, yaourts sucrés, glaces, pâtes à tartiner, etc. Le sucre, caché ou non, est partout ! En Europe, nous consommons actuellement 100 g de ces sucres par jour, c'est-à-dire le double de ce qui est recommandé par l'OMS.

EXPLICATIONS

■ **De quoi s'agit-il ?** Ce sont tous les sucres que l'on ajoute aux aliments, qu'ils s'appellent glucose, fructose, maltose, amidon, sucre inverti, galactose, saccharose, sorbitol ou

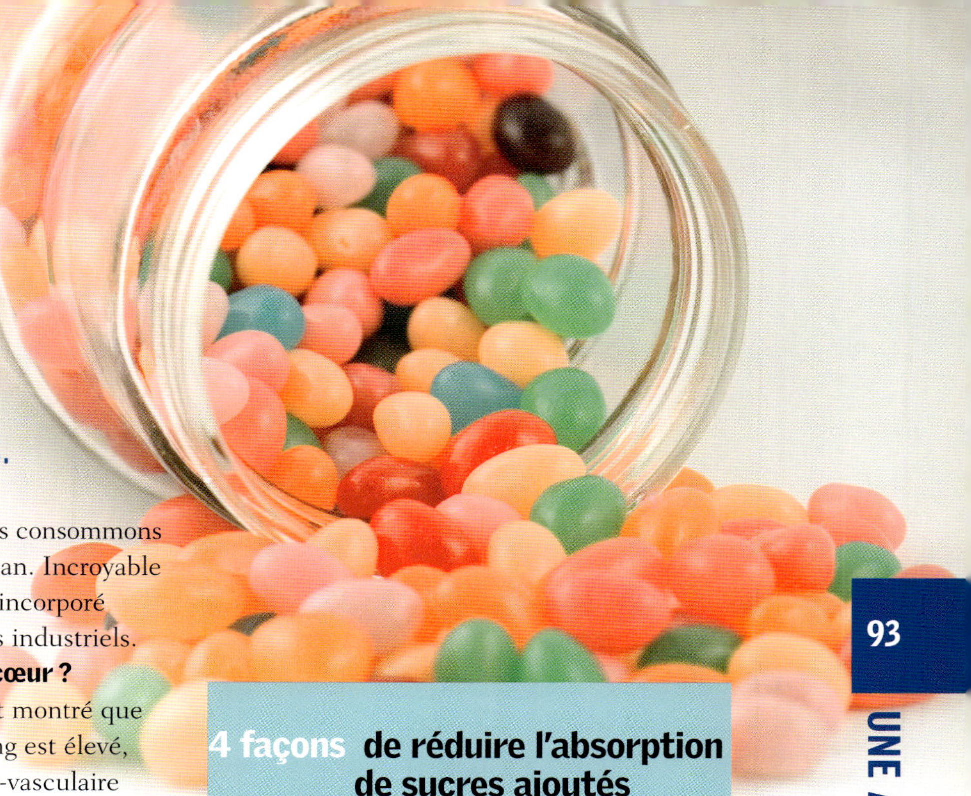

Un excès de sucre peut favoriser le diabète et les maladies cardio-vasculaires.

maltodextrine… En France, nous consommons en moyenne 34 kg de sucre par an. Incroyable mais vrai : 80 % de ce sucre est incorporé dans les boissons et les aliments industriels.

Comment attaquent-ils le cœur ? Différentes études cliniques ont montré que plus le taux de sucre dans le sang est élevé, plus le risque de maladie cardio-vasculaire est également élevé. La raison en est surtout le surpoids, une conséquence directe. C'est un cercle vicieux : qui dit surpoids dit aussi risque accru de diabète (80 % des diabétiques sont en surpoids) et qui dit diabète dit risque accru de maladie cardio-vasculaire…

La limite à ne pas dépasser L'OMS recommande de limiter l'ingestion de sucres ajoutés à 10 % de la quantité totale de calories absorbées quotidiennement, soit environ 50 g pour la majorité des femmes et 70 g pour les hommes. Pour vous donner une idée, un morceau de sucre équivaut à 5 g, un pain au chocolat correspond à 6 morceaux de sucre (30 g), un soda à 5 morceaux (25 g).

Enquête sur les étiquettes Les sucres figurent sur les étiquettes sous l'intitulé « glucides ». Si vous y trouvez plus de 10 g de sucre pour 100 g de produit, c'est beaucoup.

Ce que vous gagnerez en réduisant les sucres ajoutés En détournant les sucres ajoutés de votre alimentation, vous réduirez votre glycémie, votre taux d'insuline et de triglycérides. Il vous sera également plus facile de perdre du poids.

4 façons de réduire l'absorption de sucres ajoutés

Voici quelques conseils pour éviter une surconsommation de sucres ajoutés.

1 Si vous avez besoin de saveurs sucrées, optez pour le naturel, comme les fruits, qu'ils soient frais, surgelés, en conserve ou secs (le tout sans sucres ajoutés !). Les fruits vous apporteront en plus fibres, vitamines, minéraux et antioxydants.

2 Limitez le sucre liquide sous forme de boissons gazeuses ou de jus de fruits industriels. Essayez plutôt une version maison toute simple : de l'eau gazeuse avec un zeste de citron ou d'orange.

3 N'oubliez pas vos lunettes pour faire vos courses ! Il y a tellement de produits qui contiennent des sucres ajoutés que vous aurez besoin de bien lire les étiquettes pour choisir les marques les moins sucrées.

4 Essayez de réduire (ou de supprimer) la quantité de sucre que vous mettez sur vos céréales, dans votre yaourt, votre thé ou votre café. Vous verrez, au bout de quelques jours, vous vous serez fait au goût. Qui sait, vous finirez peut-être même par préférer le café sans sucre !

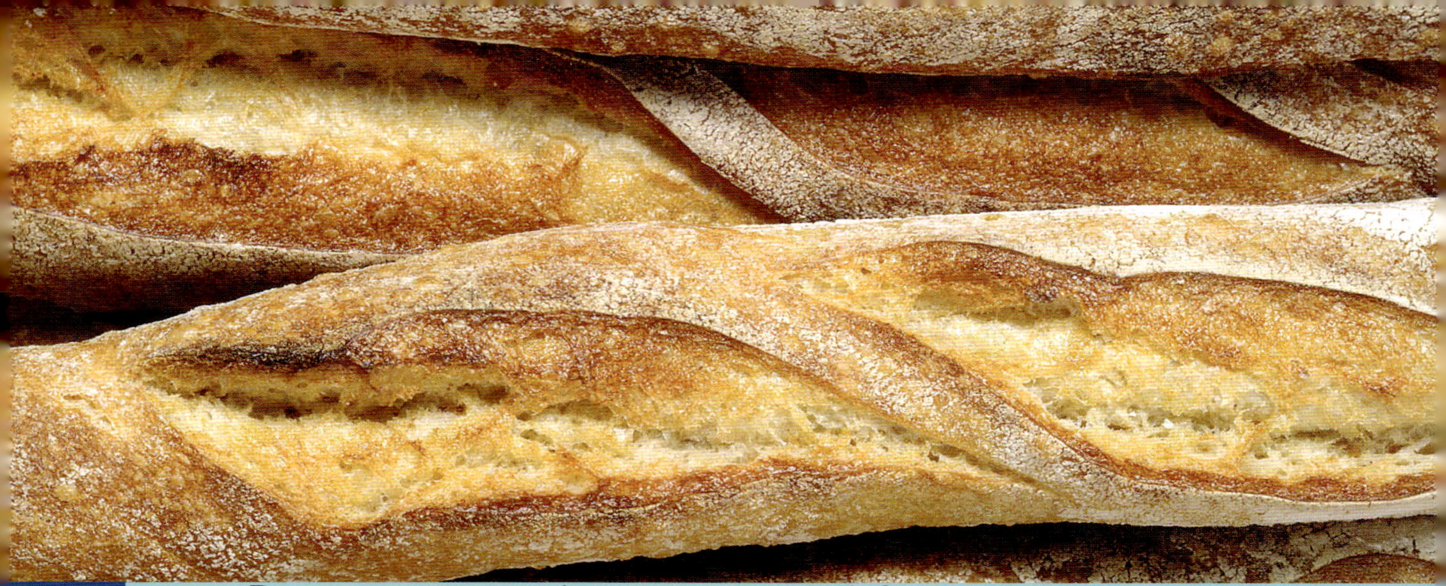

Pour rester en bonne santé, il faut une alimentation saine et équilibrée, contenant des glucides.

Glucides : toute la vérité

Le régime *low-carb* (pauvre en glucides), popularisé aux États-Unis dans les années 1970, notamment grâce au régime Atkins, est toujours en vogue. Un nouveau vocabulaire nutritionnel est apparu, comme *net-carb*, *impact-carb*, *fit-carb*, qui signifient tous « glucides nets » en français (*carb* étant l'abréviation du terme anglais *carbohydrates*, glucides). L'Europe n'a pas échappé à cette vogue, relayée par les médias français.

Pourtant, ce type de régime, qui consiste à réduire au minimum toutes les sources de glucides (pain, céréales, légumes et fruits inclus), est en totale contradiction avec les recommandations officielles, notamment celles de l'OMS. Les spécialistes s'accordent en général pour dire qu'il faut une alimentation saine et équilibrée pour rester en bonne santé, ce qui veut dire qu'au moins 55 % de l'apport énergétique quotidien provient de sources différentes de glucides. Pour perdre du poids, l'Afssa (Agence française de sécurité sanitaire des aliments) préconise une alimentation riche en glucides complexes et pauvre en graisses, associée à une activité physique régulière.

La mode des régimes pauvres en glucides a connu un succès extraordinaire. Des millions d'Européens ont suivi le régime Atkins, contre l'avis de leur médecin, préférant visiblement imiter les « people », parmi lesquels celui-ci a de nombreux adeptes. Pourquoi un tel succès ? Atkins et ses confrères promettent une perte de poids facile et rapide, grâce à une glycémie réduite et plus stable. Si la consommation de glucides est très limitée, celle des lipides et des protéines ne l'est pas du tout : beurre, fromage, viande, poisson, œufs, mayonnaise… rien de tout cela n'est interdit !

Il est difficile de critiquer les régimes *low-carb* lorsqu'ils prônent une stricte limitation des glucides raffinés. Le problème est que ces régimes excluent tous les glucides, y compris les « bons ».

En défendant les fruits, les légumes et les céréales complètes, le *low-carb* prive le système cardio-vasculaire de substances dont il a besoin chaque jour : fibres solubles, vitamines, minéraux et antioxydants. De plus, en les remplaçant par de grandes quantités de graisses saturées, il met sérieusement la santé du cœur et la tension artérielle en péril.

Les études ont montré qu'à long terme un régime modéré en glucides, incluant céréales complètes, fruits et légumes, donnait d'aussi bons – sinon de meilleurs – résultats qu'un régime *low-carb* en termes de perte de poids. Quant aux produits industriels estampillés *low-carb*, il ne faut pas perdre de vue qu'une barre chocolatée, même estimée à 2 *net-carb* (glucides nets), reste une barre chocolatée riche en calories. Vous n'échapperez donc pas à cette équation universelle : trop de calories = prise de poids.

Mythes et réalités

Les régimes fondés sur une consommation limitée de glucides partent de la même base : les glucides créent une hausse de la glycémie parce qu'ils fournissent une importante quantité de glucose, le carburant préféré de l'organisme. Lorsque le taux de glucose monte, le pancréas sécrète de l'insuline, ce qui conduit les cellules à stocker du sucre.

Les tenants du *low-carb* avancent qu'une alimentation pauvre en glucides facilite la perte de poids parce qu'un taux de glycémie bas et constant régule la sensation de faim.

Nouveau glossaire des glucides

Le vocabulaire des glucides n'est pas toujours simple. Glucides, sucres ou hydrates de carbone, ils se voient réserver des appellations plus détaillées par les nutritionnistes et les industriels.

■ **Glucides** Les glucides constituent l'un des trois grands composants de notre alimentation, les deux autres étant les lipides (graisses) et les protéines. Parmi les glucides que nous consommons, on trouve les amidons, les sucres et les fibres.

■ **Glucides complexes** Ce sont des glucides dont la composition est plus complexe. Ils sont assimilés et transformés plus lentement par l'organisme, car ils doivent d'abord être décomposés en sucres simples (c'est pour cela qu'on les nomme aussi sucres lents). Certains glucides complexes sont digestibles (amidons), d'autres non (fibres alimentaires ou cellulose). Les glucides complexes, dans leur forme naturelle, sont parmi les aliments les plus sains. C'est une combinaison gagnante : digestion longue et richesse en nutriments. Les nutritionnistes les appellent souvent les « bons » glucides.

■ **Glucides simples** Ce sont des glucides constitués d'une seule molécule (glucose, fructose, galactose) ou de deux molécules (saccharose, lactose, maltose). Ils sont assimilés rapidement et passent directement dans le sang. Certains produits contiennent naturellement des glucides simples, mais la majorité provient de l'industrie. Durant le processus de simplification des glucides, les fibres, les graisses végétales et les nutriments sont souvent éliminés, ce qui explique une baisse considérable de leur valeur nutritive. On les appelle donc parfois les « mauvais » glucides.

■ **Glucides nets** Il s'agit d'un concept récent, né avec les régimes *low-carb*. Les glucides nets *(net-carb)* sont les glucides complexes, sans leurs fibres et certains de leurs édulcorants naturels. Les glucides nets affecteraient la glycémie, bien que la plupart des nutritionnistes considèrent ce concept comme fantaisiste et sans intérêt.

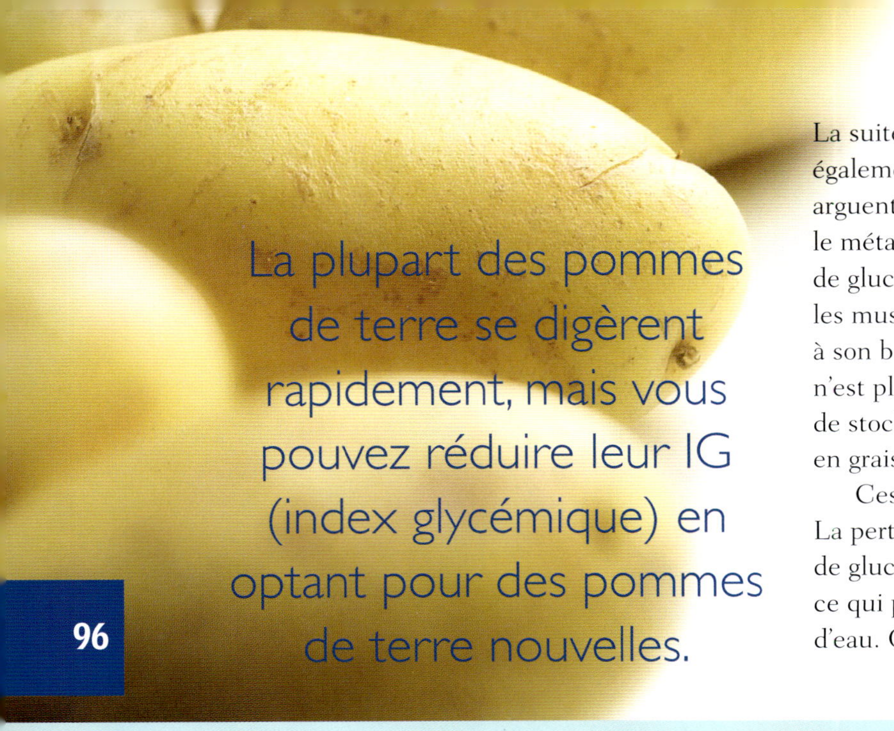

La plupart des pommes de terre se digèrent rapidement, mais vous pouvez réduire leur IG (index glycémique) en optant pour des pommes de terre nouvelles.

La suite de la théorie *low-carb* reste également sujette à polémique. Ses partisans arguent que de tels régimes modifient aussi le métabolisme : l'organisme, en manque de glucides, se tournerait vers la graisse et les muscles pour produire l'énergie nécessaire à son bon fonctionnement, l'idée étant qu'il n'est plus possible ainsi à l'organisme de stocker les calories et de les transformer en graisse. Est-ce vraiment le cas ?

Ces régimes marchent… au début. La perte de poids est rapide car la restriction de glucides vide les réserves de glycogène, ce qui provoque une grande élimination d'eau. On perd donc surtout de l'eau.

Les subtilités de l'index glycémique

L'index glycémique (IG) classe les glucides selon leurs effets sur le taux de glucose dans le sang. Les glucides rapidement absorbés par l'organisme ont l'IG le plus élevé. Ceux qui sont absorbés lentement ont un IG bas. Consommer des glucides à IG bas peut faire baisser le taux de « mauvais » cholestérol (LDL) et augmenter le taux de « bon » cholestérol (HDL), mais cela peut aussi aider à perdre du poids et à réduire le risque de diabète, de maladies cardio-vasculaires et même de certains cancers.

Le calcul de l'index glycémique des différents aliments donne des résultats assez étonnants. Les carottes cuites, par exemple, possèdent un IG beaucoup plus élevé que celui du quatre-quarts (85 contre 54). De plus, l'IG d'un aliment ne suffit pas à lui seul à déterminer son impact sur le taux de glucose. Il faut aussi prendre en compte la façon de le préparer, sa cuisson, la quantité consommée, la présence d'autres aliments ingérés en même temps (les lipides et les protéines tendant à ralentir l'absorption des glucides).

Cela semble bien compliqué et peu pratique à mettre en œuvre. Suivez donc ces quelques conseils.

- Au petit déjeuner, mangez des céréales à base d'avoine, d'orge et de son, ainsi que du pain complet.
- Optez pour des fruits entiers (sauf banane, melon et ananas) plutôt que pour des jus de fruits.
- Mangez de grandes quantités de légumes et de légumineuses (lentilles, pois chiches et haricots secs).
- La plupart des pommes de terre se digèrent rapidement, mais vous pouvez réduire leur IG en optant pour des pommes de terre nouvelles (IG moyen) ou des patates douces.
- Les pâtes, à condition qu'elles soient cuites *al dente* ou intégrales, possèdent un IG bas (35 et 30).
- La présence de vinaigre peut réduire considérablement l'IG d'un repas.
- Ajoutez un peu de lipides et de protéines. Par exemple, si vous grignotez des carottes, ajoutez un peu de beurre de cacahuètes.

Pour en savoir plus sur l'index glycémique, consultez le site de l'Eufic (Conseil européen d'information sur l'alimentation) : www.eufic.org (rubrique « Nutrition », sous-rubrique « Hydrates de carbone »).

De nombreux nutritionnistes soulignent cependant que ce type de perte de poids suit simplement la règle numéro un en matière d'alimentation : si vous consommez moins de calories, vous perdrez du poids. En brûlant, les graisses génèrent des substances appelées cétones. Or, lorsqu'on adopte une alimentation pauvre en glucides, on produit davantage de cétones, ce qui peut diminuer l'appétit. Néanmoins, un taux élevé constant de cétones finit par épuiser les stocks osseux de minéraux, entraînant une fragilisation des os. Voici ce que l'on sait d'autre.

Ce qui a été démontré

De nombreuses études ont cherché à comparer les résultats de régimes pauvres en glucides avec d'autres régimes, notamment ceux qui sont pauvres en graisses. Il a été démontré qu'en termes de perte de poids, sur une durée de 6 mois, les deux types de régimes se valaient. Néanmoins, les promesses du régime *low-carb* concernant un changement métabolique ne semblent pas viables, surtout à long terme. Une expérience a été menée aux États-Unis sur un échantillon de 2 681 personnes ayant perdu du poids avec succès, puis ayant réussi à maintenir une perte de poids d'au moins 13,5 kg durant 1 an ou plus. Seulement 1 % d'entre elles avaient suivi un régime pauvre en glucides...

Très peu de glucides, trop de lipides

Le régime du Dr Atkins, le plus ancien des régimes *low-carb*, ne permet que 20 g de glucides par jour dans sa phase d'attaque, ce qui écarte la plupart des céréales, fruits, pommes de terre et autres légumes riches en amidon, le riz et les pâtes. Parallèlement, de grandes quantités de viande (bœuf, porc, poulet), d'œufs et de beurre sont autorisées. Ces graisses saturées contribuent à menacer le cœur en faisant augmenter le taux de cholestérol LDL, alors même que l'organisme est privé des antioxydants qui protègent les artères. Ces régimes pauvres en glucides sont aussi riches en protéines, ce qui constitue une menace pour les personnes atteintes de diabète, les protéines superflues devant être éliminées par les reins.

Peu de glucides ne veut pas dire peu de calories

Beaucoup de produits spécialement conçus pour être pauvres en glucides sapent les efforts d'un régime parce qu'ils renferment autant – sinon plus – de calories que leurs versions courantes. Nombreux sont ceux qui contiennent également plus de graisses. Un produit « sans sucre » ou « à teneur réduite en glucides » ne fait donc pas nécessairement maigrir. Souvenez-vous que, pour « alléger » un produit, le fabricant doit ajouter d'autres substances pour préserver le goût, la texture et le volume.

Un en-cas *low-carb* reste un en-cas

De même, ne pensez pas que manger un produit étiqueté « pauvre en glucides » soit un meilleur choix diététique qu'un fruit. Vous aurez doublement tort : vous priverez votre corps de nombre de nutriments et de fibres bons pour le cœur et vous consommerez trop de calories « vides ».

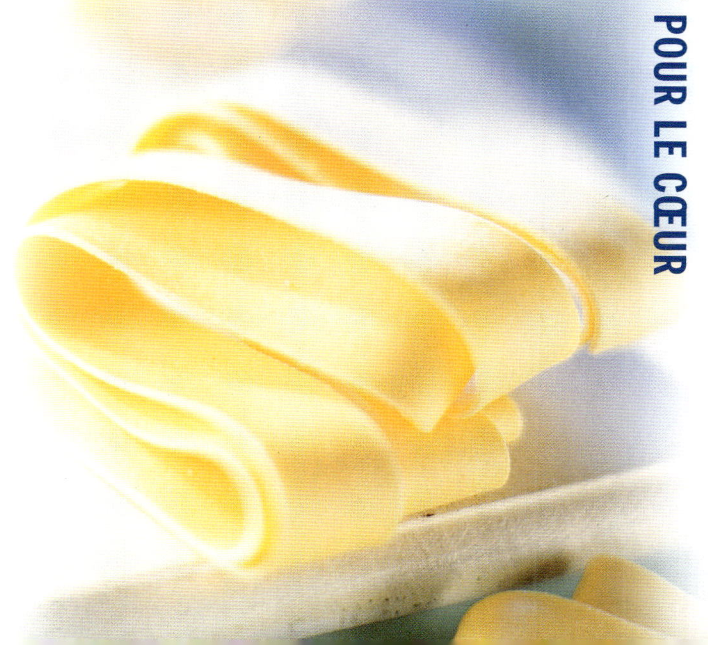

Voici un exemple : pour arriver à 40 g de glucides par jour, vous pouvez manger une pomme, une banane et une tranche de pain complet. Cela équivaut à 200 kcal et, en prime, fournit force antioxydants, vitamines et minéraux. Si vous choisissez de prendre ces 40 g de glucides par le biais d'un produit « allégé en glucides », vous pouvez vous retrouver avec trois fois plus de calories et très peu de nutriments.

Tout sur les glucides

Les glucides raffinés – bonbons, pain blanc et riz blanc, par exemple – ont été dépouillés de tous les bons nutriments qui ralentissent la digestion, en sorte qu'ils font augmenter le glucose dans le sang. Dès lors, le pancréas sécrète de l'insuline afin d'aider les cellules à absorber l'excès de sucre. Ce surplus d'insuline favorise l'augmentation du cholestérol, le surpoids et l'obésité.

De nombreuses études ont mis en évidence que le fait de consommer beaucoup de glucides raffinés accroît considérablement le risque de maladies cardio-vasculaires. En augmentant le taux de triglycérides et en réduisant le taux de « bon » cholestérol (HDL), leur consommation en grande quantité pourrait favoriser l'hypertension et l'artérite.

Parmi les théories plus ou moins fantaisistes sur les régimes pauvres en glucides se cache une vérité importante : manger des lipides et des protéines est essentiel. Ensemble, ils contribuent à stabiliser le taux de glucose sanguin, ce qui régule la faim. Les « bonnes » graisses ne font pas augmenter le cholestérol LDL mais empêchent le taux de cholestérol HDL de baisser (ce qui est l'un des dangers des régimes pauvres en graisses). Les sources de protéines contenant peu de graisses saturées, comme le bœuf maigre, le poulet ou les œufs, fournissent des nutriments et des acides aminés qui protègent le cœur, en nourrissant notamment les cellules cardiaques.

Le plan « 30 minutes par jour »

Notre programme nutritionnel vous permettra d'inclure dans votre alimentation des « bonnes » graisses, des protéines et des « bons » glucides à chaque repas.

Les « bons » glucides – les fruits, les légumes et les céréales complètes – aident à conserver un cœur solide. Les études ont montré que, pour 10 g de fibres provenant de fruits par jour, le risque de développer une maladie cardiaque est réduit de 30 %. Pour 10 g de fibres provenant d'une céréale, le risque est réduit de 12 %.

C'est un bénéfice majeur, au regard de la quantité d'aliments. Pour ingérer 10 g de fibres dans la journée, il suffit de manger une pomme, une poire et deux abricots séchés, ou bien encore un bol de flocons de son et une tranche de pain complet. N'oubliez pas les légumes : aucune contre-indication et que des bienfaits !

Les fruits et légumes regorgent de substances qui aident le cœur à se maintenir en forme : des fibres pour réduire le cholestérol et le risque de caillots sanguins, des anti-oxydants, du potassium, qui réduit la tension artérielle, des folates et de la vitamine B6, nutriments qui contribuent tous à abaisser le taux d'homocystéine, un acide aminé qui peut endommager les parois des artères et précipiter la formation de caillots.

Les « bons » glucides peuvent également vous aider à contrôler votre poids. Les fibres que renferment les glucides complexes prolongent la sensation de satiété (elles retiennent l'eau plus longtemps dans le système digestif) ainsi que le temps de digestion et permettent d'éliminer des calories au lieu de les absorber.

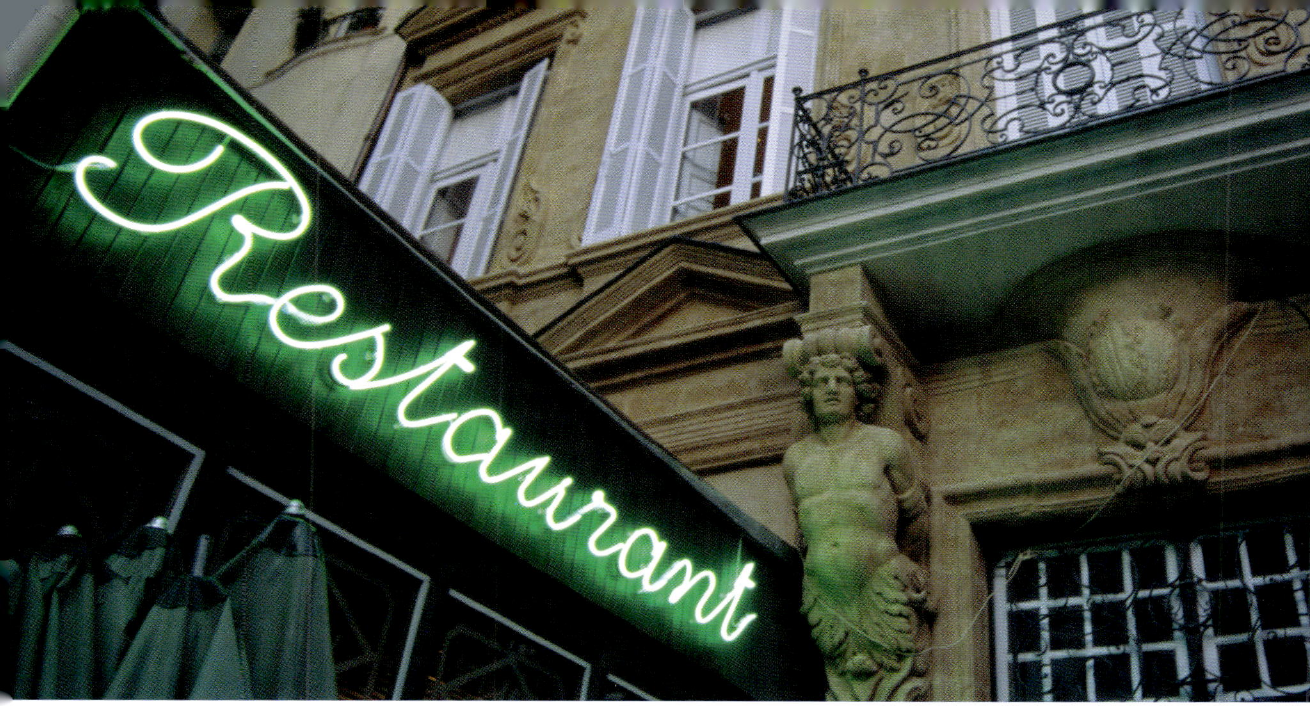

Qu'est-ce qu'une bonne portion ?

La suralimentation est la principale responsable de la véritable épidémie de surpoids dans les pays occidentaux. D'ailleurs, la plupart d'entre nous seraient bien incapables de définir ce qu'est une « bonne » portion, saine et équilibrée. Les parts dans les restaurants et les supermarchés sont devenues de plus en plus imposantes… Et, sans s'en rendre compte, la majorité des gens se sont habitués à manger plus.

Nous confondons quantités et calories

Les aliments de la restauration rapide sont, pour la plupart, extrêmement riches en calories, et il suffit souvent d'une petite quantité pour dépasser en un seul repas l'apport énergétique quotidien conseillé. Cuisinés maison, ces mêmes plats sont beaucoup moins caloriques. De plus, ceux – et ils sont nombreux – qui pensent que la meilleure méthode pour perdre du poids est de manger certains aliments et pas d'autres se trompent. Ce sont surtout les quantités qu'il faut surveiller ! Le nombre de calories ingérées, en effet, pèse sur la balance…

Nous finissons toujours notre assiette

Il fut un temps où l'on nous apprenait qu'il fallait manger tout ce qui se trouvait dans notre assiette, qu'on ait faim ou non. À l'époque où les portions servies étaient petites, cela ne posait pas de problème nutritionnel, mais ce n'est plus le cas aujourd'hui. En moyenne, les portions servies aux États-Unis sont 25 % plus grosses qu'en Europe, mais les portions européennes augmentent aussi. Les produits affichent 15 ou 30 % « gratuit », soit une plus grosse

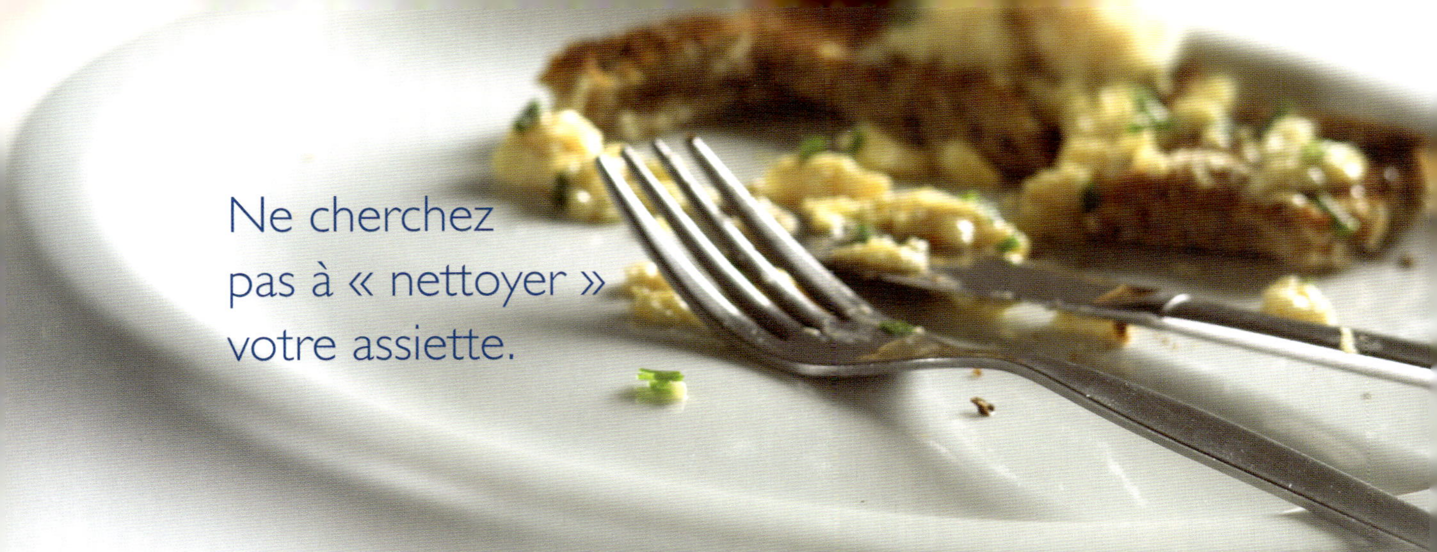

Ne cherchez pas à « nettoyer » votre assiette.

quantité achetée pour le même prix. Résultat : nous mettons aussi ce pourcentage « en plus » dans nos assiettes. En 20 ans, la bouteille individuelle standard est passée de 25 à 50 cl, les barres chocolatées sont 25 % plus grandes, au cinéma la taille des portions de pop-corn a doublé.

Un mauvais calcul Revenir du supermarché avec 30 % de produits en plus pour le même prix n'est pas nécessairement bon, ni pour votre tour de taille ni pour votre santé !

Selon le Fonds mondial de recherche contre le cancer (FMRC), l'industrie alimentaire, en commercialisant des portions de plus en plus grosses, contribue à favoriser l'obésité. La Commission européenne souligne également, dans un récent rapport sur l'alimentation, l'importance de « réduire la taille des portions ». Ces appels commencent à se faire entendre. L'Association nationale des industries alimentaires en France (Ania) s'est engagée à « présenter des portions raisonnables au consommateur ». C'est un point qui figure clairement dans le nouveau programme national Nutrition Santé de la France (2007-2010), où l'industrie agroalimentaire est invitée à « améliorer la qualité de l'offre en s'engageant sur une réduction du sel, du gras et de la taille des portions ».

La majorité des régimes à succès en témoignent : c'est en diminuant la taille des portions qu'on parvient à maigrir.

De la réduction des portions

Voici comment réduire les portions tout en mangeant à satiété.

Patientez 10 minutes Votre estomac a besoin de ce temps pour communiquer à votre cerveau qu'il est plein. Avant de vous resservir, attendez donc un peu. Pendant ce temps, continuez à discuter ou, si vous dînez seul, lisez le journal ou faites un sudoku. Si vous avez encore faim après l'attente, resservez-vous en légumes ou en salade verte.

Ne « nettoyez » pas votre assiette Manger une portion saine (voir « Le guide des portions parfaites » ci-contre) est une bien meilleure stratégie. Il vaut mieux gaspiller un peu de nourriture (ou garder les restes pour le lendemain) que surcharger son organisme.

Ne mangez jamais directement dans le plat ou la barquette Si vous avez acheté un repas à emporter, sortez-le de son emballage et mettez-le dans une assiette. Assurez-vous d'abord que c'est une portion « parfaite ».

Si vous aimez les grandes portions... Empilez généreusement sur votre assiette des légumes et/ou une salade verte légèrement assaisonnée, ou mangez un grand bol de soupe à base de bouillon de légumes. Ces aliments riches en eau et pauvres en graisses ne contiennent pas beaucoup de calories. Une grosse portion ne pose donc pas de problèmes.

Lorsque vous commandez quelque chose ou que vous faites vos courses, choisissez toujours la plus petite taille, qu'il s'agisse d'aliments ou de boissons (à l'exception des légumes sans matière grasse ajoutée). Prenez le petit sandwich crudités au lieu de la demi-baguette beurre-saucisson, par exemple. Les calories que vous n'achetez pas ne finiront pas autour de votre taille.

Optez pour les portions individuelles Oubliez les formules familiales : choisissez les glaces individuelles au lieu des barquettes, faites des petits gâteaux plutôt qu'un grand, achetez des petits sachets de chips au lieu d'un grand paquet. Lisez les étiquettes : certains produits semblent conditionnés pour une personne mais sont en fait pour deux ou trois.

Rangez les restes Lorsque vous avez fini de manger, votre assiette est vide, mais les plats contiennent encore des restes qui vous tentent. La solution est de ranger les plats après vous être servi. Vous serez ainsi moins enclin à vous resservir.

Terminez le repas par un fruit Lors de la période transitoire qui vous mènera à des portions plus petites, vous aurez sans doute encore un peu faim en fin de repas. N'hésitez pas à manger une grande quantité de céleri branche, carottes, poivrons, tomates ou salade verte avec votre plat principal. De même, il n'existe pas de moyen plus sain pour ajouter du « volume » à un repas que de le terminer par une pomme, une orange ou quelques tranches de pastèque.

Le guide des « portions parfaites »

On tend à sous-estimer la taille des portions – et donc le nombre de calories – d'au moins 25 %. Cela signifie que vous consommez peut-être des centaines de calories en trop chaque jour sans le savoir. Voici deux moyens d'évaluer correctement la taille des portions. Le premier utilise comme point de comparaison un objet usuel, le second la main, afin que vous puissiez vous servir de ce système partout.

LA PORTION PARFAITE	ÉQUIVALENT OBJET	ÉQUIVALENT MAIN
75 g de viande	1 petit paquet de mouchoirs	La paume ouverte
75 g de poisson	1 chéquier	La paume ouverte
3 à 4 cuil. à soupe de haricots secs	1 balle de tennis	Une main creuse
40 g de fromage	3 dés	Le pouce
2 cuil. à soupe bombées de riz ou de pâtes	2 petits-suisses	Une main creuse ouverte
1 portion de purée de pommes de terre	1 dessous-de-verre	La paume
1 petit pain	1 pain de savon	La moitié de la paume
1 petite brioche	La partie arrondie d'une ampoule électrique	⅓ de la paume
8 cm de part de gâteau	1 cassette audio	Environ ¾ de la paume
1 cuil. à café de beurre ou de margarine	1 timbre-poste	Le bout du pouce
1 cuil. à soupe d'huile ou de vinaigrette	Le fond d'une tasse de café	Le centre de la main creuse
1 portion de chips	1 balle de tennis	Une main creuse
1 portion de fruits à écale ou de fruits secs	1 balle de golf	Une petite main creuse

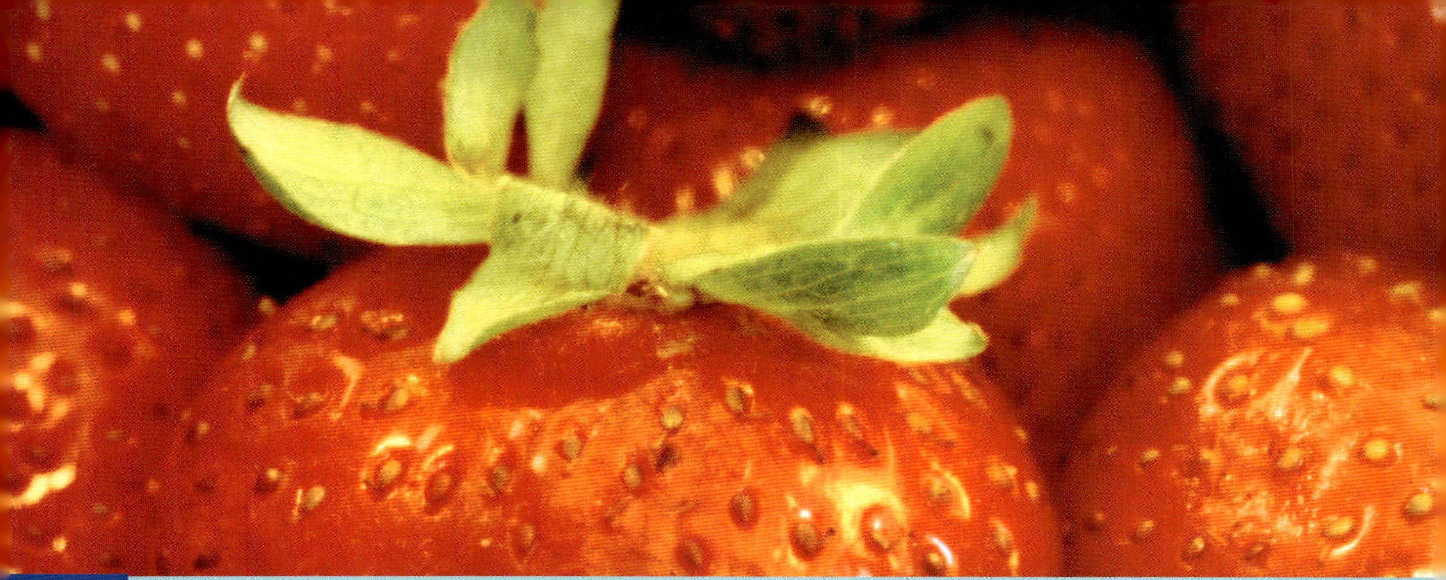

Les « superaliments » à la rescousse

De succulentes fraises trempées dans du chocolat noir, du saumon grillé, une purée de patates douces légèrement saupoudrée de cannelle, une salade de pousses d'épinard aux noix et aux myrtilles : cuisine de gourmet, certes, mais dont la qualité principale est assurément de fortifier le cœur. Des bonnes graisses aux fibres, en passant par de puissants antioxydants et des vitamines et minéraux essentiels, il y a là de quoi bien nourrir l'organisme.

Les dix-huit aliments dont il est question dans cette partie ont pour point commun de réduire significativement les risques de maladies cardiaques. Ils raviront vos papilles tout en combattant les six principaux ennemis du cœur. Plus précisément, ces « superaliments » vous aideront à :

- réduire le risque d'athérosclérose, qui obstrue les artères ;
- combattre le cholestérol ;
- réguler la pression artérielle ;
- atténuer les inflammations ;
- stabiliser la glycémie à un taux bas pour réduire le risque de syndrome métabolique ;
- maigrir si vous les consommez régulièrement et dans les bonnes proportions.

Nul besoin d'aller dans une boutique spécialisée pour trouver ces aliments. Il suffit de vous concentrer sur les rayons des produits frais au supermarché (fruits et légumes, viande, poisson et produits laitiers) et/ou, bien sûr, de faire un tour au marché deux ou trois fois par semaine.

De même, nous avons rassemblé pour vous les façons les plus rapides et les plus savoureuses de préparer ces aliments santé, des recettes types qui sont des valeurs sûres comme des idées nouvelles. Manger sainement ne requiert pas nécessairement beaucoup de temps. Il est tout aussi rapide d'attraper une tranche de pastèque ou un paquet de noix qu'un sachet de chips. Et vous aurez le goût et la récompense santé en plus.

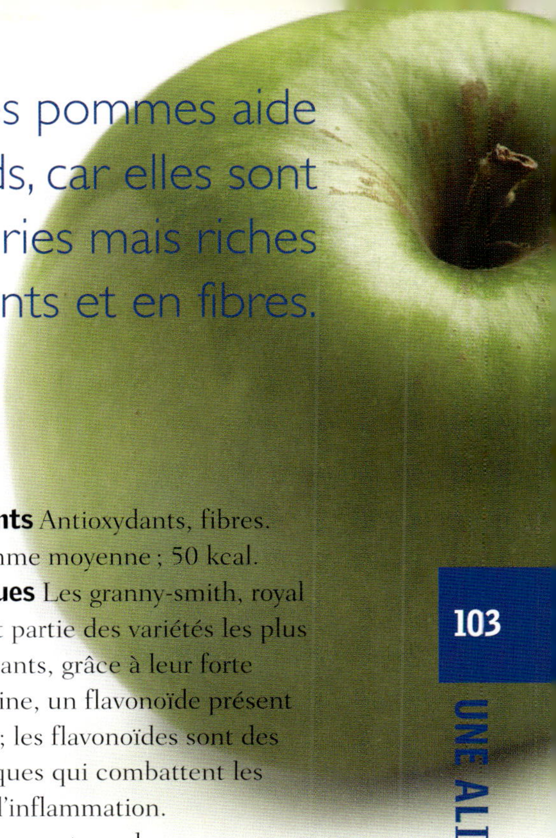

Manger souvent des pommes aide à maîtriser son poids, car elles sont pauvres en calories mais riches en antioxydants et en fibres.

1 AMANDES

■ **Supernutriments** Acides gras mono-insaturés, magnésium, calcium, potassium, fibres.

■ **Portions** 25 g (environ 24 amandes) ; 160 kcal.

■ **Effets bénéfiques** Une seule portion de ces « croquants » protéinés apporte 9 g de graisses mono-insaturées, qui contribuent à diminuer le taux de « mauvais » cholestérol (LDL) et à augmenter le taux de « bon » cholestérol (HDL). Si, deux fois par jour, vous prenez des amandes au lieu d'un beignet, de chips ou d'une barre chocolatée, vous pourrez réduire votre taux de cholestérol LDL de 10 %. Une portion d'amandes constitue aussi 10 % de l'apport journalier recommandé (AJR) en calcium et 25 % de l'AJR en magnésium.

Bonus Vous consommerez également 60 % de l'AJR en vitamine E, un antioxydant qui protège les artères, ainsi que 2 g de fibres. Attention, cependant, à vous limiter à une poignée d'amandes, un conseil qui vaut pour les fruits à écale en général, car ils sont tous assez caloriques.

Bonnes idées — Amandes

■ Glissez une portion d'amandes dans votre sac ou votre serviette. Vous aurez ainsi à portée de main un en-cas sain à déguster dans la journée.

■ Parsemez vos salades et crudités, sautés, salades de fruits et céréales d'amandes effilées.

■ Ayez toujours des amandes effilées dans le congélateur (pour plus de fraîcheur) afin de pouvoir les utiliser en cuisine.

2 POMME

■ **Supernutriments** Antioxydants, fibres.

■ **Portions** 1 pomme moyenne ; 50 kcal.

■ **Effets bénéfiques** Les granny-smith, royal gala et golden font partie des variétés les plus riches en antioxydants, grâce à leur forte teneur en quercétine, un flavonoïde présent dans les végétaux ; les flavonoïdes sont des substances chimiques qui combattent les radicaux libres et l'inflammation.

Bonus Les pommes sont une bonne source de pectine, une fibre soluble. Selon une récente étude, ceux qui mangent deux pommes par jour accumulent moins de particules LDL oxydées que ceux qui n'en mangent pas. Où l'adage « une pomme par jour éloigne le médecin » se vérifie !

Bonnes idées — Pomme

■ Ajoutez des dés de pomme à vos céréales.

■ Pour une collation sur le pouce, coupez une pomme en quartiers, saupoudrez-les de 2 cuil. à café de cannelle et mettez-les dans un petit sac plastique refermable. Ce petit en-cas a le goût de la tarte aux pommes... sans le sucre ni la pâte.

■ Pour faire une pomme au four rapidement, évidez une pomme, sans la peler, et remplissez le trou avec des raisins secs et des noix. Saupoudrez de cannelle. Placez la pomme dans un plat creux, ajoutez 2 cuil. à soupe d'eau et de jus de pomme. Faites cuire 5 minutes au four à micro-ondes.

3 AVOCAT

■ **Supernutriments** Acides gras mono-insaturés, acide folique (vitamine B9), vitamine E, potassium.
■ **Portions** ½ avocat de taille moyenne ; environ 150 kcal.
■ **Effets bénéfiques** Des études ont montré que manger un avocat par jour pendant 1 semaine faisait baisser le taux de cholestérol total de 17 % (les taux de « mauvais » cholestérol et de triglycérides chutaient tandis que le taux de « bon » cholestérol augmentait), peut-être grâce à la forte teneur en acides gras mono-insaturés de l'avocat. Celui-ci contient aussi un autre nutriment, le bêta-sitostérol, dont l'effet est bénéfique sur le taux de cholestérol. Mais notez que les avocats sont caloriques. En manger de grandes quantités peut mener à une prise de poids si l'énergie absorbée n'est pas dépensée.

Bonnes idées Avocat

■ Utilisez l'avocat à la place d'autres graisses (fromage et beurre, principalement) plutôt que de faire figurer un demi-avocat au menu tous les jours. Mais attention, même si les graisses de l'avocat sont de bonnes graisses, un seul avocat en contient près de 30 g (autant qu'un steak haché) et il est très riche en calories.

■ Écrasez de l'avocat sur une tranche de pain complet.

■ Mélangez une purée d'avocat avec du jus de citron et un peu de coriandre fraîche hachée. Servez avec des chips allégées ou des tortillas.

■ Mettez de l'avocat dans les salades vertes.

■ Garnissez vos sandwichs de quelques tranches d'avocat et n'y ajoutez ni beurre ni mayonnaise.

Bonnes idées Banane

■ En apéritif, une tranche de pain complet et des tranches de banane.

■ Mixez une banane et un peu de lait ou de yaourt allégé pour un délicieux smoothie.

■ Ajoutez des bouts de banane à votre porridge au cours de la cuisson.

■ Congelez des bananes bien mûres épluchées : c'est excellent pour remplacer les Esquimau.

4 BANANE

■ **Supernutriments** Potassium, magnésium.
■ **Portions** 1 banane moyenne ; 95 kcal.
■ **Effets bénéfiques** Des chercheurs ont montré que manger deux bananes par jour permettait de réduire la pression artérielle jusqu'à 10 %, grâce au potassium et au magnésium que renferme ce fruit et qui dilatent les artères. Le potassium contribue également à réguler le taux de sodium et la quantité d'eau dans le sang (leur élévation augmente la pression artérielle). Attention toutefois, si vous êtes diabétique, contrôlez votre glycémie avant de manger des bananes : leur forte teneur en glucides peut accroître votre taux de glucose sanguin.

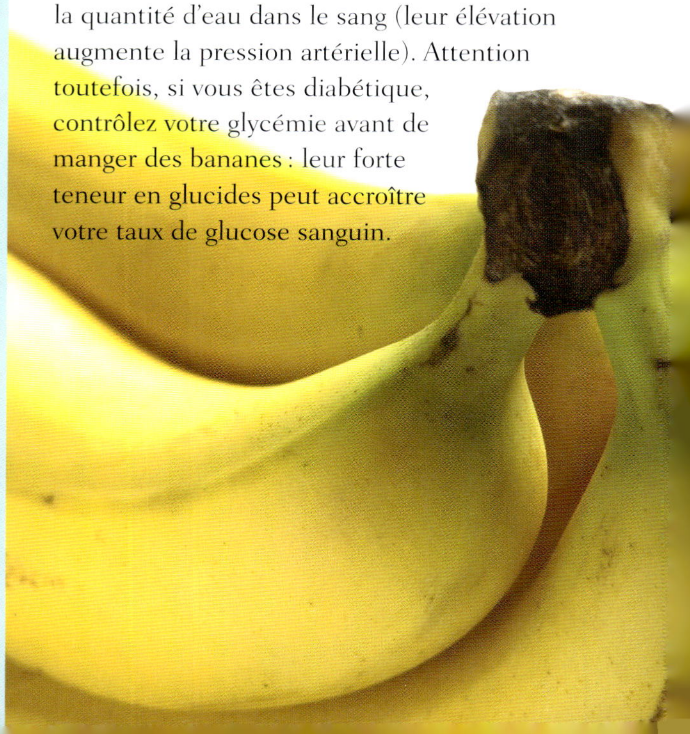

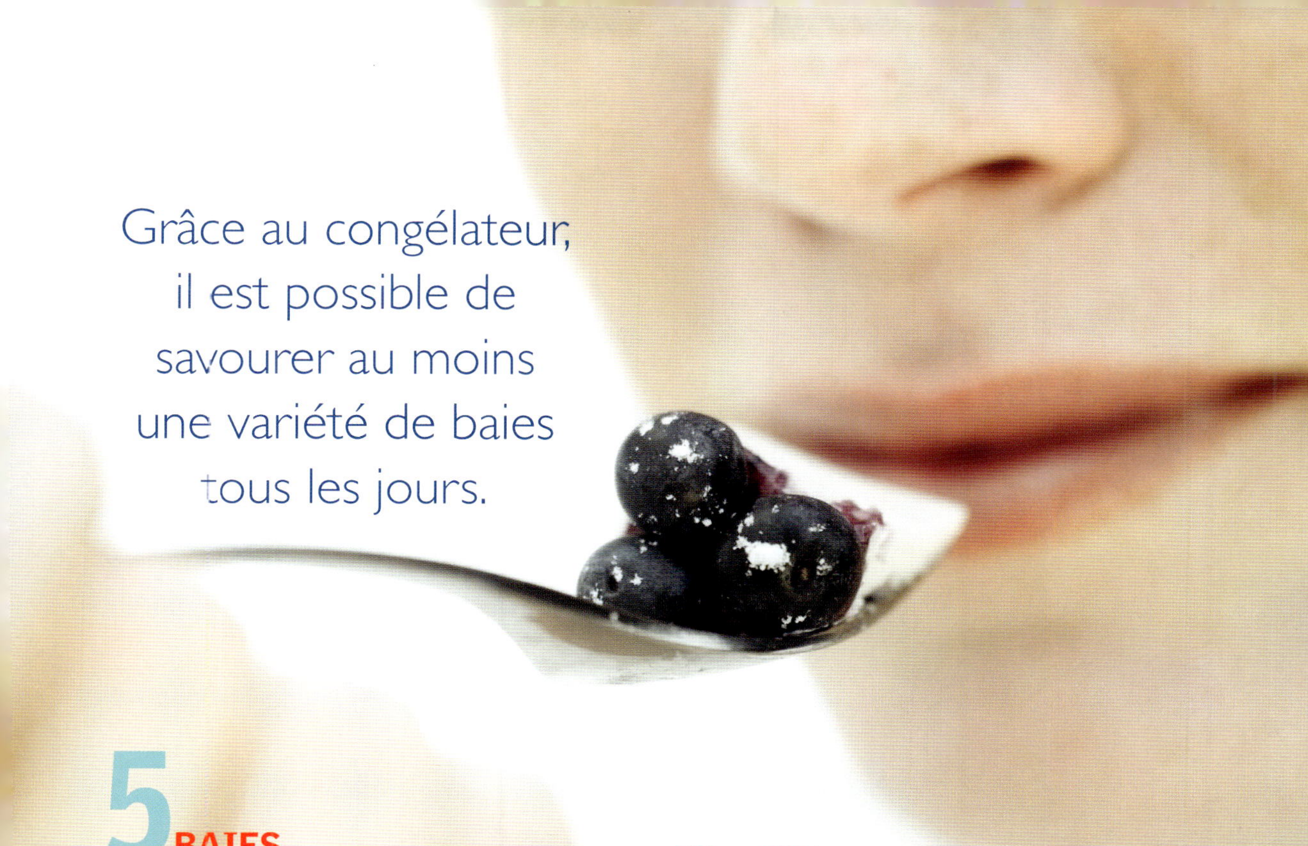

Grâce au congélateur, il est possible de savourer au moins une variété de baies tous les jours.

5 BAIES

■ **Supernutriments** Antioxydants, fibres, vitamine C.
■ **Portions** 80 g ; environ 25 kcal.
■ **Effets bénéfiques** Des airelles au raisin, en passant par les fraises, les framboises, les mûres et les myrtilles, ces petits fruits charnus figurent en première ligne sur toutes les listes d'aliments riches en antioxydants. Chaque baie juteuse renferme des composants végétaux bénéfiques comme la quercétine, le kaempférol ou les anthocyanines (pigments qui donnent aux baies leur riche couleur) ; ils agissent comme des antioxydants et ont le pouvoir de réduire l'oxydation des particules LDL et l'inflammation. Les baies contiennent également de l'acide salicylique, la substance anti-inflammatoire que l'on trouve dans l'aspirine.

Grâce au congélateur, il est possible de savourer au moins une variété de baies tous les jours, quelle que soit la saison.

Bonnes idées Baies

■ Ayez toujours des baies dans le congélateur et mettez-en dans vos laitages, vos céréales et vos salades de fruits.

■ Préparez des smoothies en mixant des baies congelées, du lait écrémé et, éventuellement, un édulcorant.

■ Ajoutez des baies à vos salades vertes assaisonnées de vinaigrette citronnée ou faites une salade composée uniquement de baies.

■ Préparez un dessert gourmand : des framboises ou des fraises trempées dans du chocolat noir fondu (25 g).

■ Ajoutez des baies à vos préparations. Les myrtilles sont délicieuses dans les petits pains moelleux et les framboises donnent une touche unique aux petits gâteaux ; mangez-en avec les crêpes et les gaufres. Les baies se marient aussi très bien avec certains plats de volaille.

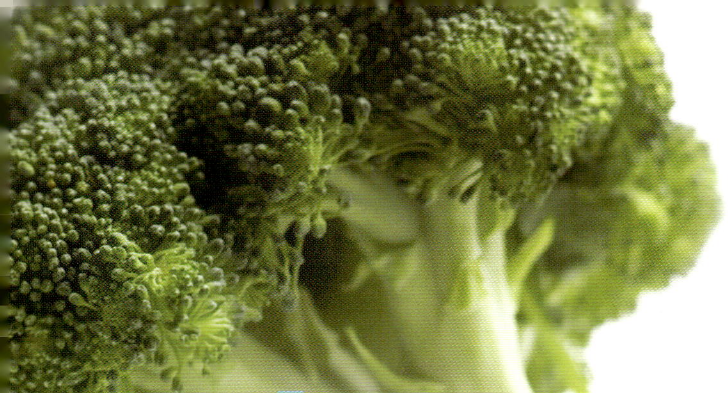

6 BROCOLI

■ **Supernutriments** Antioxydants, calcium, acide folique (vitamine B9), glucoraphanine.
■ **Portions** Une tête moyenne ; 50 kcal.
■ **Effets bénéfiques** La richesse en glucoraphanine du brocoli prévient certains cancers et réduit le risque d'hypertension artérielle, de maladie cardio-vasculaire et d'infarctus. Contrairement aux molécules antioxydantes qui attaquent un seul radical libre, la glucoraphanine stimule la totalité du système de défense antioxydant du corps et attaque ainsi une grande quantité de radicaux libres. Les flavonoïdes du brocoli réduisent l'inflammation et combattent la formation de caillots sanguins.

Bonnes idées Brocoli

■ Parsemez vos sautés, soupes et salades de fleurettes de brocoli finement hachées.

■ Faites cuire le brocoli de préférence à la vapeur, et agrémentez-le de parmesan râpé et d'un filet d'huile d'olive.

■ Si vous ne cuisinez pas tout le brocoli frais le jour même, blanchissez le reste et conservez-le au réfrigérateur.

■ Préparez une purée de brocoli avec de l'huile d'olive, de l'ail et du poivron rouge, et utilisez-la comme sauce pour des pâtes ou pour napper un poisson au four.

9 façons originales d'utiliser LA CANNELLE

Un peu de cannelle – ½ cuil. à café chaque jour – pourrait diminuer significativement votre glycémie et votre taux de triglycérides et de cholestérol total. Des chercheurs ont en effet observé une baisse allant jusqu'à 30 % au bout de 40 jours.

La cannelle augmente la sensibilité à l'insuline des cellules du foie et des muscles, provoquant une diminution de l'insulinorésistance et du taux de lipides sanguins ainsi que de la glycémie. Voici quelques façons d'intégrer cette épice chaude et bienfaisante à votre régime alimentaire.

1 Saupoudrez-en votre café ou lait du matin.

2 Doublez les doses qui figurent dans les recettes de gâteaux et de pâtisseries.

3 Remplacez sel et poivre par une pincée de cannelle sur les patates douces.

4 Fabriquez un sucre à la cannelle avec 0 % de glucides en mélangeant 2 parts de cannelle et 1 part d'édulcorant en poudre. Utilisez-le sur les gâteaux, crêpes et gaufres, mais aussi dans les yaourts.

5 Ajoutez-en à vos tajines, chilis et currys pour une saveur authentique.

6 Préparez un riz sucré pour le petit déjeuner avec un reste de riz brun auquel vous ajouterez des raisins secs, des noisettes et de la cannelle.

7 Mettez-en dans les marinades des viandes de bœuf, de porc ou d'agneau.

8 Farcissez un poulet avec des pommes coupées en dés, de la cannelle, de l'oignon émincé et un peu de sauge.

9 Dans un plat allant au four, mélangez 200 g de noix de pécan, 3 cuil. à café d'huile de colza, 2 cuil. à café de cannelle et 1 cuil. à café de sucre. Faites cuire à 180 °C (th. 6) pendant 8 à 10 minutes.

7 CARROTTE

■ **Supernutriments** Bonne source de bêta-carotène, antioxydant protecteur des artères.
■ **Portions** 85 g de carottes crues ; 20 kcal.
■ **Effets bénéfiques** Les carottes regorgent de bêta-carotène, antioxydant qui lutte contre les particules LDL oxydées, obstructives pour les artères. Seuls des aliments comme les carottes peuvent apporter une telle protection pour le cœur, les antioxydants en comprimés étant jusqu'ici inefficaces.

L'absorption du bêta-carotène est meilleure quand les carottes sont cuites. Les carottes constituent également une bonne source de potassium et de magnésium, qui agissent contre l'hypertension ; de folates, qui font baisser le taux sanguin d'homocystéine ; de vitamine B6 et d'antioxydants (alpha-carotène, lutéine et zéaxanthine).

Bonnes idées Carotte

■ Ayez toujours sous la main un bol de mini-carottes en cas de petite fringale.

■ Achetez des carottes déjà râpées ou émincées, tellement faciles d'emploi.

■ À l'apéritif, servez des bâtonnets de carotte, avec éventuellement une sauce allégée.

■ Ajoutez des carottes finement râpées à la pâte de vos petits gâteaux ou à vos salades.

■ Faites cuire des petites carottes au four à micro-ondes, ajoutez 1 cuil. à café de miel et parsemez de persil haché. Ce plat de légumes se marie très bien avec la volaille ou le veau.

■ Faites rôtir des carottes au four avec des panais et des oignons blancs, arrosez d'un filet d'huile d'olive, parsemez d'herbes aromatiques.

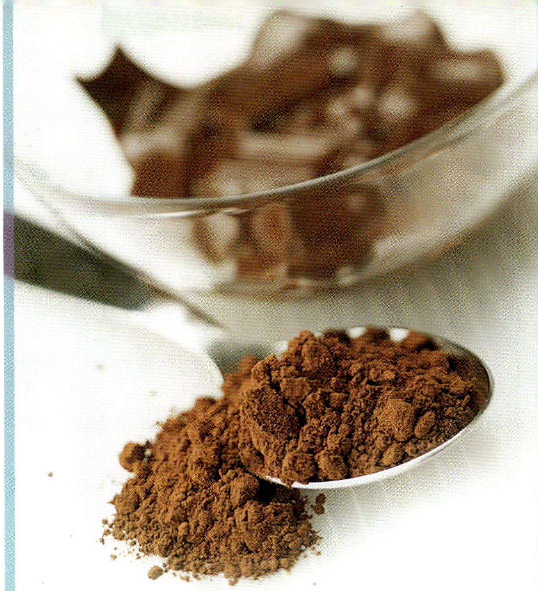

Le CHOCOLAT, un aliment santé ?

On trouve jusqu'à 41 mg de flavonoïdes, de puissants antioxydants, dans 25 g de chocolat noir. C'est plus que dans une tasse de thé vert, une pomme ou un verre de vin rouge. De nombreuses études sont venues confirmer ces dernières années les effets bénéfiques du chocolat. On sait qu'il fluidifie le sang, réduit les caillots sanguins, régule le tonus vasculaire ainsi que les réponses inflammatoires et immunitaires de la paroi des vaisseaux sanguins.

Pour un bénéfice optimal, choisissez celui qui contient le plus de cacao (au moins 70 %). N'oubliez pas non plus que, même si le chocolat est riche en antioxydants, il l'est aussi en graisses et en sucres. Le chocolat noir contient plus d'antioxydants et de glucides que le chocolat au lait, mais moins de lipides. Limitez-vous à 25 g de chocolat noir par jour. Voici quelques suggestions.

■ Ajoutez le pouvoir des agrumes à celui du chocolat : trempez des quartiers d'orange dans du chocolat fondu.

■ Utilisez de la poudre de cacao pur lorsque vous cuisinez ou quand vous préparez des boissons chocolatées. Elle renferme encore plus d'antioxydants que le chocolat en morceaux.

Le bœuf : un étiquetage complet

Depuis 2002, la viande bovine non transformée est le produit dont l'étiquetage est, en France, le plus strictement réglementé.

Mentions obligatoires

- Nom du morceau, poids, prix au kilo, prix net, date d'emballage, date limite de consommation.
- Numéro de lot (un lot d'entrecôtes, par exemple, est composé d'une viande provenant de plusieurs animaux, numérotés et travaillés le même jour).
- Lieu d'abattage et numéro d'agrément de l'abattoir.
- Lieu de découpe et numéro d'agrément du lieu.
- Origine (lieu de naissance et/ou d'élevage).

Si une seule origine est mentionnée, l'animal est né, a été élevé et abattu dans le même pays.

Mentions volontaires (non imposées)

- Catégorie de l'animal : jeune bovin, bœuf, génisse.
- Type de l'animal : race à viande, race laitière...

Viande hachée : le 100 % muscle

Depuis 2002, la viande bovine hachée porte le logo « 100 % muscle ». La fabrication est contrôlée et les produits doivent porter une marque sanitaire officielle de forme ovale pour le prouver.

La viande de bœuf hachée est exclusivement fabriquée à partir de viande. Aucun ajout n'est autorisé (chutes de découpe, abats...). Pour obtenir le taux de matières grasses, différents muscles plus ou moins gras sont assemblés. L'étiquetage comporte l'indication de son taux de matières grasses et du rapport collagène/protéines (C/P=), garantissant sa teneur en protéines « nobles ».

Pour en savoir plus sur la viande et sa traçabilité : www.civ-viande.org (Centre d'information des viandes)

www.afssa.fr (Agence française de sécurité sanitaire des aliments)

www.oie.int (Organisation mondiale de la santé animale)

8 BŒUF MAIGRE

■ **Supernutriments** Vitamines B6 et B12, acide stéarique.
■ **Portions** 100 g ; 177 kcal.
■ **Effets bénéfiques** 100 g de bœuf couvrent plus de 100 % de l'apport journalier recommandé (AJR) en vitamines B6 et B12. L'organisme a besoin de ces deux vitamines pour convertir l'homocystéine, qui peut être nocive (des taux élevés d'homocystéine sont associés à un risque accru d'infarctus et d'accident vasculaire cérébral). Le bœuf est source d'acides gras saturés, mais sachez que l'acide stéarique représente un tiers de ces graisses et que cet acide a un effet neutre, voire bénéfique, sur le taux de cholestérol.

Bonnes idées — Bœuf maigre

■ Achetez du bœuf maigre, avec moins de 4,5 g de matières grasses pour 100 g : le tende-de-tranche (rosbif), le romsteck, le jarret apportent tous moins de 4,1 g de matières grasses pour 100 g, tandis que le faux-filet, l'onglet et l'entrecôte sont plus gras.

■ Faites sauter à la poêle des lanières de bœuf, des oignons, de l'ail et du basilic frais dans un fond d'huile d'olive. Servez avec du riz brun.

■ Ajoutez de la viande de bœuf hachée (à moins de 5 % de matières grasses) à une sauce tomate et servez cette bolognaise maison avec des pâtes.

■ Faites des brochettes en alternant dés de viande de bœuf et dés de légumes variés.

■ Idée sandwich : pain complet, fines tranches de bœuf rôti, poivrons et oignons grillés.

■ Parsemez vos pièces de bœuf de grains de poivre concassés avant la cuisson.

9 AIL

Supernutriments Contient de l'allicine et d'autres composés sulfurés qui pourraient contribuer à réduire la tension artérielle et l'excès de cholestérol.

Portions 1 à 2 petites gousses, soit environ 4 g ; 4 kcal.

Effets bénéfiques Une consommation régulière d'ail est bénéfique pour le cœur. Beaucoup d'herboristes et de naturopathes considèrent que l'ail est un aliment miracle, qui donne de la saveur aux plats (pour très peu de calories) et permet ainsi d'ajouter moins de sel aux aliments, mais surtout contribue à réduire la pression artérielle et à enrayer la production de « mauvais » cholestérol (LDL) par le foie. Du reste, en Allemagne par exemple, l'ail transformé entre dans la composition d'un médicament contre l'hypertension.

HYDRATEZ votre cœur

L'eau est bonne pour le cœur, notamment parce qu'elle passe tout de suite dans le sang, qui reste ainsi bien fluide. Les autres liquides ont besoin du processus de digestion qui absorbe le liquide du sang. Ce dernier s'en trouve épaissi, ce qui augmente le risque de formation de caillots.

L'eau est aussi naturellement une bonne source de minéraux, notamment l'eau dite dure (une eau est dure lorsqu'elle est fortement chargée en ions calcium [Ca^{++}] et magnésium [Mg^{++}]). Lorsqu'une eau dure est chauffée à 60 °C, il se forme un précipité insoluble : c'est le tartre ou calcaire. Si vous habitez une région où l'eau est dure et si vous utilisez un adoucisseur d'eau, veillez à garder au moins un robinet d'eau dure pour boire et cuisiner.

L'eau dure s'avère être la meilleure pour la santé. Il semble même que les populations alimentées en eau naturellement dure sont moins sujettes à l'infarctus du myocarde. L'eau en bouteilles, si elle est riche en minéraux, peut également avoir des effets bénéfiques sur les lipides sanguins.

Une consommation régulière d'ail est bénéfique pour le cœur. L'OMS reconnaît l'usage de l'ail comme adjuvant aux mesures alimentaires contre l'hypercholestérolémie et en prévention des troubles vasculaires.

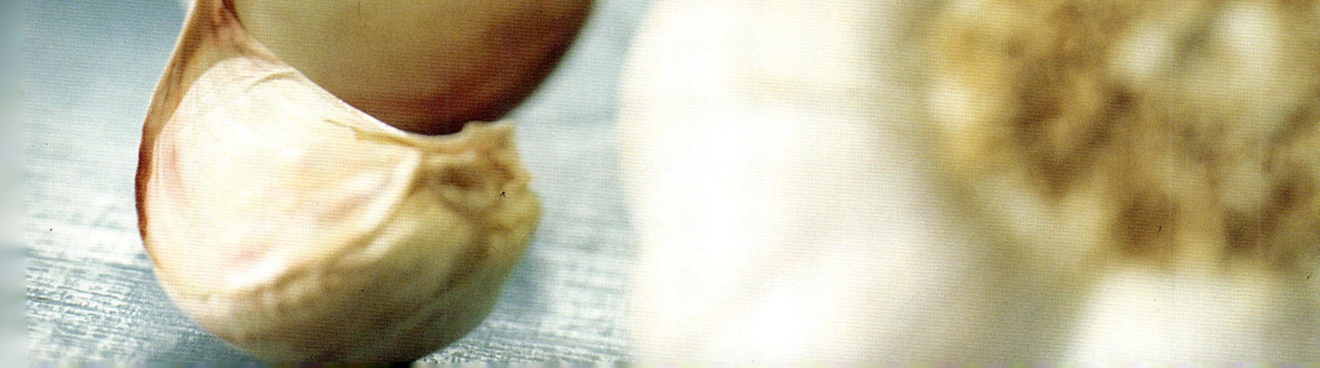

En mangeant des haricots secs quatre fois par semaine, vous réduirez le risque de maladie coronarienne de 20 à 30 %.

Bonnes idées Haricots rouges

- Rincez bien les haricots rouges en conserve avant de les ajouter à vos plats afin d'en éliminer l'excès de sel.
- Composez une salade avec trois sortes de légumineuses en conserve : haricots rouges, haricots blancs et flageolets. Ajoutez des tomates et des oignons émincés. Assaisonnez avec de l'huile d'olive, du jus de citron et du poivre.
- Mixez des haricots rouges cuits avec de l'ail, du cumin et du piment, et assaisonnez-en vos crudités ou vos sandwichs garnis.

10 HARICOTS ROUGES

■ **Supernutriments** Fibres solubles, folates, potassium, magnésium.
■ **Portions** 100 g ; 100 kcal.
■ **Effets bénéfiques** En mangeant des haricots secs quatre fois par semaine, vous réduirez le risque de maladie coronarienne de 20 à 30 %. Les haricots rouges, notamment, sont riches en fibres solubles (6 g pour 100 g), qui réduisent le taux de LDL ; en folates, qui contrôlent l'homocystéine ; et en potassium et magnésium, qui régulent la pression artérielle.
Bonus Grâce à leur richesse en fibres et en protéines, les haricots rouges évitent les baisses ou hausses soudaines du taux de glucose dans le sang, lesquelles peuvent augmenter le risque de syndrome métabolique et de prise de poids.

11 NOIX

■ **Supernutriments** Contiennent plus d'oméga-3 que tout autre fruit à écale.
■ **Portions** 25 g, soit 14 cerneaux de noix ; 17 kcal.
■ **Effets bénéfiques** Une portion de noix renferme 2,6 g d'acide alpha-linolénique, un oméga-3 qui prévient la formation de caillots sanguins et améliore la santé cardiaque. Les noix sont également riches en vitamine B6, qui aide à contrôler l'homocystéine. Lors d'une étude, des personnes ayant mangé 40 g de noix par jour pendant 6 semaines ont vu leur taux de cholestérol LDL baisser de 27 %. Ces fruits à écale apportent aussi de l'arginine, un acide aminé qui aide l'organisme à produire de l'acide nitrique, une molécule dilatant les vaisseaux sanguins.

Bonnes idées Noix

- Mixez des noix avec de l'huile d'olive et une bonne pincée de cannelle. Étalez ce mélange sur des fruits coupés en tranches dans un plat allant au four. Faites cuire 45 minutes à 180 °C (th. 6), pour un dessert aussi succulent que sain.
- Gardez un sachet de noix hachées au congélateur pour pouvoir en parsemer à volonté céréales, pains et pâtisseries, salades, crêpes et gaufres.
- Offrez-vous une petite collation santé où que vous soyez : emportez 14 cerneaux de noix dans un petit sac en plastique.

CACAHUÈTES : des superstars à toute heure

Une poignée de cacahuètes grillées non salées apporte 62 mg de phytostérols, des composés végétaux qui empêchent l'organisme d'absorber le « mauvais » cholestérol (LDL). Cela explique peut-être pourquoi les personnes qui mangent régulièrement des cacahuètes ou du beurre de cacahuètes et d'autres fruits à écale ont un risque d'infarctus de 30 à 50 % moins important. Les cacahuètes sont également une bonne source de folates, qui réduisent l'homocystéine.

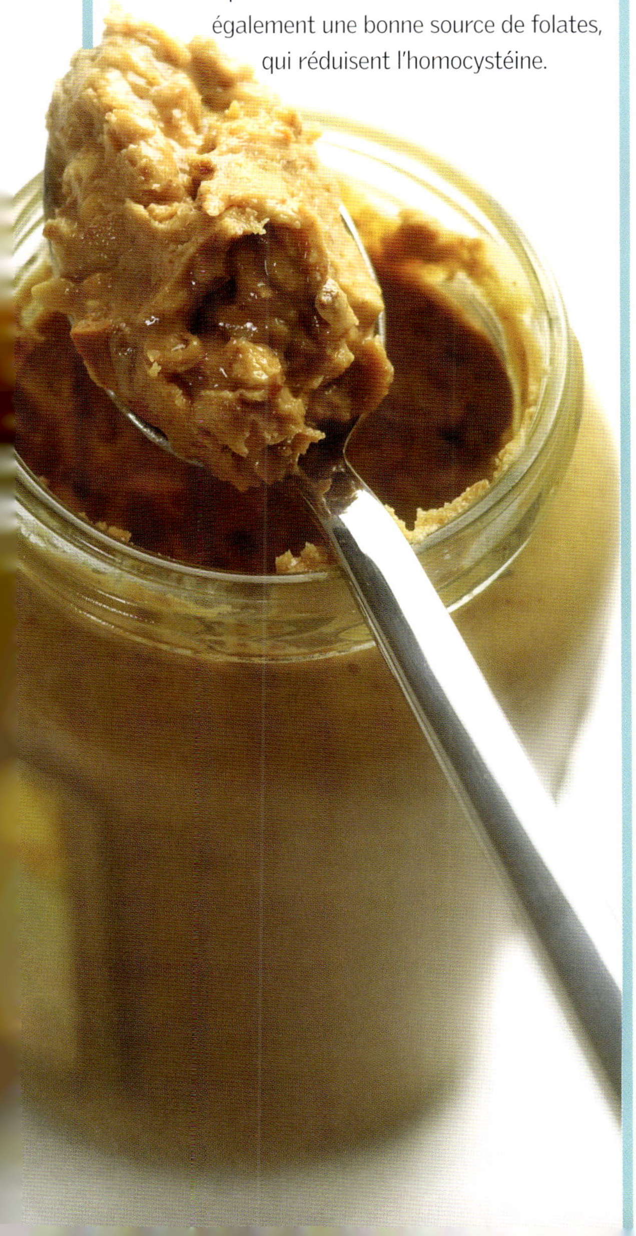

12 FLOCONS D'AVOINE

■ **Supernutriments** Fibres solubles qui font baisser le cholestérol, sucres lents qui évitent les chutes brutales de la glycémie.

■ **Portions** 25 g de flocons au naturel ; 100 kcal.

■ **Effets bénéfiques** Les fibres solubles de betâ-glucane présentes dans les flocons d'avoine abaissent le taux total et LDL de cholestérol, sans réduire celui de « bon » cholestérol, ni augmenter celui de triglycérides. Manger un bol de porridge au petit déjeuner tous les jours pourrait faire baisser le taux de cholestérol de 2 à 3 %. Les fibres solubles contribuent à réduire la pression artérielle.

Bonnes idées — Flocons d'avoine

■ Soyez créatif : préparez un porridge classique avec du lait écrémé, puis parfumez-le avec du miel, de la vanille, de la cannelle, de la cardamome, des fruits frais ou secs, des noix ou des noisettes…

■ Épaississez soupes et sautés en y ajoutant une poignée de flocons d'avoine.

■ Pour préparer un crumble diététique, faites une pâte avec des noix hachées, un peu d'huile de colza, des flocons d'avoine et un peu de cassonade. Placez les fruits coupés en morceaux dans un plat allant au four, couvrez-les de pâte et faites cuire à 180 °C (th. 6) pendant 30 à 45 minutes.

■ Dans la farce des volailles, remplacez la moitié de la quantité de chapelure ou de mie de pain par des flocons d'avoine. Vous obtiendrez une farce plus légère, avec une texture plus agréable.

■ Dans la pâte à crêpes, remplacez un tiers de la farine par des flocons d'avoine que vous mixerez finement.

13 SAUMON

■ **Supernutriments** C'est l'aliment le plus riche en oméga-3.

■ **Portions** 100 g de saumon grillé ; environ 200 kcal.

■ **Effets bénéfiques** Parmi les poissons gras riches en oméga-3, le saumon est roi. Une portion contient près de 2 g d'acide eicosapentanoïque (EPA) et d'acide docosahexanoïque (DHA), deux oméga-3 essentiels pour réduire le « mauvais » cholestérol (LDL) et l'inflammation, mais aussi lutter contre l'athérosclérose et la formation de caillots sanguins. L'Eufic (Conseil européen de l'information sur l'alimentation) recommande de consommer au moins deux portions de poisson gras par semaine, en précisant qu'en plus d'être une excellente source d'acides gras oméga-3, ce poisson est riche en éléments nutritifs.

Bonnes idées Saumon

Selon l'Inpes (Institut national de prévention et d'éducation pour la santé), les Français n'absorbent que la moitié des doses recommandées d'oméga-3 et ne mangent pas suffisamment de poisson.

■ Optez pour du saumon en conserve. Mettez-en dans les salades et les pâtes ou mélangez-le avec de la purée pour en faire des boulettes de poisson. Avec le saumon en boîte, inutile d'enlever les petites arêtes : la stérilisation les a rendues molles et elles se mangent facilement, ce qui est intéressant car elles sont riches en calcium.

■ Ayez toujours quelques filets de poisson au congélateur.

■ Le poisson se cuit et se décongèle très vite (surtout au four à micro-ondes). N'hésitez pas à en proposer à vos invités de dernière minute ou faites-en les soirs où vous rentrez tard.

■ N'oubliez pas les sardines, très pratiques et constituant une bonne source d'oméga-3. Étalez-en sur une tranche de pain grillé en guise de collation ou à l'apéritif. Écrasez des sardines avec un peu de beurre, étalez-les sur une tranche de pain complet, ajoutez une rondelle de tomate et poivrez. Faites griller au four quelques minutes.

La vérité sur le mercure et autres dioxines

La plupart des poissons contiennent des traces de méthylmercure. Les quantités que renferment les espèces propres à la consommation sont trop faibles pour représenter un véritable risque pour la santé. La limite de sécurité peut cependant être franchie en cas de grande consommation de prédateurs comme les requins, espadons et certaines espèces de thon, car ils se situent en fin de chaîne alimentaire.

■ L'Efsa (Autorité européenne de sécurité des aliments) recommande aux enfants de moins de 5 ans, aux femmes enceintes, qui allaitent et à celles qui désirent débuter une grossesse d'éviter le requin, l'espadon, le marlin, et de ne pas consommer plus de deux pavés de thon frais ou quatre boîtes de thon par semaine.

■ Les dioxines et les polychlorobiphényles (PCB) peuvent également s'accumuler dans les tissus graisseux des poissons. Néanmoins, à l'heure actuelle, les quantités de dioxines présentes dans le poisson sont en dessous des niveaux de sécurité établis par l'OMS, la Food and Drug Administration américaine et l'Union européenne. L'Efsa garantit ainsi sans risque la consommation de deux portions de poisson gras par semaine.

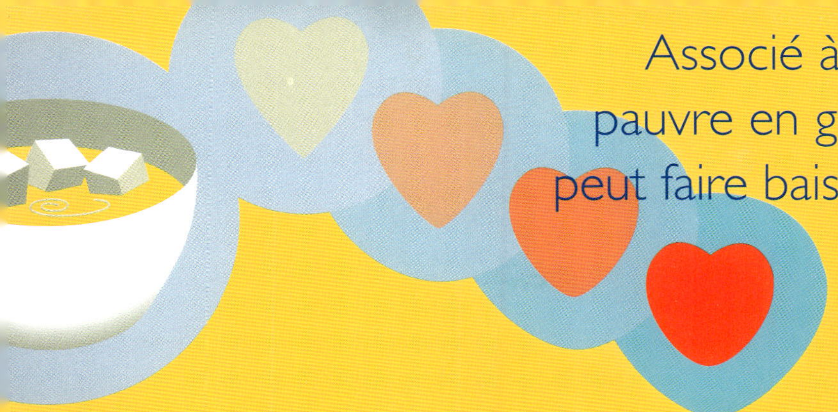

Associé à un régime alimentaire pauvre en graisses saturées, le soja peut faire baisser le cholestérol total.

Le soja pour débutants

Depuis plusieurs années, déjà, le soja et les composants des graines de soja jouissent d'une popularité croissante en France. Considéré comme l'aliment parfait, capable de remplacer aussi bien la viande dans les régimes végétariens que le lait chez les nourrissons allergiques, le soja (et ses dérivés) est paré de toutes les qualités. Il s'agit effectivement de la légumineuse qui contient le plus de protéines (40 g pour 100 g), et les graines de soja sont riches en acides gras polyinsaturés, bons pour le cœur. Des études ont même montré que, intégré à un régime alimentaire pauvre en graisses saturées, le soja faisait baisser le taux de cholestérol total.

C'est bien cet aspect du soja qu'il faut retenir en priorité, car il est loin d'être l'aliment miraculeux que l'on a voulu nous décrire. Il n'aurait aucun effet thérapeutique spécifique sur le cancer, la densité osseuse, la glycémie ou les bouffées de chaleur de la ménopause. Seule certitude : son effet bénéfique sur le taux de lipides sanguins est aujourd'hui reconnu par les scientifiques.

En 2005, l'Agence française de sécurité sanitaire des aliments émettait un avis sur les phyto-œstrogènes du soja, précisant que, en raison de l'interférence de ces derniers avec le système hormonal, la consommation de soja « ne peut être considérée comme anodine ». L'Afssa recommande aujourd'hui de ne pas donner d'aliments à base de soja aux enfants de moins de 3 ans et fixe une limite à ne pas dépasser pour les femmes « ayant des antécédents de cancer du sein ».

Voici quelques produits à base de soja que vous pouvez préparer.

EDAMAME C'est le nom japonais des haricots de soja. Ils ressemblent beaucoup aux petits pois en taille, forme, couleur et aspect (gousses quasi identiques). Généralement, on les achète surgelés et on les fait cuire à la vapeur.

SOUPE MISO Cette soupe, à base de haricots de soja, figure souvent au menu comme entrée au Japon, mais elle se déguste aussi au petit déjeuner. Elle est vendue en sachet, auquel il suffit d'ajouter de l'eau chaude.

LAIT DE SOJA ENRICHI EN CALCIUM Riche en protéines, calcium et isoflavones, le lait de soja peut remplacer le lait de vache dans le café, le thé ou avec les céréales, ce qui est appréciable en cas d'allergie aux protéines animales.

STEAKS DE SOJA Les étals des supermarchés n'en manquent pas. Regardez tout de même la liste des ingrédients avant d'acheter : certains aliments à base de soja sont très riches en lipides et en graisses « trans ».

PROTÉINES DE SOJA (OU VÉGÉTALES) TEXTURÉES (PVT) Ces protéines sont faites à partir de farine de soja déshydratée et compressée, puis découpée en morceaux. Elles ont une texture spongieuse et une consistance proche de la viande hachée. Pour les consommer (généralement à la place de la viande hachée), il faut les réhydrater – elles triplent alors de volume. Sous forme séchée, elles se conservent plusieurs mois.

14 ÉPINARDS

■ **Supernutriments** Acide folique (vitamine B9), magnésium, potassium.
■ **Portions** 85 g cuits à la vapeur ; 17 kcal.
■ **Effets bénéfiques** 85 g d'épinards cuits contiennent 44 µg (microgrammes) d'acide folique, soit environ 20 % de l'apport journalier recommandé (AJR). Un apport quotidien de 300 µg d'acide folique peut réduire les risques cardio-vasculaires de 13 %. Dans 85 g d'épinards cuits, il y a aussi 290 mg de potassium, régulateur de la pression artérielle.

Bonnes idées Épinards

■ Vous manquez de temps pour préparer des épinards frais ? N'hésitez pas à acheter un sachet de pousses d'épinards prêtes à l'emploi. Ajoutez-y un filet d'huile d'olive et un peu d'ail haché, et faites-les cuire au four à micro-ondes quelques minutes seulement.

■ Pour une salade savoureuse, mélangez des pousses d'épinards, des noix, des baies et du poulet émincé.

■ Ajoutez des feuilles d'épinards à toutes vos soupes. Mettez-les juste avant d'éteindre le feu, car les feuilles cuisent et flétrissent rapidement.

■ Mettez des pousses d'épinards dans vos sandwichs.

■ Rendez un dîner à base de saucisses grillées plus sain en éparpillant dessus des pousses d'épinards, des pignons de pin et des raisins secs, puis arrosez-les d'un filet de vinaigre balsamique. Servez avec des pommes de terre cuites au four ou à la braise dans leur peau.

15 DINDE

■ **Supernutriments** Protéines, vitamines B6 et B12, niacine.
■ **Portions** 100 g ; 153 kcal.
■ **Effets bénéfiques** N'attendez pas Noël pour manger de la dinde ! 100 g de filet de dinde apportent 50 % de l'apport journalier recommandé en protéines, et seulement la moitié des graisses saturées que l'on trouve dans la plupart des pièces de bœuf. La dinde est également riche en niacine, qui fait baisser le taux d'homocystéine, et en vitamines B6 et B12, qui aident l'organisme à transformer protéines, lipides et glucides en énergie. Aujourd'hui, nul besoin d'acheter une volaille entière pour vous régaler, la dinde se vend en petites portions et différentes découpes.

Bonnes idées Dinde

■ Hachez la viande de dinde au mixeur pour confectionner des plats habituellement à base de bœuf haché (comme le hachis Parmentier).

■ Au lieu de faire rôtir un poulet entier, mettez une grande cuisse de dinde au four. Avec les restes, faites-vous une salade, en les mélangeant avec des pommes coupées en dés, des noix, du céleri branche et des raisins secs.

■ Pour faire une salade festive, présentez sur des pousses d'épinard la viande de dinde coupée en dés, des tranches de patate douce, des baies et des noix. Arrosez d'un filet d'huile d'olive.

■ Gardez des filets de dinde emballés au congélateur. Il est facile de les cuisiner quand on a peu de temps. Faites-les revenir à la poêle dans un peu d'huile d'olive avec vos aromates préférés.

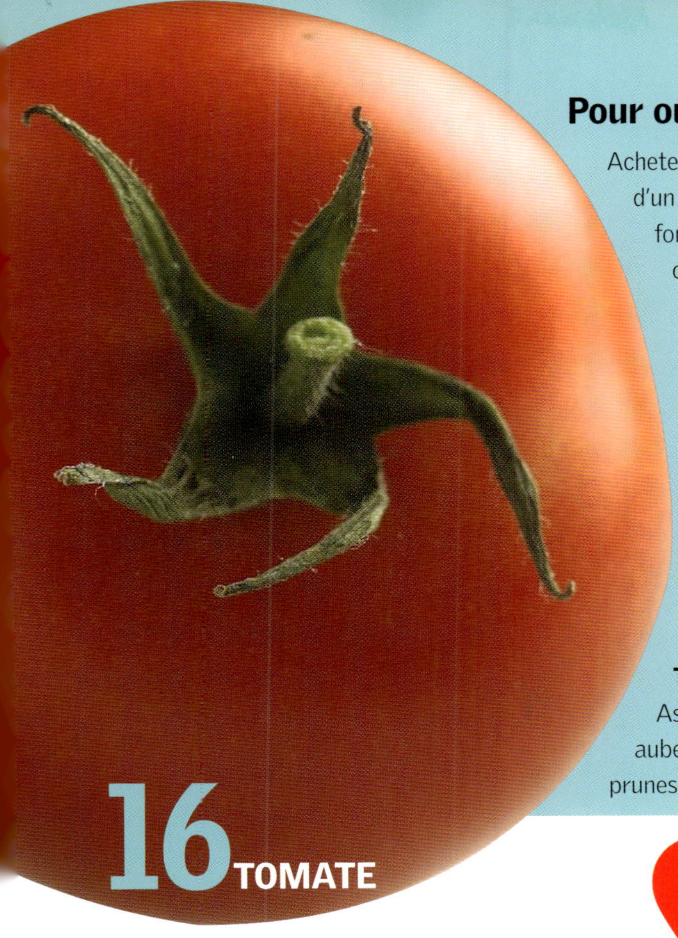

Pour ou contre le bio ?

Acheter bio participe souvent, en première instance, d'un réflexe de peur face aux risques considérables que font peser sur notre santé les pesticides et les engrais chimiques. Les produits bio ont aussi la réputation de contenir plus de vitamines et de minéraux – en un mot, d'être plus sains. Le seul inconvénient indiscutable, c'est leur prix ! Privilégiez la version bio lorsque vous achetez des produits réputés renfermer un taux plus élevé de pesticides, et prenez la version traditionnelle pour le reste.

Taux parfois élevé de résidus de pesticides
Pommes, poivrons verts, céleri branche, cerises, raisin d'importation, nectarines, pêches, poires, framboises, fraises, tomates.

Taux généralement bas de résidus de pesticides
Asperges, avocats, bananes, brocoli, choux, chou-fleur, aubergines, pamplemousses, kiwis, mangues, oignons, prunes, radis, pastèque.

16 TOMATE

■ **Supernutriments** Lycopène, fibres, vitamine C.
■ **Portions** 1 tomate moyenne ; 15 kcal. 15 cl de sauce tomate maison ; 70 kcal.
■ **Effets bénéfiques** La tomate, qu'elle soit fraîche, séchée ou en sauce, est riche en nutriments bons pour la santé. Selon une récente étude, sept portions par semaine réduiraient le risque de maladie cardio-vasculaire de 30 %. Cela pourrait s'expliquer par la présence de lycopène, un antioxydant dont la tomate est riche, ou par sa teneur en vitamine C, potassium et fibres. Notez que, curieusement, les tomates cuites pendant 30 minutes contiennent un taux de lycopène bien plus élevé que les tomates crues. Quant aux tomates séchées, 1 cuillerée à soupe renferme plus de potassium qu'une banane de taille moyenne.

Bonnes idées Tomate

■ N'hésitez pas à essayer toutes les variétés de tomates à disposition sur les étals : rondes, en grappe, cœur-de-bœuf, olivettes, cerises, cocktail...

■ Assaisonnez vos plats avec des tomates séchées : ajoutez-en une petite poignée dans votre sauce. Elles sont également succulentes cuisinées avec un peu d'ail écrasé, un filet d'huile d'olive et un peu de vin blanc.

■ Pour un chili rapide, mettez ces ingrédients dans un bol allant au four à micro-ondes : haricots rouges (conserve) rincés et égouttés, sauce tomate, maïs, un peu de cumin et d'origan.

■ Votre potager regorge de tomates ? Videz les plus grosses et remplissez-les d'une salade de thon ou de saumon. Vous pouvez aussi les ébouillanter puis les peler et les mettre au congélateur pour vos soupes et sauces hors saison, ou faire des coulis, des conserves...

17 PATATES DOUCES

■ **Supernutriments** Bêta-carotène, fibres, antioxydants.

■ **Portions** 1 patate douce moyenne (150 g) cuite ; 173 kcal.

■ **Effets bénéfiques** Une patate douce constitue presque un repas en soi. Elle renferme des protéines, des fibres, du bêta-carotène – qui protège les artères –, du potassium – qui régule la tension artérielle – et des antioxydants comme les vitamines C et E. Contrairement à la pomme de terre, la patate douce se digère lentement et possède un index glycémique (IG) bas.

Bonnes idées Patates douces

■ Lavez et percez la peau de 2 patates douces et passez-les au four à micro-ondes pendant 6 à 8 minutes. Faites-en une purée avec un peu d'huile d'olive pour un régal salé, ou un peu de cannelle et de cassonade pour un régal sucré.

■ Épluchez une patate douce et coupez-la en dés dans un plat allant au four, arrosez d'un filet d'huile d'olive. Enfournez à 230 °C (th. 7/8) et remuez de temps à autre jusqu'à brunissement.

■ Voici une alternative saine aux traditionnelles chips : tranchez finement 4 patates douces et tournez-les dans 3 cuil. à soupe d'huile de colza. Étalez-les sur du papier cuisson sulfurisé et enfournez à 220 °C (th. 7/8) pendant 20 minutes. Pour des chips sucrées, saupoudrez de cannelle ; pour des chips salés, saupoudrez d'un mélange de 1 cuil. à café de cumin, 1 cuil. à café de sel et ½ cuil. à café de poivre rouge de Pondichéry.

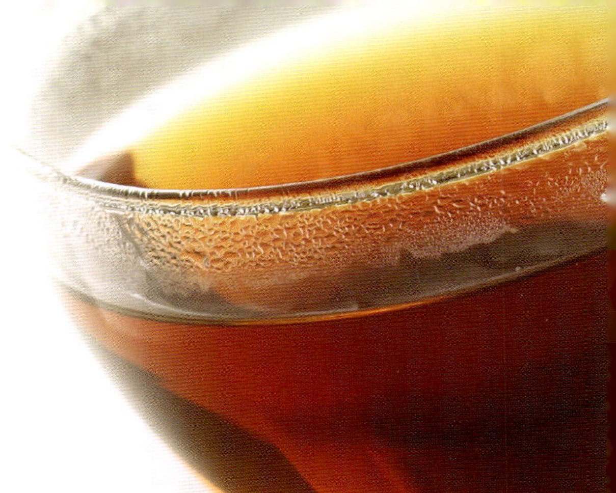

L'art et la science du THÉ

D'innombrables études tendent à prouver que le thé, qu'il soit vert ou noir, protège le cœur. Une étude japonaise, effectuée sur 12 ans, a conclu que les hommes qui buvaient 90 cl (5 à 6 tasses) de thé vert par jour réduisaient leur risque de maladie cardio-vasculaire de 42 %.

On sait en effet que les antioxydants du thé vert appelés catéchines contribuent à réduire les effets du « mauvais » cholestérol (LDL), à faire baisser le taux de triglycérides et à augmenter la production du « bon » cholestérol (HDL).

Selon une étude hollandaise, le risque d'infarctus pourrait être réduit de 30 % en buvant 3 tasses de thé noir par jour. Les théaflavines, anti-oxydants que l'on trouve même dans les thés en sachets basiques du supermarché, pourraient contribuer à faire baisser le taux de « mauvais » cholestérol de 16 à 24 %. Le thé noir rendrait aussi les artères plus souples.

QUEL THÉ ? Laissez vos papilles décider pour vous. Le thé vert est moins « travaillé », il contient moins de caféine et a un goût plus subtil que le thé noir. Si vous n'avez pas l'habitude d'en boire, essayez une version de thé vert parfumé. Vous buvez sans doute plutôt thé noir mais, là encore, n'hésitez pas à essayer différentes variétés. Pensez aussi à préparer du thé glacé : placez 3 sachets de thé dans 30 cl d'eau froide, couvrez et laissez au réfrigérateur toute la nuit. Servez avec des glaçons, un peu de menthe fraîche et une rondelle de citron.

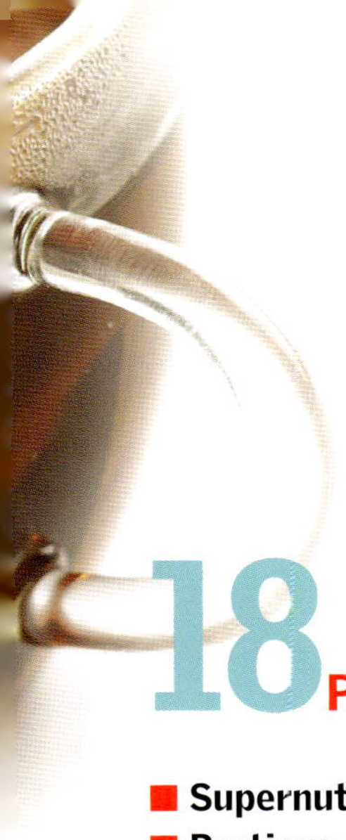

18 PASTÈQUE

■ **Supernutriments** Lycopène et potassium.
■ **Portions** 1 tranche de taille moyenne (environ 200 g) ; 62 kcal.
■ **Effets bénéfiques** Même si pastèque rime généralement avec été, on en trouve aujourd'hui quasiment toute l'année (parfois coupée en cubes). Une tranche de pastèque contient plus de potassium (qui fait baisser la tension artérielle) qu'une banane moyenne (559 mg contre 451 mg). La pastèque renferme également beaucoup de lycopène, un antioxydant dont la présence dans le sang réduirait, selon différentes études, de 50 % le risque de développer une maladie cardiaque.

Bonnes idées Pastèque

■ Ajoutez des dés ou des petites boules de pastèque à vos salades de fruits. (Achetez une cuillère parisienne, très pratique pour prélever des boules dans la chair.)

■ Congelez des morceaux de pastèque et passez-les au mixeur (avec un peu de sucre) pour faire un sorbet à la pastèque tout frais.

■ Confectionnez des brochettes en alternant boules de pastèque, dés de dinde cuite et dés de fromage allégé.

■ Ajoutez des morceaux de pastèque à vos salades vertes comme à vos salades de poulet.

Quatre changements bons pour le cœur

Voici quatre conseils nutritionnels faciles à suivre et qui vous permettront de réduire sensiblement le risque de développer une maladie cardiaque.

1 Cuisinez avec de l'huile d'olive et de colza. L'huile de colza est riche en acides gras oméga-3, alors que d'autres huiles végétales contiennent des taux élevés d'acides gras oméga-6, qui peuvent favoriser l'inflammation (un marqueur potentiel de maladie cardiaque). Les autres huiles n'offrent pas non plus autant de graisses mono-insaturées (qui protègent le « bon » cholestérol, ou HDL) que l'huile d'olive. Lorsque vous préparez du pain ou des gâteaux, essayez d'utiliser moins de beurre ou de margarine, en remplaçant éventuellement la moitié de la quantité indiquée par de l'huile de colza.

2 Optez pour les féculents bruns. Achetez du riz complet, des céréales complètes, des pâtes complètes au lieu de prendre les versions raffinées. Vous consommerez ainsi des fibres et des antioxydants comme la vitamine E, et vous contribuerez à réguler votre glycémie et, par là même, la sensation de faim, en faisant diminuer le risque de diabète et de maladie cardiaque.

3 Ajoutez toujours des légumes à vos recettes. Doublez les portions de légumes indiquées pour les soupes, tajines…

4 Gardez des fruits frais tout préparés (épluchés et coupés en dés, en lamelles, en bâtonnets…) dans une boîte hermétique au réfrigérateur et, lorsque vous avez un creux, sortez la boîte plutôt que de vous précipiter sur le paquet de biscuits.

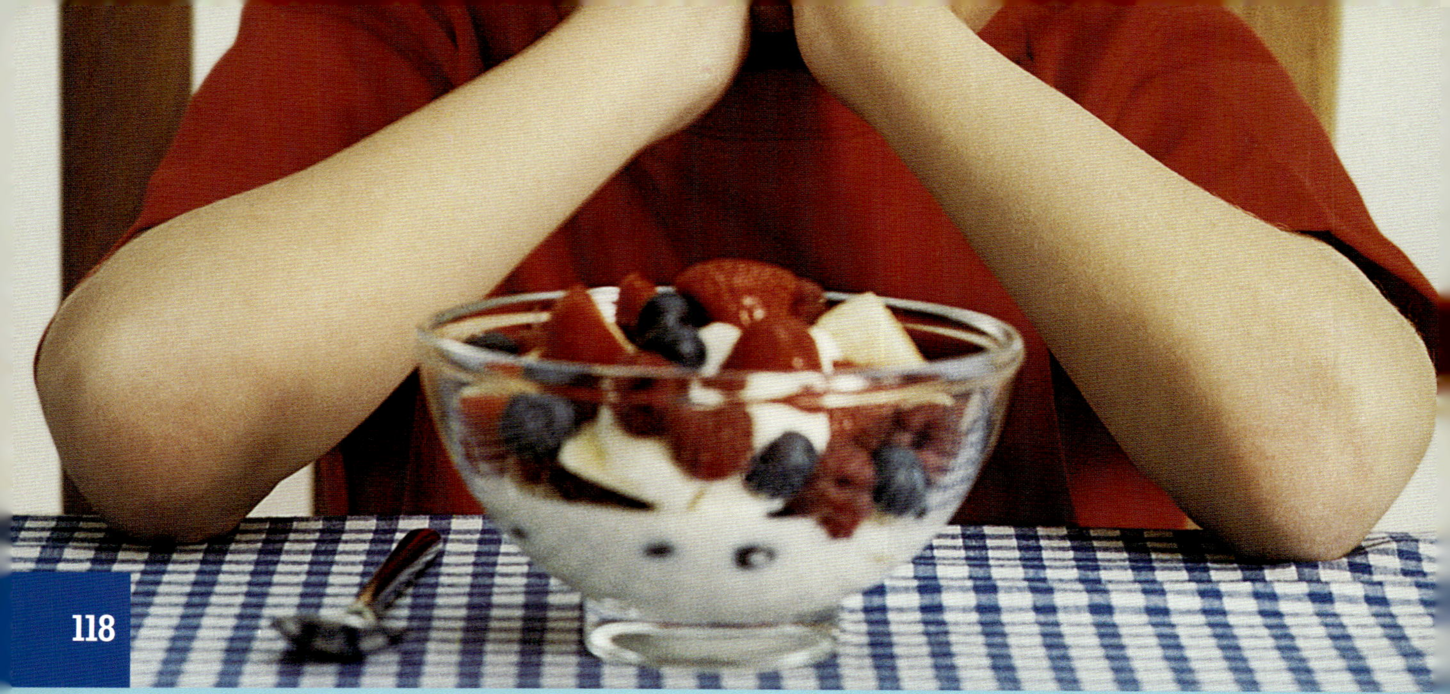

Cuisine santé

Dîner au restaurant ou chez des amis est un moment très agréable. Malheureusement, cela se traduit souvent par une plus grande consommation de calories, de lipides et de sel. À la maison, il est plus facile de faire attention à ce que l'on mange.

Mais, même en prenant tous nos repas à la maison, il arrive que le petit déjeuner, le déjeuner ou le dîner ne soit pas absolument sain et bénéfique pour la santé. Parmi les excuses évoquées : un emploi du temps chargé, une famille qui a faim et qui veut manger dans la minute, et la tentation de recourir aux plats cuisinés du commerce.

Les astuces proposées dans cette partie n'allongeront pas le temps que vous consacrez à la préparation des repas (il se pourrait même que vous passiez moins de temps dans la cuisine !). En plus, la plupart des solutions apportées pèseront moins lourd dans votre budget puisqu'il s'agit d'aliments peu transformés, bien moins chers que les en-cas et plats cuisinés industriels.

Investissez dans une cocotte

Entrer dans la cuisine un jour de grand froid et être accueilli par les chauds arômes d'un pot-au-feu ou d'une soupe mijotant tout doucement fait partie des plaisirs simples de la vie. Un plaisir facilement accessible si vous investissez dans une cocotte en fonte. Elle transformera quelques ingrédients de base en un plat convivial pendant que vous vaquez à vos autres occupations.

Les plats les plus réussis en cocotte sont ceux avec beaucoup de liquide : soupes, pot-au-feu, ragoûts... La basse température de cuisson (généralement entre 70 et 140 °C) attendrit les viandes et volailles maigres.

Pour le déjeuner, préparez tout le matin : mettez les légumes en premier (ils ont besoin d'être plus près de la source de chaleur), puis la viande (en dés), du bouillon de volaille dégraissé, de l'ail, des herbes aromatiques fraîches et un peu de vin rouge ou blanc. Couvrez et laissez mijoter à feu doux pendant au moins 3 heures.

STRATÉGIE 1

PRIVILÉGIEZ LES FRUITS ET LÉGUMES PRÊTS À L'EMPLOI, FRAIS OU SURGELÉS

LA SOLUTION POUR ÉVITER les plats cuisinés où ne figurent ni légumes ni fruits parce que vous n'avez pas le temps ou l'énergie de faire les courses, préparer les aliments et les cuisiner.

BONUS POUR LE CŒUR Les légumes et les fruits surgelés contiennent autant, sinon plus, de nutriments que les frais car ils sont généralement conditionnés dès la récolte, au moment où ils renferment le plus de substances nutritives. Quant aux fruits et légumes frais en sachets prêts à l'emploi, ils sont souvent aussi nutritifs.

LE PLAN Remplissez réfrigérateur et congélateur de fruits et légumes préparés (lavés, blanchis, découpés…). Avec un choix varié sous la main, il est facile d'augmenter la part de légumes dans votre alimentation. Pour le surgelé, pensez aux carottes en rondelles, aux brocolis et au chou-fleur, à la ratatouille… Pour le frais, profitez des sachets tout prêts que l'on trouve aujourd'hui dans les supermarchés. Les baies surgelées n'ont même pas besoin d'être décongelées. Sortez-les avant de passer à table ou mélangez-les à d'autres fruits à température ambiante, et elles seront prêtes à déguster pour le dessert.

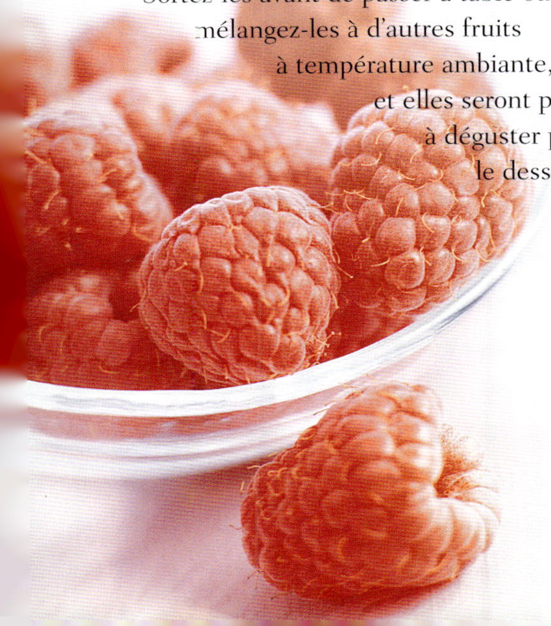

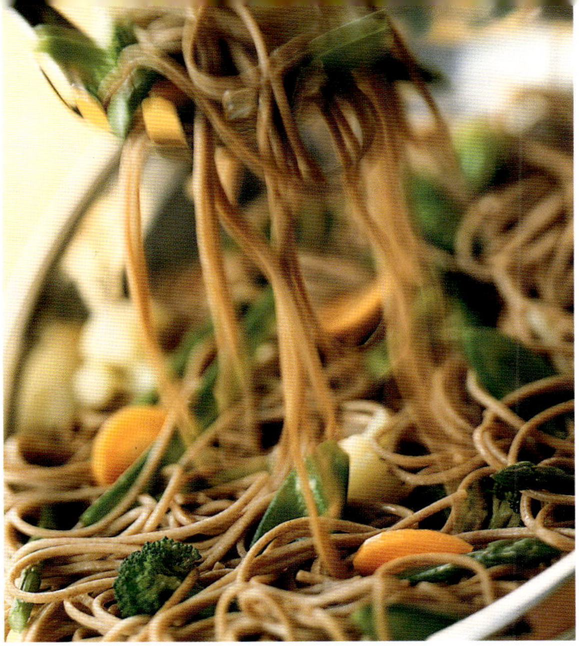

STRATÉGIE 2

FAITES UN STOCK DE REPAS SAINS EXPRESS

LA SOLUTION POUR ÉVITER les soirs où vous êtes vraiment trop fatigué pour penser au dîner et où vous n'avez rien préparé.

BONUS POUR LE CŒUR Les fibres contribuent à réduire le taux de cholestérol, les épices et aromates ont une teneur élevée en antioxydants, les « bonnes » graisses protègent contre l'athérosclérose.

LE PLAN Réfléchissez comme un chef et prévoyez. Vous pourrez vous asseoir à table devant une omelette aux épinards accompagnée d'une salade mandarine-orange-noix de pécan ; ou bien des pâtes avec une sauce aux palourdes et aux champignons, accompagnées d'un verre de vin rouge – le tout prêt en une quinzaine de minutes. La clé du succès : votre imagination et un stock d'aliments sains et rapides à préparer (des œufs riches en oméga-3, des pâtes complètes, du riz et du pain complets, des fruits à écale, des haricots secs en conserve, du fromage allégé…).

Vous serez capable de concocter rapidement quelque chose de bon, même les soirs de grande fatigue. Voici quatre recettes express.

■ **Une soupe riche** Faites chauffer une soupe toute faite et ajoutez-y des légumes surgelés et des haricots en conserve bien égouttés et rincés. Servez avec du pain complet grillé. Pour le dessert, une salade de fruits en conserve (sans le sirop) mélangés à des baies surgelées et arrosés de jus d'orange.

■ **Salade de poulet sur pousses d'épinards** Mettez les pousses d'épinards sur une assiette. Ajoutez des rondelles de carotte, des tomates cerises, du blanc de poulet cuit découpé en lanières, un filet d'huile d'olive et de vinaigre balsamique. En dessert, une tranche de melon.

■ **Pâtes aux haricots blancs** Faites cuire des pâtes complètes *al dente*, égouttez-les et mettez-les dans un grand plat. Ajoutez 1 cuil. à soupe d'huile d'olive ou de pistou, du parmesan, du poivre et des haricots blancs en conserve, rincés et réchauffés dans un fond d'eau. Servez ces pâtes avec des brocolis cuits à la vapeur et terminez par un fruit.

■ **Sandwich chaud de dinde** Disposez une tranche de jambon de dinde sur une grande tranche de pain complet et recouvrez-la d'une tranche de fromage allégé. Mettez au four à micro-ondes jusqu'à ce que le fromage soit fondu. Servez avec une salade verte. Terminez le repas par des baies et une boule de glace allégée.

LES ALIMENTS INDISPENSABLES dans le réfrigérateur, le congélateur et les placards

Avec ces produits, vous pourrez toujours préparer rapidement un repas à la fois sain et délicieux.

AU RÉFRIGÉRATEUR

- **Condiments** (ketchup, moutarde, mayonnaise allégée, raifort, pistou, olives, câpres, poivrons rouges grillés en bocal, cornichons, chutney, gingembre...)
- **Œufs et crème fraiche allégée**
- **Fruits frais en quantité**
- **Légumes frais en quantité** (y compris préparés et prédécoupés)
- **Lait demi-écrémé et/ou écrémé**
- **Yaourts allégés**
- **Parmesan**
- **Fromage allégé à teneur réduite en sel**

AU CONGÉLATEUR

- **Poisson** (en filets, en darnes)
- **Fruits** (surtout des baies)
- **Légumes**
- **Pièces de viandes maigres et de volailles**

DANS LES PLACARDS

- **Riz complet**
- **Conserves de légumineuses** (haricots blancs, rouges, noirs, lentilles, pois chiches, fèves...)
- **Fruits en conserve** (sans sucres ajoutés)
- **Saumon en conserve** (le saumon rouge est le plus savoureux)
- **Huiles de colza et d'olive**
- **Fruits secs** (surtout raisins)
- **Ail** (frais et/ou en bocal)
- **Cubes de bouillon de légumes, de volaille ou de bœuf**
- **Oignons**
- **Sauces pour les pâtes** (ne contenant pas plus de 7 g de lipides pour 100 g)
- **Beurre de cacahuètes**
- **Vinaigrettes** (à base d'huile de colza ou d'olive)
- **Pâtes complètes**
- **Céréales complètes** (y compris flocons d'avoine)

STRATÉGIE 3

FAITES DE PETITS CHANGEMENTS

LA SOLUTION POUR ÉVITER d'adopter un régime alimentaire qui pourrait être légèrement trop nutritif et nécessiterait plus de fruits et de légumes, plus de fibres, plus de bonnes graisses, plus de produits laitiers...
BONUS POUR LE CŒUR Ces changements étant légers, vous pourrez facilement les intégrer à votre régime alimentaire au quotidien, fournissant ainsi à votre système cardio-vasculaire un apport régulier d'antioxydants, de bonnes graisses, de vitamines et de minéraux.
LE PLAN Pour manger sainement sans pour autant mettre la cuisine en désordre et perturber vos habitudes.

- Garnissez salades de fruits, salades vertes et légumes de noix hachées pour une dose supplémentaire d'acides gras mono-insaturés. Ajoutez-en aussi une poignée à la pâte de vos gâteaux, pains, crêpes et un peu dans vos yaourts. Pour en accentuer la saveur, faites griller les noix à la poêle quelques minutes.
- Ajoutez de l'avocat, riche en graisses mono-insaturées, à vos salades. Oubliez les lardons et les croûtons, remplis de graisses saturées et de graisses « trans ».
- Au lieu d'une coupelle de glace avec quelques fraises, dégustez un bol de baies variées avec quelques cuillerées à soupe de yaourt à la grecque allégé ou de sorbet. Vous triplerez la quantité d'antioxydants et réduirez de 50 % celle de graisse et de sucre.
- Servez les légumes avec un filet d'huile d'olive ou de colza. Les lipides aident à assimiler les antioxydants, vitamines et minéraux contenus dans les légumes.
- Cuisinez en couleurs. Servez des fruits et légumes aux couleurs contrastées : des poivrons rouges avec des brocolis, des carottes avec des petits pois, des myrtilles avec des pêches... Certaines recherches tendent à prouver que les antioxydants se trouvant dans les fruits et légumes sont plus efficaces lorsqu'on les combine.
- Mettez du saumon en conserve à la place du thon dans vos salades. Contrairement au thon, le saumon ne perd aucun de ses acides gras oméga-3 lorsqu'il est mis en conserve.
- Ajoutez toujours des légumineuses à vos plats : des pois chiches dans vos salades, des haricots rouges dans vos sauces pour les pâtes... Leurs fibres régulent l'appétit.
- Ayez toujours un bocal d'ail et de gingembre en purée dans le réfrigérateur, et mettez-en au moins une fois par semaine dans vos légumes, viandes et potages. L'ail, comme mentionné précédemment, contribue à réduire le taux de cholestérol et la formation de plaque dans les artères. Le gingembre, quant à lui, combat l'inflammation et la formation de caillots sanguins.
- Augmentez votre consommation de fer en cuisinant régulièrement dans des poêles et des casseroles en fonte. Ce sont les plats mijotés qui absorbent le plus de fer, mais même les œufs brouillés cuits dans une poêle en fer vous apporteront deux fois plus de fer qu'ils n'en contiennent. L'organisme a besoin de suffisamment de fer pour apporter l'oxygène aux cellules, y compris celles du cœur.
- Prenez l'habitude de saler deux fois moins. Remplacez le sel par de l'ail ou d'autres aromates riches en antioxydants.

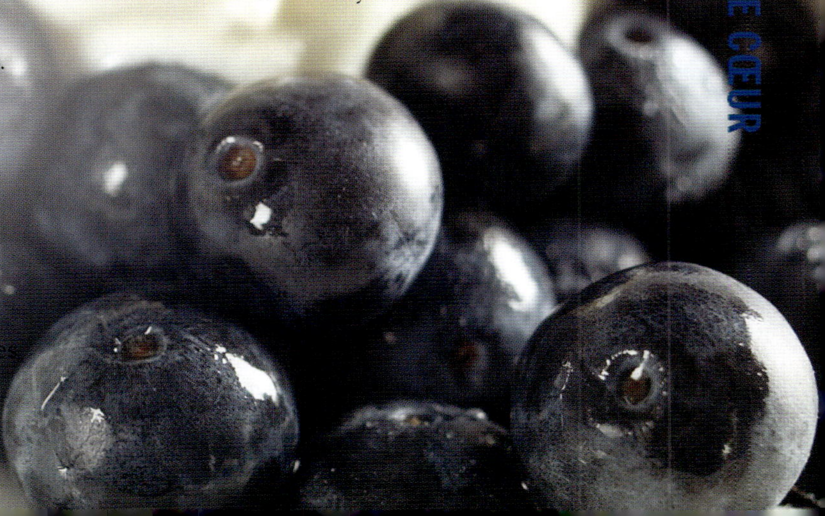

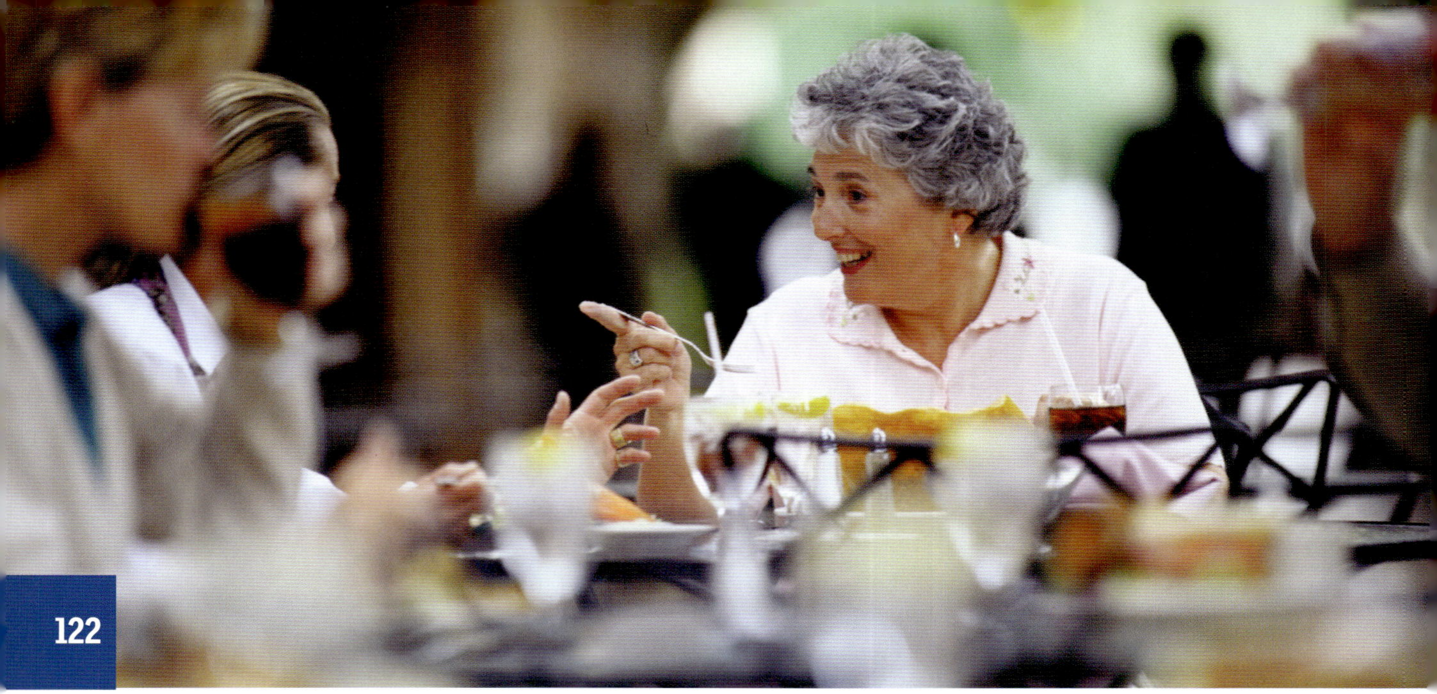

Vous pouvez manger de bons petits plats qui satisfont autant votre cœur que vos papilles.

Manger dehors sans nuire à sa santé

Les Français prennent en moyenne cent repas par an à l'extérieur de leur domicile. Or, si lorsque vous préparez vous-même à manger, vous savez à peu près ce qui se trouve dans votre assiette, vous pouvez contrôler la quantité de sel et la taille des portions… c'est beaucoup plus difficile à faire quand vous êtes dehors.

Les repas servis au restaurant peuvent être remplis de graisses et de sel cachés. Les repas à emporter des chaînes de restauration rapide contiennent souvent des graisses « trans ». Enfin, les offres « double portion » constituent une tentation à laquelle il est difficile de résister. On finit par manger plus et moins sainement qu'en temps normal.

Avec le programme « 30 minutes par jour », vous pourrez aller au restaurant et acheter des plats à emporter aussi souvent que vous le désirez. En adoptant quelques petites astuces, vous pourrez tranquillement, sans remords et sans stress, déguster vos repas au restaurant, qu'il s'agisse d'un déjeuner d'affaires, d'un dîner en amoureux ou de la pizza familiale du week-end.

Avant de commander

Préparez-vous psychologiquement avant d'entrer dans le restaurant ou de commander votre plat à emporter. Vous éviterez ainsi d'être pris de court car vous aurez auparavant envisagé toutes les options possibles.

Visualisez votre repas Avant de téléphoner pour réserver ou pour passer commande, imaginez-vous devant votre assiette. Pensez à toutes les options saines qui figurent sur la plupart des menus : les pizzas à pâte fine avec un supplément de légumes, les salades originales et succulentes ou le poisson grillé délicieusement préparé dans un restaurant de poissons et de fruits de mer.

Régalez-vous avec des plats que vous ne prépareriez pas vous-même, peu importe qu'il s'agisse d'une soupe glacée de betteraves ou de saumon sauvage, ou bien encore de légumes croquants à la chinoise.

Et, si jamais vous avez une irrépressible envie de prendre un dessert, partagez-le avec l'un des autres convives. Vous dégusterez cette petite touche de sucré dont vous avez besoin sans avoir forcément à tout manger.

Ne vous privez pas aux autres repas Manger moins pendant la journée en prévision d'un bon repas au restaurant peut sembler raisonnable, mais cela comporte un inconvénient de taille : en arrivant, vous serez affamé et vous jetterez sur les plats avec un appétit dévorant… et déraisonnable ! Mieux vaut manger normalement aux autres repas et prendre une petite collation 1 heure avant d'aller au restaurant pour calmer votre appétit (un fruit, un yaourt ou une tranche de pain complet). Une telle collation contient généralement moins de calories et plus de nutriments que la plupart des amuse-bouche servis au restaurant.

Marchez pour aller au restaurant Si la distance le permet, allez au restaurant à pied. Vous pouvez aussi faire un petit tour avec les autres convives après le repas pour mieux digérer. Vous brûlerez ainsi quelques calories supplémentaires et mettrez davantage l'accent sur le côté social d'une telle sortie.

REPAS À EMPORTER : FAITES LE BON CHOIX Plus de saveur, moins de calories et de graisses

PIZZA Tout est dans la garniture, qui doit être saine : évitez les lardons, merguez, saucisses et autres pepperonis. Les fruits de mer, la tomate et les légumes sont les meilleures options. La version à pâte fine est à préférer.

CHINOIS Évitez tout ce qui est frit : nems, beignets de crevettes, chips chinoises… Quant aux plats à l'aigre-doux, ils peuvent contenir jusqu'à huit morceaux de sucre. De même, le riz blanc est à préférer au riz cantonais.

THAÏ Évitez les plats au lait de coco, riches en graisses saturées, les beignets et autres fritures. Optez pour l'un des nombreux plats de poisson et de fruits de mer généralement proposés dans ce type de restaurant. Vous pouvez également mettre des nouilles et des vermicelles au menu.

KEBAB C'est bon… mais pas pour la santé ! La viande de mouton est riche en graisses saturées, les frites sont remplies de graisses « trans », et que dire de la sauce ! Si vous ne pouvez pas faire autrement, optez pour la version viande de volaille avec des crudités, sans sauce ni frites.

BOULANGERIE Évitez les feuilletés, les quiches aux lardons et autres tourtes grasses, et optez pour un sandwich jambon-crudités classique ou bien un pain suédois au saumon. Accompagnez votre sandwich d'eau ou d'un jus de fruits frais et prenez un produit laitier au dessert.

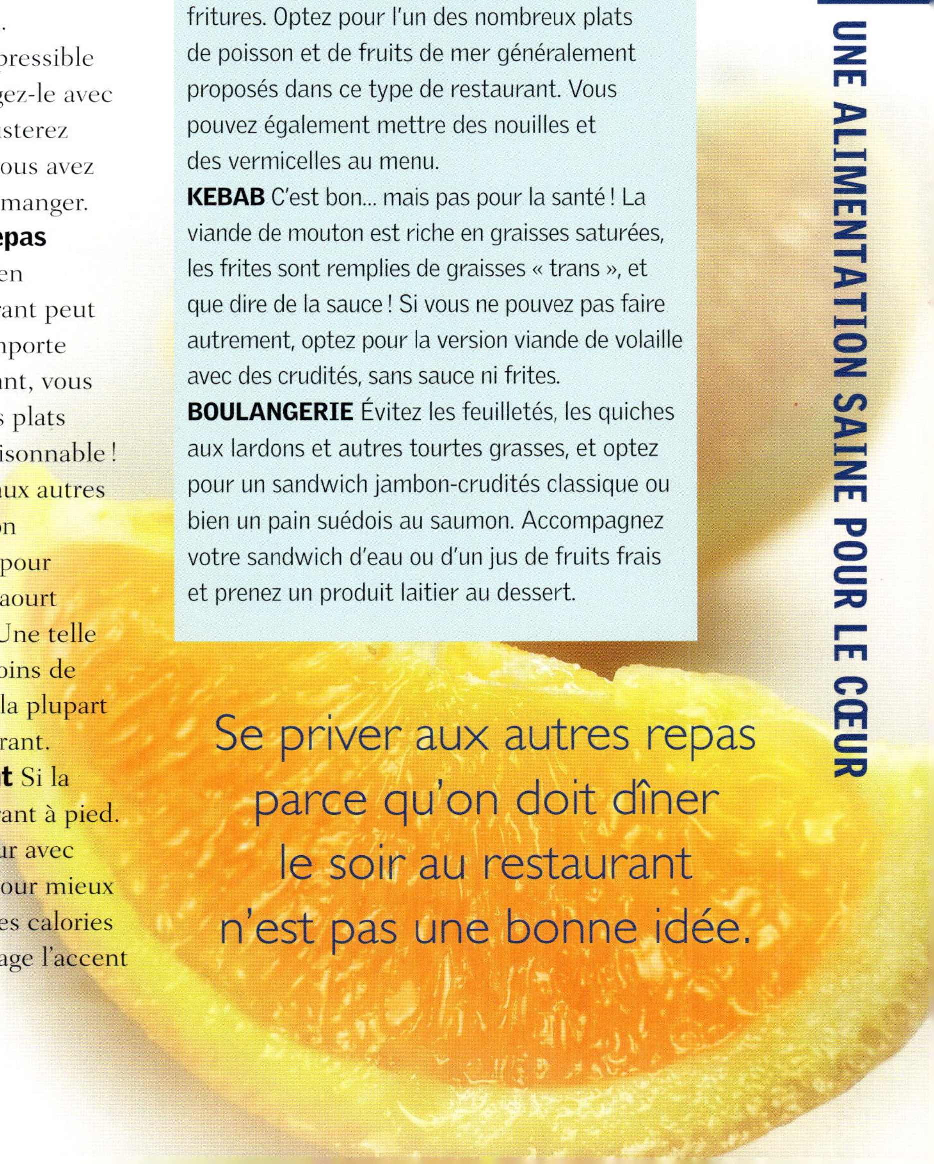

Se priver aux autres repas parce qu'on doit dîner le soir au restaurant n'est pas une bonne idée.

FAST-FOOD Le guide de survie

Les chaînes de restauration rapide commencent peu à peu à prendre au sérieux la santé de leurs clients (tout en soignant leur propre image !). Il devient donc plus facile d'y trouver des salades, des salades de fruits et des aliments allégés en calories et en graisses saturées. Faites cependant attention, car tout n'y est pas toujours aussi « diététiquement correct » que l'on veut bien vous le faire croire.

SOYEZ VIGILANT Il n'est pas simple d'éviter les pièges nutritionnels dans ce type d'endroit. Voici comment limiter votre consommation de calories, de graisses et de sel, et favoriser les fruits, légumes, protéines et produits laitiers.
INFORMATION La plupart des grandes chaînes indiquent aujourd'hui en détail la composition de leurs repas, soit directement sur les cartons, soit sur des affichettes ou des dépliants. Jetez-y un coup d'œil pour avoir une idée précise de ce que vous mangez (surtout au niveau des calories et des lipides).
CHOIX INTELLIGENTS Si vous optez pour un hamburger, prenez-le simple, sans fromage. Et n'allez pas croire qu'un burger au poulet ou au poisson soit moins gras, c'est loin d'être toujours le cas. Au lieu de tremper vos frites dans la mayonnaise, choisissez le ketchup, bien moins gras et calorique, et riche en lycopène. Un burger végétarien contient autant de graisses et de calories qu'une version carnée, mais il apporte plus de fibres, ce qui est bénéfique pour le système digestif. Les quelques feuilles de salade flétries et rondelles de cornichon étiques qui se cachent dans les hamburgers n'apportent pas grand-chose, alors commandez une salade en accompagnement. Renoncez au soda (même en version « light ») et au grand milk-shake, et optez pour un jus d'oranges pressées, qui vous apportera de la vitamine C, ou buvez de l'eau.

Au restaurant

Lorsque vous passez votre commande, n'hésitez pas à poser des questions ni à demander quelques changements afin de vous assurer que votre repas corresponde bien à ce que vous souhaitez. Le serveur est le lien entre la table et la cuisine, faites-en un allié. Cela contribuera à vous éviter des calories inutiles et vous permettra de savourer votre repas sans mauvaise conscience.
Éloignez la corbeille à pain En faisant abstraction du pain et du beurre, vous consommerez 500 kcal de glucides raffinés en moins. Autrement dit, vous éviterez l'envol de votre glycémie et de votre taux d'acides gras saturés, obstructeurs pour les artères. Dans tous les cas, ne prenez pas plus d'un morceau de pain, et sans beurre.
Commencez par de l'eau Limitez-vous à un ou deux verres de vin ou de bière durant le repas. Pour beaucoup de gens, l'alcool mène à l'envie de grignoter. Si vous prenez un apéritif ou un verre de vin en attendant l'arrivée des plats, il y a de fortes chances pour que vous vous tourniez quand même vers la corbeille à pain.
Posez plein de questions Est-ce que le poulet dans la salade est grillé avec ou sans matières grasses ? Qu'est-ce qu'il y a dans la purée ? Est-il possible d'avoir des légumes à la place des frites ? Pouvez-vous faire griller le poisson ? La plupart des bons restaurants feront un effort pour vous faire plaisir et, même si cela vous coûte un peu plus cher, vous y serez gagnant.
Demandez que l'on serve les sauces et vinaigrettes à part Vous n'avez pas forcément besoin de beaucoup de sauce ou de vinaigrette sur votre salade. Lorsque cela est possible, choisissez-les à base d'huile d'olive et non de crème. Mettez-en juste un peu sur votre salade ou bien trempez simplement votre fourchette dans la vinaigrette avant chaque bouchée.

Commandez une entrée raisonnable Évitez les entrées surchargées en calories, comme le pâté et les fritures. Mieux vaut une entrée à base de légumes ou de fruits : un potage, une salade, du melon, du saumon fumé ou des fruits de mer.

Grandes portions : le piège à éviter

Savez-vous que certains fabricants de vaisselle ont dû revoir la taille de leurs services afin de s'adapter aux nouvelles demandes des restaurateurs ? Les portions y sont en effet entre deux et sept fois plus grosses qu'il y a une vingtaine d'années. Voici comment manger de plus petites portions au restaurant.

- Regardez les portions que l'on sert aux autres clients. Si les plats vous semblent volumineux, contentez-vous de prendre deux entrées, une à base de légumes, une autre à base de protéines.
- Décidez-vous pour une entrée ou un dessert, mais pas les deux. Ou, mieux encore, renoncez à l'entrée et partagez le dessert.
- Si les portions sont grosses, vous pouvez choisir de partager le plat principal et de prendre une salade verte en accompagnement.
- Demandez au serveur quels légumes sont servis avec votre plat et, s'ils vous plaisent, demandez à ce qu'on vous en mette plus, quitte à moins manger du reste.
- Retournez en enfance. Cela est rarement possible dans les restaurants gastronomiques mais, dans la restauration rapide, personne ne verra d'inconvénient à ce que vous preniez un menu enfant. Aujourd'hui, la taille d'un menu enfant est la même que celle d'un menu adulte il y a 20 ans. Un petit hamburger, une petite portion de frites, un petit milk-shake ou un jus d'orange suffisent pour se sentir rassasié et ne contiennent qu'une fraction des calories que renferme un menu adulte « super » ou « méga ». Certes, ce choix n'a rien de très diététique ni nutritif, mais il peut constituer un bon compromis si vous devez accompagner un enfant au fast-food, par exemple.

Dans les cuisines des restaurants

Pourquoi les plats sont-ils souvent plus savoureux au restaurant ? Voici quelques secrets des restaurateurs pour améliorer les qualités gustatives de leurs plats, parfois au détriment des qualités nutritionnelles.

BEURRE Dans les soupes et les sauces, sur la viande, sur les légumes : ils en mettent partout. Pour rendre les aliments plus riches et délicieux, il n'y a rien de plus rapide et de plus simple que d'ajouter du beurre. La plupart des restaurateurs en utilisent des quantités importantes.

HUILE Une autre façon de rendre les aliments plus savoureux est d'employer beaucoup d'huile, parfois de l'huile d'olive, parfois une huile de noix plus exotique. Dans les restaurants plus basiques, il s'agit plutôt d'une huile végétale ordinaire. Les aliments frits y semblent très bons parce qu'ils sont gorgés d'huile.

GRAISSES ANIMALES Méfiez-vous quand le serveur vous vante le côté juteux et savoureux de sa viande, et souvenez-vous que la saveur en question se traduit principalement par des graisses fondues. Les sauces « au jus » contiennent ainsi un grand nombre de calories et ne font guère de bien à votre cœur.

SEL Chez vous, vous pouvez limiter ou, mieux, éviter totalement le sel. Dans les restaurants, impossible de contrôler cet usage. Le sel est ajouté pour accentuer les saveurs, certes, mais aussi pour vous donner soif, tout simplement.

SUCRES Avez-vous déjà remarqué que les légumes au restaurant sont souvent délicieusement sucrés ? Il n'y a là aucun mystère : on y a ajouté du sucre afin de rendre leur goût plus agréable. Quant aux desserts, mousse au chocolat, crème brûlée ou tarte aux pommes, ils sont la plupart du temps très sucrés aussi.

Bien manger dans tous les restaurants : suivez le guide

CHINOIS

CHOISISSEZ Les potages à base de bouillon ; les rouleaux de printemps (crus) ; les dim sum à la vapeur ; les omelettes ; les salades (vinaigrette à part) ; les légumes vapeur ; le riz blanc ; les plats à base de poisson, de poulet, de fruits de mer ou de légumes ; les nouilles sautées. Au dessert : ananas frais, litchis, arbouses ou sorbets.

ÉVITEZ Les aliments frits, comme les pâtés impériaux, les beignets et les raviolis frits en entrée ou les beignets en dessert. Le riz cantonais, les plats à l'aigre-doux, tout ce qui est « croustillant », au caramel…

INDIEN

CHOISISSEZ Les papadams avec une sauce raïta ; les tandooris, les tikkas (sauf tikka masala), les karias et les bhunas ; les plats à base d'épinards ; les plats végétariens.

ÉVITEZ Les plats très gras comme les bhajis, les pakoras, les samossas (beignets), les pains faits avec des graisses ajoutées comme les nans, peshawis, parathas et puirs ; les plats crémeux (kormas, masalas, dhansaks) ; le riz pilaf, frit ou biryani ; le butter chicken.

ITALIEN

CHOISISSEZ Le melon ; les antipastis de légumes ; le minestrone ; le carpaccio de poisson ; les pâtes avec une sauce à base de tomates ; les plats de poulet ou de poisson grillés ; les pizzas sans fromage (ajoutez éventuellement vous-même du parmesan), sans saucisses ni merguez, sans croûte garnie et avec beaucoup de légumes.

ÉVITEZ Le pain à l'ail ; les calamars frits ; les scampis ; les pâtes avec sauce blanche, à base de fromage et au pistou ; les pizzas avec une garniture trop grasse ; les viandes panées ; le tiramisu ; la panna cotta. Attention à la taille des portions : les restaurants italiens sont connus pour leurs assiettes généreuses…

JAPONAIS

CHOISISSEZ Les sushis et sashimis ; les makis ; la soupe miso ; les yakitoris ; les tatakis ; le poisson vapeur ; la salade wakame.

ÉVITEZ Les tempuras et agemonos (aux légumes, au poulet ou aux fruits de mer) et autres fritures, comme le tofu frit ou le tonkatsu.

FRANÇAIS

CHOISISSEZ Les crudités et les salades (vinaigrette à part), les potages, les légumes ; les viandes, volailles et poissons cuits à la vapeur, au four, grillés, rôtis, pochés, étuvés, sautés ; les laitages ; les fruits et les sorbets.

ÉVITEZ Les entrées à la mayonnaise (œufs, céleri rémoulade, avocat…) ; les charcuteries ; les plats en sauce, en croûte, panés, au beurre, à la crème, frits, croustillants, à la sauce hollandaise, poêlés ; les frites ; le fromage ; les pâtisseries.

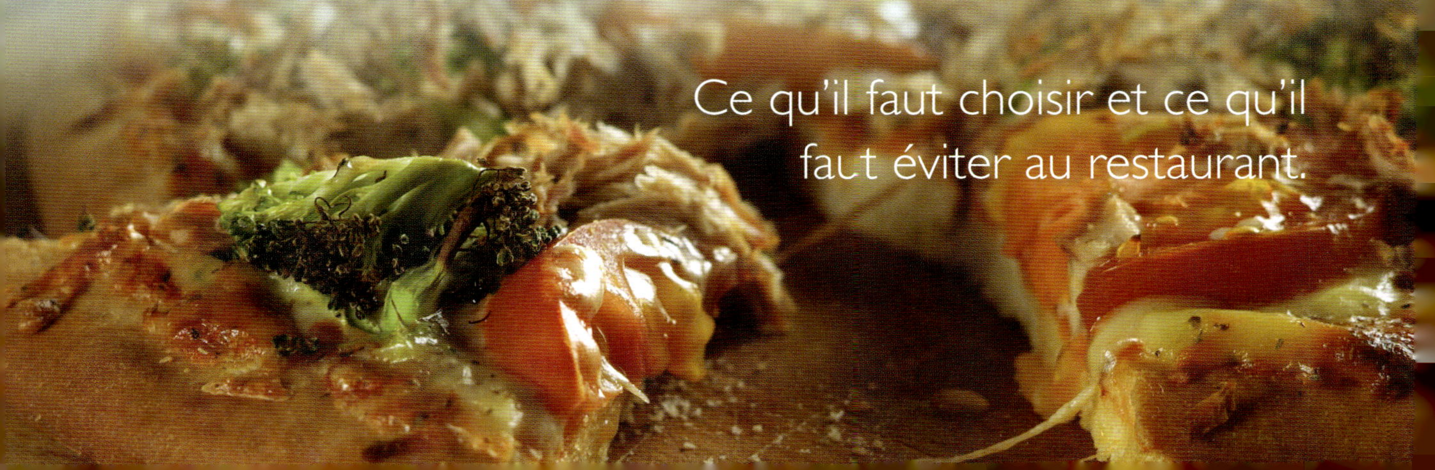
Ce qu'il faut choisir et ce qu'il faut éviter au restaurant.

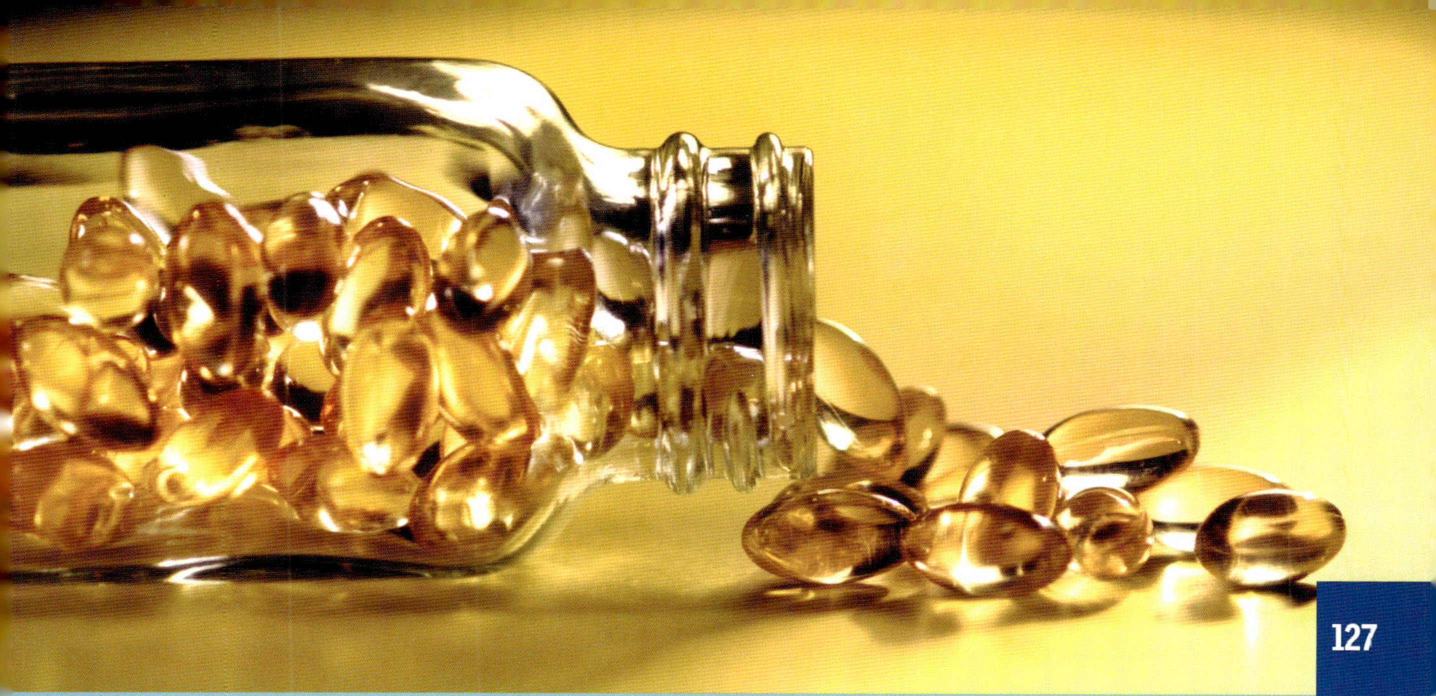

Les compléments alimentaires peuvent aider à combler des carences liées aux habitudes alimentaires et aux changements métaboliques dus à l'âge.

Et les compléments ?

Avec le programme « 30 minutes par jour », non seulement vous pourrez manger de façon saine, mais vous aurez également l'opportunité de renforcer votre cœur en faisant de l'exercice physique, en réduisant votre stress et en profitant tout simplement de la vie. Avez-vous vraiment besoin de compléments alimentaires ?

Le corps médical français est plutôt réservé sur la question. Cependant, de nombreuses études ont montré qu'un apport supplémentaire de vitamines, de minéraux et de certains autres compléments (bien choisis et jugés sûrs) pourrait contribuer à protéger davantage le cœur, en aidant à combler des carences nées de mauvaises habitudes et des changements naturellement dus à l'âge.

La prise de compléments alimentaires ne peut en aucun cas remplacer un mode de vie sain. Qu'il s'agisse de vitamines, d'oméga-3 des huiles de poisson, de coenzyme Q10 ou de phytostérols (qui bloqueraient l'absorption du cholestérol que vous consommez), le rôle de ces compléments consiste à assurer que vous avez bien eu votre « quota » de substances dont le cœur a besoin pour fonctionner de façon optimale.

Dans les pages suivantes, vous trouverez les informations et les conseils requis pour pouvoir décider en toute connaissance de cause quel type de compléments alimentaires vous est réellement nécessaire.

Optez pour les bonnes multivitamines

Si vous décidez de prendre des multivitamines, contrôlez le taux des nutriments suivants sur l'emballage.

100 % des apports journaliers recommandés (AJR) Assurez-vous que votre complément multivitaminé contient 100 % des AJR en thiamine (vitamine B1), en riboflavine (vitamine B2), en niacine (vitamine B3), en acide folique (vitamine B9) et en vitamines B6, B12, C, D et E.

Moins de 800 mg de vitamine A (rétinol) Un surdosage de vitamine A peut augmenter le risque d'ostéoporose et entraîner des problèmes hépatiques et cutanés. En France, l'AR en vitamine A est de 800 mg pour un homme adulte et de 600 mg pour une femme. Votre complément multivitaminé ne doit en aucun cas dépasser 1 000 mg.

Pas plus de 100 % des AJR pour tous les minéraux Quel que soit le minéral, l'organisme n'a en aucun cas besoin d'un apport supérieur à 100 % de l'AJR. La plupart des gens absorbent suffisamment de potassium, de phosphore et de chlorure à travers leur alimentation, mais ce n'est pas toujours le cas pour le magnésium (AJR de 300 mg), ce qui est problématique dans la mesure où le magnésium réduirait les risques cardio-vasculaires.

Au moins 20 mg de vitamine K Très peu de complexes multivitaminés fournissent de la vitamine K (permettant la coagulation sanguine). Pour être sûr d'en absorber suffisamment, mangez des légumes « à feuilles » (épinards, salades, etc.).

Le fer Tout dépend de l'âge et du sexe. Les femmes en préménopause doivent rechercher un produit contenant 14 mg de fer (100 % de la dose journalière recommandée). Les femmes ménopausées ainsi que les hommes doivent prendre une dose moindre.

Dernier point Certains fabricants proposent des multivitamines « de luxe » contenant des « mélanges brevetés » d'herbes, des minéraux, des extraits et des acides aminés. Prenez garde : trop peu de recherches ont été réalisées sur l'efficacité de ces mélanges. Vous risquez de payer cher pour un mélange d'ingrédients vous apportant peu ou aucun bénéfice.

Une prise de compléments intelligente

Si vous suivez un régime assez strict et que celui-ci ne vous apporte pas tous les nutriments dont votre organisme a besoin, pensez aux compléments alimentaires ci-dessous : ils pourraient vous être bénéfiques. Demandez l'avis de votre médecin en ce qui concerne les fibres solubles, la coenzyme Q10 et les phytostérols. Évitez l'huile de poisson si vous prenez un anticoagulant ou si vous souffrez d'un trouble hémorragique.

COMPLÉMENT	DOSE JOURNALIÈRE	REMARQUES
Multivitamines	1 comprimé	–
Calcium	700 mg	Si votre régime n'inclut pas de produits laitiers
Huile de poisson	1 à 2 g d'oméga-3	À éviter si vous prenez des anticoagulants
Fibres solubles	7 à 10 g	Dans l'idéal, elles devraient venir de l'alimentation
Coenzyme Q10	100 mg	Pour l'hypertension et les traitements avec statines
Phytostérols	2 g	Seulement si votre taux de cholestérol est trop élevé

1 LES MULTIVITAMINES

Les carences en vitamines et minéraux peuvent, dans certains cas, augmenter le risque de développer des maladies chroniques, dont les affections cardio-vasculaires. Faut-il pour autant, si l'on veut obtenir à coup sûr tous les nutriments essentiels, prendre un comprimé multivitaminé par jour ? Les avis à ce sujet sont partagés, la majorité des médecins préférant mettre l'accent sur un régime alimentaire équilibré. Pour être tout à fait clair, voici les bonnes raisons d'y recourir.

EFFETS BÉNÉFIQUES POUR LE CŒUR Prendre un comprimé multivitaminé permet de combler les carences alimentaires éventuelles et pourrait contribuer à réduire les risques de maladies cardio-vasculaires.

PROCESSUS

- Les vitamines B que renferment les multivitamines peuvent, selon certaines études, réduire considérablement le taux d'homocystéine, un acide aminé produit par l'organisme lors de la transformation des protéines et qui constitue un facteur de risque d'athérosclérose reconnu. Le corps a besoin des « trois B », les vitamines B6, B9 (acide folique) et B12, pour décomposer l'homocystéine. Or, avec l'âge, notre organisme absorbe moins bien les vitamines B fournies par l'alimentation, alors que celles des compléments alimentaires sont, elles, plutôt bien assimilées.
- Un comprimé multivitaminé par jour abaisse sensiblement le taux de protéine C-réactive, un marqueur de réaction inflammatoire. Une élévation de son taux serait un marqueur de l'athérome, maladie obstruant les vaisseaux. Des recherches ont aussi montré que la prise de multivitamines peut réduire le taux d'une autre substance chimique inflammatoire, potentiellement dangereuse, l'interleukine-6.
- Les multivitamines pourraient également empêcher l'oxydation du « mauvais » cholestérol (LDL), c'est-à-dire le processus au cours duquel les radicaux libres déposent la plaque et endommagent les parois artérielles.
- Les comprimés multivitaminés contiennent de la vitamine D. Or, selon une étude effectuée auprès de 10 000 femmes aux États-Unis, un supplément régulier de vitamine D réduirait le nombre de décès dus à une maladie cardiaque de 31 %.

La vitamine D aide, entre autres, le corps à absorber et à retenir le calcium, essentiel pour réguler la pression artérielle. Elle pourrait également intervenir dans la protection des artères en empêchant les dépôts de calcium. De même, une étude belge suggère qu'elle réduit l'inflammation. Cependant, l'organisme produisant naturellement de la vitamine D lorsqu'on s'expose au soleil, ce n'est que si vous ne sortez pas assez ou si vous vivez sous un climat peu clément que vous risquez de ne pas en produire une quantité suffisante.

QUE CHOISIR ? Le meilleur produit n'est pas nécessairement le plus cher. Il existe de très nombreuses marques qui offrent le même complexe de vitamines et minéraux, aux bonnes doses et à un bon prix. Renseignez-vous et comparez.

DOSE RECOMMANDÉE 1 comprimé par jour.

À QUEL MOMENT ? Pendant un repas pour une meilleure absorption.

EFFETS SECONDAIRES POSSIBLES Légères nausées. Le risque est moindre si vous le prenez au cours du repas.

AVERTISSEMENT Ne dépassez pas la dose recommandée.

ASTUCE Prenez vos multivitamines avec un grand verre d'eau pour en améliorer l'absorption.

2 LES HUILES DE POISSON

Il est maintenant établi que deux repas à base de poisson par semaine pourraient suffire pour réduire le risque d'infarctus. C'est aussi ce que recommande le nouveau programme national Nutrition Santé (PNNS). Les poissons gras, comme le saumon et le maquereau, sont à privilégier, car particulièrement riches en acides gras oméga-3 essentiels pour la santé du cœur : l'acide eicosapentanoïque (EPA) et l'acide docosahexanoïque (DHA). La plupart d'entre nous n'en consomment pas assez. Les gélules d'huile de poisson ou l'huile de foie de morue peuvent-elles combler les carences ? Oui : des études ont montré que les suppléments d'huile de poisson pouvaient réduire le risque d'un second infarctus.

■ EFFETS BÉNÉFIQUES POUR LE CŒUR

Les acides gras oméga-3 contenus dans les huiles de poisson réduisent sensiblement le risque d'infarctus lorsque leur prise est associée à un régime alimentaire adapté. Les huiles de poisson réduisent également le taux de triglycérides.

■ PROCESSUS

■ Elles stabilisent la plaque artérielle

Des chercheurs ont donné des capsules d'huile de poisson, de tournesol ou un placebo à 178 personnes en attente d'une intervention chirurgicale pour nettoyer les artères durant les 6 mois précédant l'opération. Résultat : la plaque de ceux ayant pris de l'huile de poisson avait moins tendance à se rompre et générait ainsi moins de caillots sanguins.

■ Elles font baisser le taux de triglycérides

Le taux de triglycérides augmente après la consommation d'aliments riches en graisses saturées, ce qui explique peut-être pourquoi il y a plus de crises cardiaques après un repas copieux. Quand on mesure ce taux après un repas très riche sur des hommes qui prennent des suppléments d'huile de poisson et d'autres qui n'en prennent pas, il est inférieur de 35 à 50 % chez les premiers. Plus généralement, la plupart des études font état d'une baisse de 10 à 35 % du taux de triglycérides pour une dose de 2 à 4 g d'EPA/DHA par jour.

■ Elles régulent le rythme cardiaque

Certaines études ont démontré que la consommation de suppléments d'huile de poisson contribue à maintenir le cœur en bonne santé : celui-ci continue à bien s'adapter aux variabilités du rythme cardiaque (VRC). Chez les personnes porteuses de pacemakers, l'huile de poisson a aussi un effet bénéfique sur l'arythmie.

■ QUE CHOISIR ? Le succès de ces huiles fait qu'elles sont désormais strictement contrôlées. Le taux de mercure qu'elles contiennent et qui a, un temps, suscité des interrogations ne constitue pas, selon les dernières études, une source d'inquiétude.

■ DOSE RECOMMANDÉE Les spécialistes conseillent une combinaison d'EPA et de DHA de 1 à 2 g par jour. Pour savoir combien de capsules il faut prendre pour couvrir ces besoins, lisez bien les étiquettes. Pour l'huile de poisson, choisissez la version liquide.

■ À QUEL MOMENT ? Au cours du repas.

■ EFFETS SECONDAIRES POSSIBLES

Renvois de poisson, légers ballonnements et nausées.

■ AVERTISSEMENT Les pouvoirs anticoagulants des huiles de poisson peuvent être un danger pour les personnes atteintes de troubles hémorragiques et pour celles qui suivent certains traitements anticoagulants. Demandez l'avis du médecin.

■ ASTUCE Pour éviter les renvois de poisson, mettez vos capsules au réfrigérateur ou pensez à les prendre au milieu du repas.

3 LES FIBRES SOLUBLES

L'avoine et les légumineuses, l'orge et les oranges, les pamplemousses et les fraises sont riches en fibres solubles, des glucides que l'intestin ne peut pas digérer et qui forment une sorte de gel emprisonnant le cholestérol. Pour bien fonctionner, l'organisme a besoin d'au moins 8 g de fibres solubles par jour – 10 g si le taux de cholestérol est élevé. Pourtant, la majorité d'entre nous n'en consomment que 4 g par jour, ce qui équivaut à un bol de porridge et une poignée de fraises.

Si votre médecin vous prescrit un supplément de fibres solubles, ce n'est pas pour remplacer des aliments riches en fibres solubles mais parce qu'il s'agit là d'un bon moyen pour faire légèrement baisser votre taux de cholestérol sans prendre de médicaments. Des chercheurs américains avancent que 15 % environ des personnes suivant un traitement à base de statines pourraient obtenir les mêmes résultats en corrigeant leur régime alimentaire et en prenant un complément de fibres solubles.

■ **EFFETS BÉNÉFIQUES POUR LE CŒUR** Les fibres solubles peuvent réduire le taux de cholestérol total de 7 % et le taux de cholestérol LDL de 5 %, ce qui revient à une diminution du risque de maladies cardiaques de 10 à 15 %. Les fibres solubles semblent pouvoir prévenir les problèmes cardiaques mais, si vous êtes déjà atteint d'une maladie cardiaque, ne remplacez pas votre traitement médical par la prise d'un complément de fibres solubles.

■ **PROCESSUS** Les fibres solubles forment une sorte de gel visqueux qui traverse lentement les intestins. Elles se lient ainsi aux acides biliaires remplis de cholestérol – ces derniers sont sécrétés par le foie – et empêchent leur réabsorption. Plus les fibres solubles éliminent d'acides biliaires, plus le foie est obligé de prendre du cholestérol ailleurs, dans le sang, pour fabriquer davantage d'acides biliaires. Résultat : le taux de cholestérol baisse.

■ **QUE CHOISIR ?** Les fibres solubles se vendent généralement sous forme de poudre aromatisée à diluer dans de l'eau. On les trouve également sous forme liquide. Certaines sont en vente libre, d'autres sur ordonnance : demandez l'avis de votre médecin.

■ **DOSE RECOMMANDÉE** Pour faire baisser le taux de cholestérol, visez un supplément de fibres solubles de 7 à 10 g par jour. Lisez bien l'étiquette pour connaître la quantité que renferme le produit.

■ **À QUEL MOMENT ?** Prenez la moitié le matin et l'autre moitié le soir.

■ **EFFETS SECONDAIRES POSSIBLES** Sensation de ballonnement, gaz, constipation.

■ **AVERTISSEMENT** Mieux vaut consulter votre médecin avant d'entamer un traitement à base de fibres solubles, surtout si vous avez des problèmes de constipation ou un ulcère. Un apport élevé de fibres solubles peut également réduire les effets de certains médicaments. Dans de rares cas, il peut y avoir une réaction allergique à l'un des composants, le psyllium. Appelez immédiatement les secours en cas de troubles respiratoires, d'éruption cutanée ou de démangeaisons après avoir consommé un produit à base de psyllium.

■ **ASTUCE** Si vous suivez un traitement médical, prenez votre supplément de fibres au moins deux heures avant ou après les médicaments, et toujours avec un ou deux verres d'eau. Si vous n'en avez jamais pris auparavant, procédez par étapes, en augmentant les doses progressivement.

4 LES PHYTOSTÉROLS

Les phytostérols (stanols et stérols) sont présents à l'état naturel dans de nombreuses plantes, notamment dans les haricots de soja et les germes de blé, et dans les huiles végétales. Leur récente popularité est due au fait qu'ils bloquent l'absorption intestinale du cholestérol. C'est pourquoi, depuis quelques années, l'industrie agroalimentaire en ajoute régulièrement à des margarines, des yaourts et des boissons.

■ **EFFETS BÉNÉFIQUES POUR LE CŒUR** Un supplément quotidien peut faire baisser le taux de cholestérol LDL de 10 %.

■ **PROCESSUS** Dans les intestins, les phytostérols se lient aux molécules qui transportent le cholestérol dans le sang. Résultat : le cholestérol « importun » est éliminé dans les selles.

■ **QUE CHOISIR ?** Plusieurs marques commercialisent des produits alimentaires enrichis en phytostérols. Citons Pro-Activ, Danacol, Cholegram, Benecol...

■ **DOSE RECOMMANDÉE** Le Comité scientifique européen de l'alimentation a fixé à 3 g par jour la « limite de précaution » pour la consommation de stérols végétaux. Pour des effets bénéfiques sur le taux de cholestérol, il est conseillé d'en consommer 2 g par jour, sachant qu'une alimentation normale, saine et équilibrée, apporte environ 300 mg de phytostérols.

■ **À QUEL MOMENT ?** Au cours des repas.

■ **EFFETS SECONDAIRES POSSIBLES** Aucun si vous respectez les doses.

■ **AVERTISSEMENT** La prise de phytostérols en grande quantité diminue l'absorption de la vitamine E et des caroténoïdes. D'où l'intérêt de consommer aussi chaque jour une portion supplémentaire d'aliments riches en bêta-carotène. L'Afssa (Agence française de sécurité sanitaire des aliments) souligne qu'on ne connaît pas les effets à long terme d'un apport élevé de phytostérols.

■ **ASTUCE** 2 g de phytostérols par jour équivalent à 3 cuillerées à soupe de margarine enrichie ou 3 yaourts enrichis. Faites vos calculs pour ne pas dépasser les doses recommandées. Et, pour votre confort, essayez de varier les sources.

Antioxydants : prendre des compléments n'apporte pas de protection supplémentaire

Pendant des années, les spécialistes ont conseillé de prendre de fortes doses de vitamine E et de bêta-carotène pour mieux protéger le cœur. De fait, ces antioxydants neutralisent les radicaux libres, des particules agressives qui attaquent les enzymes, les protéines, les membranes cellulaires... et qui sont sont naturellement libérés lorsqu'on respire, digère et qu'on est exposé à des toxines comme la fumée de cigarette.

Aujourd'hui, pour des raisons qui ne sont encore que partiellement élucidées, il s'avère que la prise de vitamines antioxydantes serait au mieux sans effet, au pire favoriserait la survenue d'un infarctus. Plusieurs études semblent montrer que des doses élevées de vitamine E ou de bêta-carotène augmentent les risques de maladies cardio-vasculaires.

La meilleure solution serait de consommer de la vitamine E en 3 portions journalières de céréales complètes et de germes de blé, et de faire le plein de bêta-carotène (et de centaines d'autres antioxydants) en remplissant son assiette de fruits et légumes.

5 LA COENZYME Q10

La coenzyme Q10 (aussi connue sous le nom d'ubiquinol) est une substance naturelle présente partout dans l'organisme, où elle stimule les enzymes qui aident les cellules à respirer et à produire de l'énergie. Le cœur est l'un des organes les plus riches en Q10 mais, avec l'âge, cette enzyme tend à se raréfier. La France a mis du temps avant de se pencher sur les bienfaits de la coenzyme Q10 (sauf dans les crèmes de beauté !), alors que, dans de nombreux pays, elle constitue l'un des compléments alimentaires les plus populaires.

EFFETS BÉNÉFIQUES POUR LE CŒUR
Plusieurs études mettent en évidence le rôle bénéfique de la coenzyme Q10 dans le traitement des insuffisances cardiaques ou plutôt comme adjuvant aux traitements classiques. La coenzyme Q10 agit comme un antioxydant, contribuant à neutraliser les radicaux libres.

PROCESSUS

- Au Japon, la coenzyme Q10 est utilisée en complément d'un traitement médicamenteux contre l'insuffisance cardiaque congestive. Il semble qu'elle améliore la vie des patients, qui dorment mieux, souffrent moins de rétention d'eau et sont moins essoufflés.
- Plusieurs études ont montré que la coenzyme Q10 pouvait légèrement faire baisser la tension artérielle, permettant ainsi de diminuer le dosage de la médication classique.
- Au cours d'autres études, on a observé que la coenzyme Q10 pouvait être utile pour traiter le mauvais fonctionnement du muscle cardiaque (cardiomyopathie) et qu'elle contribuait à prévenir les récidives et l'apparition de l'athérosclérose chez les personnes ayant eu un infarctus.

L'aubépine

L'extrait d'aubépine est utilisé en médecine depuis des millénaires pour tonifier le cœur et prévenir les maladies cardiaques. Les différentes recherches menées depuis 30 ans ont corroboré ces résultats empiriques : les extraits d'aubépine sont en effet bénéfiques pour le cœur, puisqu'ils améliorent la contraction cardiaque, la circulation sanguine dans le cœur et, partant, son oxygénation.

L'aubépine ne peut remplacer les médicaments ni même les compléments mentionnés dans ce chapitre. Mais elle pourrait constituer une alternative thérapeutique. Même s'il s'agit d'un produit naturel en vente libre, consultez votre médecin avant d'en prendre.

QUE CHOISIR ? Pour une meilleure absorption, optez pour des comprimés ou pour des gélules où la coenzyme Q10 est diluée dans une base d'huile.

DOSE RECOMMANDÉE 100 mg par jour, en deux prises.

À QUEL MOMENT ? Au cours du repas. La coenzyme Q10 étant liposoluble, votre organisme en absorbera plus si vous la prenez avec un aliment contenant des graisses (comme une salade avec de l'huile d'olive).

EFFETS SECONDAIRES POSSIBLES
Normalement aucun mais, très rarement, de légères insomnies et des troubles digestifs ou une perte d'appétit.

AVERTISSEMENT La coenzyme Q10 peut réduire l'efficacité de certains médicaments anticoagulants.

ASTUCE Si vous êtes traité pour une hypertension ou une insuffisance cardiaque, vous devez impérativement consulter votre médecin avant de prendre de la coenzyme Q10, qui ne peut en aucun cas remplacer un médicament.

6 L'ASPIRINE

L'aspirine n'est pas un nutriment et ne devrait être prise qu'en accord avec le médecin. Le corps médical reconnaît toutefois que la prise d'aspirine peut protéger le cœur en diminuant le risque de formation de caillots sanguins.

■ EFFETS BÉNÉFIQUES POUR LE CŒUR Il y a quelques années, un grand journal scientifique a publié un article montrant que 40 000 vies pourraient être sauvées dans le monde chaque année si toutes les personnes ayant un risque élevé de maladie cardiaque recevaient une dose quotidienne d'aspirine. Mais ce type de traitement ne convient pas à tous, et personne ne devrait en prendre sans avis médical.

■ PROCESSUS L'aspirine agit comme un antiagrégant plaquettaire : en empêchant les plaquettes de s'agglutiner, elle prévient la formation de caillots, et donc le risque d'infarctus ou d'ischémie cardiaque.

■ QUE CHOISIR ? Peu importe la marque, l'essentiel, c'est de prendre la bonne dose. L'aspirine est disponible en vente libre.

■ DOSE RECOMMANDÉE Parlez-en à votre médecin, car tout dépend de votre état de santé. Il semblerait que la dose la plus efficace pour les personnes souffrant d'une maladie cardio-vasculaire soit de 75 à 100 mg par jour. Des doses de plus de 100 mg pourraient doubler le risque de saignements digestifs, d'où l'importance de le signaler au médecin. La prise d'aspirine n'est pas recommandée en cas d'ulcère.

Si vous ne souffrez pas d'une maladie cardiaque mais présentez d'autres facteurs de risque, comme l'hypertension, une dose quotidienne de 75 mg pourrait vous être bénéfique. Toutefois, ne prenez pas d'aspirine sans que votre hypertension soit suivie et contrôlée médicalement.

Cas d'urgence
L'aspirine peut sauver la vie

En cas de symptômes de crise cardiaque subits, mâcher immédiatement et minutieusement un comprimé d'aspirine (de 300 mg) en attendant les secours pourrait sauver la vie. Le fait de mâcher l'aspirine permet en effet de libérer les principes actifs du comprimé dans le flux sanguin (où ils inhiberaient la formation de caillots) en 5 minutes seulement. Si l'on avale juste le comprimé, l'effet anticoagulant met 12 minutes à agir, un délai souvent trop long !

■ À QUEL MOMENT ? Au cours des repas pour réduire le risque de saignements.

■ EFFETS SECONDAIRES POSSIBLES Chez certaines personnes, l'aspirine peut provoquer des saignements de l'estomac.

■ AVERTISSEMENT Si vous prenez de l'ibuprofène comme anti-inflammatoire ou antidouleur, attendez 2 heures avant d'ingérer votre dose quotidienne d'aspirine. L'ibuprofène contrecarre les effets protecteurs de l'aspirine sur le cœur sans que l'on sache exactement pourquoi. Si vous prenez régulièrement de l'ibuprofène, parlez-en à votre médecin pour trouver éventuellement un autre antidouleur qui n'interfère pas avec l'aspirine.

■ ASTUCE Consultez toujours votre médecin avant de prendre des doses régulières d'aspirine ou bien, au contraire, d'interrompre la prise qu'il vous a prescrite. Un arrêt soudain peut augmenter les risques de maladies cardio-vasculaires.

7 L'HUILE DE LIN

Reconnu pour ses vertus médicinales, le lin contient des acides gras essentiels comme l'acide alpha-linolénique (ALA), qui fait partie de la famille des oméga-3. Même si l'ALA n'est pas aussi puissant que les oméga-3 de l'huile de poisson, c'est une bonne source d'acides gras essentiels pour les végétariens. Vous pouvez consommer de l'huile de lin ou parsemer de graines de lin yaourts, céréales et salades.

■ **EFFETS BÉNÉFIQUES POUR LE CŒUR** L'huile de lin a un effet anticoagulant et contribuerait à réduire le taux de cholestérol. Il se pourrait aussi qu'elle protège contre l'angine de poitrine et l'hypertension.

■ **PROCESSUS** Le lin contient 50 % d'ALA (contre 3 à 11 % dans les noix), ce qui en fait une excellente source végétale. L'ALA est un acide gras oméga-3 que le corps transforme partiellement en acide eicosapentanoïque (EPA), un autre acide gras oméga-3, que l'on trouve dans l'huile de poisson. Les études ont montré que l'EPA possédait un effet anticoagulant, réduisant le risque de caillots sanguins et, partant, d'infarctus. L'huile de lin pourrait aussi réduire légèrement le taux de cholestérol, protéger contre l'angine de poitrine et contribuer à réguler la tension artérielle.

■ **QUE CHOISIR ?** Il est plus facile de prendre de l'huile de lin directement plutôt qu'en comprimés, car il faudrait en avaler une grande quantité pour obtenir une dose suffisante d'ALA. Vous pouvez également consommer des graines de lin avec les yaourts, céréales et autres. Attention, pour un effet optimal, il ne faut pas les moudre trop finement.

■ **DOSE RECOMMANDÉE** Les doses « thérapeutiques » d'huile de lin vont de 1 cuillerée à café à 1 cuillerée à soupe, une ou deux fois par jour. Il faudrait prendre environ 14 capsules (1 000 mg) pour obtenir une dose équivalente. Si vous préférez les graines, consommez-en entre 2 cuillerées à café et 2 cuillerées à soupe par jour.

■ **À QUEL MOMENT ?** Au cours du repas pour une meilleure absorption.

■ **EFFETS SECONDAIRES POSSIBLES** Hormis quelques cas de flatulence, le lin ne provoquerait aucun effet indésirable.

■ **AVERTISSEMENT** Ne consommez pas de graines de lin si vous souffrez d'une occlusion intestinale ou d'un cancer de la prostate, ni si vous prenez des anticoagulants. Et ne prenez pas de lin en même temps que vos médicaments ou des laxatifs. Enfin, si vous êtes enceinte ou allaitez, il vaut également mieux éviter le lin.

■ **ASTUCE** L'huile de lin rancit vite. Veillez à la conserver au réfrigérateur et consommez-la rapidement après ouverture. Privilégiez les bouteilles opaques et regardez attentivement la date limite de consommation avant de l'acheter.

La niacine : une vitamine qui agit comme un médicament

À haute dose (de 500 à 1 000 mg par jour), la niacine, ou vitamine B3, augmenterait le taux de « bon » cholestérol (HDL) de 15 à 35 %, tout en abaissant le taux des triglycérides de 20 à 50 %. Mais de fortes doses de niacine entraînent également des effets secondaires tels que des rougeurs faciales sévères, et elles peuvent même endommager le foie.

Si votre taux de cholestérol HDL est bas et votre taux de triglycérides élevé, demandez à votre médecin de vous prescrire un supplément de niacine à libération lente, ce qui épargnera votre foie et réduira les risques de rougeurs. Ne prenez jamais de fortes doses de niacine sans avis médical.

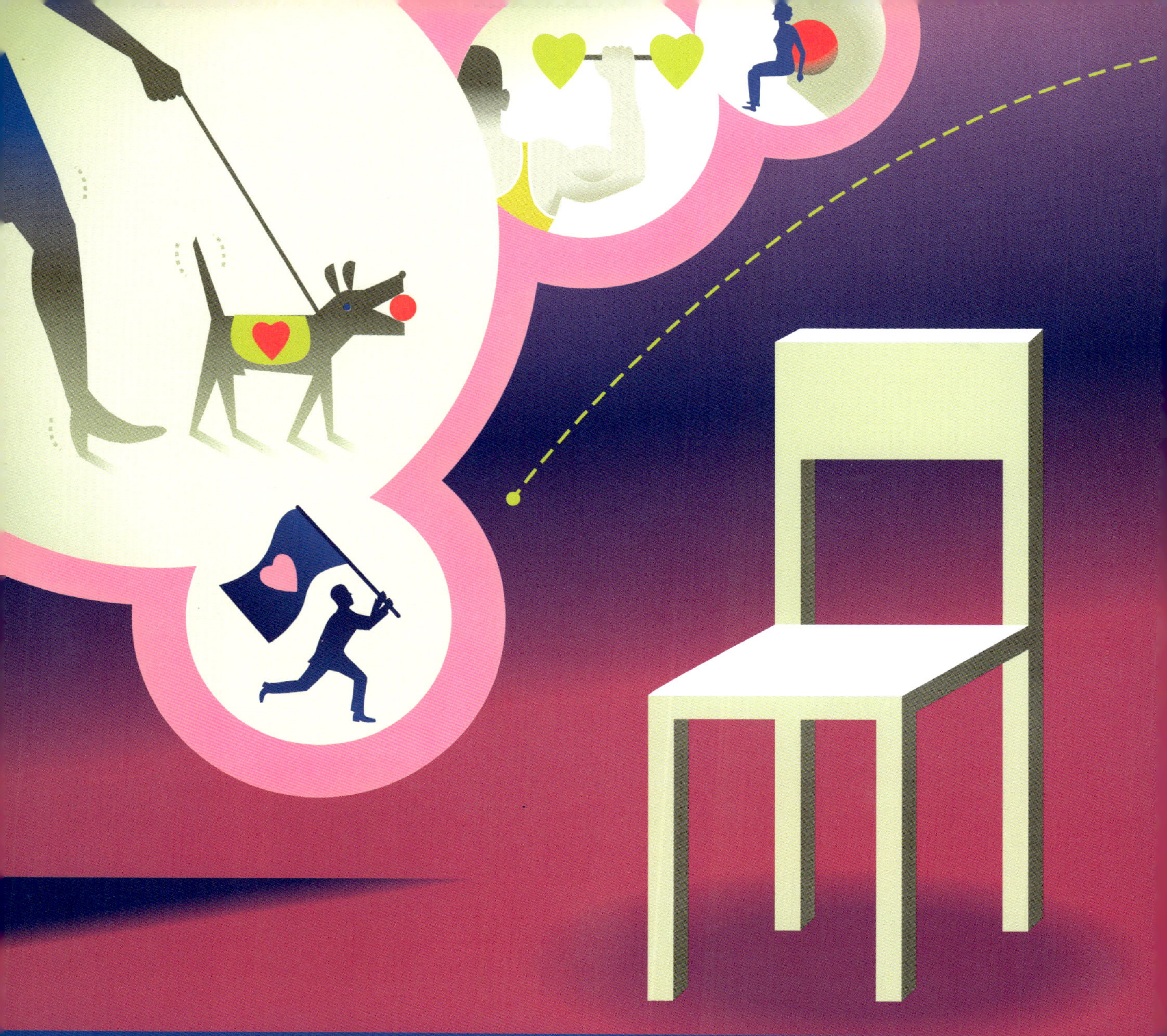

Pas besoin d'équipements sophistiqués pour faire de l'exercice, il suffit de se lever et de bouger ! Rien n'est meilleur pour le cœur que l'activité physique associée à une alimentation saine et équilibrée.

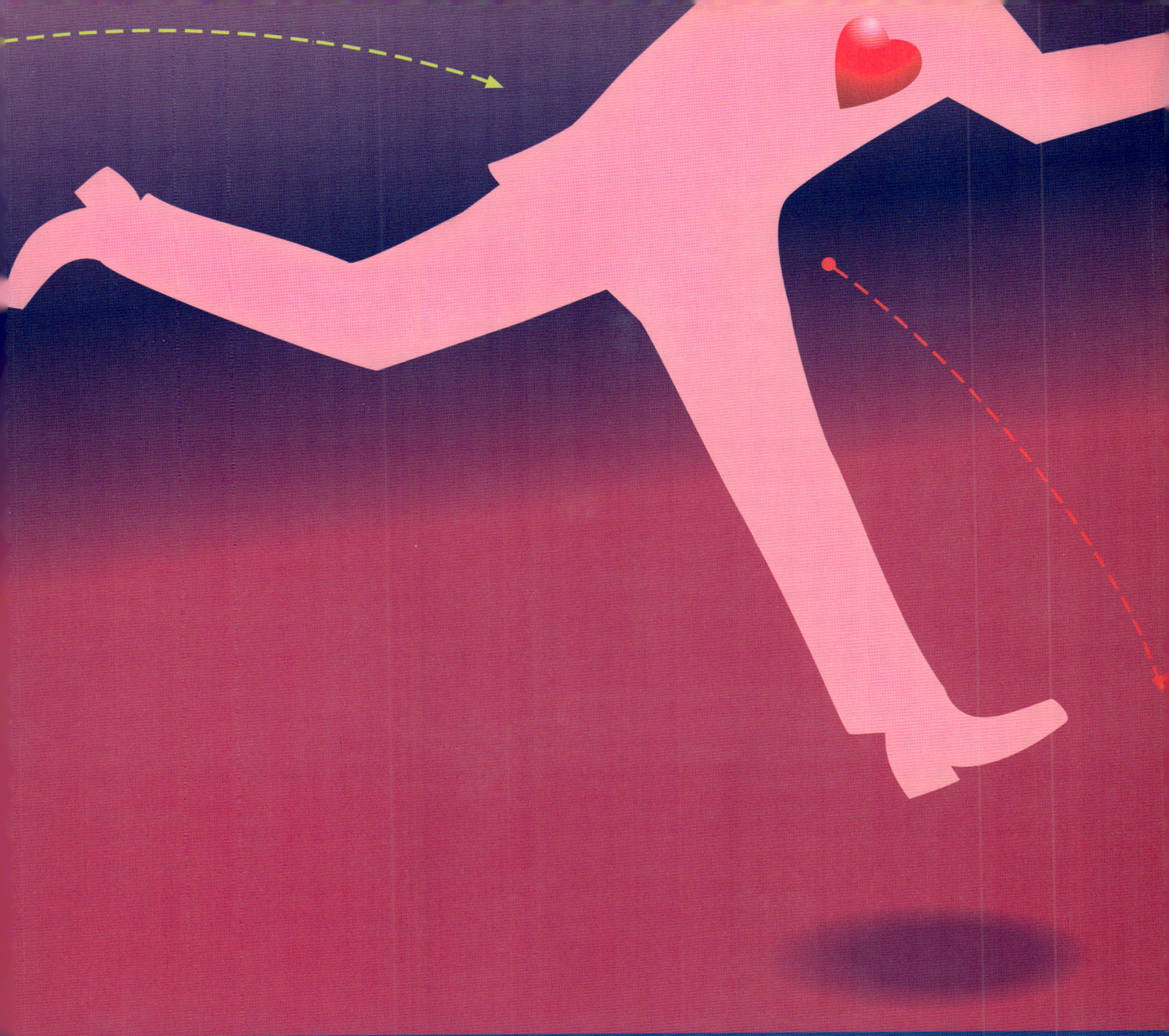

Bouger : une nécessité

On se lève tous contre la sédentarité

Vous qui lisez ceci assis dans un fauteuil êtes dans une position que la plupart d'entre nous adoptent beaucoup trop longtemps chaque jour. Statistiquement, 41,5 % des hommes et 50,1 % des femmes en France n'atteignent pas le seuil d'activité physique recommandé (au moins trente minutes par jour d'activité modérée).

La sédentarisation du travail explique en partie pourquoi nous bougeons de moins en moins. Parallèlement, il est devenu plus facile de vivre sans faire d'efforts physiques, grâce à l'ordinateur, aux transports, au téléphone portable, aux livraisons et à tous les autres services à domicile… Il ne faut pas oublier non plus la place que la télévision prend désormais dans nos vies.

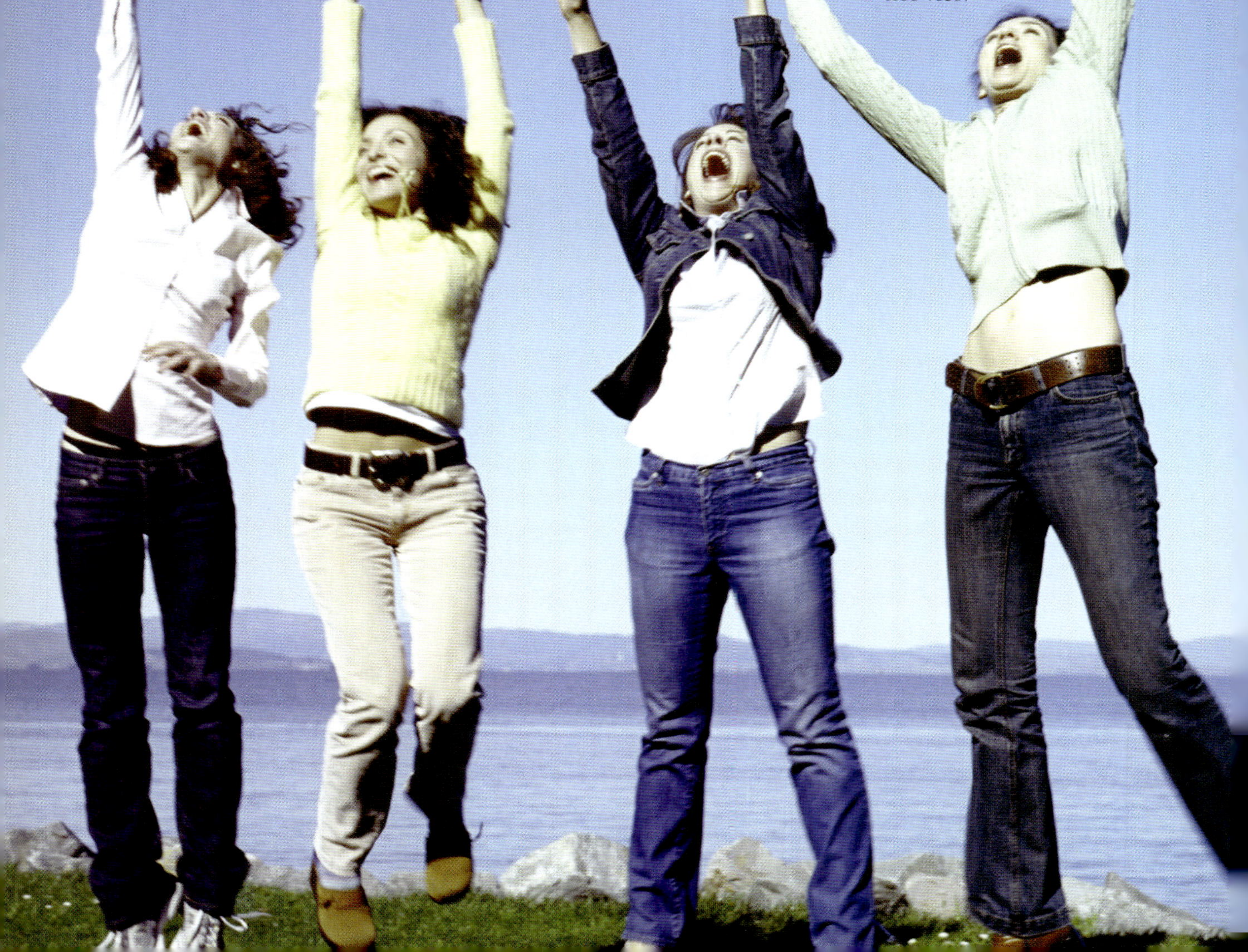

À la fin des années 1990, les Français passaient en moyenne 2 h 7 par jour devant le petit écran. Aujourd'hui, ils y passent 3 h 24.

Bouger, c'est non seulement important pour la santé physique et psychologique, mais c'est aussi agréable. Encore faut-il essayer !

À force d'utiliser appareils électroménagers et gadgets électriques, de faire nombre de démarches par courrier électronique et nos courses sur Internet, nous avons banni presque toute activité physique de notre quotidien. À tel point que certains spécialistes estiment que nous brûlons 700 kcal de moins par jour qu'il y a 30 ans. Ce qui revient à presque 500 g par semaine !

Prenons l'exemple d'un courrier électronique envoyé à un collègue à l'autre bout du couloir. Si, au lieu de passer deux minutes à lui écrire un mail, vous passiez le même temps à faire un aller-retour pour lui parler, vous pourriez perdre 5 kg en dix ans !

La part de la dépense physique est devenue si minime dans notre vie de tous les jours que cette activité est maintenant réservée aux loisirs. Mais les statistiques montrent qu'environ 20 % d'entre nous ne pratiquent aucune de ces activités physiques de loisir et qu'une partie des actifs n'a pas une activité régulière et suffisante. La sédentarité est devenue un problème si aigu que l'OMS a lancé un avertissement : elle pourrait bien figurer parmi les dix principales causes de mortalité et d'incapacité dans le monde.

Aussi, personne ne sera étonné d'apprendre qu'un tiers des Français présentent un surpoids. D'après la Direction générale de la santé (DGS), 48 % des hommes de 35 à 64 ans et 37,4 % des femmes de la même tranche d'âge souffrent d'hypertension, soit près de 8 millions de personnes. (Parmi elles, 52 % affirment n'avoir pratiqué aucune activité sportive, même occasionnelle, depuis l'âge de 20 ans.) Un quart des décès qui surviennent annuellement sont dus à des maladies liées à la sédentarité.

Question de temps

L'objectif est de réduire d'une heure le temps que vous passez chaque jour en position assise. Cela ne signifie nullement qu'il faille bloquer votre agenda ou ajouter un point à votre liste de choses à faire. En échangeant simplement vos « moments sédentaires » par des « moments actifs », vous bougerez davantage, vous vous sentirez mieux dans votre peau et vous vivrez plus longtemps.

L'exercice, une vitamine pour le cœur

La sédentarité, dans un pays à haut développement technologique comme le nôtre, peut être définie comme la réduction progressive de l'effort physique dans la plupart de nos actes quotidiens : activités professionnelles et domestiques, déplacements, loisirs, etc. En résumé, on marche de moins en moins et on fait de moins en moins d'efforts physiques. D'où la nécessité de fortifier notre corps par le sport ou toute autre activité où l'on se dépense physiquement. Pour avoir un cœur solide, la pratique quotidienne d'exercice physique est tout aussi importante qu'une alimentation saine.

Que vous marchiez, jardiniez ou jouiez au golf, votre cœur devient plus efficace. Il éjecte de plus gros volumes de sang à chaque battement et travaille avec moins de stress.

Il fait baisser la tension artérielle

L'activité physique nettoie les artères et entretient leur souplesse. Une étude récente, effectuée auprès d'hommes et de femmes entre 40 et 60 ans, a démontré que l'exercice empêchait la formation progressive de plaque dans les carotides. Même les personnes qui ne faisaient que jardiner une ou deux fois par semaine avaient des artères moins obstruées que celles qui n'avaient aucune activité physique. Par ailleurs, on estime que la sédentarité augmente de 30 % les risques de souffrir d'hypertension.

Il fait baisser la glycémie

L'exercice physique réduit les taux de sucre (glucose) dans le sang. Il pourrait également réduire le syndrome métabolique. Dans les diabètes de type I, la pratique d'activités physiques permet de diminuer les doses d'insuline nécessaires au traitement et retarde les complications dues à la maladie. Dans les diabètes de type II, l'activité abaisse les taux de sucre dans le sang. Pour les personnes se trouvant dans des états prédiabétiques, l'activité sportive s'est montrée plus efficace que les médicaments pour empêcher l'évolution vers un diabète de type II.

Il régule le poids

L'exercice physique fait brûler des calories, ce qui vous évitera de prendre du poids et vous aidera même peut-être à en perdre. Une étude récente a été réalisée auprès de personnes qui avaient un IMC (indice de masse corporelle) moyen de 41 (ce qui correspond à une obésité dite morbide) et à qui l'on a fait perdre 7 % de leur poids grâce à une activité physique régulière. Elles ont ainsi retrouvé une tension artérielle et des taux de triglycérides normaux, et l'inflammation des artères a été réduite de 25 à 30 %, tout cela même si leur IMC moyen, descendu à 38, était encore bien trop élevé. On peut très bien être physiquement en forme sans pour autant avoir la taille mannequin.

Il réduit le cholestérol total

Un des effets les plus importants de l'exercice est l'augmentation du taux de « bon » cholestérol (HDL), ce qui réduit le taux de cholestérol total. Associé à un régime amaigrissant, l'exercice physique augmente le taux de cholestérol HDL et abaisse taux de triglycérides et tension artérielle.

Il réduit le rythme cardiaque

Toutes les soixante secondes, le cœur d'une personne sédentaire bat 70 à 75 fois. Le cœur d'une personne active est tellement solide qu'il peut éjecter le même volume de sang en 50 pulsations seulement. Ce qui équivaut à 36 000 pulsations de moins par jour. L'activité physique fortifie votre cœur et lui évite de travailler en permanence à une fréquence élevée.

Il diminue le stress et le spleen

Les effets positifs de l'exercice physique sur l'humeur ont été mis en avant dans les années 1980. Des adultes sédentaires ont été répartis en trois groupes ; pendant douze semaines, les uns devaient faire de l'aérobic (de façon modérée), les autres du stretching et les derniers ne pratiquer aucune activité physique. À la fin, les membres des deux premiers groupes ont dit se sentir moins tendus et moins anxieux, tandis que les autres ne constataient aucune différence.

Une étude allemande a, quant à elle, relevé que trente minutes seulement d'exercice physique journalier pourraient s'avérer plus efficaces qu'un antidépresseur pour traiter une dépression légère ou modérée. Durant l'exercice, le cerveau sécrète des hormones appelées endorphines, mais aussi « cocktail du bonheur ». Elles agissent comme antidouleur et induisent relaxation et plaisir tout en calmant l'angoisse.

Il combat les mauvaises habitudes

Des chercheurs américains ont effectué une étude auprès de 280 femmes qui tentaient d'arrêter de fumer. Celles qui

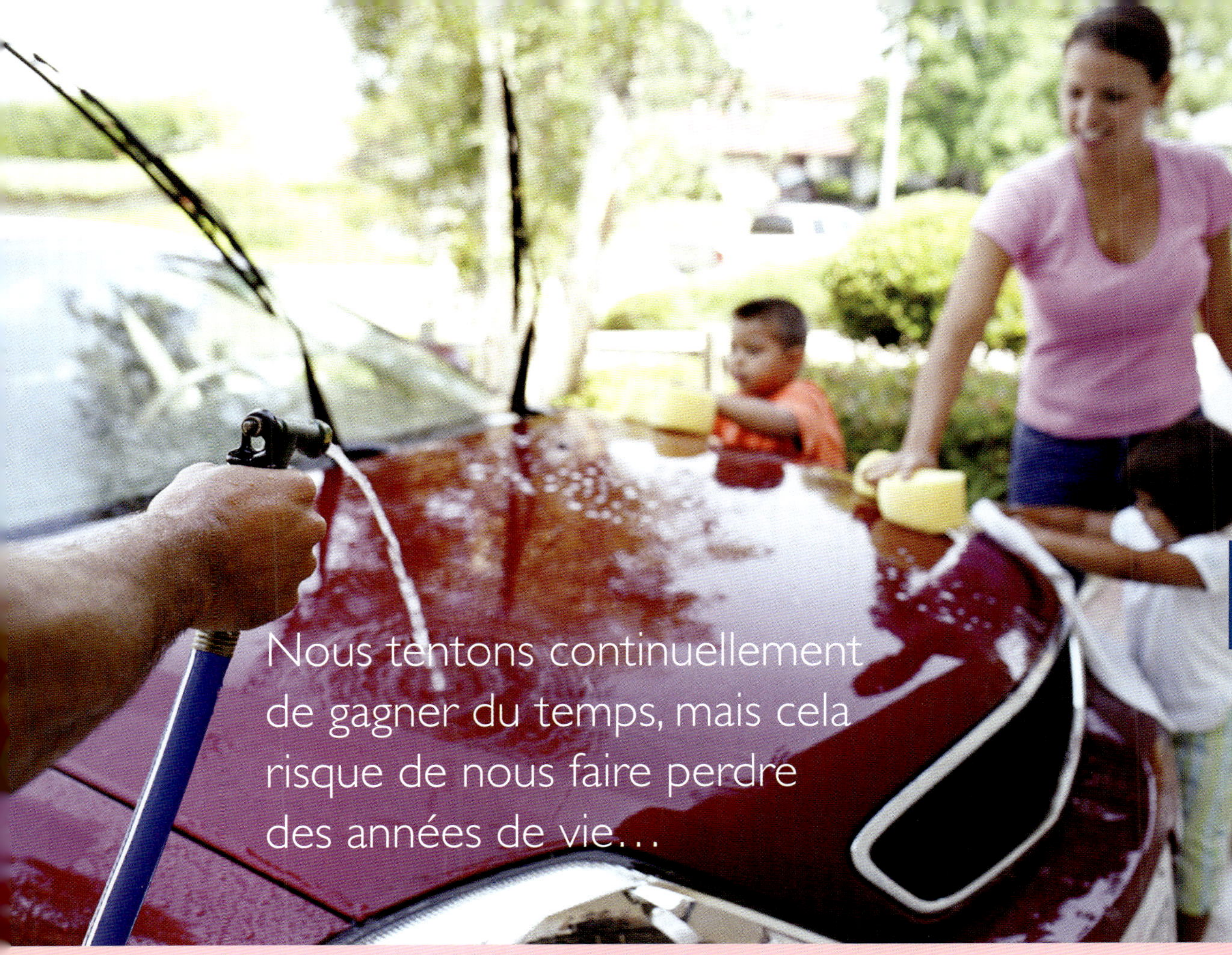

Nous tentons continuellement de gagner du temps, mais cela risque de nous faire perdre des années de vie…

Faites-le vous-même

Dans la vie de tous les jours, nous faisons tout pour gagner quelques minutes et nous fatiguer le moins possible. Nous perdons en même temps l'opportunité de garder la forme et de fortifier notre corps. Voici quelques conseils pour utiliser un peu moins de machines et un peu plus de muscles.

AU LIEU DE...	ESSAYEZ PLUTÔT DE...
Payer quelqu'un pour faire tout le ménage	Passer quelques heures à nettoyer, balayer, repasser...
Aller à un centre de lavage auto	Laver et lustrer votre voiture vous-même
Faire vos courses sur Internet ou par correspondance	Faire votre shopping à pied dans de vraies boutiques. C'est aussi une activité physique !
Faire installer une alarme	Prendre un chien qu'il faudra promener tous les jours
Négliger votre jardin ou faire appel à un jardinier	Tondre la pelouse, tailler les haies, désherber une fois par semaine
Prendre la voiture pour aller au magasin du coin	Vous y rendre à pied ou à vélo
Utiliser systématiquement le lave-vaisselle	Faire la vaisselle à la main une ou deux fois par semaine
Vous faire livrer vos courses	Rapporter vous-même vos achats du supermarché

ont commencé une activité physique au même moment ont été deux fois plus nombreuses à tenir le coup et à ne pas reprendre la cigarette, et elles ont également pris deux fois moins de poids.

Il peut vous sauver la vie

Selon un rapport de l'OMS (Organisation mondiale de la santé), la sédentarité est un facteur important de survenue de maladies cardio-vasculaires, de diabète et de cancers du côlon et du sein. On l'estime liée à environ 2 millions de décès dans le monde par an. (Aux États-Unis, la sédentarité est responsable de 10 % des décès annuels.) Chez les sportifs, l'espérance de vie est augmentée de six ans en moyenne. La pratique sportive chez l'adulte entre 30 et 50 ans diminue de 20 % le risque de décès prématuré. Cet effet est encore plus marqué chez les seniors entre 60 et 85 ans, qui voient alors diminuer ce risque de 50 %.

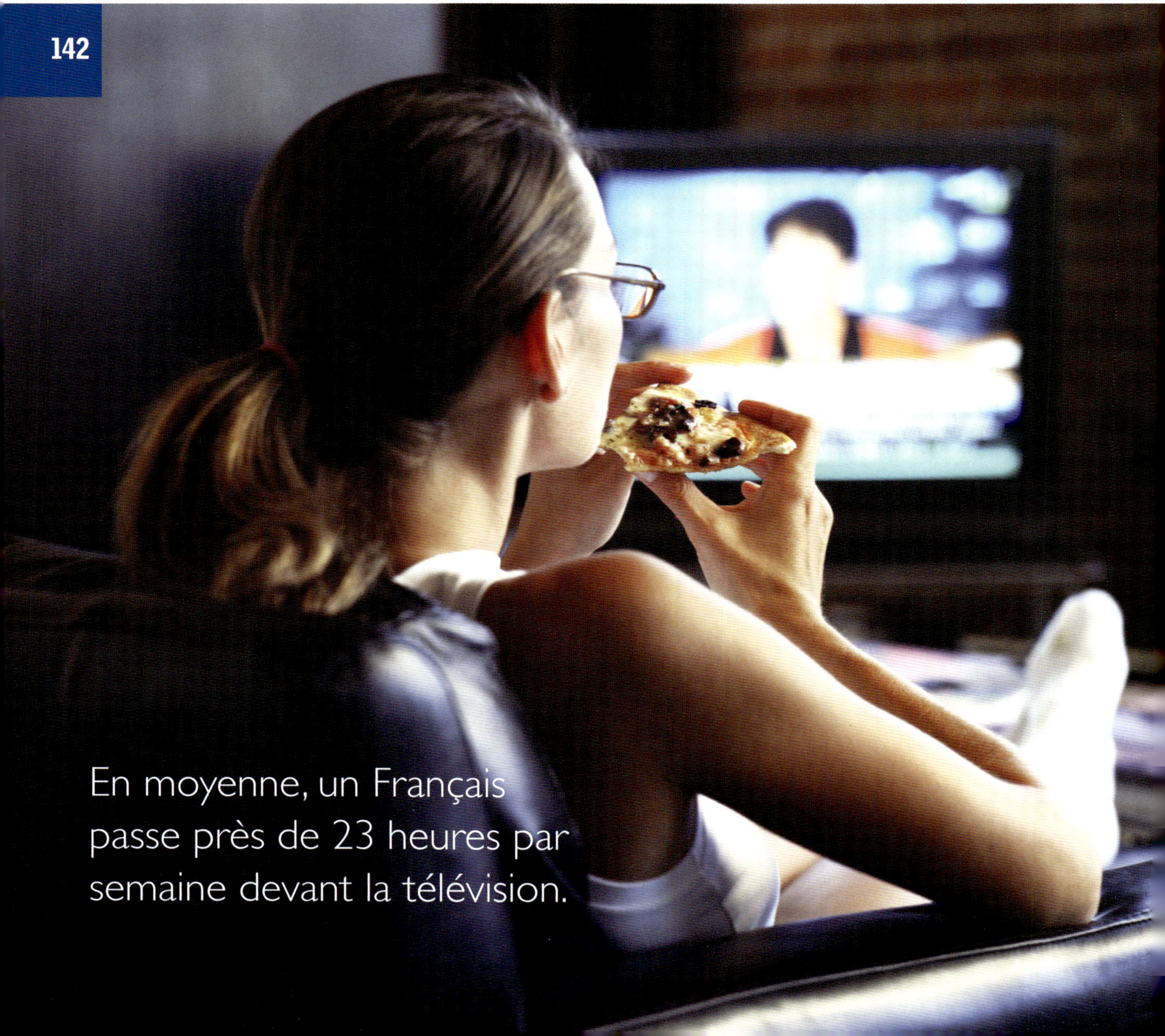

En moyenne, un Français passe près de 23 heures par semaine devant la télévision.

Faites du temps un allié santé

Lorsqu'on demande aux Français pourquoi ils ne pratiquent pas d'activité sportive, le manque de temps est, selon une étude récente du Credoc (Centre de recherche pour l'étude et l'observation des conditions de vie), la raison le plus fréquemment citée. Pourtant, si les travailleurs du XIXe siècle consacraient 50 % de leur temps de veille au labeur, cette part n'est plus que de 12 % aujourd'hui. Et les Français disposent à présent de presque huit à neuf semaines de vacances par an !

Que faisons-nous donc de tout ce temps libre ? La télévision reste le premier des loisirs des Français : nous passons près de 23 heures par semaine assis devant le petit écran et, souvent, en grignotant quelque chose.

Au temps passé devant la télévision, il faut ajouter l'« activité » devant un autre écran : l'ordinateur. Selon Médiamétrie, il y a 24,3 millions d'internautes en France aujourd'hui (plus d'un tiers de la population) et, en 2006, ceux-ci passaient en moyenne 24 h 12 par semaine connectés sur le Web (contre 12 h 21 en 2002 !). Certes, il s'agit là de moyennes qui peuvent varier sensiblement.

De récentes enquêtes ont révélé que 40 % des Français déclarent manquer de temps pour faire ce dont ils ont envie de leurs loisirs, et 70 % se disent stressés. Beaucoup de ceux qui se trouvent stressés sont aussi ceux qui restent assis pendant une grande partie de la journée, ce qui n'améliore en rien leur situation. Même les personnes au chômage ou retraitées semblent utiliser leur temps libre à pratiquer des activités sédentaires au lieu de faire une activité physique quelconque.

41,8 % des Françaises déclarent ne pratiquer aucune activité sportive, et 20,7 % n'en faire que de temps en temps. Chez les hommes, les chiffres sont un peu meilleurs, mais il faut tenir compte du fait que ceux-ci ont, en pratique, plus de temps libre que les femmes – qui, elles, s'occupent toujours de 80 % des travaux domestiques !...

Chaque enquête effectuée sur le sujet parvient à la même conclusion : parmi ceux qui prétendent ne pas avoir le temps de faire de l'exercice physique, plus de la moitié trouve largement le temps de surfer sur le Web, regarder la télévision et s'adonner aux jeux vidéo...

Le lien avec l'obésité

Le lien qui existe entre niveau général d'activité physique et obésité a été établi par différentes études concordantes, dont l'objectif était d'analyser la façon dont nous brûlons des calories au cours d'une journée type : les personnes obèses sont, en moyenne, assises 150 minutes de plus et brûlent 350 kcal de moins (l'équivalent de 15 kg sur un an), avec une consommation identique.

D'après les chercheurs, même le fait de laver la vaisselle ou de marcher dans la maison peut stimuler la thermogenèse non induite par l'exercice (ou NEAT), la thermogenèse étant la production de chaleur par l'organisme (brûleur de calories). Les personnes sveltes sont plus actives, restent moins en position assise et possèdent un NEAT plus élevé que les personnes obèses. Même si vous marchez en parlant au téléphone au lieu de rester assis, vous augmentez votre NEAT. Une raison de plus pour avoir un téléphone sans fil !

Faire de l'exercice, c'est simplement bouger

Lorsque vous entendez le mot exercice, sans doute vous voyez-vous peinant dans une salle remplie d'appareils de musculation ou tentant de faire un jogging épuisant trois fois par semaine. Rassurez-vous, vous pourrez obtenir les mêmes résultats avec une approche simple : ne restez pas assis si vous pouvez être debout, ne restez pas debout si vous pouvez marcher. Les professionnels sont unanimes là-dessus : l'activité physique qui s'intègre dans votre mode de vie peut être plus efficace encore qu'un programme d'exercice physique structuré que vous vous imposez à heures fixes.

Prendre les escaliers au lieu de l'ascenseur, danser, faire du jardinage, jouer dehors avec vos enfants ou petits-enfants sont des activités tout aussi bénéfiques qu'une séance consacrée spécialement à l'exercice physique. Et peut-être même davantage car, si vous n'êtes pas vraiment en forme, commencer brutalement une activité physique peut avoir des effets néfastes sur votre cœur et vos artères.

L'important est que l'exercice, avec un peu de planification, fasse partie intégrante de votre routine quotidienne. Ce sont les petits changements qui font toute la différence.

Trouvez le temps

Le reste de ce chapitre est consacré à vous donner des idées pour combattre la sédentarité. D'abord vous marcherez, ensuite vous vous étirerez, puis vous vous musclerez. Le tout s'intègre parfaitement dans le programme « 30 minutes par jour ». À aucun moment vous n'aurez besoin de trouver une heure dans votre emploi du temps pour faire une activité supplémentaire.

Voici quelques astuces qui permettront d'augmenter votre temps d'activité physique journalière de trente à quarante-cinq minutes sans bouleverser vos habitudes.

■ Montez deux étages à pied chaque jour

Des études ont mis en évidence que monter deux étages seulement à pied chaque jour pourrait entraîner une perte de poids de 2,5 kg sur un an. Prendre l'escalier régulièrement améliore aussi la densité osseuse, la forme aérobie et le taux de « bon » cholestérol (HDL). Prenez toujours l'escalier au travail et dans les magasins. Si vous avez des escaliers chez vous, montez-les et descendez-les au moins une fois tous les jours.

■ Cuisinez vous-même

Vous brûlez au moins deux fois plus de calories en préparant le dîner qu'en téléphonant à un livreur de pizzas. En plus, le dîner sera bien meilleur. Cuisinez au moins une fois par semaine, et de préférence tous les jours, bien sûr !

■ Faites vos réunions debout

Au lieu de rester assis dans une salle de réunion mal ventilée, osez proposer de faire les réunions debout. Celles-ci dureront moins longtemps et, surtout, le fait d'être debout consomme plus d'énergie, donc de calories, que de rester assis.

■ Soyez un spectateur actif

Lorsque vous accompagnez vos enfants ou petits-enfants à leurs entraînements ou leurs matches, profitez-en pour bouger aussi. Faites le tour du terrain à pied au lieu de rester assis sur un banc, mettez-vous debout pour les encourager.

■ Faites de l'exercice à votre bureau

Une fois par heure, pliez et tendez chaque jambe dix fois, levez-vous, puis mettez-vous sur la pointe des pieds et redescendez dix fois, enfin, étirez les bras vers le plafond.

■ Soyez toujours prêt

Les occasions de faire un peu d'exercice peuvent se présenter de manière inopinée : un rendez-vous annulé, les activités des enfants qui durent plus longtemps que prévu, des clients retardés par la circulation… Ayez toujours vos baskets à portée de main et profitez de ces moments-là pour faire un tour à pied ou un jogging.

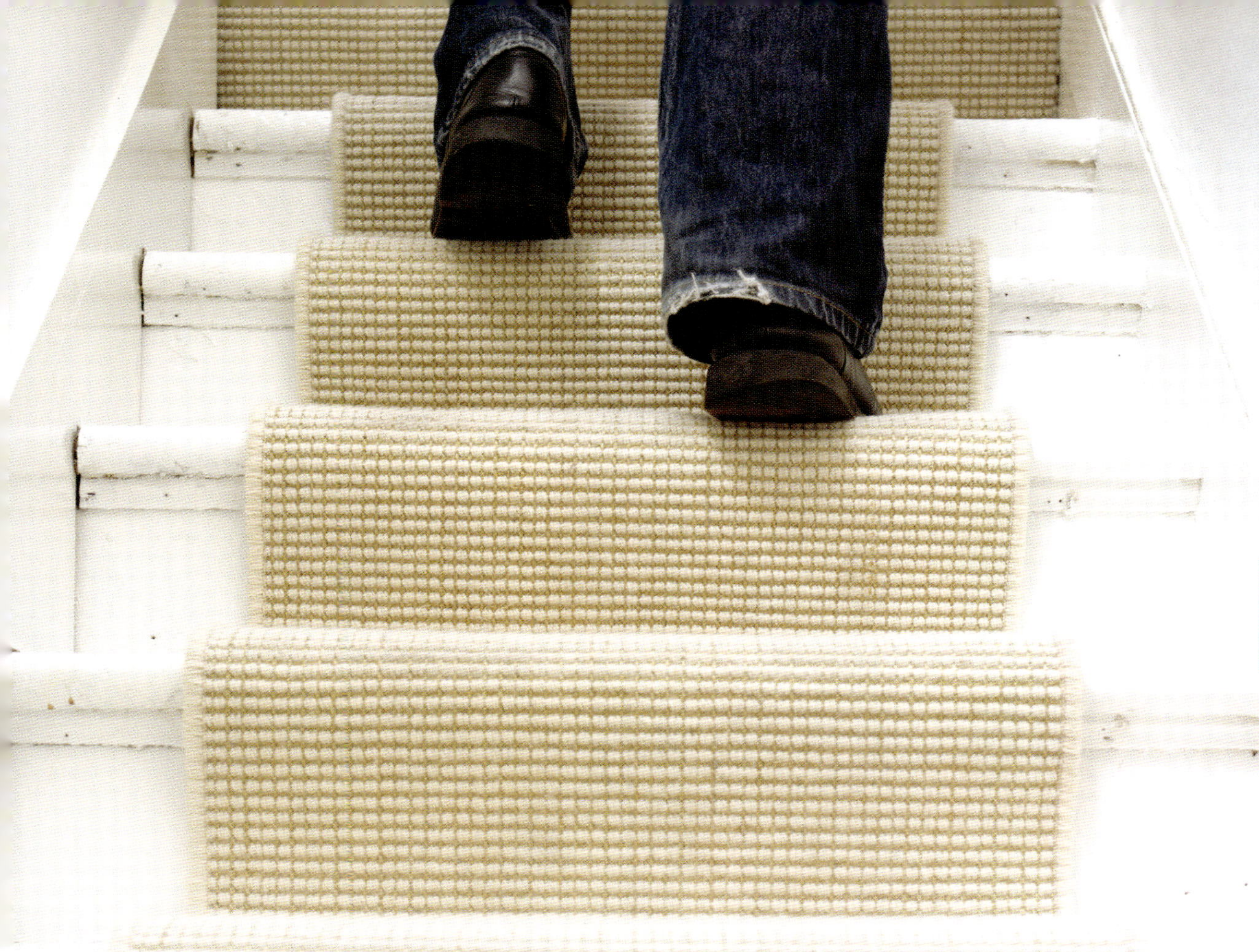

Prendre l'escalier régulièrement améliore la densité osseuse, renforce la capacité pulmonaire, raffermit les muscles, entretient la souplesse des articulations et augmente le taux de « bon » cholestérol (HDL).

■ Réfléchissez debout

Mettez-vous debout à la moindre occasion, même pour réfléchir, faire des listes ou prendre des notes. Cela vous permettra au moins d'étirer les jambes plusieurs fois par jour.

■ Téléphonez en marchant

Lorsque le téléphone sonne, ne restez pas assis jusqu'à la fin de la conversation : marchez pour un peu d'activité supplémentaire.

■ Regardez la télé en restant actif

Profitez des pauses de publicité pour mettre une machine en route, vider les poubelles, trier le linge ou dépoussiérer.

■ Occupez-vous les mains

Les gens qui tricotent, brodent ou font du repassage devant leur télévision brûlent des calories et, comme ils ont les mains prises, ils ne grignotent pas !

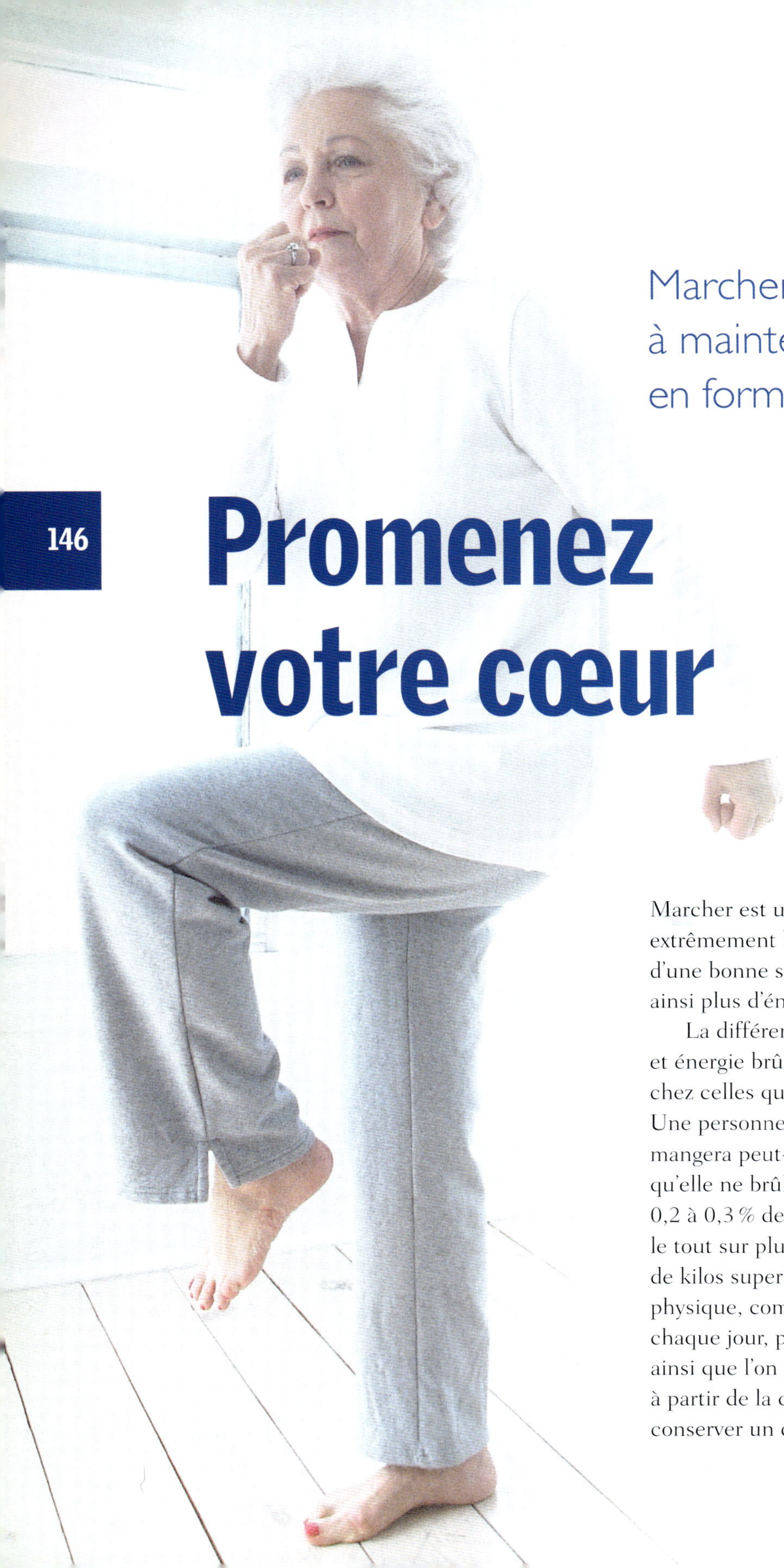

Marcher peut vous aider à maintenir votre cœur en forme au-delà de 90 ans.

Promenez votre cœur

Marcher est un exercice très simple… mais extrêmement bénéfique. La mobilité est la clé d'une bonne santé cardiaque, car vous brûlez ainsi plus d'énergie que vous n'en consommez.

La différence entre énergie consommée et énergie brûlée chez les personnes obèses et chez celles qui sont minces peut être minime. Une personne présentant une obésité modérée mangera peut-être seulement 0,1 % de plus qu'elle ne brûle, et en cas d'obésité morbide, 0,2 à 0,3 % de plus. Mais, si l'on additionne le tout sur plusieurs années, cela fait beaucoup de kilos superflus. Un petit niveau d'activité physique, comme une marche de trente minutes chaque jour, peut faire toute la différence. C'est ainsi que l'on laisse s'installer des formes replètes à partir de la quarantaine ou que l'on choisit de conserver un corps svelte bien au-delà de cet âge.

Les personnes en surpoids prennent généralement autour de 9 kg sur vingt ans en vieillissant. Si elles bougeaient plus, il n'en serait rien. La marche est une activité simple, gratuite et commode. Malheureusement, nous sommes de moins en moins à la pratiquer régulièrement, ce qui se traduit par une augmentation importante du nombre de gens obèses et en surpoids.

L'enquête nationale Obéi a montré que la proportion des obèses a progressé de 8,2 à 12,3 % entre 1997 et 2006. Sur la même période, les Français ont grossi de 2,1 kg. L'obésité concerne 5,9 millions de Français, tandis que 13,9 millions d'entre eux sont en surpoids (29,2 % de la population).

Un pas en avant

Si vous demandez aux hommes et aux femmes de votre entourage d'estimer le temps qu'ils passent à marcher, vous obtiendrez sûrement des réponses inexactes. Nous avons tendance à surestimer le temps où nous marchons, tout comme nous avons tendance à sous-estimer le volume de ce que nous mangeons.

Les études révèlent que le nombre de pas que vous effectuez chaque jour a un impact direct sur votre santé.

Des chercheurs ont demandé à 80 femmes entre 40 et 66 ans de porter des podomètres pendant une semaine, sans rien changer à leurs habitudes. Ils ont découvert qu'il existait un lien direct entre le nombre de pas effectués et la quantité de graisses accumulées. En moyenne, celles qui marchaient le plus (au moins 10 000 pas par jour) avaient seulement 26 % de graisse corporelle et un bon IMC (indice de masse corporelle). Celles qui passaient plus de temps assises que debout (6 000 pas maximum effectués dans la journée) avaient en moyenne 44 % de graisse corporelle et un IMC à haut risque sur le plan cardio-vasculaire.

La plupart des sédentaires effectuent en moyenne seulement 3 000 pas entre le lever et le coucher. Les spécialistes estiment que 10 000 pas par jour constituent une bonne moyenne et une base acceptable pour une vie plus saine.

Plusieurs études ont mis en évidence tous les bénéfices que l'on peut tirer d'une augmentation, même modeste, de la distance parcourue chaque jour à pied. Une marche rapide spécialement programmée ou des déplacements effectués en téléphonant peuvent contribuer à réduire le risque de maladies comme le cancer, l'ostéoporose, le diabète et les maladies cardio-vasculaires.

De plus, l'exercice agit positivement sur l'état psychique, notamment sur les hormones du cerveau impliquées dans la dépression. La recherche l'a démontré : l'activité physique contribue à réduire le stress, la dépression et l'angoisse, à stimuler la confiance en soi et à améliorer la qualité du sommeil.

Mesurez vos progrès

Le meilleur moyen pour mesurer la distance que vous parcourez chaque jour est de vous procurer un podomètre (une quinzaine d'euros dans les magasins de sport). Il s'agit d'un petit boîtier qui s'attache à la ceinture et qui comptabilise le nombre de fois où l'on met un pied devant l'autre.

Il existe d'autres moyens pour compter ses pas. Sachez par exemple que, pour effectuer 1 km, il faut faire environ 1 250 pas.

Plus rapide à pied

Mesurez le temps qu'il vous faut pour vous rendre quelque part à pied. Vu le temps perdu dans les bouchons, à attendre le bus ou à chercher une place de parking, vous vous rendrez compte que marcher est aussi rapide, voire plus, que de prendre la voiture ou les transports en commun. Et c'est surtout meilleur pour la santé !

Il est plus facile de marcher quand on le fait bien. La meilleure façon de marcher, c'est encore celle-ci !

Bien marcher

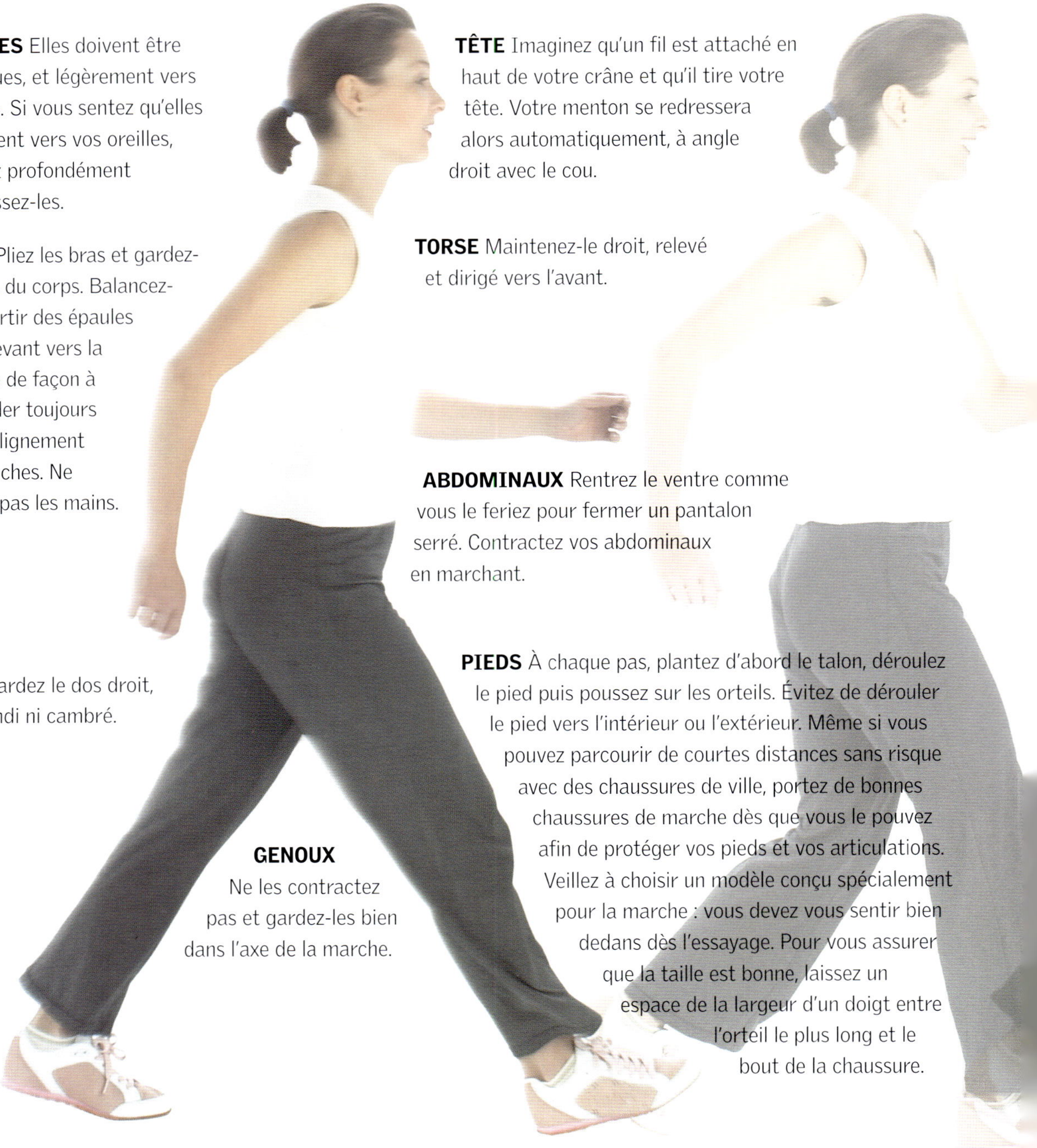

ÉPAULES Elles doivent être détendues, et légèrement vers l'arrière. Si vous sentez qu'elles remontent vers vos oreilles, respirez profondément et abaissez-les.

BRAS Pliez les bras et gardez-les près du corps. Balancez-les à partir des épaules en les levant vers la poitrine de façon à les garder toujours dans l'alignement des hanches. Ne fermez pas les mains.

DOS Gardez le dos droit, ni arrondi ni cambré.

TÊTE Imaginez qu'un fil est attaché en haut de votre crâne et qu'il tire votre tête. Votre menton se redressera alors automatiquement, à angle droit avec le cou.

TORSE Maintenez-le droit, relevé et dirigé vers l'avant.

ABDOMINAUX Rentrez le ventre comme vous le feriez pour fermer un pantalon serré. Contractez vos abdominaux en marchant.

PIEDS À chaque pas, plantez d'abord le talon, déroulez le pied puis poussez sur les orteils. Évitez de dérouler le pied vers l'intérieur ou l'extérieur. Même si vous pouvez parcourir de courtes distances sans risque avec des chaussures de ville, portez de bonnes chaussures de marche dès que vous le pouvez afin de protéger vos pieds et vos articulations. Veillez à choisir un modèle conçu spécialement pour la marche : vous devez vous sentir bien dedans dès l'essayage. Pour vous assurer que la taille est bonne, laissez un espace de la largeur d'un doigt entre l'orteil le plus long et le bout de la chaussure.

GENOUX Ne les contractez pas et gardez-les bien dans l'axe de la marche.

Surveillez les minutes

Additionnez les minutes que vous avez passées à marcher dans la journée et vous saurez si vous avez parcouru une bonne distance. Une minute de marche normale correspond à environ 100 pas.

Si vous marchez en vous pressant, comme si vous aviez peur d'être en retard à un rendez-vous par exemple, vous arrivez à 120 pas par minute. En allant plus vite, comme si vous aviez peur de rater le bus, vous arrivez à 135 pas. Augmentez encore le tempo (marche rapide, comme pour un jogging) et vous voilà à 150 pas par minute.

Pour savoir plus précisément combien de pas vous faites en marchant normalement, comptez-les pendant une minute. Comptez trois fois de suite en allant au même rythme, et faites la moyenne.

Bougez en musique

Voici un secret dont vous pourrez vous servir pour bouger sur un rythme soutenu et régulier : la musique. Les chansons les plus populaires possèdent souvent un nombre de battements par minute (bpm) qui va très bien avec la marche. N'hésitez donc pas à brancher votre lecteur MP3 en enfilant vos chaussures. Voici quelques chansons connues qui induiront un bon tempo :

- *Kiss* de Prince : 111 bpm.
- *Express yourself* de Madonna : 115 bpm.
- *YMCA* de Village People : 126 bpm.
- *Achy breaky heart* de Billy Ray Cyrus : 124 bpm.

Pour des tempos plus rapides, choisissez la techno (125 à 150 bpm) ou sa variante, la dance (130 à 160 bpm).

Comptabilisez aussi les autres activités

Si vous pratiquez déjà la natation ou le vélo, par exemple, n'oubliez pas de comptabiliser ces activités dans votre liste de pas effectués pendant la journée. Pour vous aider, voici ci-dessous quelques équivalences :

- 1 minute de vélo = 150 pas.
- 1 minute de natation = 96 pas.
- 1 minute de yoga = 50 pas.

Capital santé

La plupart des pas effectués s'intégreront naturellement dans votre journée, comme nous l'avons vu précédemment. Mais vous pouvez aussi essayer de prévoir dix à quinze minutes chaque jour pour aller marcher. Vous serez ainsi assuré d'avoir parcouru la distance hebdomadaire suffisante pour protéger votre cœur.

Si vous doutez toujours de l'efficacité d'un si petit investissement physique, voici une étude supplémentaire pour vous convaincre. Des chercheurs de l'université de Harvard ont étudié le niveau d'activité de 7 307 hommes âgés de 65 ans en moyenne. Ainsi, ceux qui arrivaient à marcher de courtes distances et à monter quelques escaliers tous les jours brûlaient autant de calories que ceux qui pratiquaient régulièrement des loisirs sportifs et réduisaient d'autant le risque de maladie cardiaque. Autrement dit, les quelques petits pas que vous faites chaque jour ont de gros avantages pour votre santé – un capital que vous estimerez au fil des ans.

Tirez profit de chaque pas

Tous ceux qui commencent à marcher sont rapidement conquis par cette activité à la fois simple et variée. On peut s'y adonner de la façon la plus basique qui soit ou bien la pratiquer de façon plus élaborée. Voici quelques astuces pour apprendre à brûler plus de graisses, réduire davantage le stress, augmenter le travail musculaire et s'amuser un peu plus à chaque pas.

Essayez le *nordic walking*

Le *nordic walking*, ou marche nordique, ressemble à du ski de fond… mais sans neige ni skis : on marche avec des bâtons. Nous devons cette technique à des skieurs de fond finlandais de haut niveau qui, dans les années 1930, la pratiquaient pour rester en forme durant l'intersaison. Aujourd'hui, en Finlande, on compte plus d'un million d'adeptes de ce style de marche, également très populaire dans le reste de l'Europe du Nord, de la Scandinavie aux Pays-Bas, en Allemagne, en Suisse et dans les pays anglo-saxons.

Avec un minimum de matériel et une technique de base facile à acquérir, le *nordic walking* permet d'améliorer sa condition physique tout en préservant ses articulations, de sculpter son corps en faisant travailler tous les groupes musculaires (90 % des muscles du corps), de maigrir (la dépense énergétique augmente de 46 %) et d'améliorer considérablement les capacités cardio-vasculaires. Vous pouvez ainsi brûler 500 kcal en une heure de marche.

Il est conseillé de faire une petite initiation avec un moniteur avant de se lancer seul, afin d'être sûr d'avoir la bonne technique. Pour cela, vous pouvez vous adresser à la Fédération française de *nordic walking* (www.nordicwalking.com.fr). Vous trouverez sans problème le matériel nécessaire (des bâtons spéciaux) dans les magasins de sport.

Variez les plaisirs

Intégrez vos mouvements de musculation préférés à votre promenade (voir « Développez vos muscles », p. 164). Marchez pendant 2 minutes, puis faites 20 secondes de pompes contre un arbre. Marchez encore 2 minutes, puis faites 20 secondes de fentes en marchant. Vous augmenterez votre rythme cardiaque et brûlerez plus de calories.

Une astuce pour mieux marcher

Si vous voulez augmenter le rythme, faites des pas plus petits mais plus rapides. Ceux qui veulent marcher plus vite ont souvent tendance à allonger le pas. Erreur ! Dans ce cas, le pied de devant agit comme un frein, en bloquant les articulations. Mieux vaut faire de plus petits pas, plus rapides : votre pied se déroulera facilement, et vous avancerez plus vite sans mettre votre corps sous tension.

Trouvez-vous un partenaire

Pratiquez votre promenade journalière avec un partenaire. Toutes les études montrent que les personnes qui pratiquent leur activité à plusieurs sont plus nombreuses à s'y tenir que celles qui s'exercent seules. Selon les chercheurs, les partenaires arrivent à instaurer une « intimité active » : ils tissent des liens privilégiés tout en améliorant leur forme physique.

Méditez en marchant

Il est souvent plus facile et plus efficace de se reposer mentalement quand on marche. L'effort fourni réduit les hormones du stress, et les mouvements répétitifs facilitent la concentration. Vous pourrez réfléchir clairement, sans que vos pensées vagabondent et que tous vos soucis resurgissent.

Prenez une route qui vous est familière afin de ne pas être distrait par l'environnement. Concentrez-vous sur vos pieds lorsqu'ils frôlent le sol et sur votre respiration, qui doit être aussi régulière que vos pas. Laissez venir les pensées. Vous pouvez aussi utiliser ce temps pour réciter des poèmes ou simplement penser à toutes les bonnes choses qu'il y a dans votre vie. À la fin de la promenade, vous vous sentirez régénéré.

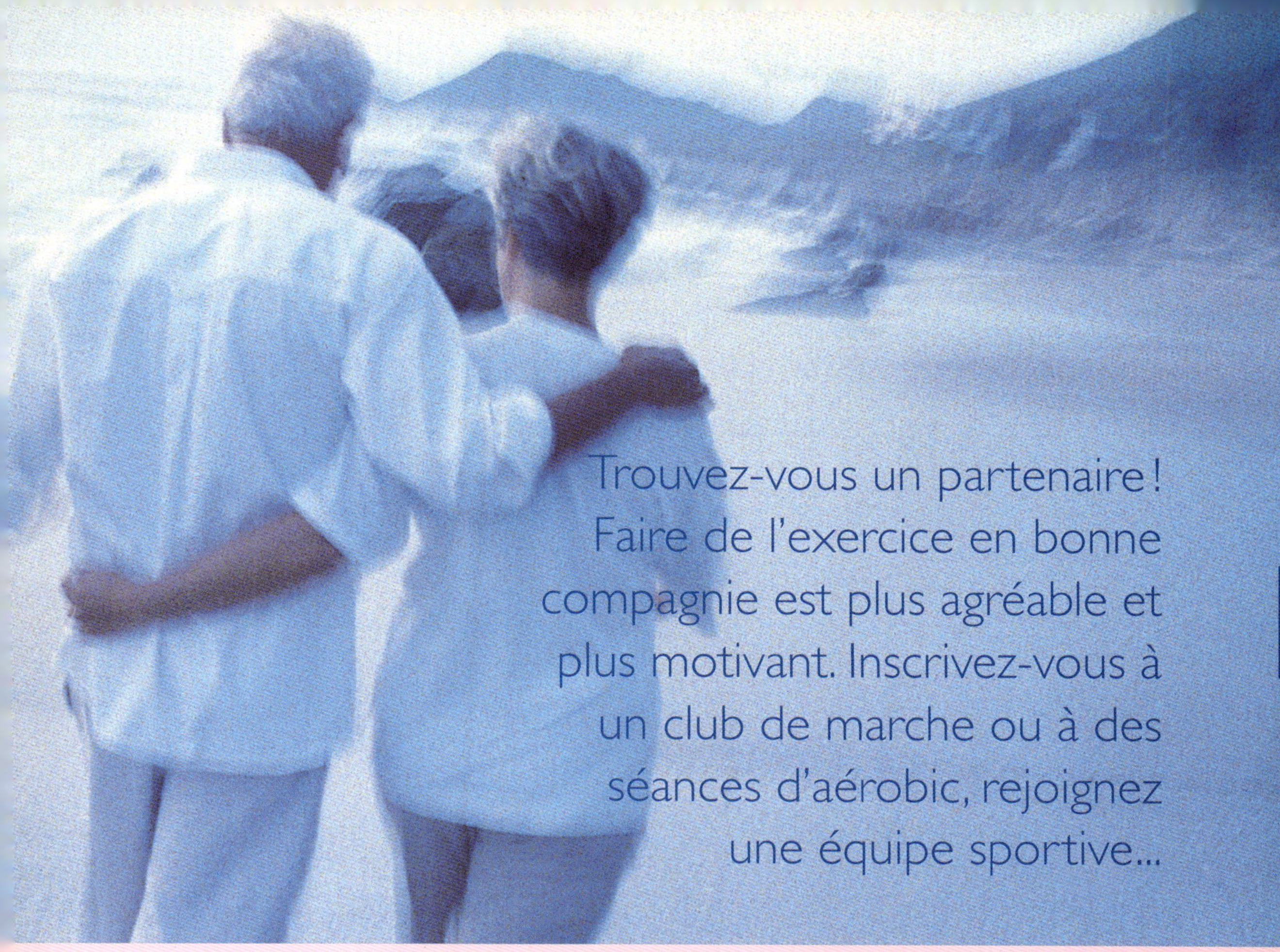
Trouvez-vous un partenaire ! Faire de l'exercice en bonne compagnie est plus agréable et plus motivant. Inscrivez-vous à un club de marche ou à des séances d'aérobic, rejoignez une équipe sportive...

Combien de pas ? Comment connaître vos besoins

Combien de temps devriez-vous passer par jour à marcher ? Voici quelques chiffres. Nous avons déjà souligné qu'une personne très sédentaire faisait environ 3 000 pas par jour. Partant de cette base, voici quel temps de marche supplémentaire vous devriez faire tous les jours, mesuré à des rythmes différents.

	TEMPS DE MARCHE SUPPLÉMENTAIRE POUR ATTEINDRE		
TEMPO	5 000 pas	7 000 pas	10 000 pas
Lent (80 pas/min)	25 minutes	50 minutes	87 minutes
Normal (100 pas/min)	20 minutes	40 minutes	70 minutes
Rapide (120 pas/min)	17 minutes	33 minutes	58 minutes
Très rapide (140 pas/min)	14 minutes	29 minutes	50 minutes

IMPORTANT L'objectif est d'intégrer la majorité de ces pas supplémentaires dans votre vie quotidienne : en faisant vos courses, pendant vos déplacements professionnels, même en allant simplement d'une pièce à l'autre dans la maison...

Si vous passez 45 minutes supplémentaires à bouger ainsi et si vous ajoutez une promenade soutenue de 15 minutes au programme, par exemple après le déjeuner ou le dîner, vous parviendrez facilement à effectuer 10 000 pas par jour.

Trouver le rythme

Pour pousser un gros rocher du haut d'une montagne, le début est le plus difficile, car il faut combattre les lois de la gravité et de l'inertie. Une fois qu'on a réussi à faire bouger le rocher, tout devient plus facile : il dévale la montagne avec une puissance telle qu'on aurait du mal à l'arrêter.

Il en va de même pour tout exercice physique : le plus dur est de vous lever et de bouger. Mais, une fois que vous avez commencé, votre énergie et votre endurance augmentent, vous vous sentez mieux et n'avez plus qu'une envie : en faire plus. Quand il s'agit de combattre la sédentarité et ses effets néfastes sur la santé, l'effort est toujours bienvenu.

Surtout, souvenez-vous que l'exercice physique n'a pas besoin d'être spécialement soutenu pour être efficace.

Au pays de Galles, des chercheurs ont suivi 2 000 hommes âgés de 49 à 64 ans pendant onze ans. Aucun d'entre eux ne présentait de maladie cardiaque au début de l'étude. À la fin, les chercheurs ont clairement pu démontrer qu'il y avait un lien entre l'activité physique effectuée et la protection contre un décès prématuré.

Marchez

Inutile en effet de répéter la fable du lièvre et de la tortue : partir vite et fort ne sert à rien et peut être dangereux. De tous les exercices, la marche représente l'activité la plus naturelle et la plus nécessaire, même pour les cardiaques. Elle permet en effet une adaptation très progressive du cœur et de la respiration à l'effort.

Avez-vous besoin d'un avis médical ?

La plupart des gens peuvent se mettre au sport sans consulter de médecin. Néanmoins, il est recommandé de faire une visite de routine avant de se lancer, surtout si l'activité envisagée est tonique. Ainsi, si un ou plusieurs des items suivants s'appliquent à vous, il est indispensable d'avoir l'aval du docteur avant de commencer un nouveau programme de remise en forme.

- Vous avez des troubles cardiaques, un souffle au cœur ou vous avez été victime d'une crise cardiaque.
- Vous ressentez régulièrement une douleur ou une pression sur le côté gauche ou au milieu du thorax, sur le côté gauche du cou, au bras ou à l'épaule gauche. Cela s'arrête quand vous êtes au repos.
- Vous vous essoufflez au moindre effort.
- Votre tension artérielle est élevée ou vous ne savez pas si votre tension est normale.
- Vous avez des problèmes osseux ou artériels, comme l'arthrite.
- Vous avez plus de 60 ans et n'avez pas l'habitude de pratiquer une activité physique soutenue.
- Votre père, mère, frère ou sœur a eu une crise cardiaque avant l'âge de 50 ans.
- Vous avez une pathologie non mentionnée ici qui pourrait influer sur un programme de remise en forme.

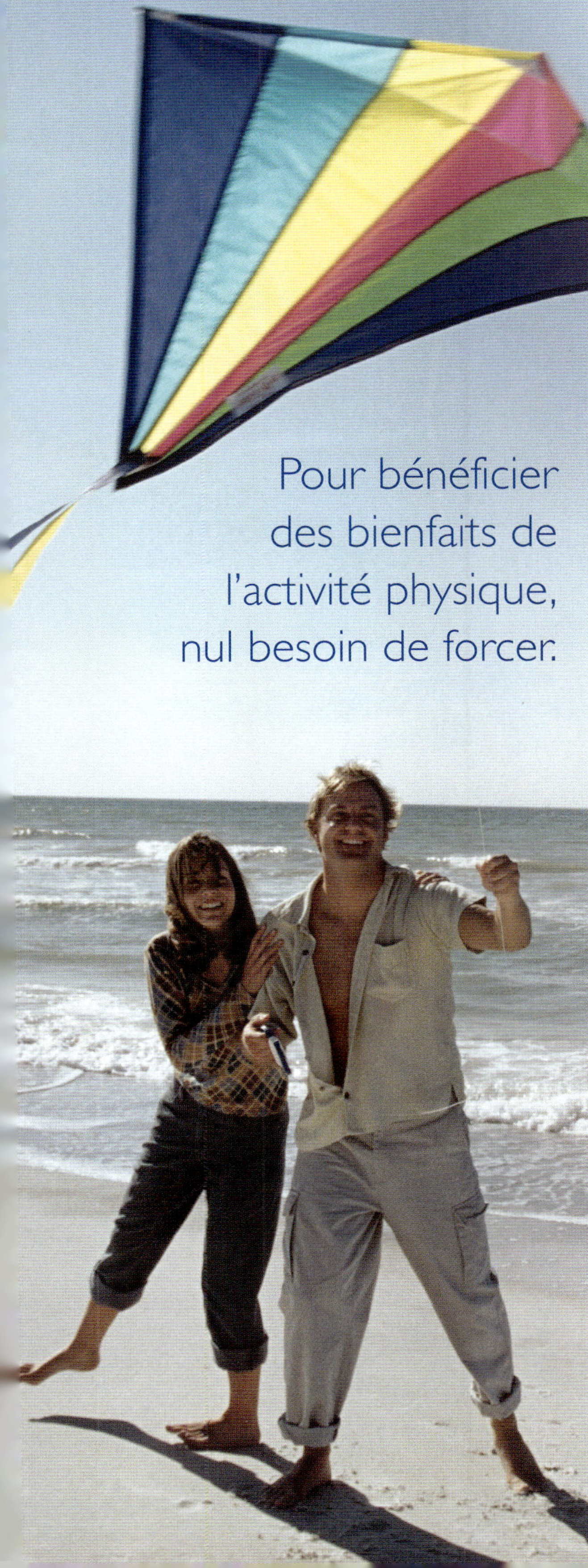

Pour bénéficier des bienfaits de l'activité physique, nul besoin de forcer.

Des chercheurs de l'université du Massachusetts ont demandé à 84 personnes en surpoids de marcher 1,5 km à un rythme soutenu mais confortable : la majorité a tout de suite adopté une vitesse de croisière de 5 km/h, ce qui équivaut à une grande intensité (70 à 100 % de leur fréquence cardiaque maximale). Ils ont trouvé cela moins difficile que prévu. La plupart pensaient qu'ils allaient souffrir alors qu'on leur demandait juste de changer de cadence, de passer d'une allure de promenade à celle d'une marche rapide.

Pour savoir si vous y allez trop fort ou si, au contraire, vous n'y mettez pas assez d'énergie, parlez, soit avec un compagnon, soit au téléphone portable… ou tout seul ! Si vous arrivez à parler tout en marchant sans aucun problème, votre niveau d'exercice est facile. Si vous devez faire de petites pauses après chaque phrase pour reprendre votre souffle, vous avez trouvé le rythme parfait. En revanche, si vous avez du mal à parler et si vous êtes haletant, vous travaillez trop intensément.

Voici quelques réflexes qui vous seront utiles :

- Prenez l'escalier au lieu de l'ascenseur et montez les escalators à pied.
- Descendez du bus un arrêt avant le vôtre et finissez le trajet à pied.
- Achetez un podomètre.
- Trouvez quelqu'un pour faire de l'exercice avec vous.
- Laissez la voiture au garage pour faire de courtes distances.
- Faites une promenade après le déjeuner.
- Jouez dehors avec vos enfants.
- Emmenez les enfants à l'école à pied.
- Achetez un vélo… et utilisez-le.
- Essayez quelque chose de nouveau, comme la danse ou le jardinage.
- Enfin, n'oubliez pas le sport en chambre !

Augmenter le rythme

Voici plusieurs astuces pour intensifier l'activité physique et donc son effet bénéfique sur votre santé cardiaque. Si vous commencez tout juste à faire de l'exercice, procédez par étapes. Soyez d'abord à l'aise avec la marche et les mouvements de tous les jours avant d'en faire plus.

Évitez les boissons caféinées avant une activité soutenue, surtout si votre tension artérielle est élevée. Ne faites pas d'exercice physique après un repas copieux ou un peu arrosé. Enfin, prenez garde à l'excès d'enthousiasme des débuts : ne faites pas d'exercices trop violents sans échauffement, ne changez pas d'intensité brutalement et, enfin, essayez de vous arrêter en douceur.

1 Variez les cadences

Au cours de votre prochaine balade – et après vous être échauffé –, augmentez la cadence pendant une à deux minutes. Ralentissez ensuite pour reprendre votre souffle, puis recommencez. Non seulement vous brûlerez plus de calories, mais vous habituerez également votre organisme à des cadences plus élevées.

2 Faites un nettoyage de printemps

Faites briller la maison en l'astiquant de fond en comble. Si vous avez plusieurs étages, n'en faites pas un à fond à la fois, mais alternez les tâches. Par exemple, passez l'aspirateur dans toute la maison, puis faites toutes les vitres, etc. Ainsi, vous effectuerez plusieurs allers et retours dans les escaliers, ce qui vous aidera à brûler beaucoup de calories.

3 Abusez des escaliers

Dès que vous voyez un escalier, prenez-le ! Si vous avez le temps (et le courage), montez et descendez plusieurs fois. Si vous n'avez pas de problème d'équilibre ou de souplesse, montez les marches deux par deux. C'est une façon simple d'intensifier l'exercice quotidien.

4 Grimpez les côtes

Monter une côte à pied ou à vélo nécessite un travail plus intense et constitue un défi supplémentaire pour votre métabolisme.

À pied, penchez-vous un peu vers l'avant pour bien faire travailler vos fessiers en montant la côte. Pour descendre, veillez à ralentir, à faire de petits pas et à plier légèrement les jambes afin de ménager vos genoux.

5 Dansez, dansez, dansez !

Danser brûle 480 kcal par heure, fait travailler vos muscles de différentes façons et vous remplit de joie ! Nombre de cardiologues constatent que, parmi leurs patients, ceux qui dansent sont ceux qui sont le plus en forme. Essayez d'aller danser deux fois par mois ou allumez la radio et lâchez-vous !

6 Allez à la piscine

L'eau étant 800 fois plus dense que l'air, elle décuple l'effort physique. Prenez la direction de la piscine et entrez dans l'eau jusqu'à la poitrine. Puis essayez ces mouvements.

Coups de pied latéraux Pliez la jambe droite puis, sans la descendre, donnez un coup de pied sur le côté en prenant appui sur le pied gauche. Descendez la jambe, puis recommencez l'exercice 15 à 20 fois avant de changer de jambe.

Marche enlevée Traversez rapidement la piscine en marchant, tout en levant les genoux autant que vous le pouvez.

Course en zigzag Traversez la piscine en courant, jambes et bras pliés, en zigzag.

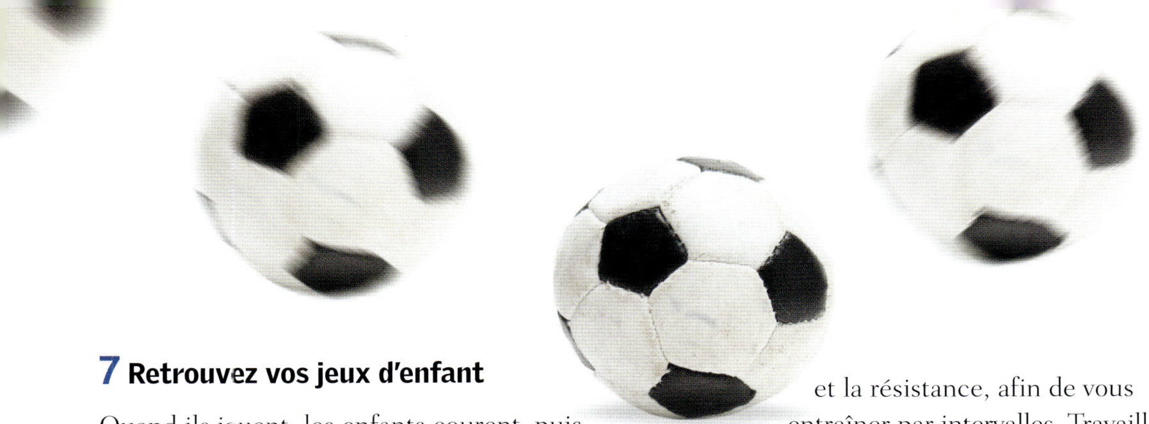

7 Retrouvez vos jeux d'enfant

Quand ils jouent, les enfants courent, puis s'arrêtent, puis repartent. C'est un excellent entraînement. Jouez avec eux au frisbee, au football, au cerf-volant… Vous augmenterez votre capacité cardiaque tout en passant de précieux moments avec vos proches.

8 Fréquentez des gens en forme

N'hésitez pas à vous promener avec des amis qui sont un peu plus en forme que vous. Cela vous obligera à aller un peu plus vite et à repousser vos limites.

9 Programmez vos appareils

Si vous utilisez un vélo d'appartement, un stepper, un rameur, un tapis roulant ou tout autre appareil de cardio-training, utilisez la fonction permettant d'alterner les cadences et la résistance, afin de vous entraîner par intervalles. Travaillez toujours progressivement, pour que votre cœur ait le temps de s'adapter à l'effort.

10 Sortez des sentiers battus

Faites du « hors-piste ». Les terrains vagues, les champs, les terrains sablonneux, les chemins de campagne sollicitent davantage les muscles et permettent de brûler plus de calories. De plus, ces coins sont souvent très jolis, ils raviront vos yeux. Faites cependant attention à ne pas vous aventurer dans des endroits dangereux.

11 Amusez-vous !

Adoptez des loisirs actifs et toniques : tennis, vélo, golf, peu importe. Vous vous amuserez tout en faisant travailler votre cœur.

ACTIVITÉ	CALORIES (KCAL) BRÛLÉES PAR HEURE*	BÉNÉFICES SUPPLÉMENTAIRES
Vélo	544	Retrouver son âme d'enfant
Natation	544	Assouplir ses articulations
Tennis	476	Renforcer ses os
Plongée sous-marine	476	Découvrir un milieu magnifique et serein
Randonnée	408	Communier avec la nature
Patinage/roller	408	Passer de bons moments en famille
Golf (en marchant)	374	Rencontrer des gens, améliorer sa souplesse
Jardinage	340	Récolter des légumes frais
Canoë-kayak	340	Muscler la partie haute du corps
Volley-ball	204	Améliorer la coordination œil-main

*Pour un poids moyen de 67 kg. Les personnes qui pèsent moins brûlent moins, celles qui pèsent plus brûlent plus.

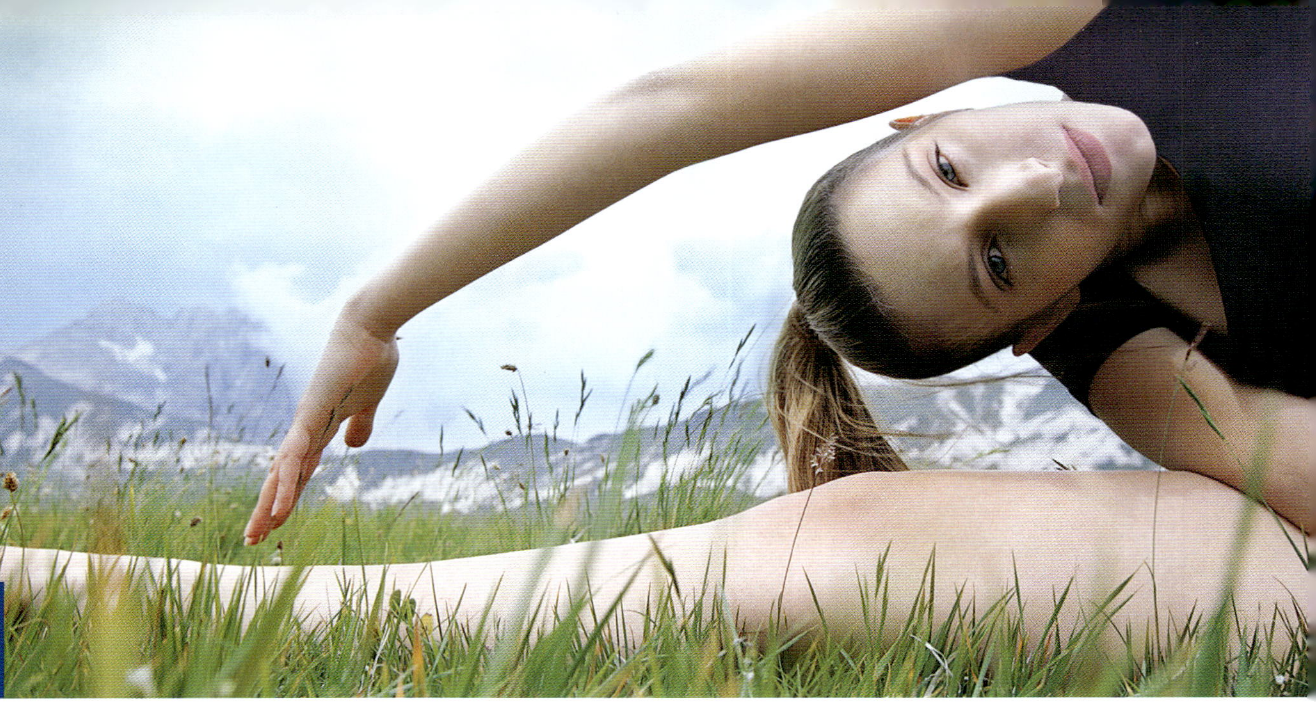

L'incroyable pouvoir du stretching

Tout petits, nous étions souples : mettre le gros orteil dans la bouche ne représentait pas une difficulté majeure. Mais, une fois adultes, nous avons du mal à couper l'ongle de ce même orteil. Notre corps se rouille avec les années et la fâcheuse habitude de rester assis.

Une personne sédentaire perd en moyenne entre un quart et un tiers de sa souplesse, voire plus, durant sa vie adulte. Cela réduit considérablement sa liberté de mouvements et contribue, par là même, à affaiblir son cœur. Mais, comme la souplesse disparaît peu à peu, nous nous en apercevons à peine.

Pourtant, en restant assis toute la journée, dans sa voiture, à son bureau ou dans son canapé, on peut facilement arriver à perdre 75 % de sa liberté de mouvements à l'âge de 60 ans. Les spécialistes parlent d'un cercle vicieux : plus il nous est difficile de bouger, moins l'on essaie et plus l'on devient raide et sédentaire. Lorsque le quotidien se fait moins actif, il est d'autant plus important de pratiquer des étirements de type stretching.

En effet, quand les muscles et les articulations sont correctement utilisés, ils continuent à bien fonctionner longtemps. Lorsque nous bougeons, nos muscles et articulations se renforcent, se restaurent et s'adaptent tout seuls. Si nous menons une vie sédentaire, ils perdent ces facultés vitales. Bien entendu, il faut également éviter de trop les solliciter.

Le stretching ne fait pas qu'assouplir vos muscles pour vous permettre de mener une vie plus active. Il contribue en outre à réguler l'hypertension et l'insulinorésistance en favorisant la relaxation.

Vos muscles sont munis de récepteurs qui communiquent en permanence à votre cerveau le niveau général de tension dans laquelle vous vous trouvez. Lorsque vos muscles sont tendus de façon chronique, le cerveau capte un message de stress. En pratiquant le stretching, vous aiderez vos muscles à se relâcher et à envoyer un message plus serein au cerveau.

Détendez vos muscles

Les tissus de notre corps se modifient avec l'âge. Notre peau devient moins épaisse et plus sèche, et il en est de même avec nos muscles et nos tissus conjonctifs. La perte liquidienne s'accompagne d'une perte de volume et d'élasticité : les muscles raccourcissent et rétrécissent, ce qui empêche une bonne circulation sanguine. Les vaisseaux, par conséquent, ont plus de mal à transporter les nutriments et à éliminer les déchets efficacement. Des calcifications finissent par se former et l'on se sent raide, « rouillé ».

Résultat : le corps prend de mauvaises postures, et l'on se tient le plus souvent voûté à longueur de journée.

Une mauvaise posture est l'une des causes de la raideur dont nous souffrons tant. Beaucoup de personnes considèrent qu'une mauvaise posture est uniquement un problème esthétique, mais cela entraîne beaucoup d'autres désordres : déséquilibres musculaires, maux de tête, maux de dos, dégénérescence des disques vertébraux.

Une mauvaise posture affecte également la respiration, car les poumons ne peuvent se remplir à fond si la poitrine est tassée.

Prévenir les blessures

Avant qu'un joueur professionnel de football, de tennis ou de n'importe quel autre sport n'entre sur le terrain, vous le voyez faire des étirements, s'échauffer. Pourquoi ? Parce qu'il s'agit là de l'une des meilleures façons de prévenir les blessures.

Certes, les étirements ne peuvent pas protéger contre les blessures aiguës comme les entorses. Mais ils peuvent contribuer à éviter des souffrances chroniques comme les tendinites. Le stretching avant l'effort permet de chauffer les muscles et de mieux les préparer à supporter les tensions. Après l'effort, les étirements facilitent la récupération. Vous aidez les muscles à se débarrasser de l'acide lactique qui s'y est accumulé durant l'activité physique. Résultat : vous aurez également moins de courbatures le lendemain.

Au fur et à mesure, les étirements effectués avant comme après vos activités vont vous aider à développer votre mobilité, votre rapidité d'exécution et votre endurance musculaire. Vous augmenterez ainsi le contrôle sur votre corps et réduirez les risques de blessures.

De même, le fait d'être voûté a tendance à affecter l'image de soi. On se sent alors moins bien physiquement et émotionnellement.

En étirant progressivement vos muscles, vous favorisez la dilatation des vaisseaux sanguins ; oxygène et nutriments sont mieux transportés et les déchets sont mieux éliminés des tissus. Le stretching augmente aussi la quantité de liquide synovial, ce qui améliore la mobilité et la santé de vos articulations. Lorsque vos muscles, tendons et ligaments sont souples, votre posture se corrige et tout devient plus facile, qu'il s'agisse de ramasser des choses au sol, de jouer au golf ou de se couper l'ongle du gros orteil…

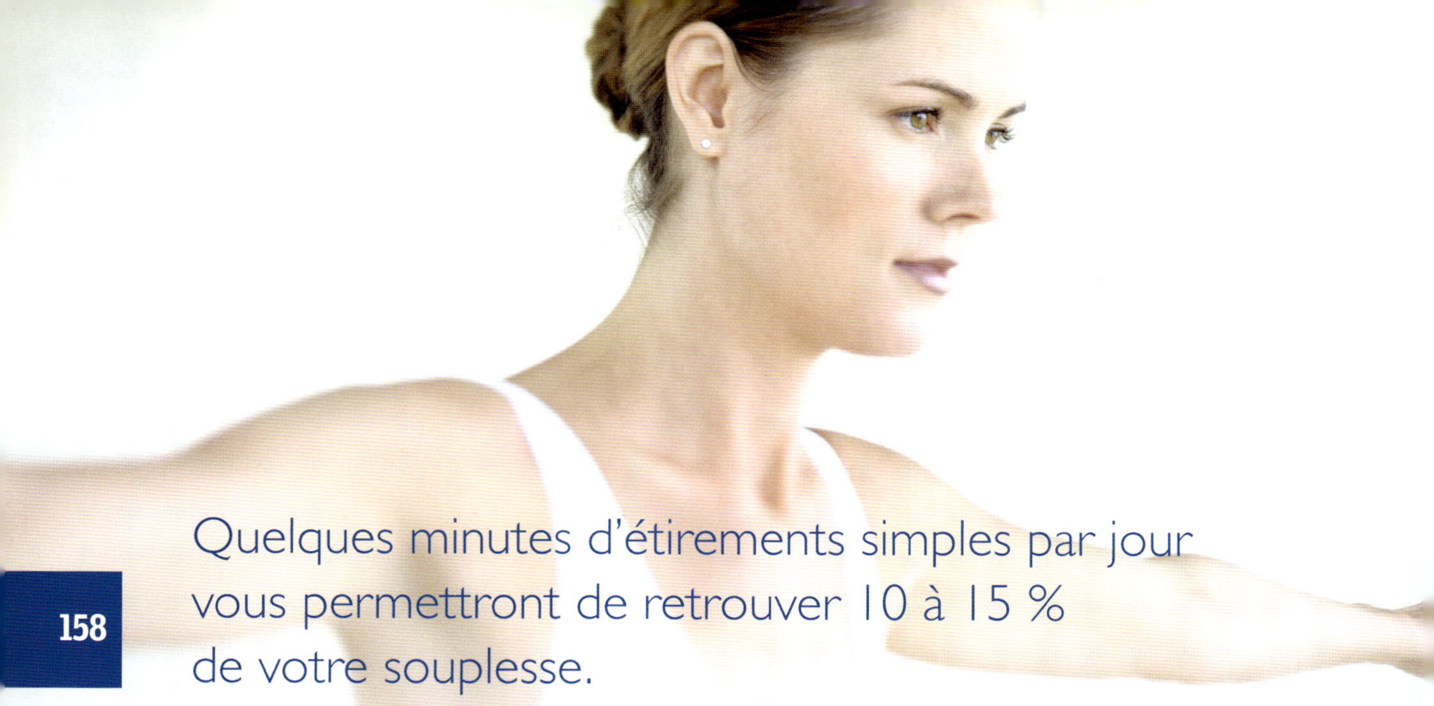

Quelques minutes d'étirements simples par jour vous permettront de retrouver 10 à 15 % de votre souplesse.

Êtes-vous souple ?

On ne peut pas s'attendre à ce que les quinquagénaires puissent prendre des positions de contorsionnistes, mais ils ne doivent pas non plus être raides comme des soldats de plomb. Si vous avez la cinquantaine, voici ce que vous devez raisonnablement être en mesure de faire.

- Vous devez être capable d'être assis sur le bord d'une chaise, une jambe pliée, l'autre tendue, et de vous pencher pour faire le lacet de la jambe tendue.
- Vous devez pouvoir vous gratter le dos, entre les omoplates, soit en passant le bras derrière la tête, soit en partant du bas, depuis les hanches.
- Vous devez être capable d'enlever un tee-shirt étroit en croisant les bras devant pour attraper le bas du vêtement, puis en le tirant par-dessus votre tête d'un mouvement fluide.
- Vous devez pouvoir tourner la tête et regarder directement par-dessus chaque épaule.
- Vous devez être capable de tendre le bras suffisamment vers l'arrière pour passer le manteau que quelqu'un vous tient.

Des chercheurs américains ont suivi des hommes et femmes qui ont commencé à pratiquer le yoga deux fois par semaine. Moins voûtés, ils ont également amélioré leur souplesse vertébrale de… 188 % ! Quelques minutes d'étirements par jour peuvent vous permettre de retrouver 10 à 15 % de votre souplesse.

Un bienfait perpétuel

Les exercices des pages suivantes sont précieux : ils mobilisent les principaux groupes musculaires et vous apporteront le maximum d'effet en un minimum de temps. Le stretching peut être pratiqué n'importe quand et n'importe où. Il vous donne un coup de fouet quand survient la baisse de régime de l'après-midi, améliore la circulation dans vos mains et vos poignets lorsque vous êtes en train de taper à l'ordinateur ou d'écrire ; il détend tout simplement. Donc, suivez notre programme d'exercices de 4 minutes, mais essayez aussi de faire des étirements tout au long de la journée.

N'oubliez jamais qu'il est essentiel de procéder correctement : étirez-vous lentement et maintenez la position pendant au moins 15 secondes avant de relâcher, doucement.

Le stretching est une hygiène de vie : prenez le temps de le pratiquer pour en tirer profit.

4 minutes pour votre souplesse

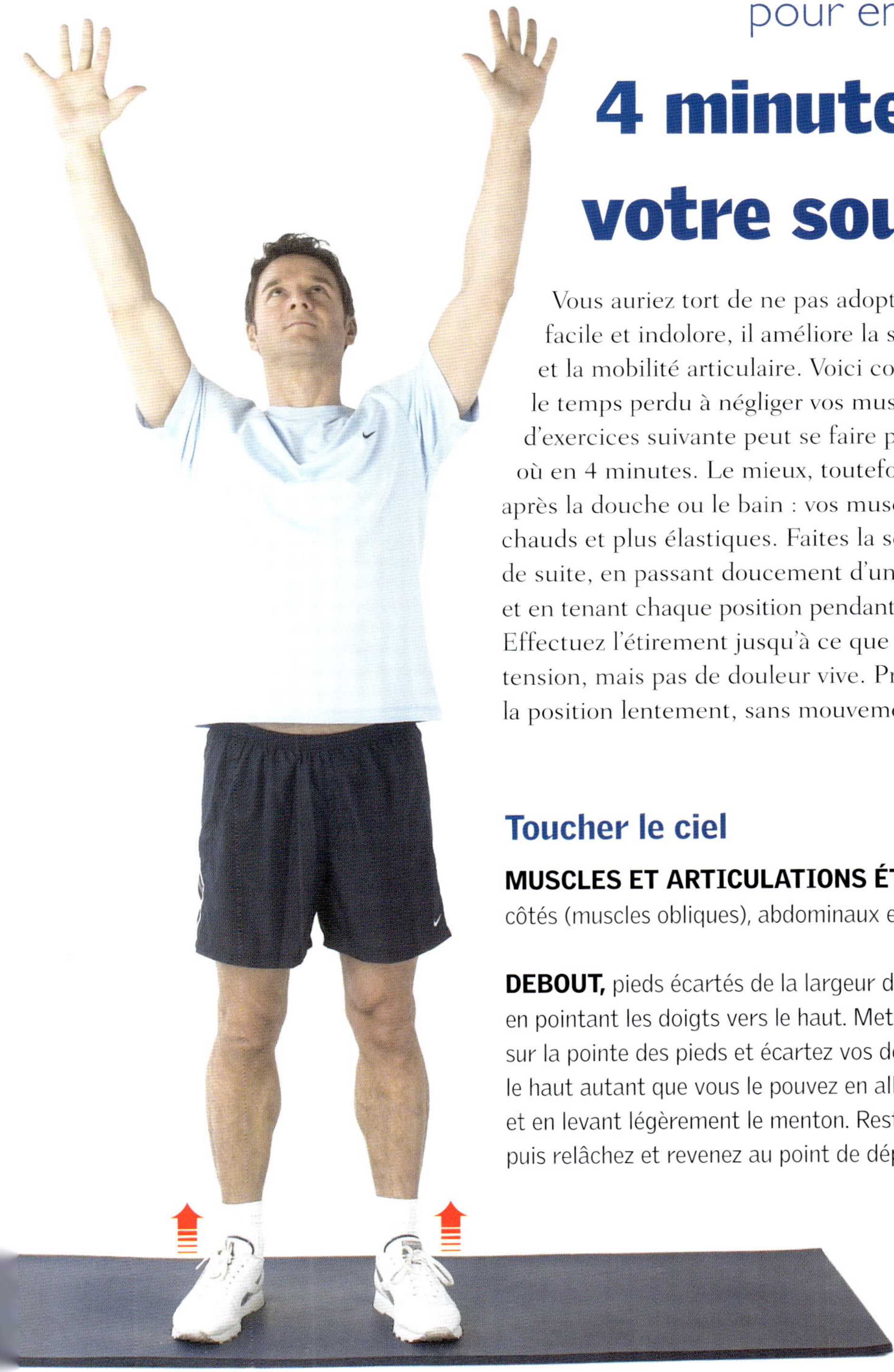

Vous auriez tort de ne pas adopter le stretching : facile et indolore, il améliore la souplesse musculaire et la mobilité articulaire. Voici comment rattraper le temps perdu à négliger vos muscles. La séquence d'exercices suivante peut se faire presque n'importe où en 4 minutes. Le mieux, toutefois, est de les pratiquer après la douche ou le bain : vos muscles sont alors plus chauds et plus élastiques. Faites la séquence deux fois de suite, en passant doucement d'un mouvement à l'autre et en tenant chaque position pendant au moins 15 secondes. Effectuez l'étirement jusqu'à ce que vous sentiez une petite tension, mais pas de douleur vive. Prenez et relâchez la position lentement, sans mouvements brusques.

Toucher le ciel

MUSCLES ET ARTICULATIONS ÉTIRÉS Dos, épaules, côtés (muscles obliques), abdominaux et mains.

DEBOUT, pieds écartés de la largeur du bassin. Étirez les bras en pointant les doigts vers le haut. Mettez-vous lentement sur la pointe des pieds et écartez vos doigts. Étirez-vous vers le haut autant que vous le pouvez en allongeant tout le corps et en levant légèrement le menton. Restez dans cette position, puis relâchez et revenez au point de départ.

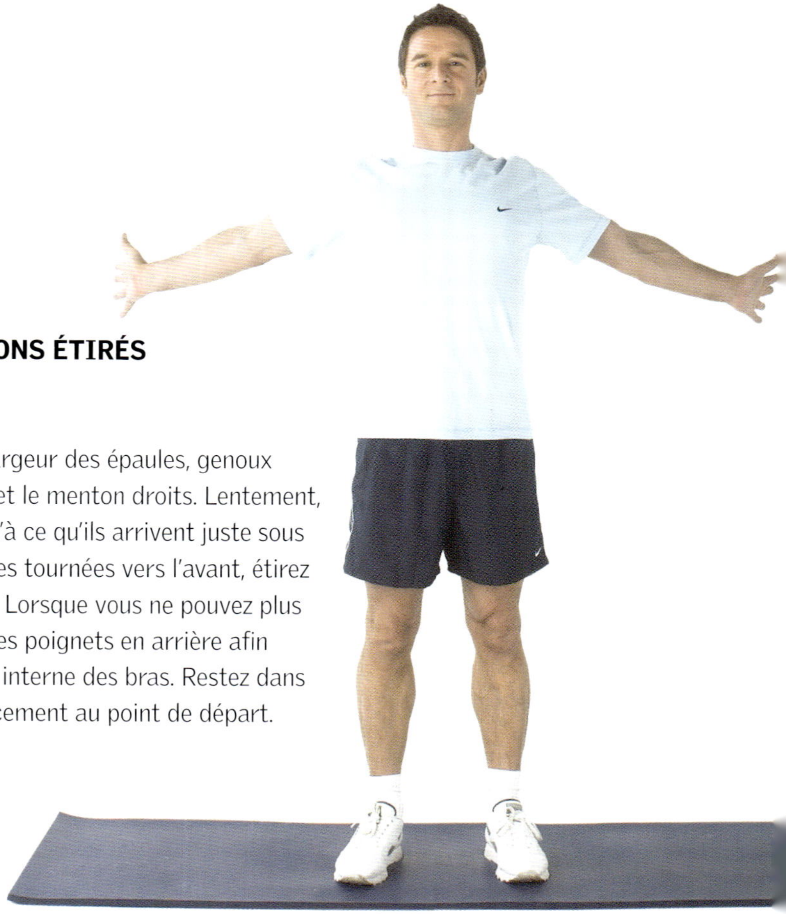

Bras ouverts

MUSCLES ET ARTICULATIONS ÉTIRÉS

Poitrine, bras et poignets.

DEBOUT, pieds écartés de la largeur des épaules, genoux légèrement pliés. Gardez le dos et le menton droits. Lentement, levez les bras sur les côtés jusqu'à ce qu'ils arrivent juste sous le niveau des épaules. Les paumes tournées vers l'avant, étirez lentement les bras vers l'arrière. Lorsque vous ne pouvez plus aller plus loin, pliez doucement les poignets en arrière afin de sentir une tension sur la face interne des bras. Restez dans cette position, puis revenez doucement au point de départ.

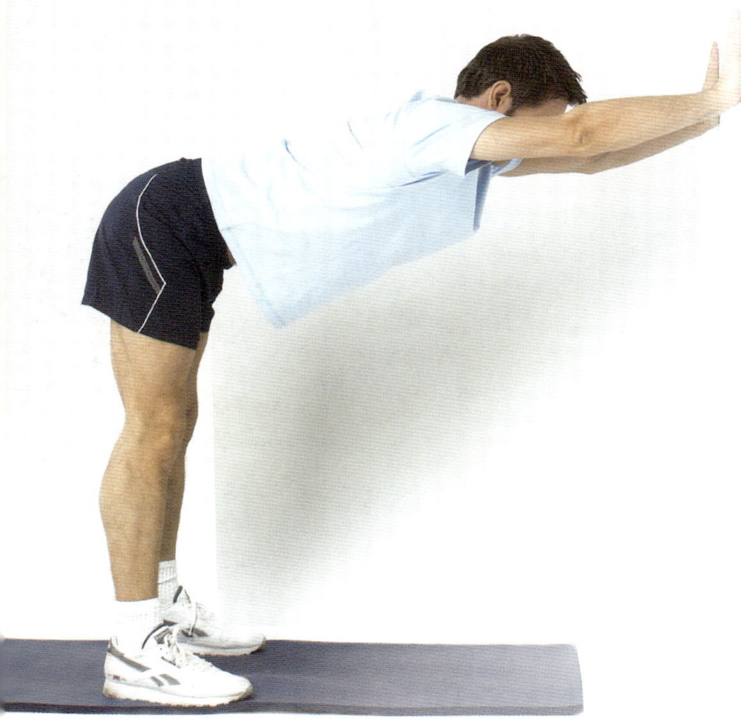

Stretching contre le mur

MUSCLES ET ARTICULATIONS ÉTIRÉS

Mollets, face postérieure des cuisses (muscles ischio-jambiers), dos et épaules.

DEBOUT, à 1 m environ d'un mur. Placez vos mains sur le mur, à la hauteur des épaules. Reculez les pieds jusqu'à ce que vous sentiez une petite tension au niveau des mollets. Poussez lentement les hanches vers l'arrière, le dos toujours droit, et pressez les talons sur le sol de façon à sentir également une tension au niveau du dos. Restez dans cette position, puis revenez doucement au point de départ.

Triangles

MUSCLES ET ARTICULATIONS ÉTIRÉS

Côtés (muscles obliques), intérieur des cuisses, face postérieure des cuisses (muscles ischio-jambiers) et cou.

DEBOUT, pieds écartés au-delà de la largeur des épaules, pied gauche pointé vers l'avant, pied droit pointé vers le côté. Levez les bras sur les côtés jusqu'à la hauteur des épaules, puis penchez-vous vers la gauche pour aller toucher votre tibia gauche avec la main gauche. Descendez la main gauche aussi bas que possible tout en tirant la main droite vers le plafond. Tournez légèrement la tête afin de regarder le plafond. Restez dans cette position, puis revenez doucement au point de départ. Recommencez l'exercice de l'autre côté.

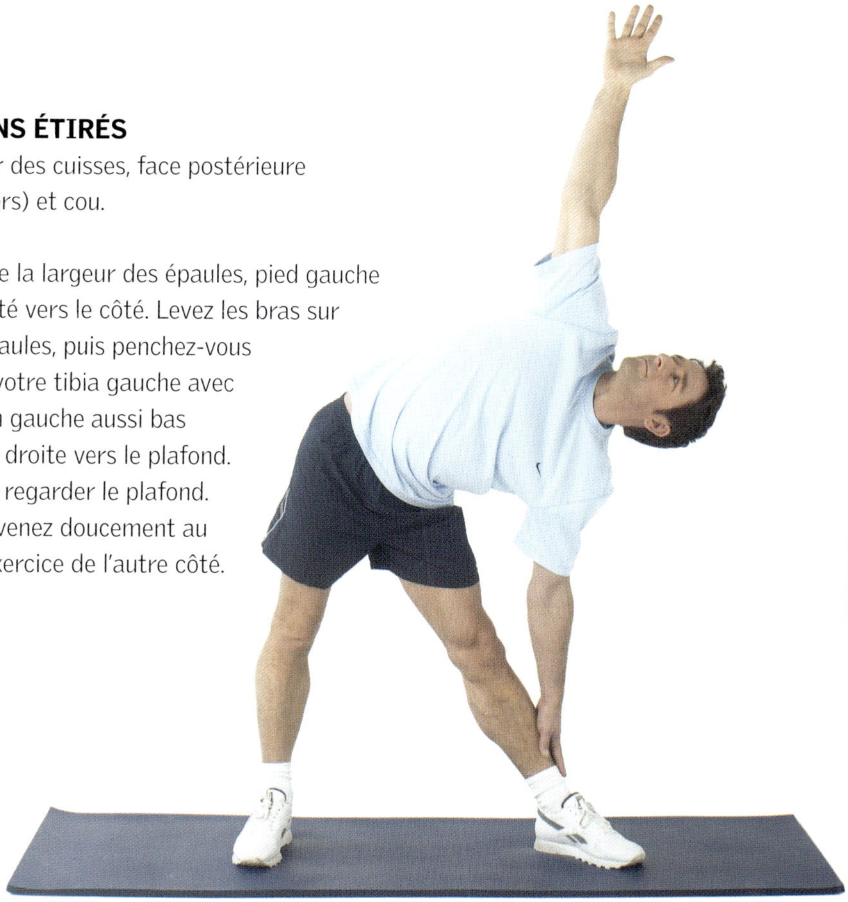

Assise

MUSCLES ET ARTICULATIONS ÉTIRÉS

Hanches, fessiers et cuisses.

DEBOUT, les mains placées sur le dos d'une chaise ou sur une table pour l'équilibre. Levez la jambe droite et placez la cheville droite sur le bas de la cuisse gauche, juste au-dessus du genou. Pliez la jambe gauche et poussez les fesses légèrement vers l'arrière, comme si vous alliez vous asseoir. Poussez le genou droit vers le sol, de façon à ressentir une tension au niveau de la hanche droite et derrière la cuisse. Restez dans cette position, puis revenez doucement au point de départ. Recommencez l'exercice de l'autre côté.

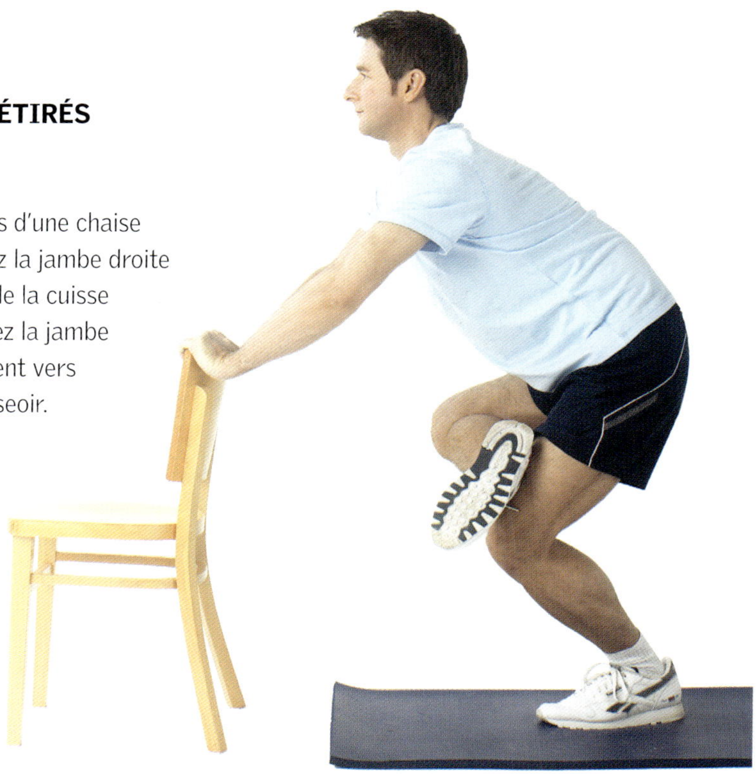

Un cardiofréquencemètre vous aidera à optimiser votre programme de remise en forme.

Mesurez votre effort

Chacun d'entre nous possède un rythme cardiaque maximal. Au-delà de ce seuil, notre cœur est en surrégime, ce qui peut mettre notre vie en danger. Pour la plupart des gens, la fréquence cardiaque maximale est de 220 moins l'âge : si vous avez 60 ans, votre fréquence cardiaque maximale est donc de 160 pulsations par minute (220 – 60).

Les médecins spécialistes du sport conseillent d'atteindre 60 à 65 % de cette fréquence maximale lors d'une activité physique et de maintenir ce rythme pendant l'effort. S'il s'agit d'une activité physique soutenue, il est considéré comme acceptable d'atteindre 80 % de sa fréquence cardiaque maximale, à condition, toutefois, d'être en pleine forme.

Dans l'optique d'une vie saine, il est recommandé de maintenir son rythme cardiaque à 60 % du maximum pendant au moins trente minutes par jour. Pour une personne de 60 ans, cela revient à 96 pulsations par minute. En comparaison, la fréquence cardiaque au repos est en moyenne de 70 pulsations.

Il existe deux façons de mesurer son rythme cardiaque : avec un appareil prévu à cet effet ou bien manuellement. Tout comme les podomètres, les cardiofréquencemètres (également appelés pulsomètres), appareils portatifs de mesure de la fréquence cardiaque, deviennent assez courants. On en trouve dans les magasins de sport, les prix variant de 30 à 900 € selon la marque, le design et les fonctions. D'abord, il faut placer l'émetteur – une petite ceinture invisible sous les vêtements – autour du torse ; puis on met le récepteur, un bracelet qui ressemble à une montre et sur laquelle on peut lire sa fréquence cardiaque. Il existe également des modèles sans ceinture pectorale ; on prend alors son pouls en appuyant deux doigts sur le cadran de la montre.

Il est assez simple de vérifier sa fréquence cardiaque manuellement. Commencez par prendre votre pouls (comptez le nombre de pulsations) pendant une minute au repos. Faites la même chose lors d'un effort, lorsque vous avez l'impression d'avoir atteint votre maximum.

Contrôler son temps de récupération, à savoir le temps nécessaire après l'effort pour revenir à la fréquence cardiaque au repos, s'avère utile pour estimer sa forme physique. Si vous pouvez dire : « Je suis essoufflé, mais j'arrive encore à parler », c'est que vous vous situez bien dans la tranche visée, autrement dit 60 à 70 % de votre fréquence cardiaque maximale.

Musclez-vous

Même si l'on peut envier ces octogénaires capables de courir un marathon ou de nager 20 km d'une traite, avouons que la plupart d'entre nous se contenteraient fort bien d'être un peu plus en forme, avec quelques kilos en moins. Pour cela, le plus important est de trouver son propre niveau et, pour y arriver, il faut faire appel au bon sens.

Si vous êtes en surpoids, demandez l'avis de votre médecin avant d'entamer une activité physique soutenue. Une fois que vous avez commencé, si vous êtes pris de vertiges et de nausées, à bout de souffle ou sur le point de vous évanouir, il faut bien sûr vous arrêter tout de suite. Il en est de même si vous chutez ou si vous ressentez une douleur. Débutez lentement, augmentez le rythme progressivement et revenez doucement à la normale.

Il existe deux types d'exercices : aérobie et isométrique. L'exercice aérobie augmente la fréquence cardiaque et améliore la circulation. Il s'agit par exemple d'activités comme la natation, la marche et le vélo. Lorsque la forme physique s'améliore, on peut ajouter le tennis, l'aviron ou le badminton.

L'exercice isométrique (comme la musculation) active un groupe musculaire sans mobiliser l'articulation et augmente la force localement, sans que le cœur et la circulation en bénéficient immédiatement. On le déconseille généralement aux personnes souffrant d'une maladie cardiaque ou d'hypertension, puisque cela augmente la tension artérielle. Néanmoins, il est également reconnu que l'entraînement musculaire peut prévenir le déclin du métabolisme et augmenter la densité osseuse, ce qui permet de combattre l'ostéoporose et de maintenir ainsi un bon niveau d'activité.

Se muscler contre les maladies cardiaques

Si vous avez déjà déménagé des meubles ou porté des cartons remplis de livres, vous savez que soulever un tel poids fait battre le cœur plus rapidement. Faire travailler ses muscles renforce le cœur.

Des études menées dans de nombreux pays montrent que pratiquer régulièrement la musculation peut contribuer à combattre les maladies cardiaques, en améliorant les taux de triglycérides et de cholestérol, ainsi que la tension artérielle et le métabolisme glycémique, en réduisant la graisse corporelle. À l'issue d'une étude portant sur 44 000 hommes, les chercheurs de l'université de Harvard ont constaté que ceux qui passaient au moins trente minutes par semaine à soulever des poids réduisaient le risque de développer une maladie cardiaque de 23 %.

Voici les principaux effets bénéfiques de l'exercice isométrique, musculation incluse.

Enrayer le déclin du métabolisme

À moins de prendre des mesures pour stimuler votre métabolisme – la capacité de votre corps à brûler des calories –, vous risquez de perdre entre 30 et 50 % de votre masse musculaire et de la voir remplacée par deux fois plus de graisse arrivé à l'âge de 65 ans. Or ce sont deux phénomènes néfastes pour votre cœur, car non seulement les tissus musculaires perdus auraient aidé à brûler le glucose dans le sang, mais le surplus de graisse augmente les risques cardiaques.

La perte musculaire passe quasiment inaperçue pendant des décennies. Elle commence aux alentours du trente-cinquième anniversaire, lorsque les hormones de croissance commencent à décliner.

C'est l'époque de la vie où un surcroît de travail, une famille à élever, la gestion du quotidien font qu'il est difficile de trouver le temps de s'occuper de son corps. Résultat : la perte musculaire est d'environ 200 g par an. Cela semble peu, mais il faut savoir que le tissu musculaire brûle environ 15 fois plus de calories que le tissu adipeux, même au repos. La fonte des muscles génère une baisse d'activité métabolique, donc un surplus de graisses.

À long terme, la musculation est le meilleur moyen pour augmenter la dépense énergétique au repos (le nombre de calories que vous brûlez en ne faisant rien). Si vous travaillez chaque grand groupe musculaire deux fois par semaine, vous pourrez remplacer, en quelques mois seulement, les muscles que vous avez perdus au cours des cinq ou dix dernières années.

Lors d'une étude, on a demandé à 15 adultes sédentaires d'effectuer deux séries de 10 à 12 exercices trois jours par semaine, pendant six mois. À la fin de cette période, ils avaient augmenté leur métabolisme de 7 %, soit 88 kcal par jour.

C'est-à-dire assez pour brûler 4 kg de surpoids en un an, et cela sans faire quoi que ce soit d'autre : ils ont perdu du poids en mangeant et en buvant comme à l'accoutumée, uniquement parce qu'ils avaient augmenté leur masse musculaire (et les 88 kcal n'incluent pas les calories brûlées durant l'exercice !).

Dans une étude annexe, des femmes qui ont suivi un programme de musculation similaire pendant six mois ont perdu

Développez vos muscles

Pour qui n'a jamais pratiqué la musculation, tout ce qui est « séries » et « répétitions » peut paraître intimidant. En réalité, c'est très simple. Voici un petit guide pour vous aider à débuter.

RÉPÉTITIONS Il s'agit du nombre de fois où vous devez soulever un poids ou effectuer un exercice. Fléchir le bras puis le tendre est considéré comme 1 répétition. Le faire dix fois correspond à 10 répétitions.

SÉRIES C'est le nombre de fois où vous effectuez des groupes de répétitions. Si nous vous disons de faire 2 séries de 10 à 12 répétitions, cela veut dire que vous devez exécuter 10 à 12 répétitions consécutives, puis marquer une pause de 30 secondes avant d'entamer la seconde série de 10 à 12 répétitions.

CHOIX DES POIDS Principe de base : le poids (ou haltère) que vous soulevez doit être assez lourd pour qu'au bout de 2 ou 3 répétitions vous trouviez cela dur. Si vous pouvez enchaîner 15 répétitions sans problème, vous devez choisir un poids plus lourd. Si vous arrivez à peine à soulever un haltère au bout de 6 répétitions, choisissez-en un plus léger. Si un exercice est nouveau, faites-le sans haltères avant de commencer la séance afin de bien le comprendre.

VITESSE Prenez votre temps. Chaque répétition doit prendre environ 6 secondes, alors comptez lentement 1-2-3 en soulevant le poids, faites une pause, puis comptez 1-2-3 en l'abaissant. Vous serez certain d'utiliser vos muscles et non la force d'impulsion, et vos efforts donneront de meilleurs résultats.

RESPIRATION Beaucoup de personnes oublient de respirer en soulevant des poids, ce qui peut s'avérer dangereux. Pour un meilleur résultat, expirez en levant le poids et inspirez en l'abaissant.

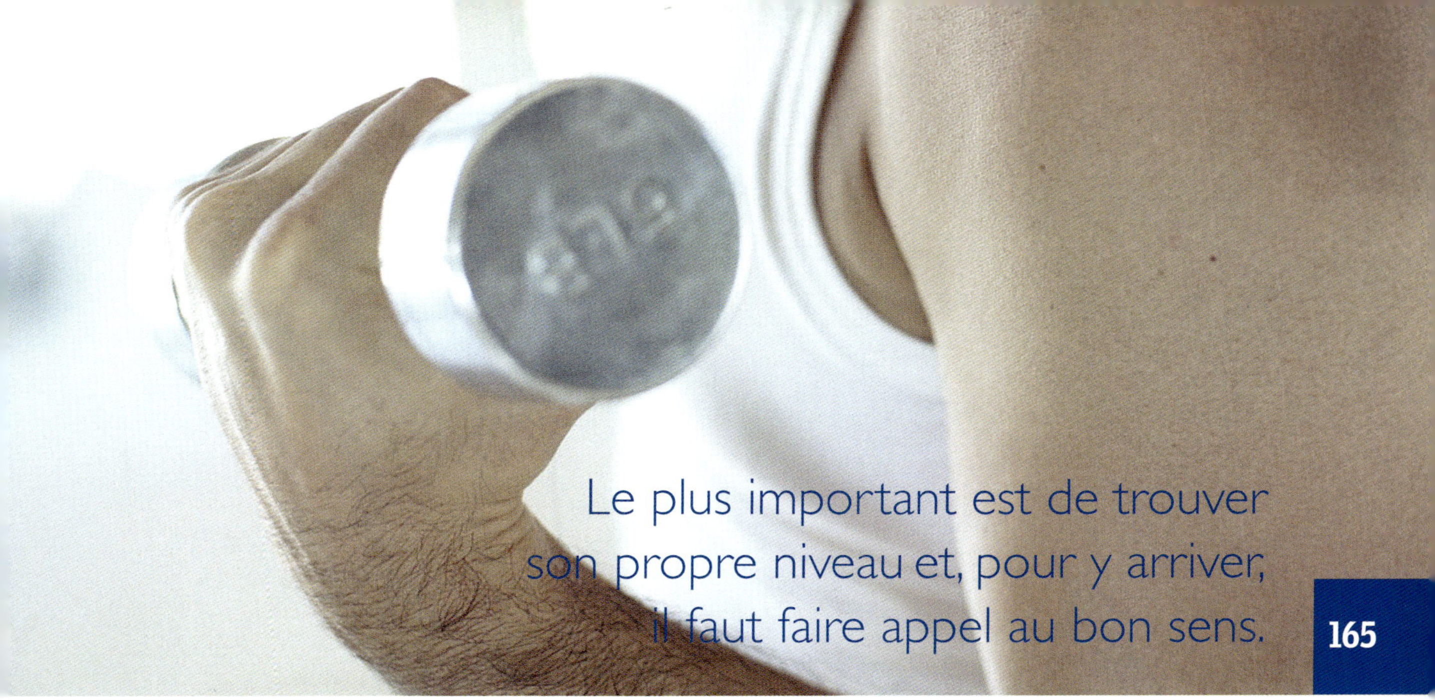
Le plus important est de trouver
son propre niveau et, pour y arriver,
il faut faire appel au bon sens.

une quantité importante de graisse abdominale, connue pour augmenter les risques de maladies cardiaques et de diabète.

■ Améliorer la forme cardio-vasculaire

Lorsque vos muscles se développent, ils peuvent en faire plus avec moins d'oxygène. Cela veut dire que votre cœur n'a plus besoin de faire autant d'efforts.

Pour une étude, 46 adultes ont levé des poids trois fois par semaine durant six mois. Ils ont non seulement gagné en puissance, mais également amélioré leurs capacités physiques d'environ 25 %. Menée par des chercheurs de l'université de Floride, cette étude a été la première à mettre en évidence que la musculation améliore la forme musculaire en même temps qu'elle augmente la force.

Un constat confirmé par une autre étude, au cours de laquelle on a fait pratiquer la musculation à des personnes âgées atteintes de maladies pulmonaires chroniques. Après sept semaines, elles pouvaient soulever deux fois plus de poids qu'en début d'étude et parcourir des distances plus longues à pied.

■ Combattre les radicaux libres

Soulever des poids stimule le système de défense de votre corps contre les radicaux libres, des sous-produits naturels du métabolisme qui sont liés, entre autres, aux maladies cardiaques.

Des chercheurs de l'université de Floride ont demandé à un groupe de 62 hommes et femmes de soulever des poids trois fois par semaine durant six mois. À la fin de l'étude, le groupe qui avait fait de la musculation n'avait subi aucune attaque de radicaux libres, alors que, dans un autre groupe, qui n'avait pas soulevé de poids, on notait une augmentation de 13 % de l'activité des radicaux libres.

Le temps à investir

Deux séries de 2 exercices de musculation s'effectuent en 5 à 6 minutes. Essayez de les faire pendant que vous regardez la télévision (rangez les haltères à portée de vue pour ne pas oublier !). Ainsi, vous n'avez pas à trouver un moment dédié à votre musculation, mais vous garantissez une longue vie à votre cœur.

Se construire un cœur solide

La musculation apprend à votre cœur à mieux travailler lorsque vous devez soulever et porter des objets lourds. Votre tension artérielle et votre fréquence cardiaque seront plus basses au quotidien.

Si les exercices de musculation vous paraissent difficiles, essayez d'alléger le poids des haltères. Consultez votre médecin si vous ressentez des douleurs ou d'autres symptômes inhabituels.

Trouver une alternative

Il existe d'autres façons de développer sa force musculaire que de soulever des haltères. Le Pilates, une méthode qui existe depuis les années 1920 mais qui n'est devenue réellement populaire que ces dernières années, vise à améliorer le rendement musculaire avec un ensemble d'exercices accessibles à tous.

On trouve désormais des cours de Pilates un peu partout, à des niveaux différents.

2 exercices par jour

L'ennui et le manque de temps sont deux des raisons les plus évoquées pour ne pas suivre un programme de remise en forme régulier. La solution est simple : il faut que les exercices à effectuer soient courts mais efficaces.

Avec quelques équipements peu coûteux comme le ballon de stabilité mentionné plus loin, vous pouvez développer des muscles et un cœur solides en 5 minutes par jour seulement, sans jamais sortir de chez vous.

Trouvez cette plage horaire afin de pouvoir faire 2 exercices rapides par jour.

Dites-vous que cela constitue une partie importante de votre programme « 30 minutes par jour » : vous devez pratiquer 5 minutes de musculation tous les jours, que ce soit le matin ou le soir.

Pour vous aider à vous y mettre, nous avons créé un programme hebdomadaire d'exercices pour tout le corps. Il est facile, rapide et efficace.

Ce dont vous aurez besoin Deux paires d'haltères : une légère pour le travail des bras, une plus lourde pour le travail des jambes. En règle générale, les femmes utilisent des haltères de 2 à 10 kg et les hommes de 5 à 15 kg. N'hésitez pas, toutefois, à demander conseil – à un physiothérapeute

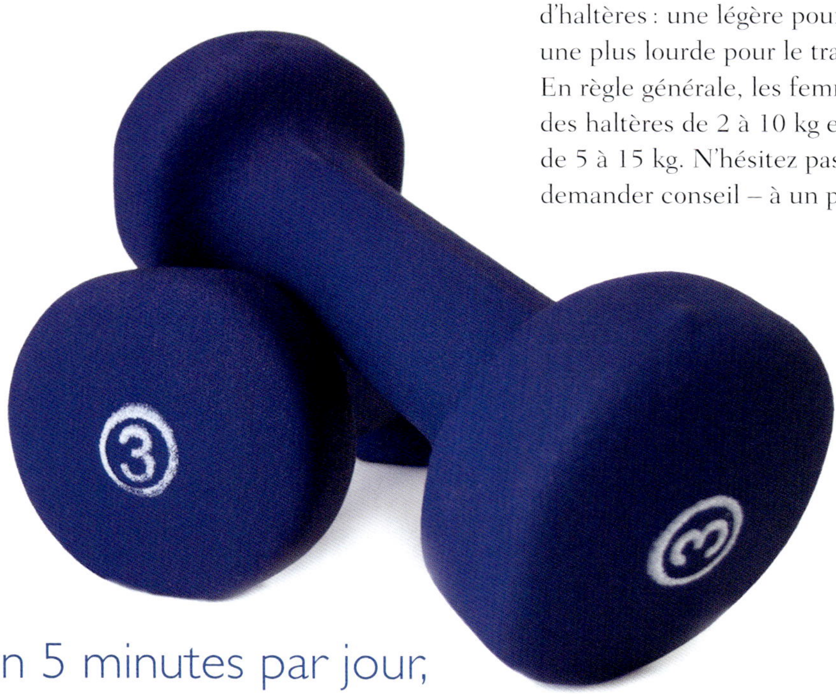

En 5 minutes par jour, développez des muscles et un cœur solides.

ou au vendeur du magasin de sport – pour déterminer ce qui est le mieux adapté pour vous.

Vous aurez également besoin d'un ballon de stabilité, aussi appelé « gym ball » ou « ballon équilibre » selon les enseignes (voir l'encadré ci-dessous). Vous en trouverez dans tous les magasins de sport et son prix est d'une quinzaine d'euros. Grâce à ce ballon et au simple poids de votre corps, vous pourrez effectuer des dizaines d'exercices pour faire travailler chaque muscle majeur.

Que faire ? Suivez le programme qui commence p. 168 et faites deux séries de 10 à 12 répétitions de chaque exercice. Marquez une pause de 30 secondes entre deux séries.

Bonus Vous verrez que ces mouvements vous sembleront plus faciles au bout d'un à deux mois, le temps que votre corps s'habitue à ce surcroît de travail. Des études le prouvent : la musculation est plus efficace lorsqu'on « surprend » ses muscles avec de nouveaux défis toutes les huit à douze semaines. Vous trouverez deux autres programmes complets dans le « Livre du travail » du programme « 30 minutes par jour » (p. 226 et suivantes). Alternez ces trois programmes pour éviter de lasser vos muscles… et votre esprit.

Montez sur le ballon

Les ballons de stabilité sont d'excellents outils pour un entraînement à la fois efficace et agréable. Lorsque vous effectuez des exercices de musculation sur l'un de ces grands ballons gonflables, tous vos muscles, surtout ceux de la ceinture abdominale, du bas du dos et du bassin, se mobilisent pour maintenir la forme et l'équilibre. Vous tirez ainsi davantage de bénéfice de chaque mouvement. Les ballons de stabilité améliorent également l'équilibre et la coordination, ce dont la plupart d'entre nous ont besoin avec l'âge. Cela dit, évoluer sur des ballons peut sembler bizarre et déstabilisant au début, même pour les personnes qui ont l'habitude de pratiquer une activité physique. Voici quelques conseils pour vous aider à débuter en toute confiance.

ACHETEZ LA BONNE TAILLE Si vous utilisez un ballon trop grand ou trop petit, ces exercices seront plus difficiles à effectuer, voire dangereux si le ballon est beaucoup trop grand. Lorsque vous êtes assis sur le ballon, pieds posés à plat sur le sol, vos jambes doivent être pliées à 90°. Le plus souvent, les tailles sont marquées sur l'emballage des ballons : 45 cm pour les plus petits ; 55 cm jusqu'à 1,57 m ; si vous faites entre 1,58 et 1,83 m, achetez un ballon de 65 cm ; enfin, si vous dépassez 1,83 m, il vous faudra un ballon de 75 cm.

PRENEZ PLACE Habituez-vous au ballon simplement en vous asseyant dessus. Placez-le près d'un mur, appuyez-vous d'une main sur le mur et restez un peu assis ainsi. Pour un meilleur équilibre, écartez vos pieds. À mesure que vous trouvez votre point d'équilibre et vous sentez plus à l'aise, lâchez le mur et entraînez-vous à rester assis les bras sur les côtés, puis au-dessus de la tête.

TRICHEZ UN PEU Si l'équilibre vous pose problème au début, placez le ballon contre un mur et utilisez le mur comme dossier. Le ballon aura moins tendance à glisser.

GONFLEZ-LE Dégonflé, le ballon ne facilitera pas votre travail. Il doit être assez dur pour que vous ne puissiez pas le comprimer facilement avec les mains, mais assez mou pour que vous puissiez vous asseoir dessus sans bondir au plafond.

IMPORTANT Les ballons de stabilité sont conçus pour supporter des poids de plusieurs centaines de kilos. N'utilisez pas d'autres ballons pour effectuer ces exercices.

Programme de musculation pour un cœur solide

Lundi Dos et biceps

Le dos est constitué de plusieurs couches de muscles qui vous permettent de soulever, de tirer ou tout simplement de rester debout. Les biceps sont les muscles du haut des bras que vous utilisez pour soulever les bagages et les jeunes enfants. Les exercices suivants mobilisent ces deux groupes musculaires.

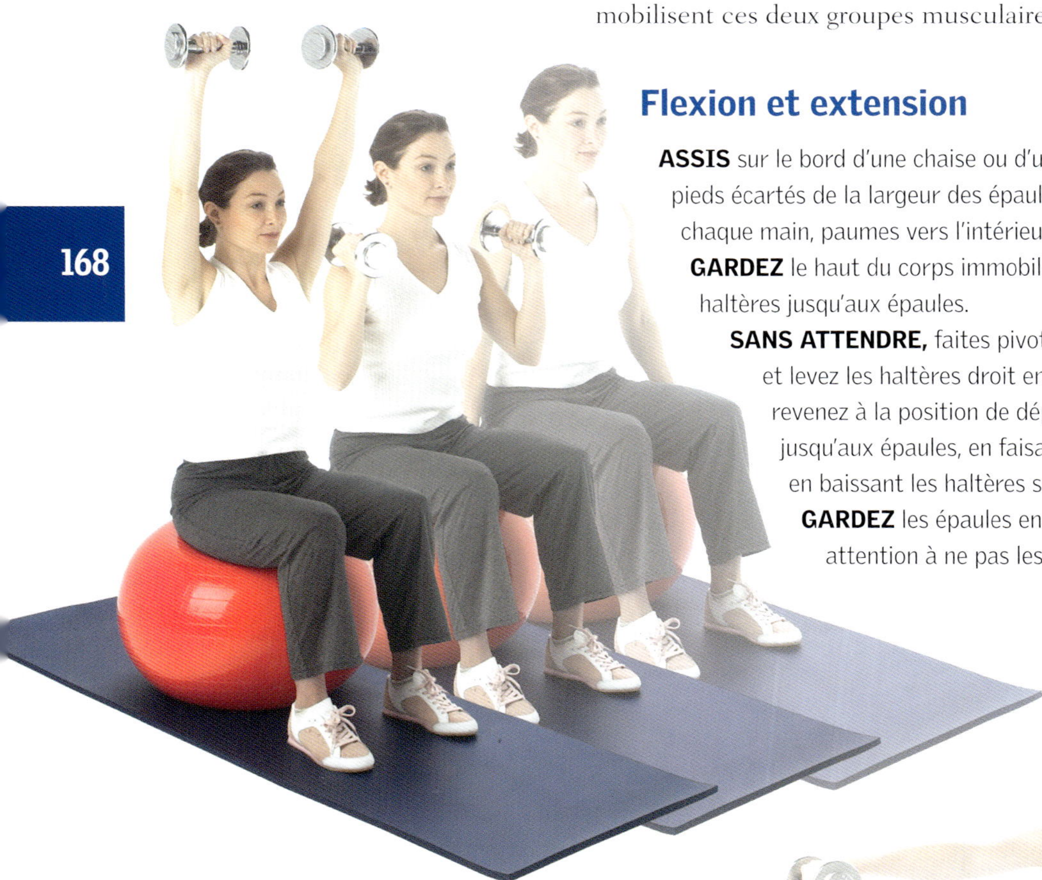

Flexion et extension

ASSIS sur le bord d'une chaise ou d'un ballon de stabilité, pieds écartés de la largeur des épaules. Tenez un haltère dans chaque main, paumes vers l'intérieur, les bras tendus vers le sol.
GARDEZ le haut du corps immobile, pliez les bras et levez les haltères jusqu'aux épaules.
SANS ATTENDRE, faites pivoter vos paumes vers l'avant et levez les haltères droit en l'air. Maintenez. Lentement, revenez à la position de départ en baissant les haltères jusqu'aux épaules, en faisant pivoter vos mains puis en baissant les haltères sur les côtés.
GARDEZ les épaules en place au cours de l'exercice, attention à ne pas les lever vers les oreilles.

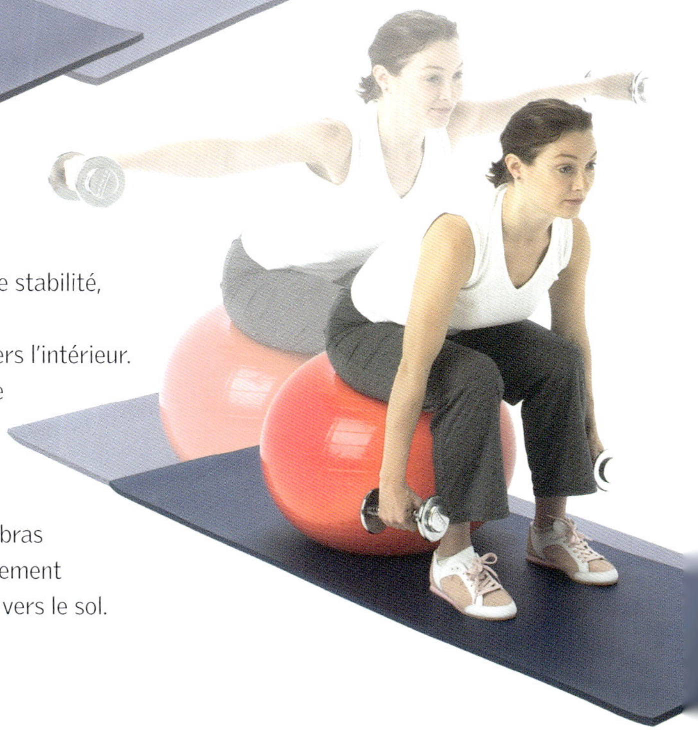

Élévation avec haltères

ASSIS sur le bord d'une chaise ou d'un ballon de stabilité, pieds écartés de la largeur des hanches.
TENEZ un haltère dans chaque main, paumes vers l'intérieur. Le dos droit, penchez-vous vers l'avant, pour que la poitrine soit à 7 à 10 cm des cuisses. Les bras sont tendus le long des jambes.
LEVEZ les haltères en écartant complètement les bras (paumes vers le sol), jusqu'à ce que vos bras soient parallèles au sol. Maintenez. Revenez lentement à la position de départ en descendant les mains vers le sol.

Mardi Poitrine et triceps

La poitrine est composée de muscles en éventail qui vont des épaules au sternum et qui vous aident à pousser le Caddie ou la poussette et à câliner les êtres aimés. Les triceps sont également des muscles « pousseurs », situés en haut du bras, derrière le biceps, un endroit particulièrement connu pour perdre son tonus et emmagasiner la graisse avec l'âge.

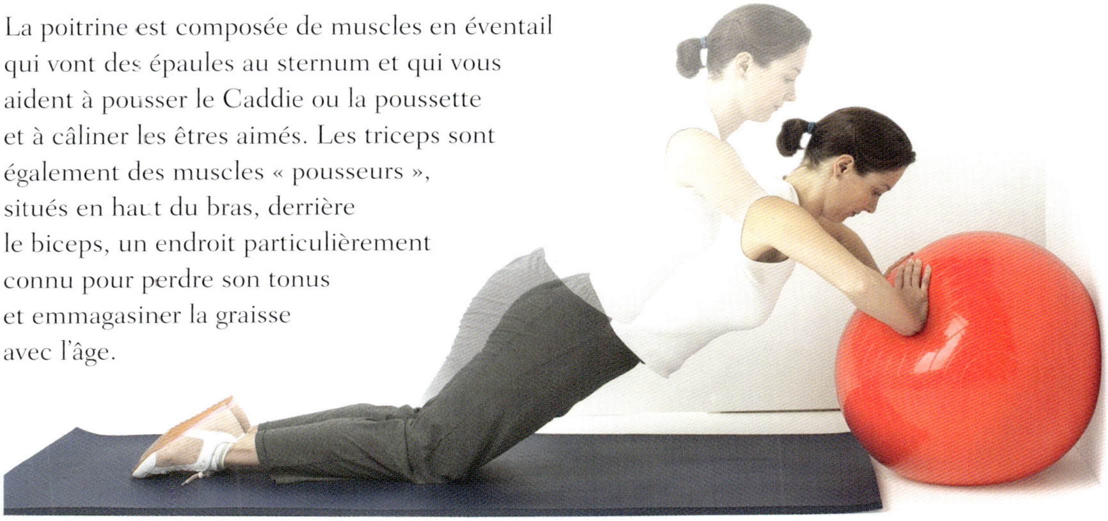

Pompes sur ballon

PLACEZ le ballon de stabilité devant un mur, puis mettez-vous à genoux devant.
PLACEZ les mains sur le ballon de façon qu'elles soient juste au-dessous des épaules. Reculez les genoux pour former une ligne droite de la tête aux genoux. Vous devriez maintenant être penché sur le ballon.
GARDEZ le torse droit et les muscles abdominaux contractés (rentrez le ventre), fléchissez les coudes et baissez la poitrine vers le ballon. Maintenez. Revenez lentement à la position de départ.

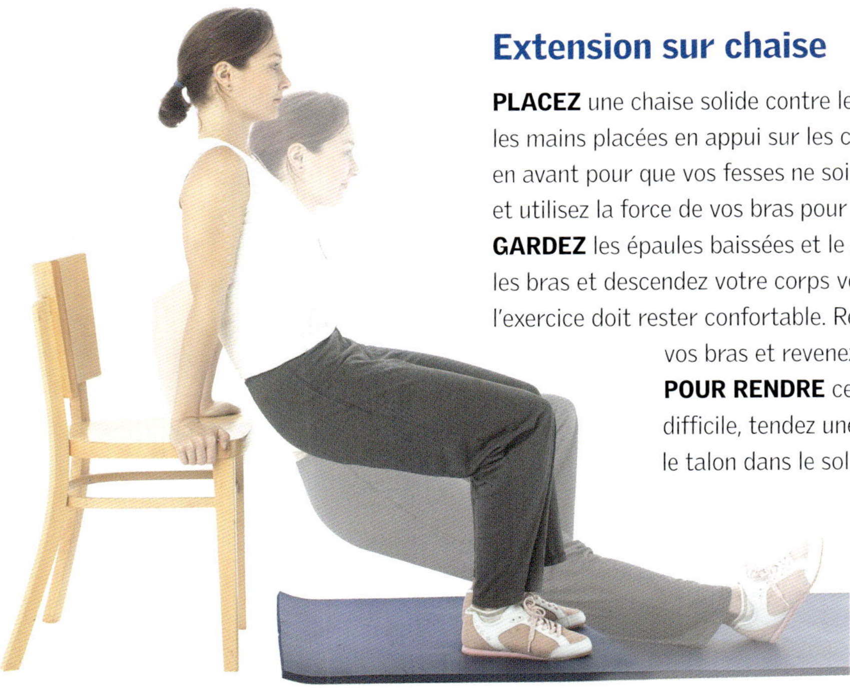

Extension sur chaise

PLACEZ une chaise solide contre le mur. Asseyez-vous, les mains placées en appui sur les côtés. Glissez-vous en avant pour que vos fesses ne soient plus sur la chaise et utilisez la force de vos bras pour vous soutenir.
GARDEZ les épaules baissées et le dos droit, pliez les bras et descendez votre corps vers le sol. Ne forcez pas : l'exercice doit rester confortable. Remontez en poussant sur vos bras et revenez à la position initiale.
POUR RENDRE cet exercice encore plus difficile, tendez une jambe en plantant bien le talon dans le sol.

Mercredi Jambes et bas du dos

Les muscles des cuisses, des mollets et des fesses constituent environ la moitié de la masse musculaire. La force des abdominaux, du bas du dos et du bassin est essentielle à la santé. Des chercheurs qui ont suivi un groupe de personnes pendant treize ans ont constaté que celles qui étaient capables de faire le plus d'abdominaux avaient moins de risques de mourir prématurément.

Accroupissement avec ballon de stabilité

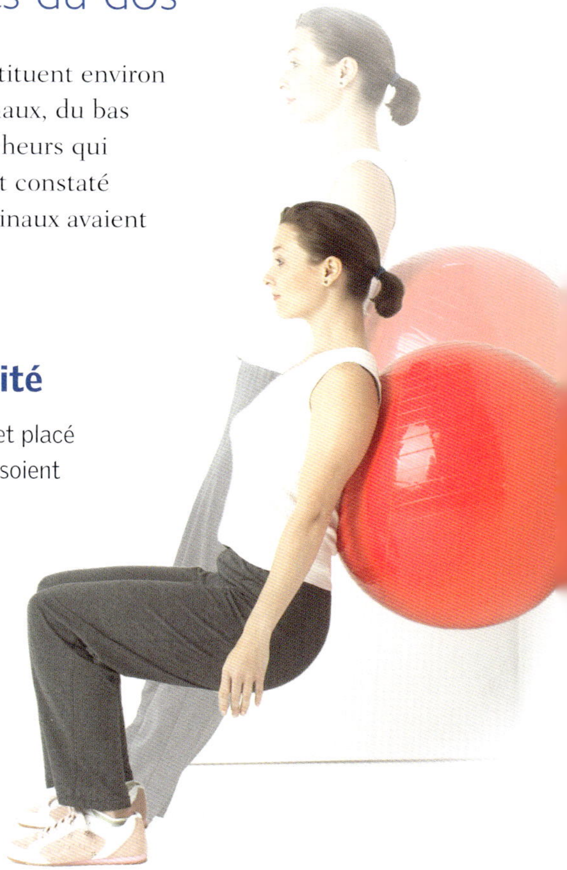

DEBOUT avec le ballon de stabilité entre votre dos et le mur et placé entre les hanches et les épaules. Avancez les pieds pour qu'ils soient légèrement devant le reste du corps.
REGARDEZ droit devant vous, le torse droit, pliez les genoux et descendez en faisant rouler le ballon jusqu'à ce que vos cuisses soient parallèles au sol. Maintenez la position pendant 2 secondes, puis retournez à la position initiale. Vous pouvez corser la difficulté en tenant des haltères.

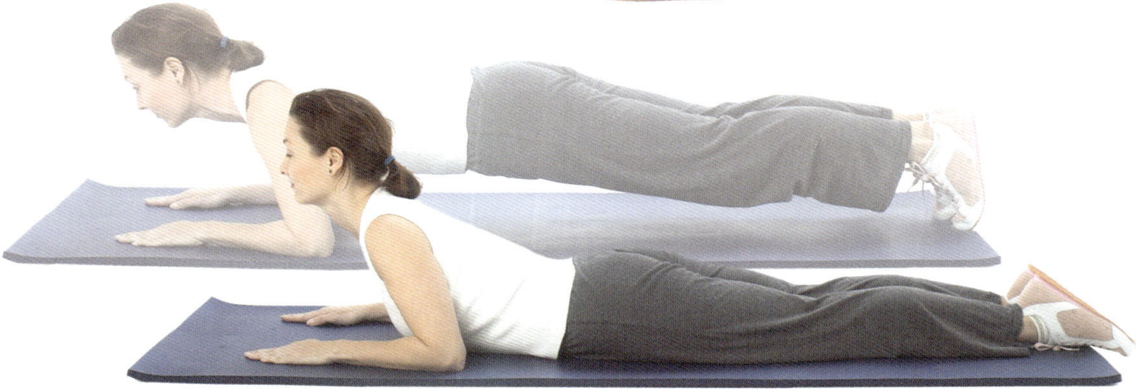

Variante de pompes

ALLONGÉ sur le ventre, en soutenant le corps avec les avant-bras. Les coudes doivent être juste au-dessous des épaules et les paumes posées à plat sur le sol.
SOULEVEZ le corps pour que le torse, les hanches et les jambes ne touchent plus le sol et que votre corps, soutenu par vos avant-bras et vos orteils, forme une ligne droite. Gardez le dos droit et maintenez la position 10 à 20 secondes. Répétez une seule fois.

Jeudi Dos et biceps

On revient sur les groupes musculaires travaillés le lundi, mais avec deux mouvements différents.

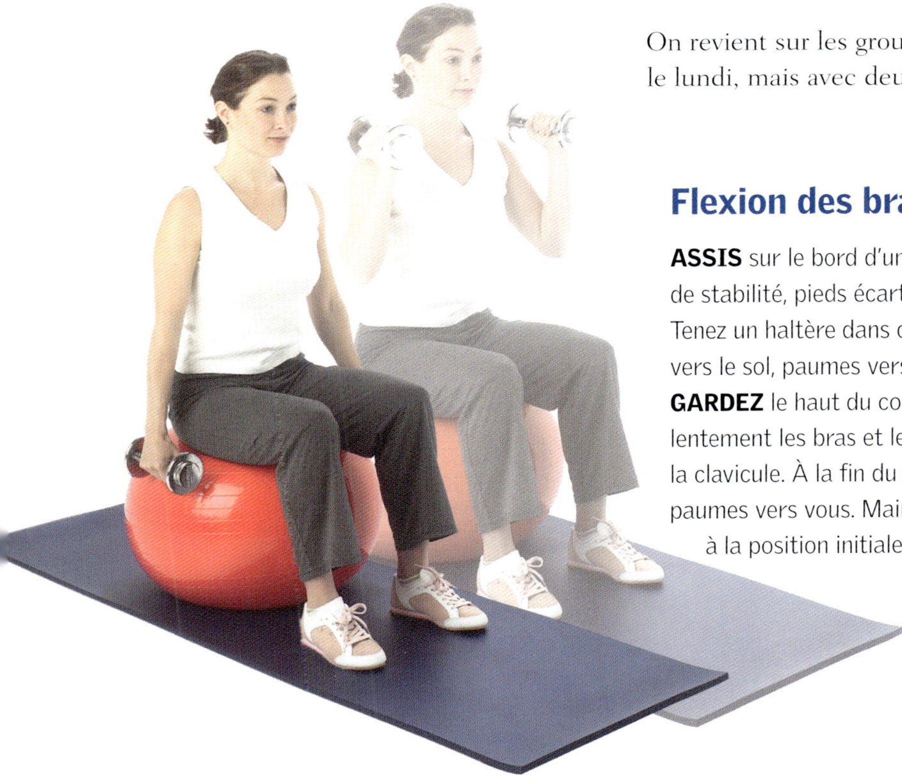

Flexion des bras

ASSIS sur le bord d'une chaise ou d'un ballon de stabilité, pieds écartés de la largeur des épaules. Tenez un haltère dans chaque main, les bras tendus vers le sol, paumes vers l'intérieur.
GARDEZ le haut du corps immobile, fléchissez lentement les bras et levez les haltères jusqu'à la clavicule. À la fin du mouvement, tournez les paumes vers vous. Maintenez. Revenez lentement à la position initiale.

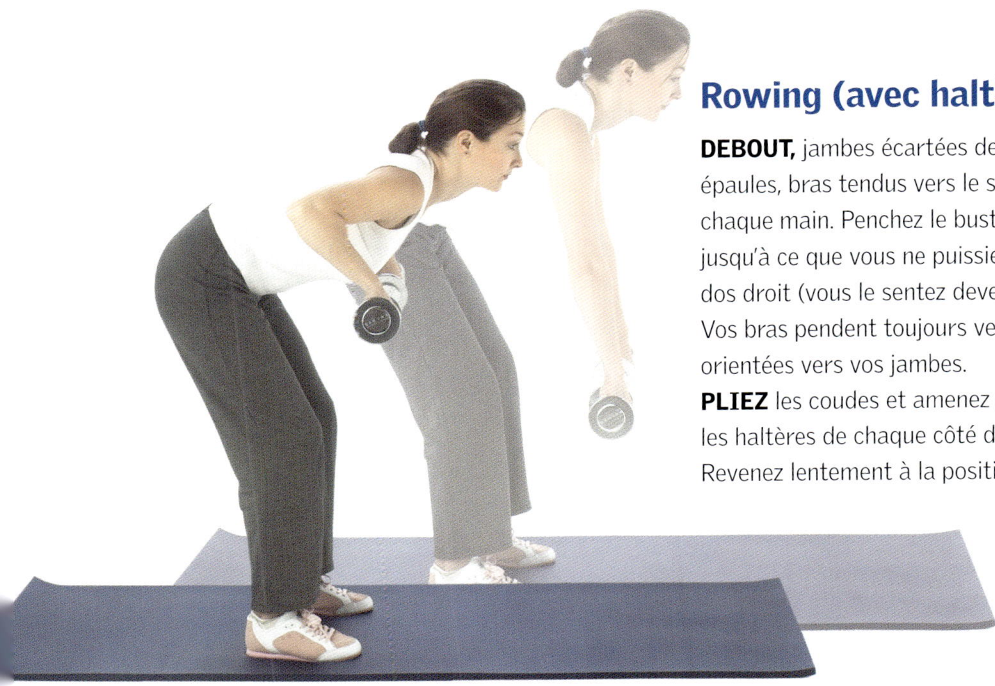

Rowing (avec haltères)

DEBOUT, jambes écartées de la largeur des épaules, bras tendus vers le sol, un haltère dans chaque main. Penchez le buste vers l'avant jusqu'à ce que vous ne puissiez plus garder le dos droit (vous le sentez devenir rond ou creux). Vos bras pendent toujours vers le sol, paumes orientées vers vos jambes.
PLIEZ les coudes et amenez progressivement les haltères de chaque côté du torse. Maintenez. Revenez lentement à la position initiale.

Vendredi

Poitrine et triceps

On revient sur les groupes musculaires travaillés le mardi, mais avec de nouveaux mouvements, tonifiants.

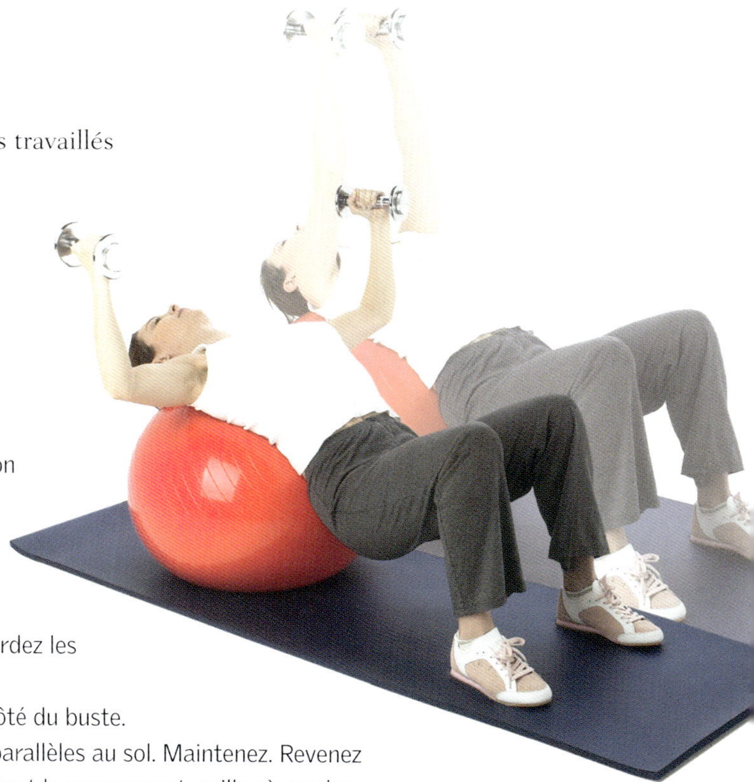

Écarté avec haltères

ALLONGÉ sur le ballon de stabilité de façon à ce qu'il vous soutienne de la nuque jusqu'au milieu du dos, jambes pliées, pieds posés à plat sur le sol. Tenez un haltère dans chaque main, bras tendus au-dessus de vous, paumes vers l'intérieur. Gardez les coudes légèrement fléchis.
ÉCARTEZ lentement les bras de chaque côté du buste. Descendez jusqu'à ce que vos bras soient parallèles au sol. Maintenez. Revenez lentement à la position de départ. Durant tout le mouvement, veillez à garder les épaules baissées et vers l'arrière.

Extension vers l'arrière

ASSIS sur le ballon de stabilité, jambes pliées et pieds posés à plat sur le sol. Tenez un haltère dans chaque main, bras pliés à 90°, paumes vers l'intérieur, à la hauteur des cuisses. Le dos droit, penchez-vous légèrement vers l'avant.
TENDEZ les bras en amenant les haltères derrière vous, en faisant pivoter les mains pour que les paumes soient orientées vers le plafond à la fin du mouvement. Maintenez. Revenez lentement à la position initiale.

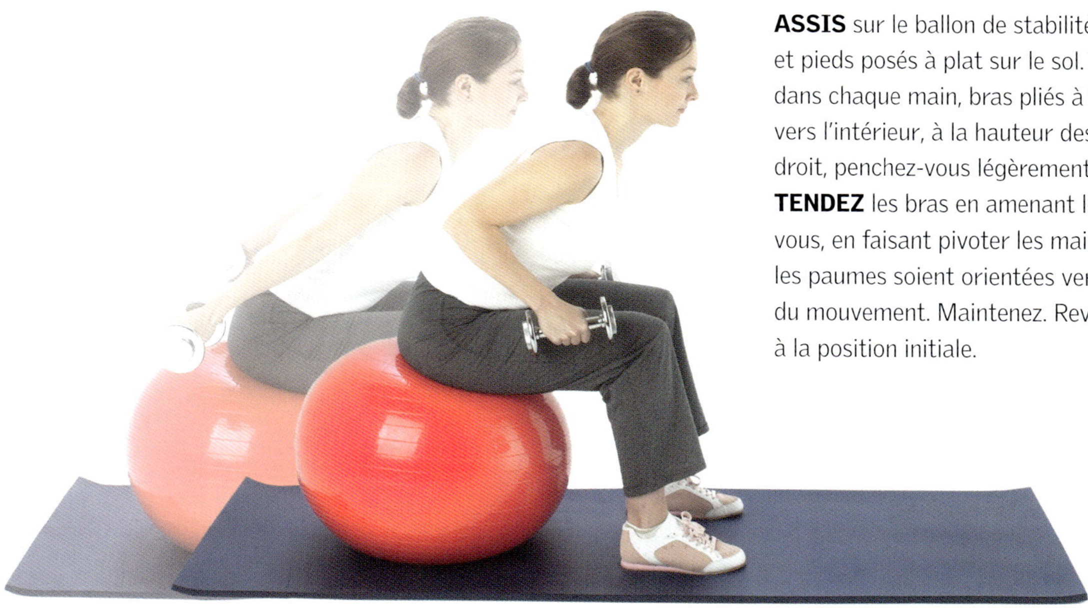

Samedi

Jambes
et bas du dos

On revient sur les groupes musculaires travaillés le mercredi, mais avec des variations intéressantes.

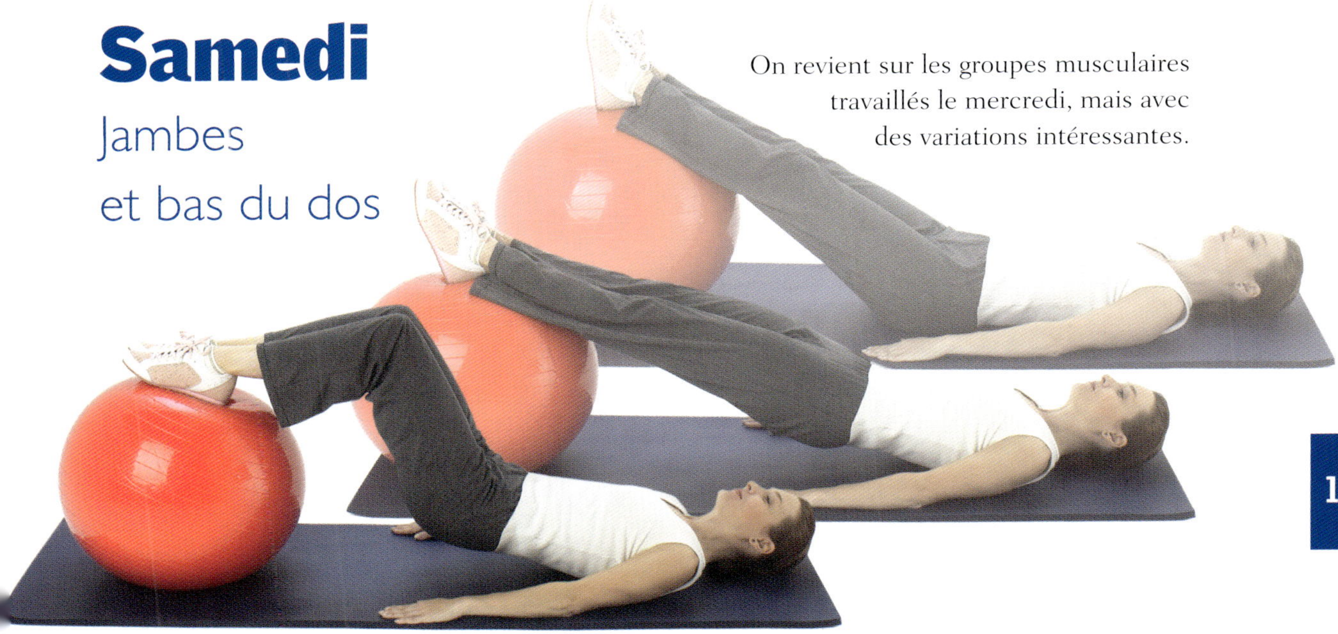

Flexion des jambes

ALLONGÉ sur le dos, jambes tendues, talons posés au-dessus du ballon de stabilité, bras posés au sol, près du corps, paumes contre le sol.
PRESSEZ vos talons contre le ballon et soulevez légèrement les fesses.
PLIEZ les genoux, en utilisant les talons pour tirer le ballon vers vous de façon que vous puissiez poser les pieds à plat dessus. Maintenez. Revenez à la position initiale.

Levée latérale

ALLONGÉ sur le côté gauche, jambes pliées. Pliez le bras gauche de façon que l'avant-bras soit perpendiculaire au corps, puis soulevez le torse. Le haut du corps devrait former une ligne droite des hanches jusqu'aux épaules.
PLACEZ la main droite sur la hanche et maintenez la position de 5 à 15 secondes. Revenez à la position initiale, puis recommencez de l'autre côté. Répétez une seule fois. Maintenez la position entre 30 et 60 secondes.

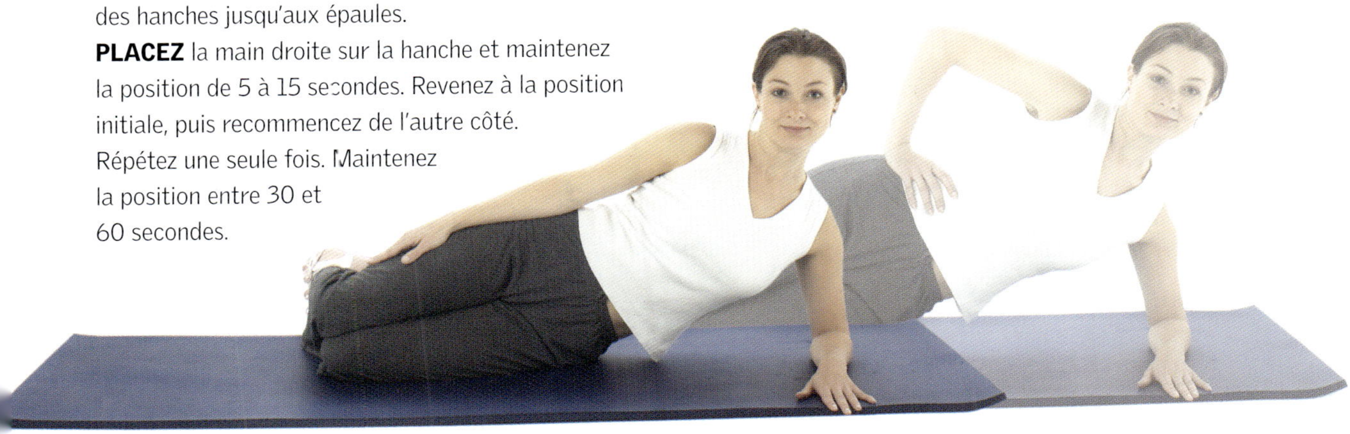

Dimanche Jour de repos !

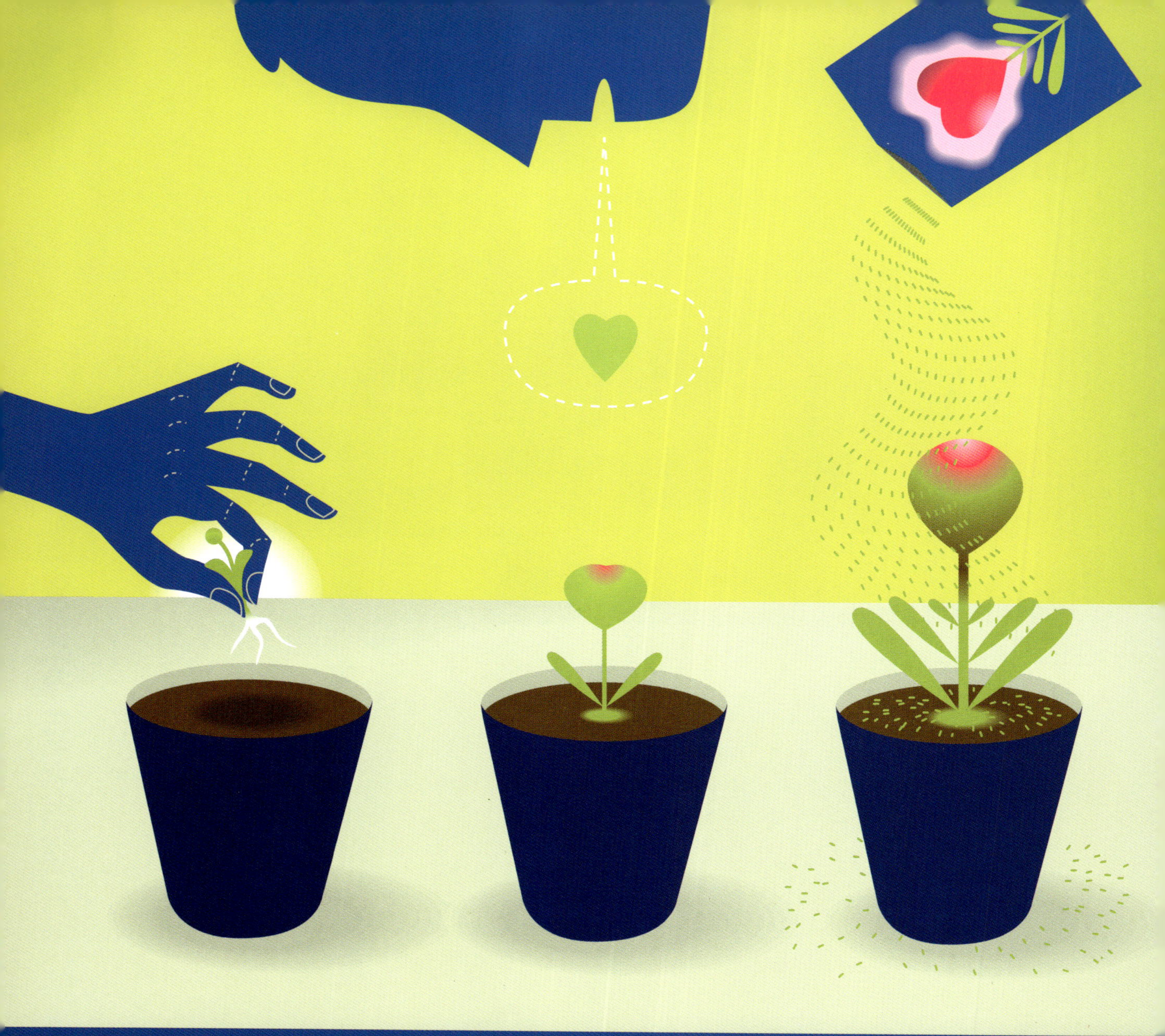

C'est un point sur lequel les chercheurs sont unanimes : nos émotions et nos attitudes influent directement sur la santé de notre cœur. Une excellente raison pour profiter davantage de la vie.

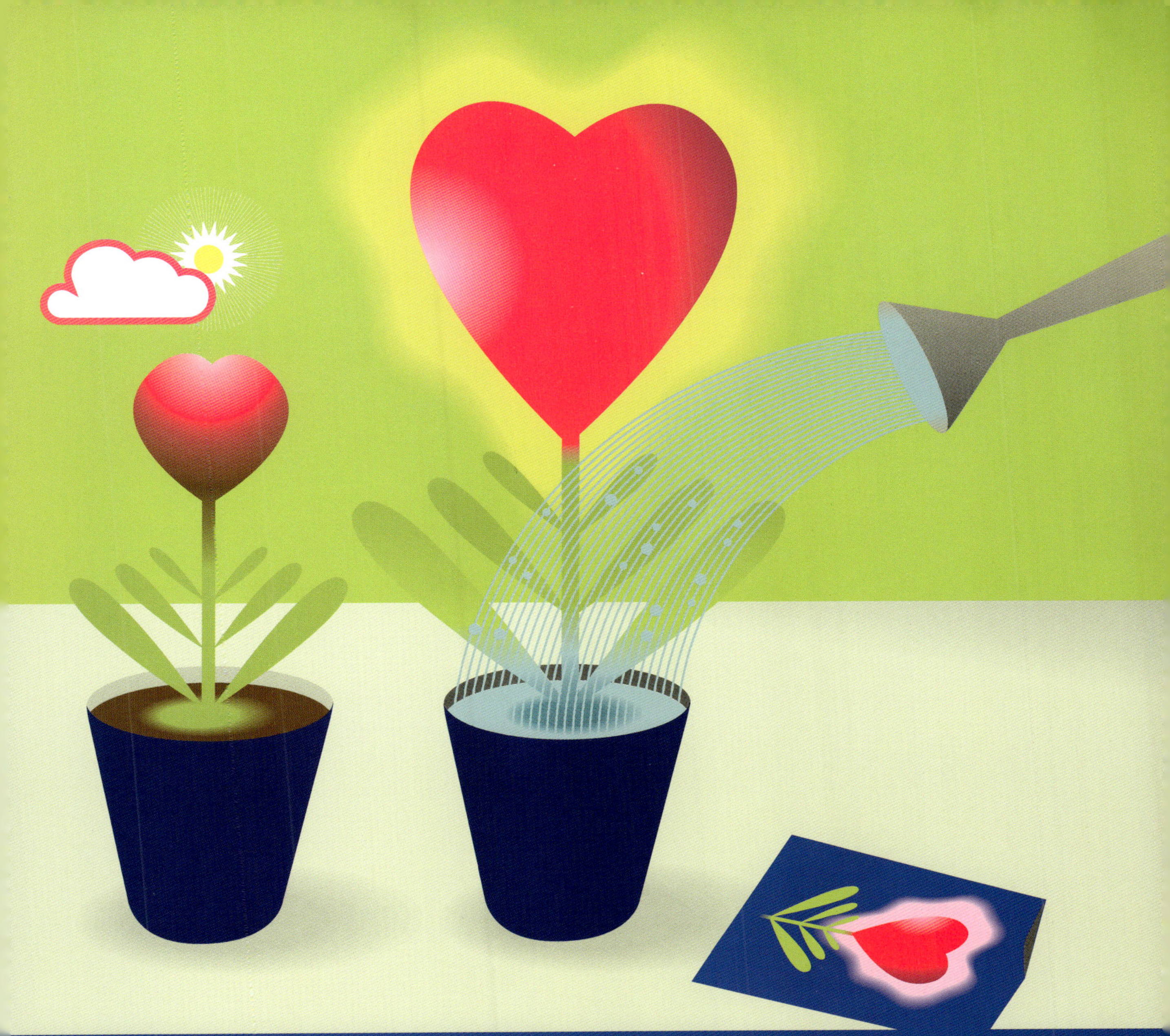

Cœur heureux, cœur en forme

Comment bien traiter votre cœur

Imaginons que vous ayez un chien. Vous le nourrissez correctement, vous vous assurez qu'il fasse suffisamment d'exercice et qu'il ait un endroit confortable pour dormir. Comme la plupart des personnes aimant les animaux, vous lui offrez plus que ce strict nécessaire : vous lui parlez, vous le caressez, vous jouez avec lui et faites en sorte qu'il se sente bien et vive le plus longtemps possible.

Ne devriez-vous pas traiter votre cœur de la même façon ? La comparaison n'est pas aussi saugrenue qu'elle en a l'air. Le bien-être de votre cœur dépend largement de la façon dont vous le traitez. Il a lui aussi besoin d'amour, d'attention et de gentillesse.

À long terme, prendre soin de son cœur s'avère plus bénéfique pour la santé que n'importe quel médicament. Afin de prouver ce que l'on soupçonne depuis longtemps, des chercheurs américains ont suivi pendant cinq ans 50 hommes et femmes atteints de maladies coronariennes modérées ou aiguës. La moitié d'entre eux n'a pris aucun médicament mais a changé de mode de vie : arrêt du tabac, meilleure alimentation, plus d'exercice. Ils ont également participé à des groupes de soutien et ont appris à réduire leur stress. L'autre moitié des participants a suivi un traitement classique, avec des médicaments et de légers changements du mode de vie.

Les médecins ont mesuré la progression de l'état des artères des uns et des autres. Chez les personnes du premier groupe, le nombre d'artères obstruées par une plaque d'athérome (dépôt de substances lipidiques sur la paroi artérielle) a diminué de 8 %, tandis qu'il a augmenté de 28 % pour l'autre groupe, malgré les médicaments. Les personnes ayant suivi un traitement classique ont été deux fois plus souvent victimes d'incidents cardiaques (arythmie ou infarctus).

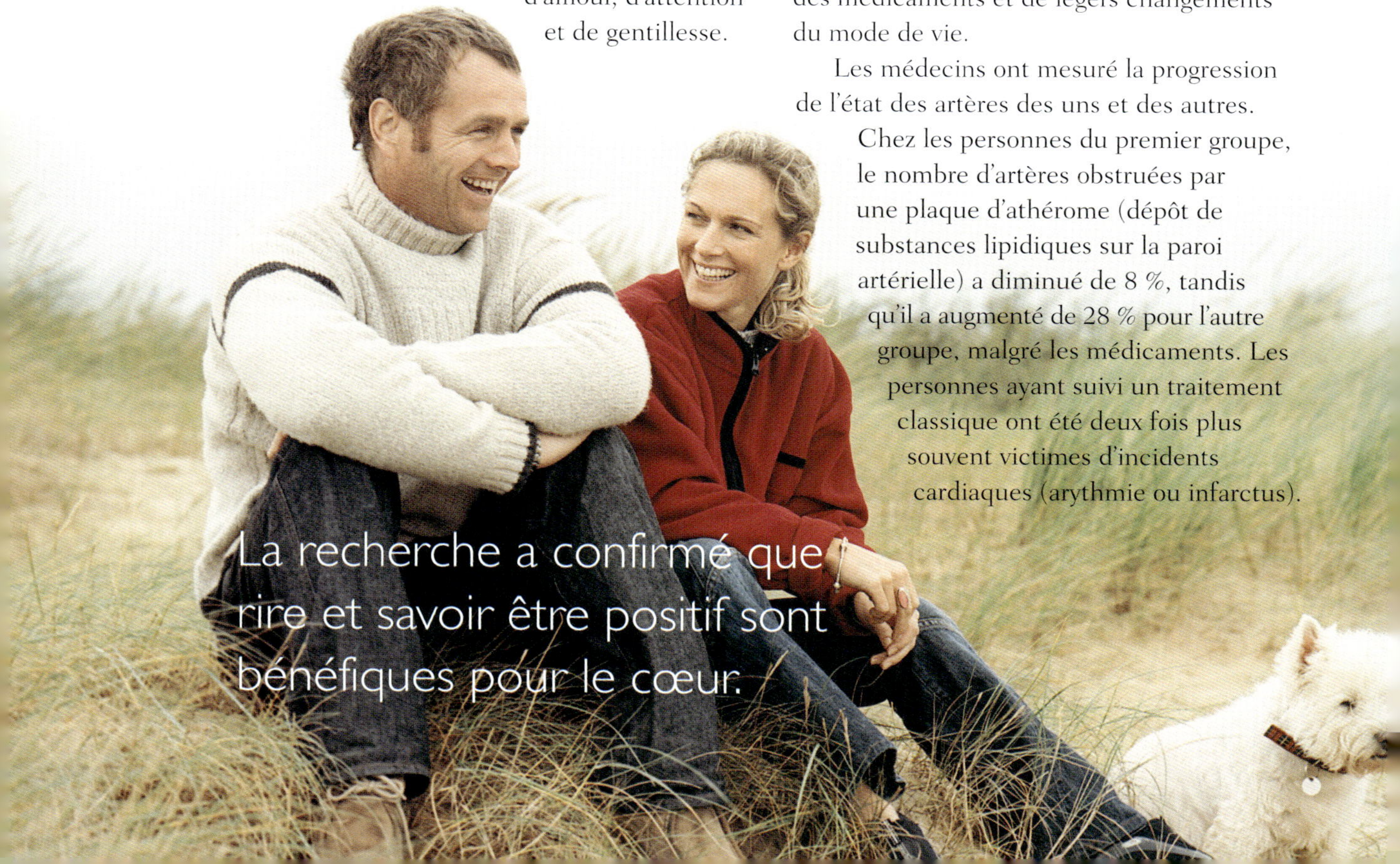

La recherche a confirmé que rire et savoir être positif sont bénéfiques pour le cœur.

6 conseils pour choyer son cœur

On pense généralement que, pour assurer la santé de son cœur, il faut suivre un certain nombre de règles « sérieuses » : prise de médicaments et de compléments alimentaires, régime strict et programme d'exercices cadré. Certes, mais ce n'est pas tout. La recherche a prouvé que le rire et une attitude positive de même que la spiritualité peuvent également vous aider à guérir.

1 Croyez en quelque chose

Croire en quelque chose, que ce soit en un dieu, en une présence surnaturelle, au pouvoir de la nature ou à un système philosophique, cela donne un sens à la vie et… fait baisser la tension artérielle. Probablement parce que, toutes confessions confondues, la religion – la prière en particulier – est une sorte de relaxation. Peut-être la spiritualité en général induit-elle aussi une forme d'optimisme, de joie bénéfique qui a des effets positifs évidents sur la santé.

2 Profitez de la vie

Beaucoup d'entre nous, en quittant le confort douillet de l'enfance, perdent la capacité de s'amuser, de rire, de profiter des moments heureux l'esprit libre. Les soucis et les responsabilités de la vie d'adulte nous accaparent, nous inquiètent et, finalement, nuisent à notre santé.
Or il est impératif de savoir lâcher prise de temps à autre. Nous le devons à notre cœur. Des études ont montré que les gens qui aiment rire et qui s'y livrent à cœur joie ont beaucoup moins de risques d'être atteints d'une maladie cardiaque que les autres.

3 Prévoyez des moments de relaxation

La vie moderne est très exigeante et le stress monte vite, tout comme les risques de maladies cardiaques. Vous ne pouvez pas changer le monde, mais vous pouvez changer la façon dont vous l'affrontez. Modifier ses habitudes quotidiennes, en pratiquant par exemple le yoga ou la méditation, une séance de relaxation avant de se coucher ou, tout simplement, une promenade avec le chien, tout cela contribue à maîtriser le stress.

4 Buvez un verre de vin rouge par jour

Ceux qui boivent un verre de vin au dîner diminuent de 30 % le risque de développer une maladie cardiaque. Boire un peu d'alcool tous les jours serait donc préférable à l'abstinence ! Le vin, et en particulier le vin rouge, est meilleur pour la santé que les autres boissons alcoolisées, quand il est consommé avec modération, bien sûr.

5 Créez-vous un cocon agréable

Faites de votre intérieur un refuge contre le stress. Créez chez vous une ambiance sereine, avec des fleurs et des plantes vertes, de la musique, une chambre à coucher apaisante. Plus vous passerez de temps dans une ambiance reposante, moins vous aurez de risques d'avoir une maladie cardiaque.

6 Trouvez du temps pour les vôtres

Vous êtes occupé du matin au soir. Mais n'oubliez jamais de profiter de ceux qui vous sont chers, famille et amis : passer du temps en bonne compagnie est également excellent pour la santé.

Soignez votre santé spirituelle

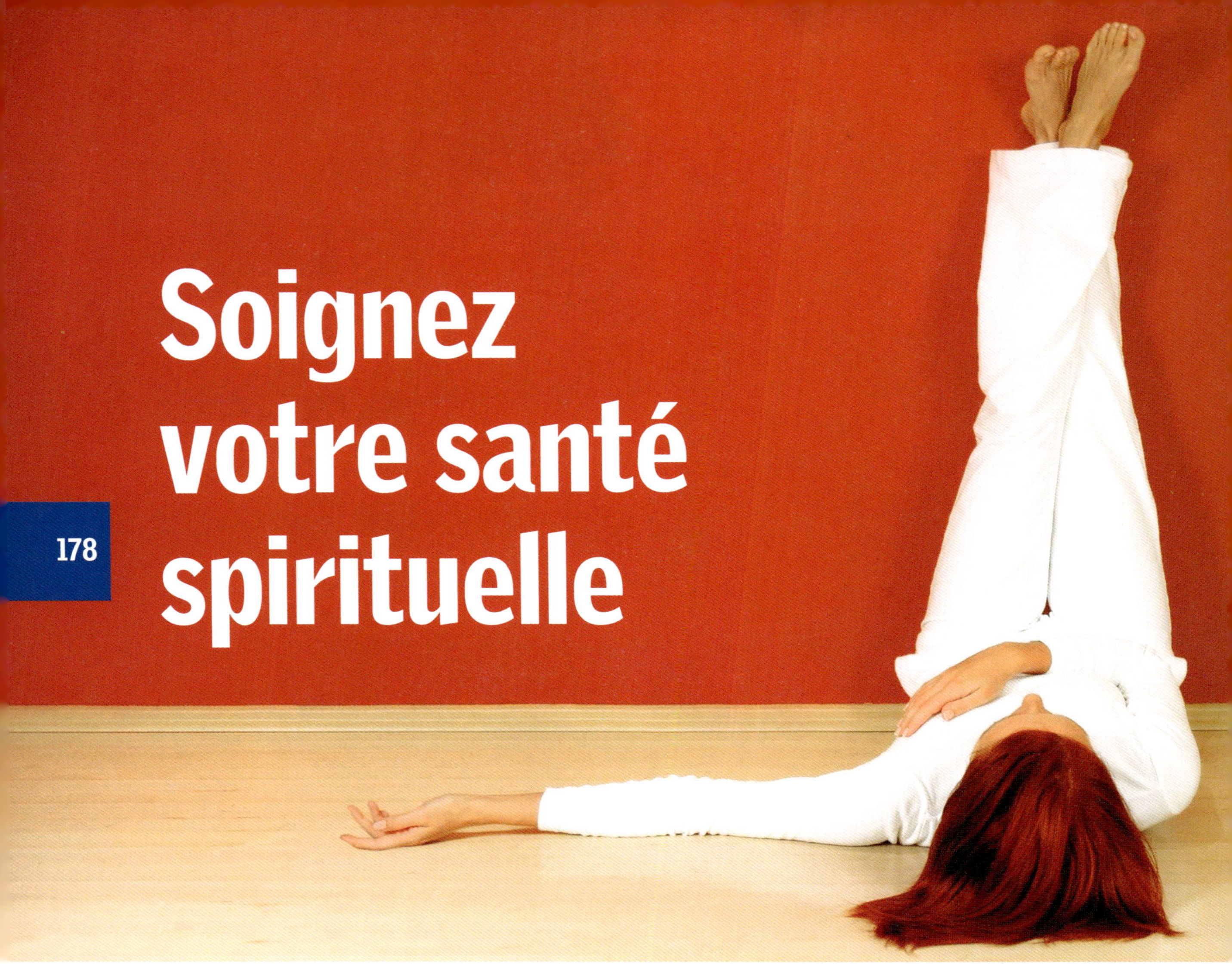

Vous voulez vivre sept ans de plus ? Cultivez votre spiritualité ! Ce n'est pas une boutade : toutes les études menées à travers le monde tendent à prouver qu'il existe un lien entre longévité et vie spirituelle. En soignant votre santé spirituelle et en développant le sentiment d'être utile aux autres, vous augmenterez votre espérance de vie.

Non qu'il faille devenir une grenouille de bénitier, d'autant que spiritualité ne veut pas obligatoirement dire religion. Il s'agit de pratiquer ce qui pourrait « stimuler » votre âme, comme aider les autres ou soutenir une cause en laquelle vous croyez.

Si le corps médical est réservé quant au pouvoir de la prière, de nombreux scientifiques admettent qu'il y a des bénéfices physiologiques à croire en quelque chose. Certaines études ont montré qu'assister à une cérémonie religieuse entraînait une baisse du rythme cardiaque et créait un sentiment général de bien-être. Une autre a conclu que, parmi les personnes ayant subi une opération à cœur ouvert, celles qui étaient croyantes avaient trois fois plus de chances de survivre que celles sans conviction spirituelle. Même les sceptiques admettent que la foi peut avoir un effet placebo.

Il suffit souvent d'y croire pour aller mieux. Bien sûr, on ne vous suggère pas de trouver la foi pour sauver votre cœur. Mais, même si cela ne vous intéresse aucunement et si vous n'avez aucune envie de vous tourner vers une pratique religieuse, vous pouvez travailler votre spiritualité autrement : en faisant du bénévolat, en passant du temps dans la nature, en méditant… Toutes ces activités ont un effet bénéfique avéré. Il existe un autre avantage secondaire, mais non des moindres, à développer sa spiritualité : ceux qui arrivent à avoir une riche vie intérieure ont moins tendance à boire, à fumer et à rester seuls.

Le pouvoir de la prière

Prier pour les personnes souffrantes ou mourantes est une pratique habituelle dans toutes les croyances. Prier pour vous-même, ou savoir que les autres prient pour vous, peut vous aider à améliorer vos capacités de guérison et à apaiser vos angoisses. Certains scientifiques estiment que la pensée positive et la prière stimulent l'immunité et améliorent le fonctionnement général de l'organisme.

Lors d'une étude concernant 150 personnes ayant subi une angioplastie en urgence, les chercheurs ont constaté que les patients pour qui d'autres priaient présentaient le taux le plus bas de conséquences malheureuses (insuffisance cardiaque, infarctus ou décès). Une étude similaire a confirmé ces résultats, et les chercheurs restent intrigués quant au pouvoir potentiel de la prière.

Découvrez votre richesse intérieure

Que vous soyez de confession chrétienne, juive ou musulmane, ou que vous ne sachiez pas vraiment en quoi vous croyez, ni même si vous croyez en quelque chose, peu importe. Il existe beaucoup de façons de cultiver sa spiritualité. La plus évidente étant de se rendre dans un lieu de culte pour prier, mais c'est loin d'être la seule.

■ **Méditez** La méditation réduit les angoisses et la tension artérielle. Elle est également utilisée dans de nombreuses religions pour accroître la force spirituelle. La méditation transcendantale ralentit la respiration et le pouls, et mène à une relaxation profonde. Des études récentes ont montré que la méditation transcendantale avait aussi des effets bénéfiques sur la pression artérielle.

La plupart des gens pensent qu'il faut être assis pour méditer, mais cela peut être tout aussi efficace en marchant, car l'exercice physique réduit le stress et fournit de l'oxygène à l'organisme. Pendant votre promenade quotidienne, prenez quelques minutes pour vider votre esprit et vous relaxer totalement, en vous concentrant sur vos pas et sur votre respiration.

■ **Aidez les autres** Contribuer à une bonne cause donne un sens à la vie. Vous pouvez apporter un soutien financier ou, si vous avez le temps, faire du bénévolat. Vous trouverez dans votre mairie la liste des organismes à la recherche de volontaires.

De temps à autre, rangez vos placards, votre cave ou votre grenier, et mettez de côté les vêtements et les objets dont vous n'avez plus besoin pour les proposer à des œuvres caritatives. Lors des opérations de collecte pour la banque alimentaire, mettez dans votre panier quelques produits de plus que vous proposerez à ceux qui en ont besoin.

Avoir l'esprit tourné vers les autres, c'est aussi faire des choses toutes simples comme téléphoner à un vieil ami ou se montrer attentionné au quotidien, qu'il s'agisse d'ouvrir la porte à quelqu'un qui est chargé, de céder une place de parking à une mère

Faites le plein de sérénité

Depuis la nuit des temps, l'homme utilise la musique, l'encens et les bougies dans ses lieux de culte pour créer une ambiance plus spirituelle. Vous pouvez faire la même chose chez vous.

- Bougies : rien n'apaise plus l'esprit que la flamme dansante d'une bougie.
- Disques : qu'il s'agisse d'un concerto pour violon, d'une opérette ou d'une chanson de variété, la musique ouvre le cœur, élève l'âme... et adoucit les mœurs !
- Symboles et statues : pour certaines personnes, un crucifix, une statuette du Bouddha ou un autre symbole religieux est un signe puissant qui leur rappelle qu'elles ne sont pas seules.
- Fleurs et plantes vertes : vivantes, elles évoquent la beauté et la simplicité de la nature.
- Encens : la fumée qui monte symbolisait autrefois les prières qui s'élevaient vers Dieu. L'odeur de l'encens est également apaisante. Si vous n'aimez pas la fumée, pensez aux huiles parfumées.

> Développer sa spiritualité et le sentiment d'être utile aux autres prolonge l'espérance de vie.

dont la voiture est remplie d'enfants ou de faire des compliments aux membres de votre famille, à vos amis ou collègues.

Partez en balade Il est difficile de ne pas s'émerveiller de la beauté de la nature qui nous entoure. Sortez une fois par jour, ne serait-ce que pour vous asseoir sous un arbre.

Dites-le tout haut Qu'il s'agisse de prières ou de mantras méditatifs, le fait de les dire à haute voix améliore leur effet. Pour une étude italienne, des hommes et des femmes ont déclamé soit un mantra de yoga, soit un *Ave Maria*. Les chercheurs ont constaté que, dans les deux cas, le rythme respiratoire descendait à 6 respirations par minute (la normale se situant entre 16 et 20 respirations par minute). Les participants ont aussi synchronisé leur rythme respiratoire avec leur rythme cardiaque, ce qui calme le système nerveux central et induit une sensation générale de bien-être. Lorsque ces mêmes prières étaient pensées et non pas dites, aucun effet de la sorte n'a été constaté.

Appréciez les bonnes choses Une fois par jour, pensez à toutes les bonnes choses et à toutes les personnes merveilleuses dans votre vie et soyez-en reconnaissant. Appréciez pleinement tout ce que vous possédez, nourriture, maison et travail compris.

Envoyez des « ondes positives » et des pensées attentionnées aux personnes de votre entourage, surtout à celles qui en ont particulièrement besoin.

Exprimez-vous Il existe de nombreuses façons de ressentir et d'exprimer sa créativité : tenir un journal, essayer la peinture sur porcelaine, la poterie, le jardinage, apprendre la broderie ou encore la restauration de meubles. Il n'y a pas de limites, et peu importe le mode d'expression artistique et créatif : en s'exprimant de façon créative, on nourrit aussi son côté spirituel.

Profitez de la vie

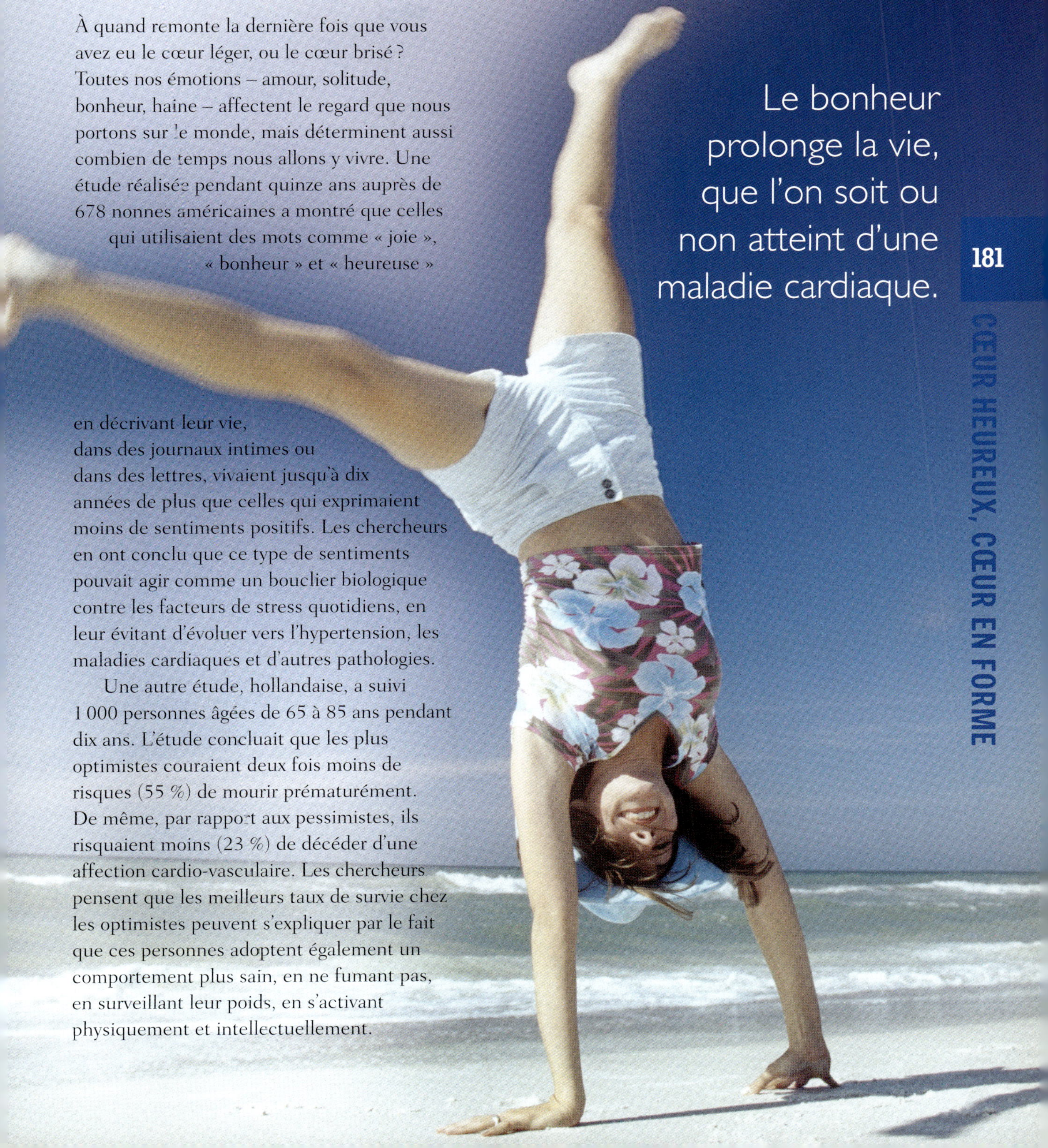

À quand remonte la dernière fois que vous avez eu le cœur léger, ou le cœur brisé ? Toutes nos émotions – amour, solitude, bonheur, haine – affectent le regard que nous portons sur le monde, mais déterminent aussi combien de temps nous allons y vivre. Une étude réalisée pendant quinze ans auprès de 678 nonnes américaines a montré que celles qui utilisaient des mots comme « joie », « bonheur » et « heureuse » en décrivant leur vie, dans des journaux intimes ou dans des lettres, vivaient jusqu'à dix années de plus que celles qui exprimaient moins de sentiments positifs. Les chercheurs en ont conclu que ce type de sentiments pouvait agir comme un bouclier biologique contre les facteurs de stress quotidiens, en leur évitant d'évoluer vers l'hypertension, les maladies cardiaques et d'autres pathologies.

Une autre étude, hollandaise, a suivi 1 000 personnes âgées de 65 à 85 ans pendant dix ans. L'étude concluait que les plus optimistes couraient deux fois moins de risques (55 %) de mourir prématurément. De même, par rapport aux pessimistes, ils risquaient moins (23 %) de décéder d'une affection cardio-vasculaire. Les chercheurs pensent que les meilleurs taux de survie chez les optimistes peuvent s'expliquer par le fait que ces personnes adoptent également un comportement plus sain, en ne fumant pas, en surveillant leur poids, en s'activant physiquement et intellectuellement.

Le bonheur prolonge la vie, que l'on soit ou non atteint d'une maladie cardiaque.

Le bonheur prolonge la vie, que vous soyez ou non atteint d'une maladie cardiaque. Pendant onze ans, des chercheurs américains ont mesuré les émotions et évalué l'état de santé de 866 hommes et femmes de 60 ans en moyenne et ayant subi un cathétérisme cardiaque. Ceux qui ont coché des cases telles que « capable de rire facilement » ou « insouciant » dans les questionnaires sur leur vie et leurs émotions avaient 20 % de moins de risques de mourir prématurément que les personnes dont les réponses étaient moins positives.

La colère qui tue

La colère, l'impatience et l'hostilité augmentent considérablement le risque de maladies cardiaques. On pense même qu'il existe un lien entre le taux de triglycérides dans le sang et la personnalité.

Lors d'une étude en Écosse, 1 592 hommes et femmes entre 55 et 74 ans ont subi des tests de personnalité et des prises de sang pour évaluer leur taux de triglycérides. Ceux qui avaient les taux les plus élevés, surtout les hommes, avaient aussi tendance à avoir un comportement plus dominant et hostile. On a pu établir un lien entre un risque accru de maladie artérielle périphérique, des symptômes de maladies vasculaires dans les jambes et une personnalité colérique.

Une autre étude américaine qui a duré sept ans concernait 1 300 hommes. Les participants qui ont rapporté ressentir souvent de grosses colères étaient trois fois plus souvent victimes de douleurs thoraciques et/ou de crises cardiaques que les autres.

Pourquoi les sentiments hostiles sont-ils si dangereux ? Pensez à ce qui arrive lorsque vous êtes vraiment énervé. Votre visage s'empourpre, vos mains tremblent et vous vous crispez. À l'intérieur, les effets sont tout aussi violents. Au moment où vous brandissez votre poing vers un conducteur imprudent, les artères qui approvisionnent votre cœur en sang se resserrent. Votre sang devient plus visqueux, ce qui entraîne un risque accru de formation de caillots. Votre glycémie s'accroît rapidement. L'adrénaline augmente votre rythme cardiaque. Si, à cause d'un supérieur tyrannique, de voisins énervants ou d'enfants bruyants, vous êtes amené à adopter souvent ce type de comportement colérique, vous allez au-devant de graves ennuis de santé : l'usure physique que cela mène à des taux plus élevés d'homocystéine et de cholestérol, fait grimper la tension artérielle et, finalement, provoque des maladies cardio-vasculaires.

De même, passer son temps à se plaindre est néfaste pour le cœur. Des études ont mis en évidence que la dépression augmente également le risque de maladies vasculaires, mais cela fonctionne aussi dans l'autre sens : les maladies vasculaires augmentent le risque de dépression.

Opter pour le bonheur

Pourquoi sommes-nous aussi nombreux à être tristes et en colère ? Certains aspects de notre personnalité sont innés, mais la façon dont nous réagissons au monde environnant est, pour une bonne part, acquise.

Nous lisons tous les mêmes titres désolants dans les journaux, nous avons tous à affronter les mêmes soucis d'argent. Certains pensent qu'ainsi va le monde et l'acceptent facilement. D'autres prennent ces épreuves quotidiennes comme un affront personnel et se mettent en colère face aux injustices de la vie. C'est vous qui décidez comment vous réagissez, quel chemin vous prenez. C'est vous et personne d'autre qui permettez à votre colère de monter.

Quand vous êtes confronté à une situation pénible, essayez de vous arrêter quelques instants avant de réagir comme vous le faites

Une méditation particulière

Essayez cette méditation « aimante ». Vous pouvez la pratiquer n'importe où.

- Arrêtez ce que vous êtes en train de faire et concentrez-vous sur votre cœur.
- Pensez à un moment où vous vous sentiez vraiment heureux, aimant et reconnaissant.
- Respirez profondément et sentez votre cœur s'alléger lorsque vous vous focalisez sur ces pensées.

Cette méditation peut ralentir votre rythme cardiaque en une minute seulement.

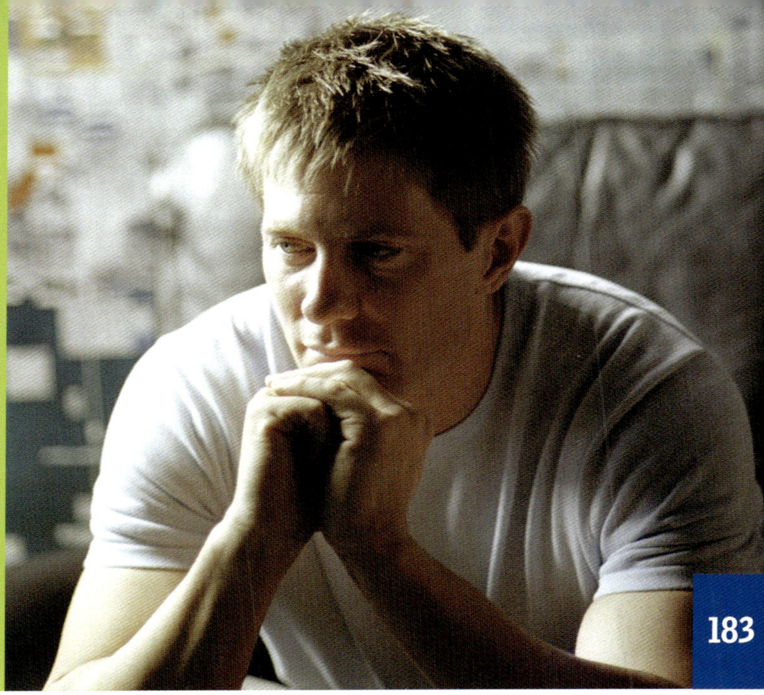

habituellement. Pesez le pour et le contre et choisissez la réaction la plus positive. La vie est tellement plus belle lorsque nous sourions au lieu de faire la tête. Voici quelques idées pour essayer de goûter au bonheur tous les jours, et ainsi améliorer la santé de votre cœur.

- **Laissez-vous aller** Des chercheurs ont suivi 2 500 hommes pendant neuf ans. Il s'est avéré que ceux qui intériorisaient toute leur colère avaient 75 % plus de risques de développer une maladie coronarienne que ceux qui laissaient paraître leur frustration. Si vous devez vraiment vous mettre en colère, exprimez-vous.
- **Comptez jusqu'à 10** Lorsque vous comptez, l'activité cérébrale change. Au lieu de se situer dans le système limbique, où les émotions sont peu contrôlées, elle va vers le cortex frontal, site de la pensée rationnelle. C'est pour cette raison que vous vous sentez plus apte à contrôler les situations après avoir compté. Vous pouvez en accroître l'effet en respirant profondément.
- **Faites naître des sentiments d'amour en vous** Vous trouvez que c'est un conseil à l'eau de rose ? Des études révèlent pourtant que des sentiments d'amour induisent un rythme cardiaque plus régulier. Il y a même une étude britannique, certes controversée, qui, dans les années 1980, a montré qu'une vie amoureuse malheureuse augmentait le risque de maladies cardiaques chez les femmes. Essayez chaque jour de trouver quelque chose qui fasse naître des sentiments d'amour en vous. Câlinez ceux qui vous sont chers, écoutez des chansons d'amour…
- **Dans le doute, abstenez-vous** Quand vous sentez que vous allez vous emporter, réfléchissez. La colère est souvent une très

À quand remonte la dernière fois où vous vous êtes amusé ? Aucune idée ? Alors, il est temps d'inscrire cela au programme !

Ne laissez pas la dépression s'installer

Beaucoup de Français sont en surpoids et un certain nombre souffrent d'obésité, une réelle pathologie qui nécessite un suivi médical. De même, si nous avons tous des coups de « blues » de temps à autre, la dépression est une véritable maladie qui réclame un traitement sérieux. À la fatigue et au mal-être s'ajoutent l'inactivité, l'inquiétude et la perte ou la prise de poids, toutes choses néfastes pour le cœur. En voici les signes.

- **Se réveiller au petit matin et ne pas arriver à se rendormir.**
- **Souffrir d'insomnies ou, au contraire, passer son temps à dormir.**
- **Être incapable de se concentrer ou de prendre des décisions.**
- **Éprouver des sentiments de culpabilité ou se sentir inutile.**
- **Perdre tout intérêt pour les activités agréables et/ou les relations sexuelles.**
- **Se sentir sans cesse fatigué.**
- **Se sentir souvent triste.**
- **Perdre l'appétit.**
- **Perdre ou prendre du poids.**

ou de suicide.

- **Avoir des envies de mort**

Si vous pensez souffrir d'une dépression, consultez votre médecin. La dépression n'est pas seulement un état psychologique, elle est aussi liée à un déséquilibre chimique qui peut être corrigé avec un traitement médical et des changements du mode de vie.

mauvaise conseillère. Se montrer conciliant et compréhensif calme rapidement la colère et donne de meilleurs résultats.

N'essayez pas de tout faire La colère, la frustration et l'impatience se font encore plus ressentir quand nous essayons de faire trop de choses en même temps. Écrivez la liste des tâches que vous vous êtes fixées et rayez les points les moins importants. Cela vous apprendra à vous concentrer sur l'essentiel, et donc à arrêter de vous inquiéter pour des détails.

Sachez pardonner aux autres Rancune et ressentiment augmentent le taux d'adrénaline tout en détruisant la sérotonine, l'hormone qui régule, entre autres, l'humeur et le sommeil. En pardonnant, vous créez aussi un équilibre hormonal plus sain. Non qu'il faille tout pardonner sans discernement, mais il s'agit de décider de ne pas laisser telle personne ou tel événement passé contrôler votre vie ou vous faire du mal. Cela prendra peut-être du temps, mais tentez l'expérience sans vous décourager. Choisissez un incident passé qui vous nargue encore et essayez de pardonner et d'oublier.

Sachez vous pardonner Souvent, nous sommes notre critique le plus virulent. N'oubliez pas d'être indulgent avec vous-même. Vous ne pouvez pas changer le passé, mais vous pouvez améliorer le présent, et cela implique d'être tolérant et compréhensif, même, et surtout, avec vous.

Amusez-vous À quand remonte la dernière fois où vous vous êtes amusé ? Aucune idée ? Alors il est temps d'inscrire cela au programme ! Prévoyez toutes les semaines un moment agréable que vous attendrez avec impatience : par exemple, un parcours de golf, la visite d'un musée, la location d'un bon film ou encore une sortie au parc avec vos enfants ou petits-enfants.

Renoncez à tout contrôler Nous n'avons aucun contrôle sur les événements du monde, la stratégie des multinationales, la météo ou le comportement des autres. Aussi faut-il apprendre à lâcher prise sans honte ou mauvaise conscience. Remettez les choses que vous ne pouvez pas contrôler entre les mains d'une « entité supérieure », qu'il s'agisse de la fatalité ou d'un dieu, et prenez le contrôle là où vous le pouvez.

Vaincre le stress

Paradoxalement, le stress peut être une bonne chose, dans une certaine mesure. Pensez à la corde d'un violon : si elle n'est pas tendue, il n'y a pas de résonance, pas de vie, pas de mélodie. Si elle est trop tendue, elle se casse. Correctement tendue, la corde du violon va produire une musique mélodieuse.

Cette image peut s'appliquer à la vie. En vous mettant un peu sous tension, vous créez l'énergie mentale et physique nécessaire pour atteindre vos objectifs et réaliser vos rêves. Mais, s'il y a trop de stress, ce qui est le cas pour la plupart d'entre nous, les cordes du cœur se mettent à « casser ».

La recherche a démontré que le stress peut être à l'origine de nombreux maux, parmi lesquels une insulinorésistance, une augmentation de la graisse abdominale, une hypertension et des troubles du rythme cardiaque. Votre objectif est d'introduire de petits changements dans votre mode de vie afin de maintenir un niveau de stress « sain ». Ainsi, vous continuerez à être productif, mais resterez serein et vivrez heureux.

Les soucis qui vous harcèlent

Vous conduisez sur une route à deux voies : quelqu'un vous fait une queue de poisson et vous freinez brutalement. Vos passagers sont surpris et votre rythme cardiaque s'accélère. Il s'agit là d'un stress aigu, d'une réaction immédiate du corps, d'un réflexe. Cela arrive lorsqu'on est confronté à une situation ressentie comme un danger.

Mais ce ne sont pas les quelques épisodes de stress aigu auxquels nous sommes soumis au volant qui inquiètent le plus les médecins. Ce qui est dangereux, c'est le stress chronique, l'angoisse qui persiste durant des jours, des mois, des années, le stress induit par des problèmes financiers permanents, une relation amoureuse destructive, la peur du licenciement, ou encore les heures passées dans les bouchons.

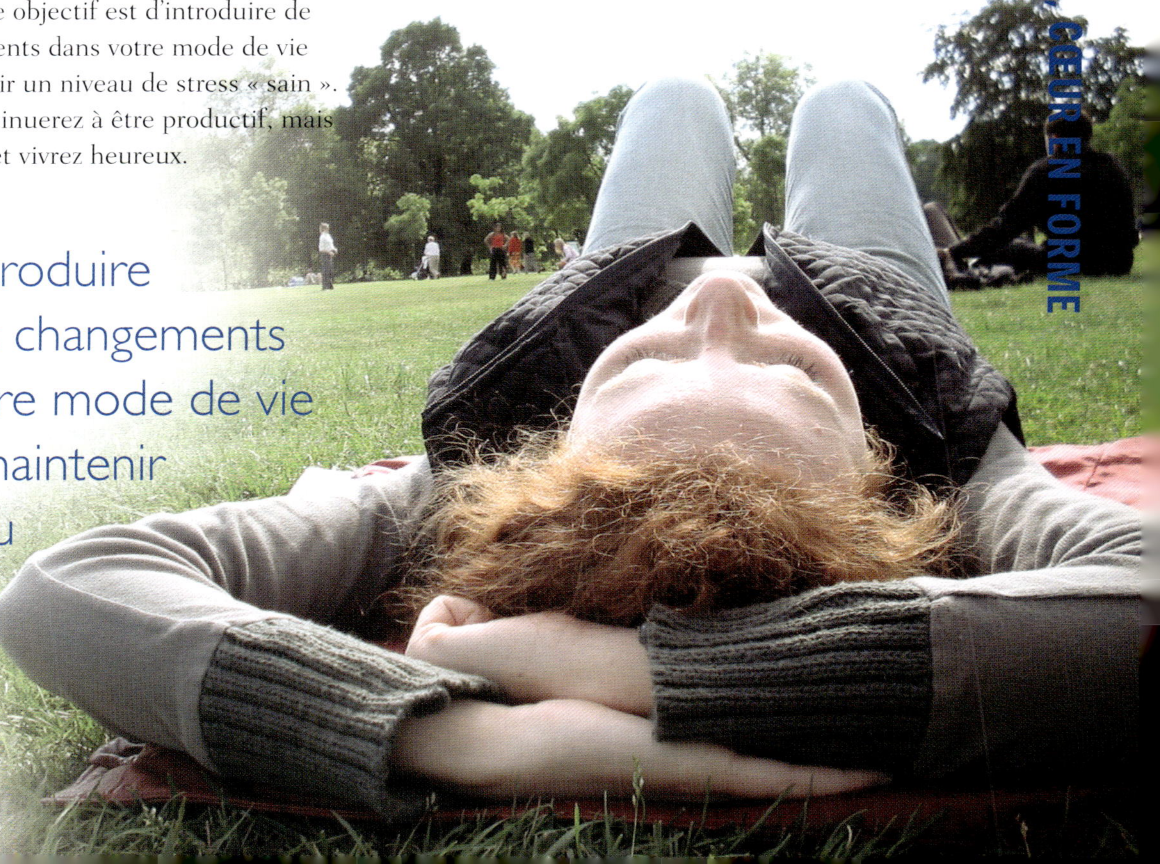

Il faut introduire de petits changements dans votre mode de vie afin de maintenir un niveau de stress « sain ».

Nous sommes de plus en plus nombreux à affronter ce stress chronique. Dans un monde où les sollicitations sont toujours plus nombreuses et impératives (répondre aux coups de fil, aux mails, aux SMS, etc.), nous passons notre temps à courir dans tous les sens. Nous sommes angoissés en permanence, aussi bien par le terrorisme mondial que par les risques de chômage. Et, en définitive, c'est toujours le cœur qui paie la note.

Les chercheurs de l'École de médecine de Londres ont suivi 1 408 hommes âgés de 40 à 64 ans. Lorsque l'étude a débuté, dans les années 1970, aucun d'eux ne souffrait de maladie cardiaque. Vingt ans plus tard, c'est parmi ceux dont le comportement avait été décrit à l'époque comme anxieux ou obsessionnel que l'on a enregistré le plus de décès dus à des maladies cardiaques.

Dans une autre étude britannique, des chercheurs ont établi un lien entre le stress et le syndrome métabolique (voir p. 40), même si cela reste à confirmer. Le stress, l'angoisse et la dépression sont cités par les cardiologues comme étant des éléments qui contribuent au développement des maladies coronariennes.

En outre, le fait d'être constamment sous pression peut induire des conduites à risque : trop fumer, trop boire ou trop manger, rien qui soit très bon pour la santé cardiaque.

Une récente étude TNS-Sofres a montré que 44 % des Français sont stressés au travail, dont 18 % à des niveaux très élevés, mettant leur santé en danger. Dans ce cadre-là, pas de doute, le travail, ce n'est pas la santé ! Le monde médical estime que les personnes soumises à une trop grande pression au travail ont plus de risques de souffrir d'une maladie cardiaque que les autres. Et cela s'est surtout avéré chez les femmes : celles qui ont un travail exigeant où elles ont peu de contrôle sur les résultats (comme les infirmières) ont 70 % de plus de risques de développer une maladie coronarienne que celles dont le travail implique un niveau de contrôle élevé.

Chassez le stress

La gestion du stress est un bon argument commercial : nous achetons des livres sur le sujet, partons en thalassothérapie, investissons dans des kits d'aromathérapie et sommes prêts à tout essayer, des massages à la réflexologie. En réalité, il n'est pas nécessaire de dépenser autant d'argent pour chasser le stress. Avant tout, mangez équilibré et faites de l'exercice pour stimuler votre système immunitaire et éliminer le stress accumulé. Contrôler votre poids et entretenir un bien-être général vous permettront d'être mieux armé contre le stress. Ensuite, suivez ces quelques conseils, qui vous aideront à rester calme et détendu toute la journée.

■ **Concentrez-vous sur votre tâche** Faire plusieurs choses à la fois est devenu monnaie courante. Pourquoi se contenter de parler au téléphone si en même temps on peut manger ou faire sa liste de courses ? Le problème, c'est qu'en n'accordant pas toute son attention à chaque tâche, rien n'est bien fait et on ne tire que peu de satisfaction du résultat.

Au lieu d'essayer de faire plusieurs choses en même temps, concentrez-vous sur une tâche à la fois et terminez-la avant de passer à la suivante. Chaque tâche prendra moins de temps et vous apportera sans doute plus de plaisir, vous vous sentirez plus détendu et vous aurez la satisfaction du travail bien fait.

■ **Faites une pause sans nouvelles** Un jour par semaine, boycottez les nouvelles à la télé, à la radio et dans les journaux. Si quelque chose de majeur arrive, vous finirez bien par le savoir. Pendant une journée, vous aurez épargné à votre organisme le stress, plus ou moins conscient, provoqué par les nouvelles de la violence du monde.

Mettez-vous au calme Certaines entreprises ont aménagé des endroits calmes où les employés peuvent se retirer quelques instants loin du bruit des ordinateurs, imprimantes, téléphones et autres nuisances sonores. Si cela n'existe pas sur votre lieu de travail, créez-vous votre propre refuge et faites de même chez vous. Il est surprenant de voir à quel point cela peut faire du bien de pouvoir s'isoler, ne serait-ce que trente secondes, pour rassembler ses pensées.

Entraînez-vous à la méditation Il a été scientifiquement prouvé que la méditation classique, qui consiste à rester assis durant dix à vingt minutes, en ne répétant qu'un mot tel que « om », réduit le stress. C'est pourtant une pratique peu répandue. Il en existe une facile à mettre en œuvre : la méditation attentive, que vous pouvez pratiquer en vous promenant comme en lavant votre voiture.

Il s'agit d'être attentif aux sensations que vous ressentez, ici et maintenant. Par exemple, si vous êtes en train de laver votre voiture, ne pensez à rien d'autre qu'à la mousse qui flotte dans le seau, au son de l'eau dans le tuyau d'arrosage, aux gouttes d'eau qui brillent au soleil… Vous verrez à quel point vous vous sentirez plus calme et détendu. Essayez de faire de la méditation attentive une fois par jour.

Prenez vos vacances Prenez tous vos jours de vacances, de RTT, de récupération. Les salariés en France ont plus de jours de congé que dans la plupart des autres pays : 39 jours annuels (comparés à 24 jours pour les Anglais et 14 jours pour les Américains). Mais 31 % des Français disent avoir déjà dû reporter des congés pour raisons professionnelles et 20 % affirment ne pas être en mesure de prendre toutes leurs vacances. Pourtant, ces jours de repos sont nécessaires

Riez !

Les effets bénéfiques du rire sont tels que le Dr Robert Holden, après avoir créé la première clinique antistress, a fondé la première clinique du rire avec le ministère de la Santé anglais, en 1991. Depuis, plus de 30 000 professionnels de la santé y sont venus afin de tout apprendre sur les vertus thérapeutiques du rire. D'après Holden, lorsqu'on rit, le rythme cardiaque s'accélère et la tension artérielle augmente, mais une fois qu'on a fini de rire, le rythme cardiaque et la tension artérielle redescendent plus bas que leur niveau initial.

Rire, c'est s'offrir une séance d'« aérobic interne » : il est possible de faire bouger les 400 muscles du corps en riant. De même, rire libère des endorphines, fait baisser le taux d'adrénaline et de cortisol et régule la respiration. Hélas, on rit de moins en moins avec l'âge : un enfant rit en moyenne 150 fois par jour, un adulte 6 fois seulement.

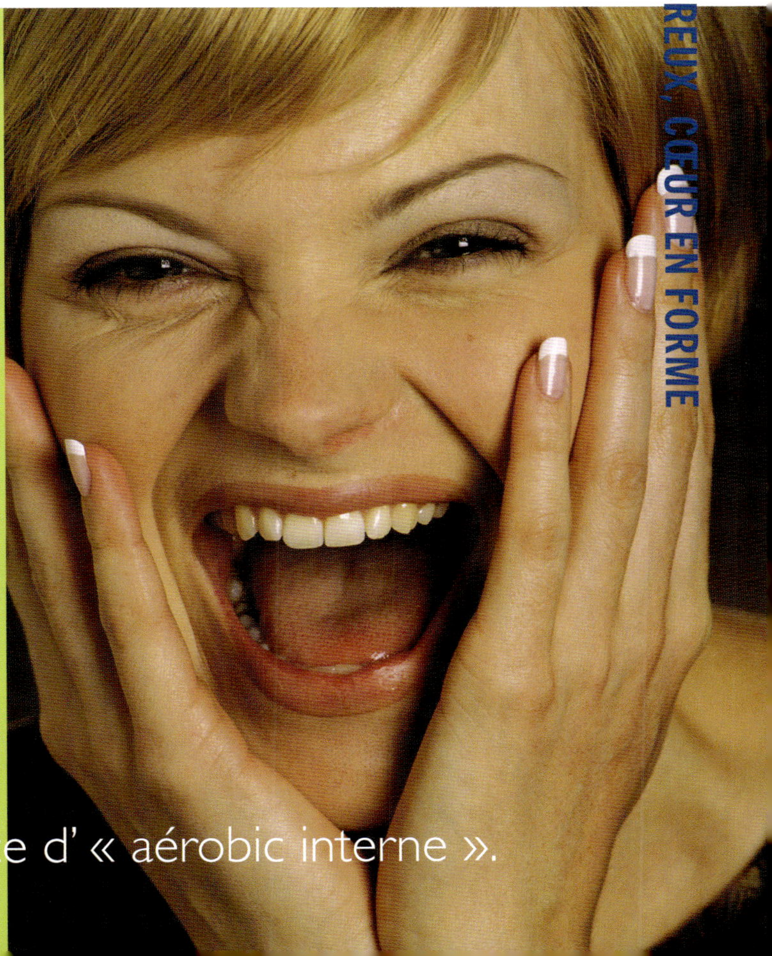

Rire, c'est s'offrir une séance d'« aérobic interne ».

si l'on veut rester productif et ménager son cœur. Planifiez vos vacances et partez l'esprit tranquille pour revenir en pleine forme !

Visualisez votre réussite Avant de vous embarquer dans un projet stressant, répétez mentalement ce que vous allez faire. C'est ce que font les sportifs de haut niveau. Lorsque vous visualisez une tâche, vous vous programmez mentalement à réussir. Ainsi, lorsque vous l'entreprendrez vraiment, ce sera comme une « seconde nature ».

Adoptez un animal de compagnie Selon l'Association française d'information et de recherche sur l'animal de compagnie (Afirac), il existe une interaction entre la présence d'un animal et la santé de l'homme. Plusieurs études soutiennent cette thèse, dont une menée conjointement en Chine, en Allemagne et en Australie. Celle-ci révèle que les propriétaires d'animaux domestiques rendent moins souvent visite à leur médecin, ont moins de problèmes de sommeil et prennent également moins de médicaments contre les maladies cardiaques. Les chercheurs estiment que chiens et chats permettent à l'Allemagne d'économiser par an 5,59 millions d'euros en dépenses de santé.

Respirez profondément Lorsque vous vous trouvez dans une situation stressante, faites une pause et respirez profondément quatre ou cinq fois de suite. C'est une technique de relaxation infaillible : il est impossible de ne pas se détendre quand on respire lentement et profondément.

Lors d'une étude, on a demandé à des volontaires de faire du calcul mental. Leur tension artérielle a augmenté et la variabilité de leur fréquence cardiaque (VFC) a baissé. Lorsqu'on leur a demandé de faire des exercices respiratoires, il s'est passé exactement le contraire : tension artérielle en baisse, VFC en hausse.

Écoutez de la musique Lors d'opérations mineures effectuées sous anesthésie locale, les personnes qui écoutent une musique de leur choix durant l'intervention sont moins angoissées et ont un rythme cardiaque et une tension artérielle moins élevés que les patients qui n'écoutent pas de musique.

Massez-vous Lorsque vous êtes sous tension, vos muscles se contractent, ce qui réduit la circulation sanguine, et donc le flux d'oxygène et de nutriments vers le cœur. Un massage permet de décontracter les muscles. Vous pouvez vous masser vous-même, à l'aide d'une balle de tennis : tenez-la au creux de votre main et roulez-la en mouvements circulaires là où vous vous sentez tendu : la nuque, les épaules, les jambes, les mollets ou la plante des pieds.

Ne vous rendez pas malheureux Ce sont vos réactions aux événements extérieurs qui vous stressent, pas les événements eux-mêmes. Vous ne pouvez peut-être pas contrôler ce qui se passe autour de vous, mais vous pouvez contrôler votre réaction. Devant une situation qui vous énerve ou vous crispe, demandez-vous : « Est-ce que ça vaut vraiment la peine de se mettre dans tous ses états ? Est-ce que mon stress va arranger quoi que ce soit ? » Souvent, la réponse aux deux questions est non. C'est une bonne méthode pour apprendre à gérer ses réactions dans des situations difficiles.

Dormez suffisamment Plus on est fatigué, plus il est difficile de garder son calme dans des situations stressantes. Si vous dormez suffisamment, vous serez mieux préparé pour faire face à la vie quotidienne. Essayez de dormir huit heures par nuit.

Pleurez Avez-vous déjà remarqué à quel point vous vous sentez mieux après avoir pleuré un bon coup ? Les larmes permettent d'éliminer les substances chimiques nocives produites par l'organisme durant une période de stress et de se débarrasser de l'énergie négative. Si rien d'autre ne marche, n'hésitez pas, laissez-vous aller et pleurez. Vous vous sentirez sans aucun doute beaucoup mieux après.

L'alcool

En matière d'alcool, nous avons tous des habitudes différentes. Certains aiment le vin à table, d'autres n'envisagent pas de regarder un match de football à la télé sans une bière. Certains choisissent de se passer totalement d'alcool, tandis que d'autres boivent beaucoup trop. Cela fait plus de dix mille ans que l'homme déguste des boissons fermentées et, depuis le début, les débats quant à leurs bienfaits sur la santé sont nombreux.

Dans les faits, l'alcool peut à la fois être bon pour la santé et agir comme un poison sur l'organisme. Tout est une question de dosage : consommé modérément – pas plus d'une ou deux unités par jour –, l'alcool a de nombreux effets bénéfiques. Les études montrent que non seulement les buveurs modérés vivent plus longtemps que ceux qui boivent trop ou pas du tout, mais aussi qu'ils jouissent d'une meilleure santé cardiaque.

Après des années d'études diverses et variées, impliquant plus de 750 000 hommes et femmes, il a été prouvé que boire de l'alcool en quantités modérées réduit de 30 à 40 % le risque de maladies cardiaques, d'infarctus et/ou de décès dus à des problèmes cardio-vasculaires.

Ceux qui boivent « intelligemment » ont généralement un mode de vie plus équilibré que ceux qui boivent trop ou pas du tout (activité physique, absence de diabète, faible consommation de graisses, sommeil normal…). En résumé, ce sont surtout des habitudes de vie saine aussi bien qu'une consommation modérée d'alcool qui peuvent être associées à un moindre risque cardio-vasculaire.

Boire un à deux verres de vin par jour pourrait réduire le risque d'infarctus.

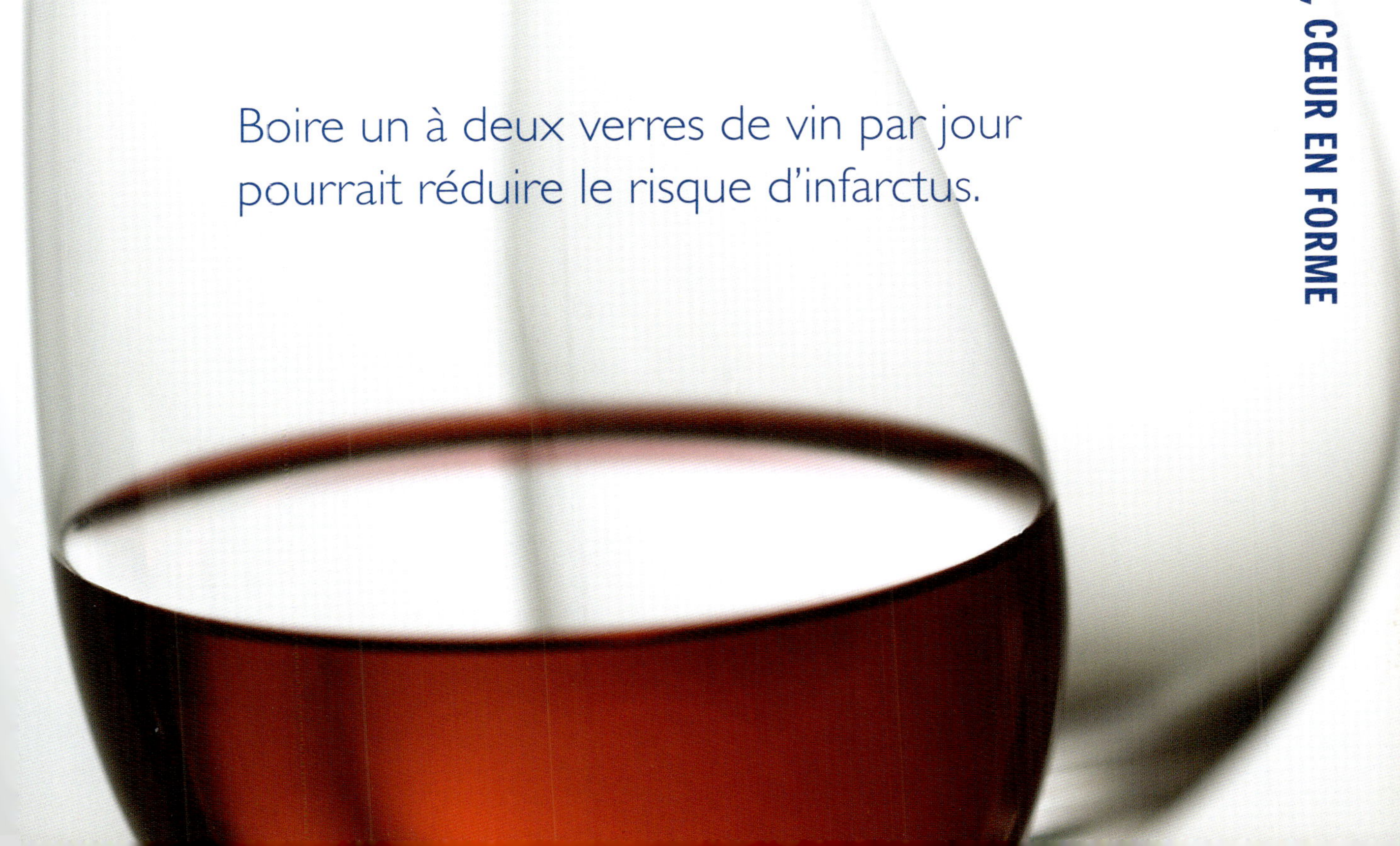

Aspirine et alcool ?

Si vous prenez quotidiennement de l'aspirine pour protéger votre cœur, assurez-vous auprès de votre médecin que vous pouvez boire sans problème. Si la dose prescrite est très faible, il n'y aura a priori aucune contre-indication. En cas de doute, prenez rendez-vous avec votre médecin, mais n'arrêtez en aucun cas l'aspirine sans son avis.

On peut dire le contraire des personnes qui boivent trop. L'éthanol, le composant actif des boissons alcoolisées, altère la fonction cognitive et cause de graves dommages aux organes internes.

L'excès d'alcool peut provoquer – directement ou non – hypertension, obésité, cardiomyopathie (faiblesse du muscle cardiaque), insuffisance cardiaque, arythmie (rythme cardiaque irrégulier) et même mort subite. Sans parler des effets associés, comme la violence domestique, les risques accrus d'accident de la route, etc.

Autant de raisons pour limiter le plus possible la consommation excessive d'alcool.

Plus de 60 études montrent qu'à doses modérées le vin réduit les risques d'infarctus et d accident vasculaire cérébral. Une récente étude française a même conclu que le vin pouvait aussi préserver la santé de personnes à risque, qui ont déjà eu un infarctus. Selon le Dr Michel de Lorgeril, qui a mené cette étude, le risque pour ces personnes de connaître des complications vasculaires serait diminué de 40 à 60 %.

Vive le raisin

Que vous aimiez la bière, le vin ou le gin-tonic, sachez que les alcools apportent tous une protection cardiaque, mais à des degrés variés. Une étude britannique effectuée auprès de 12 321 médecins nés entre 1900 et 1930 a conclu en 1991 que le taux de mortalité le plus bas se trouvait parmi les médecins qui buvaient entre 7 et 14 unités d'alcool par semaine. Il était même plus bas chez eux que chez les non-buveurs et chez ceux qui buvaient moins de 8 unités par semaine. En revanche, le taux de mortalité augmentait progressivement lorsque la consommation excédait 21 unités d'alcool par semaine.

C'est le vin qui semble offrir la meilleure protection pour le cœur. Un chercheur français a suggéré dans les années 1990 que le rôle protecteur du vin pourrait expliquer la mortalité cardio-vasculaire relativement faible en France, malgré un niveau élevé de facteurs de risque (tabagisme, hypertension, cholestérol...). C'est ce qu'on a appelé le « paradoxe français ».

Cette théorie a depuis été remise en question à maintes reprises. La dernière étude internationale Monica, réalisée par l'OMS (Organisation mondiale de la santé) sur les affections cardio-vasculaires, stipule que « la fréquence de la maladie coronarienne en France est du même ordre que dans les pays du Sud de même latitude. La notion d'un paradoxe spécifique français ne semble donc pas devoir être retenue ». Toujours est-il que, dans les pays buveurs de vin, on rencontre généralement moins de malades cardiaques que dans les pays où l'on est plus enclin à boire de la bière et des spiritueux.

Le vin contient des antioxydants, plus précisément des polyphénols, dont le resvératrol et un flavonoïde appelé la quercétine. Ces deux derniers inhibent l'oxydation du cholestérol LDL, l'empêchant ainsi d'adhérer à la paroi vasculaire. Par ailleurs, les composés phénoliques contenus dans le vin rouge pourraient diminuer l'agrégation des plaquettes sanguines, contribuant par là à diminuer le risque de caillots dans les artères, et donc la survenue d'affections cardiaques comme l'infarctus.

Réfléchissez avant de boire

Si vous voulez vous faire plaisir avec un peu d'alcool, voici quelques conseils pour vous aider à le faire intelligemment, pour le bien de votre cœur.

■ **Buvez du rouge corsé** Tant pis pour ceux qui préfèrent le vin blanc : le vin rouge est meilleur pour la santé. Cela est dû principalement au fait que le vin blanc est fabriqué sans la peau des raisins (ou celle-ci est ôtée tôt dans le processus de fabrication), tandis que, pour le vin rouge, la peau et les pépins macèrent avec le jus lors de la fermentation alcoolique, donnant couleur et tanins au vin. Or ces tanins jouent un rôle protecteur essentiel en assouplissant les artères et les veines. Selon le médecin nutritionniste Jacques Fricker, du PNNS (programme national Nutrition Santé), un apport modéré de vin rouge réduit la mortalité cardio-vasculaire de 20 à 35 %.

Optez pour des rouges qui ont du corps, car ce sont les plus riches en substances bénéfiques (côtes-du-rhône, cabernet-sauvignon, merlot…).

■ **Buvez au cours du repas** Des études démontrent que les effets du vin contre le cholestérol et les caillots sont plus puissants lorsqu'on le boit avec son repas principal.

■ **Pensez aux compléments alimentaires** L'alcool empêche l'absorption des folates (famille des vitamines B), ce qui pourrait s'avérer néfaste. Ils contribuent en effet à éliminer l'homocystéine de l'organisme. Le vin réduit également le taux d'homocystéine. Afin d'être sûr de ne pas manquer de folates, il est conseillé de prendre un complément multivitaminé contenant de l'acide folique.

■ **Buvez aussi du jus de raisin** Le jus de raisin (rouge) contient en partie les mêmes substances bénéfiques que le vin rouge, même si l'alcool du vin offre une protection cardiaque supplémentaire.

Le point sur les unités d'alcool

La plupart des gens ne savent pas vraiment comment évaluer une unité d'alcool et ne sont certainement pas aidés par le fait que le pourcentage d'alcool dans les boissons a augmenté ces dernières années. Par exemple, une Heineken contenait 3,4 % d'alcool il y a trois ans. Aujourd'hui, elle en contient 5 %. Il en est de même pour le vin. Beaucoup de vins contenaient 9 à 10 % d'alcool naguère mais, aujourd'hui, la norme est plus proche des 13 à 14 %. Voici quelques boissons exprimées en unités.

1 demi (25 cl) de bière = 1 unité
1 verre de vin (10 cl) = 1 unité
1 verre de whisky (3 cl) = 1 unité
1 coupe de champagne = 1 unité
1 bouteille de vin = 7 à 9 unités
1 bouteille de whisky = 22 unités
1 bouteille de vodka = 32 unités

Dans le cas d'une consommation régulière, les autorités sanitaires françaises recommandent de ne pas dépasser 3 unités par jour pour les hommes et 2 unités par jour pour les femmes en moyenne.

■ **Attention aux mélanges !** De nombreuses boissons sont remplies de sucres et de calories. Si vous faites des cocktails, optez pour l'eau gazeuse, les jus de fruits sans sucre ajouté et les versions light des sodas. Évitez les boissons alcoolisées préconditionnées (alcopops et autres mélanges tout prêts) et les cocktails à base de crème, lait de coco, nectar de fruits…

■ **Buvez un peu chaque jour** Boire un verre ou deux par jour n'est pas la même chose que de faire abstinence toute la semaine pour se lâcher le week-end. Les études montrent que les hommes qui boivent un peu chaque jour ont moins de risques d'infarctus que ceux qui boivent plutôt moins souvent, mais en grosses quantités.

La relaxation n'est pas un réflexe normal. C'est un état vers lequel il faut tendre, et l'une des meilleures façons d'y parvenir est le yoga.

Yoga

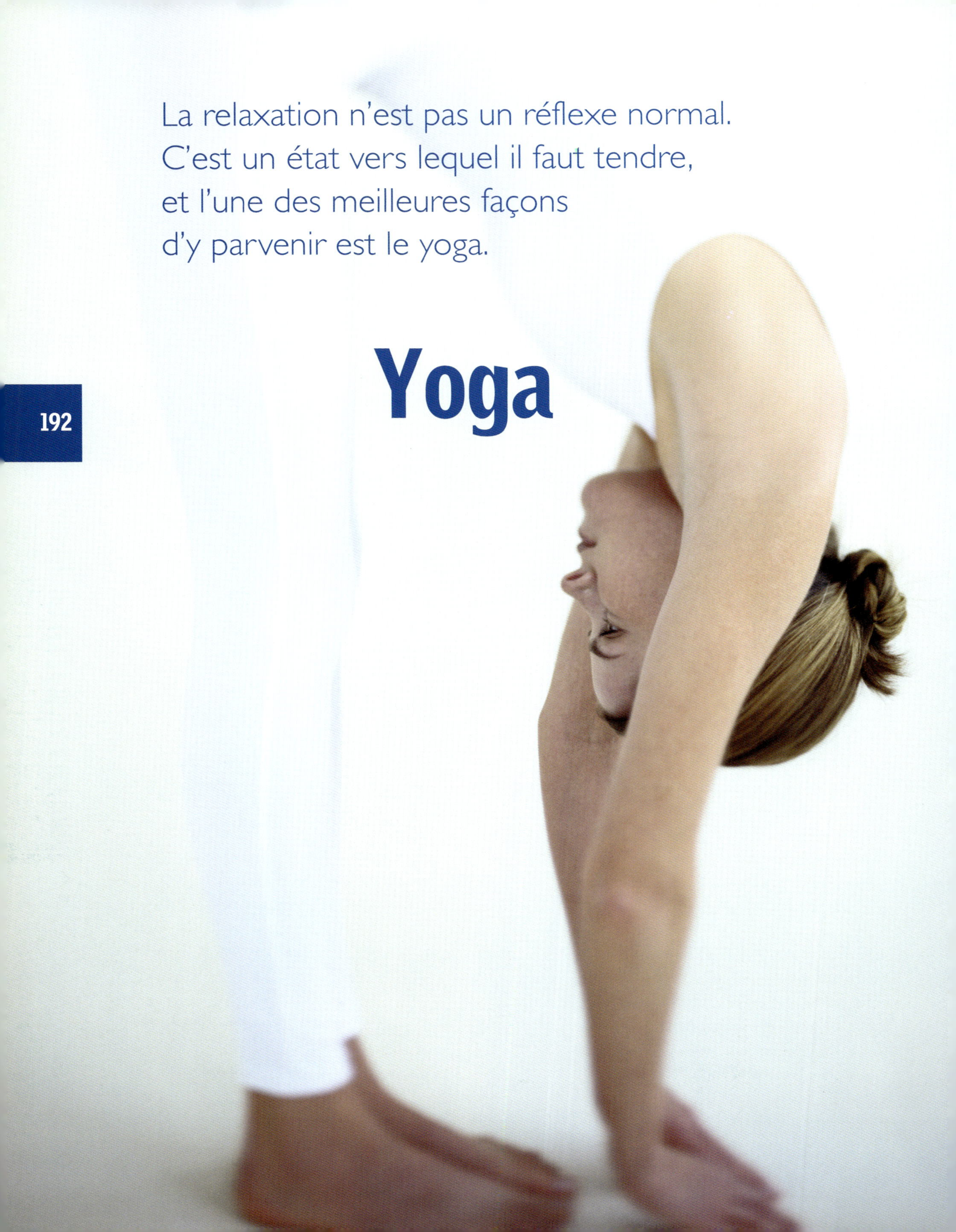

Placez-vous debout, pieds écartés de la largeur du bassin, et prenez le temps de sentir le contact de vos plantes de pied avec le sol et de vous sentir bien stable. En inspirant, levez les bras à la verticale le long des oreilles et étirez-vous. Puis expirez en fléchissant le buste vers l'avant, en laissant vos bras descendre vers le sol. Lorsque vous avez ainsi vidé vos poumons, inspirez à nouveau en vous déroulant vers la position debout initiale. Si vous souffrez d'une pathologie cardio-vasculaire, ne maintenez pas trop longtemps la station debout, ne montez pas les bras plus haut que la tête et ne fléchissez pas le buste jusqu'au sol, mais venez poser les mains sur un support, une chaise par exemple.

Votre monde intérieur

Vous venez d'expérimenter une technique de yoga : se vider la tête en portant son attention sur la coordination entre le mouvement et la respiration. La médecine orientale utilise des systèmes holistiques comme le yoga pour traiter l'esprit et le corps comme une seule entité. Le terme yoga est un mot sanskrit signifiant union : il s'agit de ne faire qu'un avec son monde intérieur.

Il existe plusieurs types de yoga. Le plus pratiqué dans les pays occidentaux est le hatha-yoga. Il s'agit d'une combinaison de postures *(asanas)*, de techniques respiratoires *(pranayama)* et de méditation. L'objectif est d'atteindre une santé physique et mentale parfaite, dans un état de calme intérieur.

Il n'y a pas que les stars comme Madonna, Sting et Jeane Manson qui font du yoga, il y a aussi des instituteurs, des mécaniciens, des scientifiques, des médecins, des cuisiniers… et des milliers d'autres anonymes.

Certaines emploient le yoga pour se muscler et améliorer leur condition physique. Mais la recherche a démontré que cette discipline millénaire peut aussi soulager les symptômes de pathologies chroniques comme le cancer, l'arthrite et les maladies cardiaques. Des études effectuées en Inde ont démontré que la pratique régulière du yoga améliore la capacité cardiaque et la variabilité de la fréquence cardiaque, et qu'elle entraîne une meilleure régulation de la glycémie chez les diabétiques.

Un nouveau médicament ?

Le cardiologue Dean Ornish, de l'Institut de recherche en médecine préventive de Californie, est le premier médecin occidental à avoir classé le yoga au même niveau que l'alimentation et l'exercice physique dans un programme de santé.

En 1990, il a fait un test sur 48 hommes et femmes ayant souffert de maladies coronariennes. 28 d'entre eux ont adopté un nouveau mode de vie intégrant le yoga, un régime végétarien et la participation à des groupes de soutien. Les 20 autres patients n'ont rien changé à leurs habitudes.

Accro ?

Une fois que vous aurez testé une ou deux postures de yoga, il y a de fortes chances pour que vous ayez envie de suivre un cours complet. On y pratique par exemple la Salutation au soleil (voir p. 234), un enchaînement classique de 12 postures qui s'effectuent de façon fluide les unes après les autres. Il renforce les muscles, améliore la souplesse et procure un sentiment de sérénité. Si vous avez envie d'en savoir plus, il existe une multitude de livres et de DVD sur le sujet et, bien sûr, nombre de cours. Il est conseillé de ne pas s'aventurer dans la pratique du yoga sans le soutien et les conseils d'un professeur confirmé, et de consulter votre médecin en cas de pathologie cardiaque.

Doux rêves

Vous pouvez pratiquer quelques postures dès que vous sentez le besoin de vous remettre en contact avec vous-même. Évitez cependant le moment de la digestion. Voici quatre postures de base qui améliorent la circulation autour du cœur et induisent la relaxation. Attention ! Si vous souffrez d'une pathologie cardiaque, évitez de garder les bras en l'air et toute position où la tête se trouve placée plus bas que le cœur. En position allongée, placez un support sous votre tête.

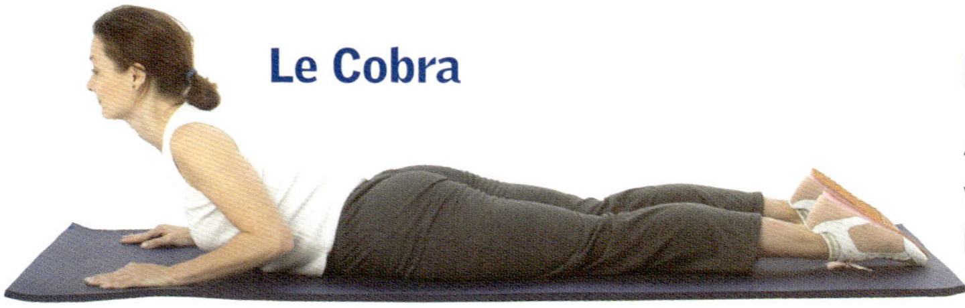

Le Cobra

Allongez-vous sur le ventre, jambes tendues, pieds joints et mains posées à plat sur le sol, juste devant vos épaules. En inspirant, levez le menton, puis soulevez la tête et le buste en vous servant de la force de votre dos et sans vous aider des mains. Redressez-vous en dégageant la tête des épaules. Revenez en expirant à la position initiale. Gardez la posture le temps de 3 respirations profondes. Attention ! Le Cobra accélère le rythme cardiaque.

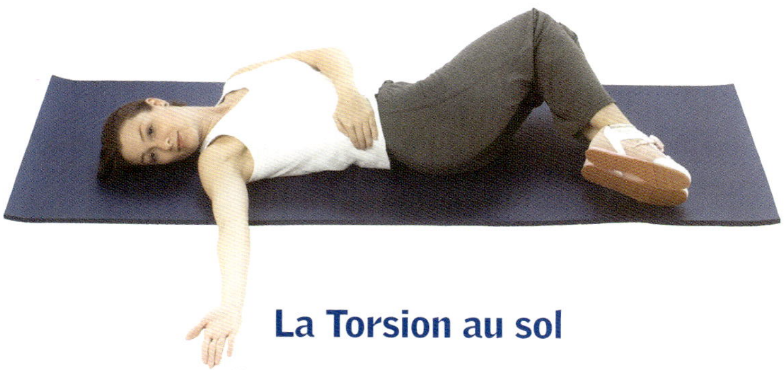

La Torsion au sol

Allongez-vous sur le dos, jambes pliées, pieds à plat sur le sol et bras en croix. En expirant, baissez lentement les jambes vers la gauche tout en repliant le bras gauche sur l'abdomen. Vos épaules doivent rester en contact avec le sol. Revenez à la position initiale en inspirant. Faites ce mouvement 3 fois de chaque côté en alternant. Gardez la posture pendant 3 respirations de chaque côté.

La Prière

Asseyez-vous sur les talons, front au sol et bras vers l'avant. Si vous avez du mal à poser le front au sol ou si cette position s'avère inconfortable (étourdissement, par exemple), posez le front sur vos deux poings placés l'un sur l'autre, ou sur un coussin. Si vous avez des problèmes de genoux, placez un coussin sous vos fesses.

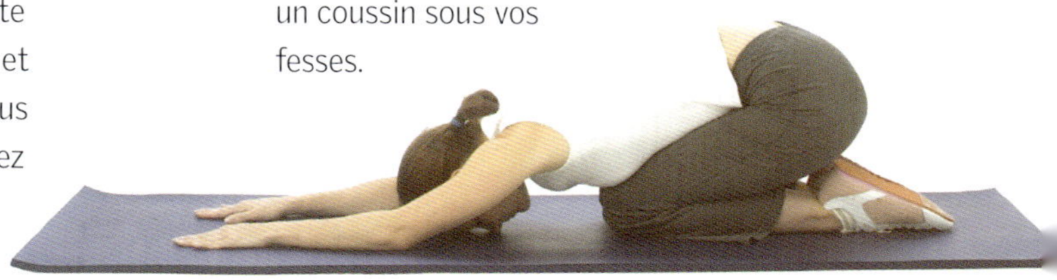

Le Cadavre

Allongez-vous sur le dos, bras de chaque côté du corps, paumes vers le haut, jambes un peu écartées. Commencez par ressentir les points de votre corps en contact avec le sol. Sentez-vous porté par celui-ci. Dirigez votre attention sur vos pieds et remontez lentement le long de votre corps en vous concentrant sur chacune de ses parties : chevilles, jambes, cuisses, bassin, thorax, bras, tête. Servez-vous de votre respiration pour laisser chacune de ces parties se poser un peu plus sur le sol. Terminez en ressentant la totalité de votre corps détendu.

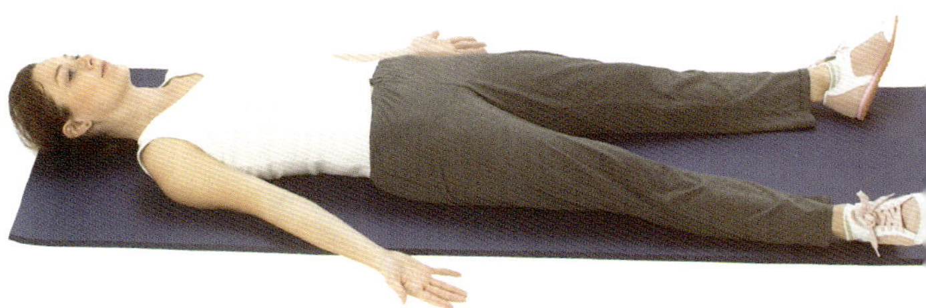

Au bout d'un an, les personnes du premier groupe présentaient des artères plus souples et moins obstruées, tandis que les artères de celles du second groupe continuaient à se durcir et à se boucher.

Huit ans plus tard, le Dr Ornish a publié une autre étude concernant 194 hommes et femmes souffrant de maladies cardiaques. En suivant un programme identique intégrant le yoga, 80 % d'entre eux ont évité un pontage.

Même si la plupart de ses collègues ont mis ce succès sur le compte d'un régime extrêmement pauvre en graisses, ce qui expliquerait le « nettoyage » des artères, le Dr Ornish croit fermement que la pratique du yoga est aussi importante que l'alimentation.

En 2003, en Inde, une équipe de chercheurs a fait un test sur 113 hommes et femmes âgés de 35 à 70 ans et présentant une maladie coronarienne. Ils ont fait suivre à 71 d'entre eux un programme de yoga intégrant la relaxation, l'exercice et un régime végétarien. Les autres patients ont suivi un programme plus occidental, intégrant des médicaments et les habituels changements du mode de vie prescrits dans ces cas-là, notamment en ce qui concerne l'alimentation.

Un an plus tard, les patients du « groupe yoga » se portaient beaucoup mieux. Leur taux de cholestérol avait baissé de 23 %, contre 4 % seulement dans l'autre groupe. De plus, chez 44 % du « groupe yoga », la maladie était en régression, et, chez 47 %, le durcissement des artères avait complètement cessé.

À la recherche de la relaxation

Depuis toujours, l'homme est doté de la capacité de combattre ou de fuir, une réaction primaire de survie. Dès que nous nous retrouvons dans une situation menaçante, l'organisme répond en libérant de l'adrénaline et du cortisol. L'alerte ainsi donnée, nous sommes prêts à combattre, ou à fuir.

Le problème, c'est que ce réflexe est moins utile aujourd'hui qu'aux premiers temps de l'humanité. Généralement, ce n'est pas un mammouth que nous avons à combattre, mais un patron ou un collègue… et les méthodes ne sont pas les mêmes. Alors, nous restons immobiles, avec notre cocktail hormonal bouillonnant et pour tout résultat une augmentation de notre tension artérielle et de notre taux de cholestérol, ainsi qu'un risque accru de caillots sanguins.

Mais, tout comme l'organisme est capable d'une « réponse de combat ou de fuite », il possède également une « réponse de relaxation », qui permet au système nerveux, épuisé, de se reposer un peu.

Cette réponse n'est toutefois pas automatique. Les moments où vous pouvez vous asseoir les pieds en éventail dans une chaise longue, avec un bon roman, sont rares. Il en est de même avec la relaxation. C'est un état vers lequel il faut tendre, et l'une des meilleures méthodes pour y parvenir est la pratique du yoga.

En respirant profondément avec l'abdomen, en relâchant toutes les tensions par des mouvements et des étirements, la « réponse de relaxation » intervient. Votre rythme cardiaque ralentit et votre tension artérielle baisse.

Tout comme le stretching, le yoga améliore la circulation sanguine. Votre cœur travaille moins pour envoyer l'oxygène et les nutriments vers vos organes et vos muscles. En entrant dans un état de relaxation, vous améliorez également votre circulation coronarienne en réduisant le rétrécissement des artères.

Pratiquer régulièrement le yoga permet d'allonger les muscles et les tissus conjonctifs, ce qui améliore la flexibilité et la mobilité. Vous pourrez profiter pleinement d'autres activités physiques aérobies ou de musculation, avec moins de douleurs et de courbatures.

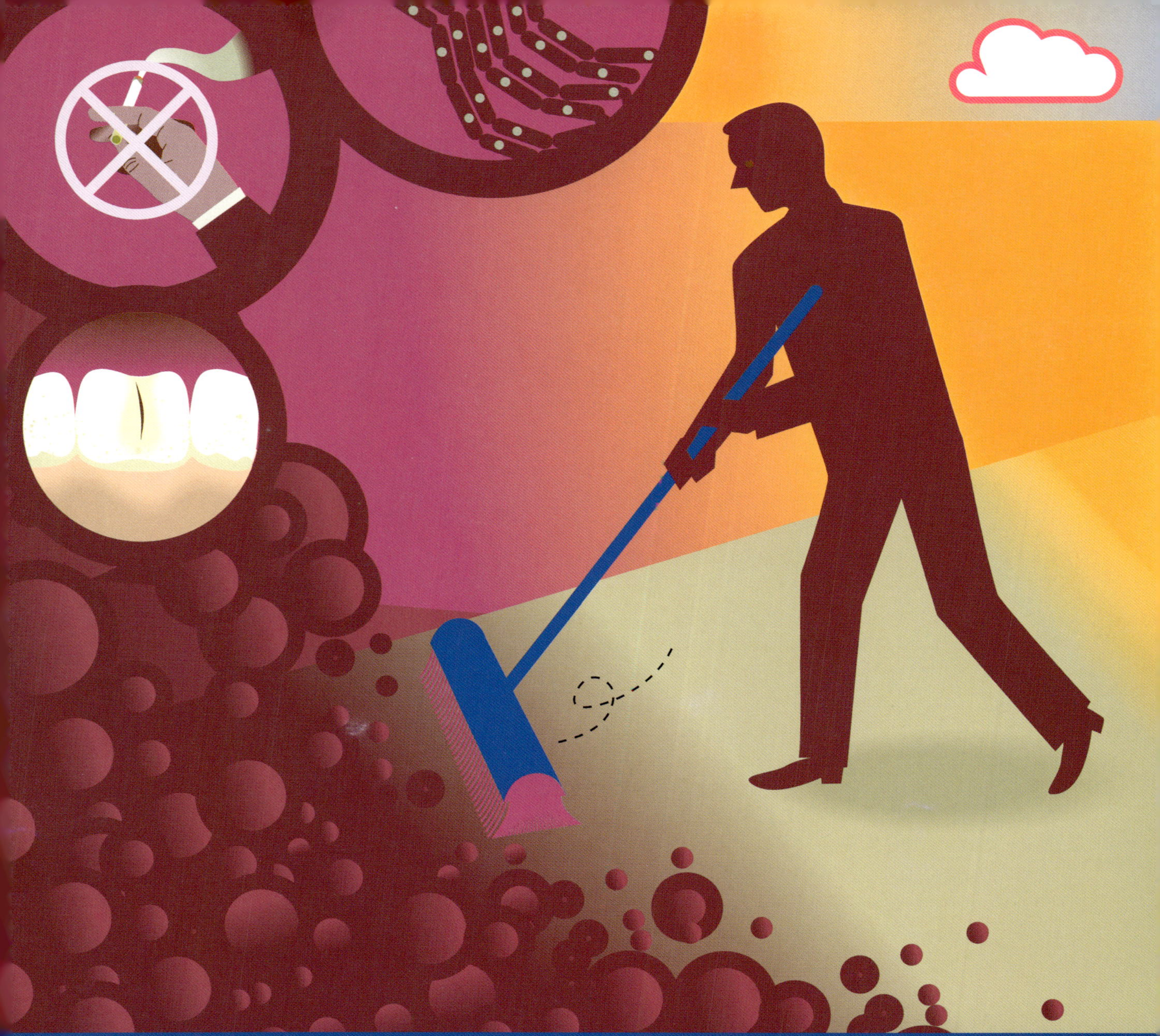

Les microbes et les produits chimiques toxiques sont partout. On peut choisir d'en ignorer le danger à ses risques et périls, alors qu'il est si facile d'apprendre à les reconnaître et à les combattre.

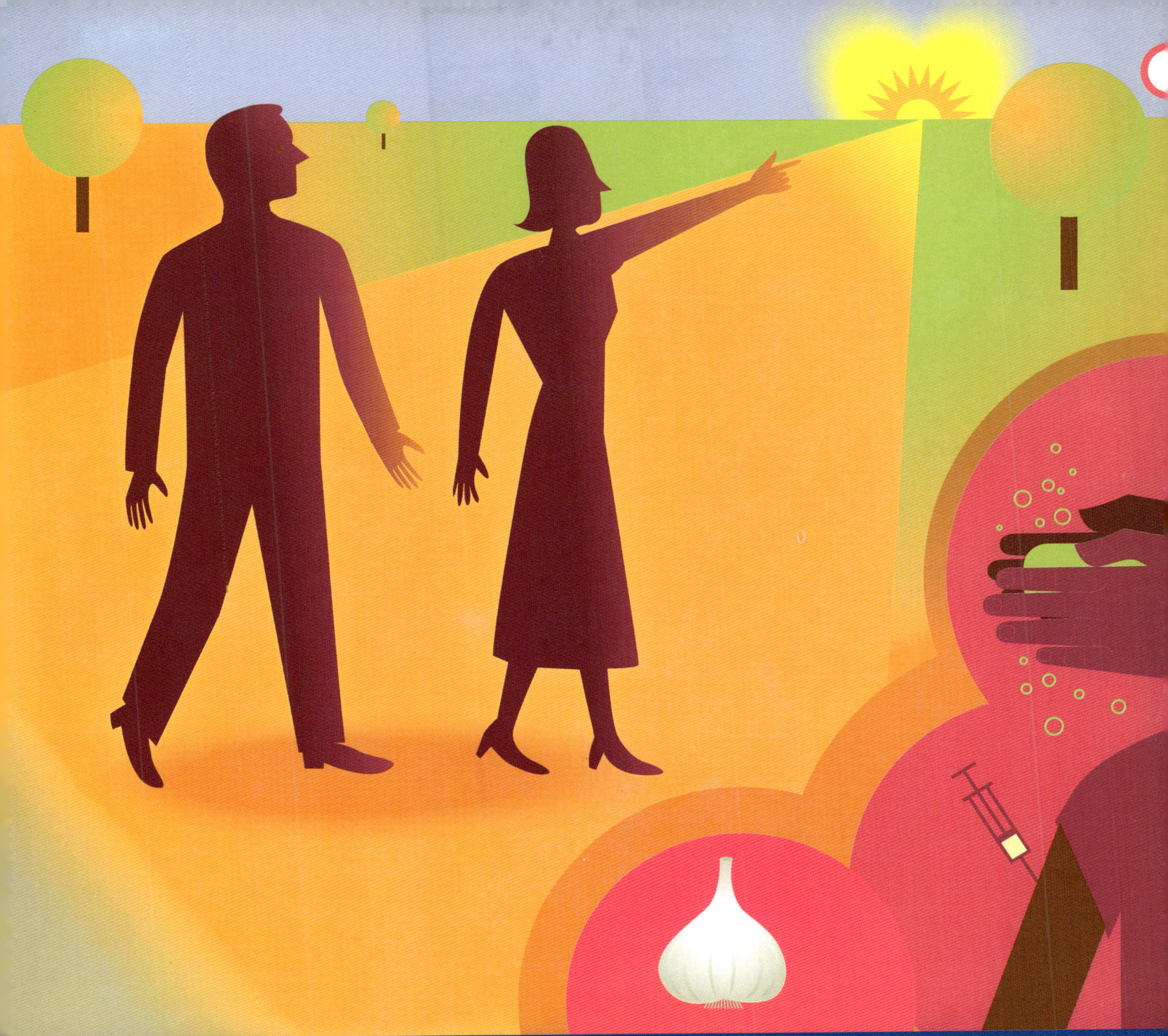

Se débarrasser des toxines

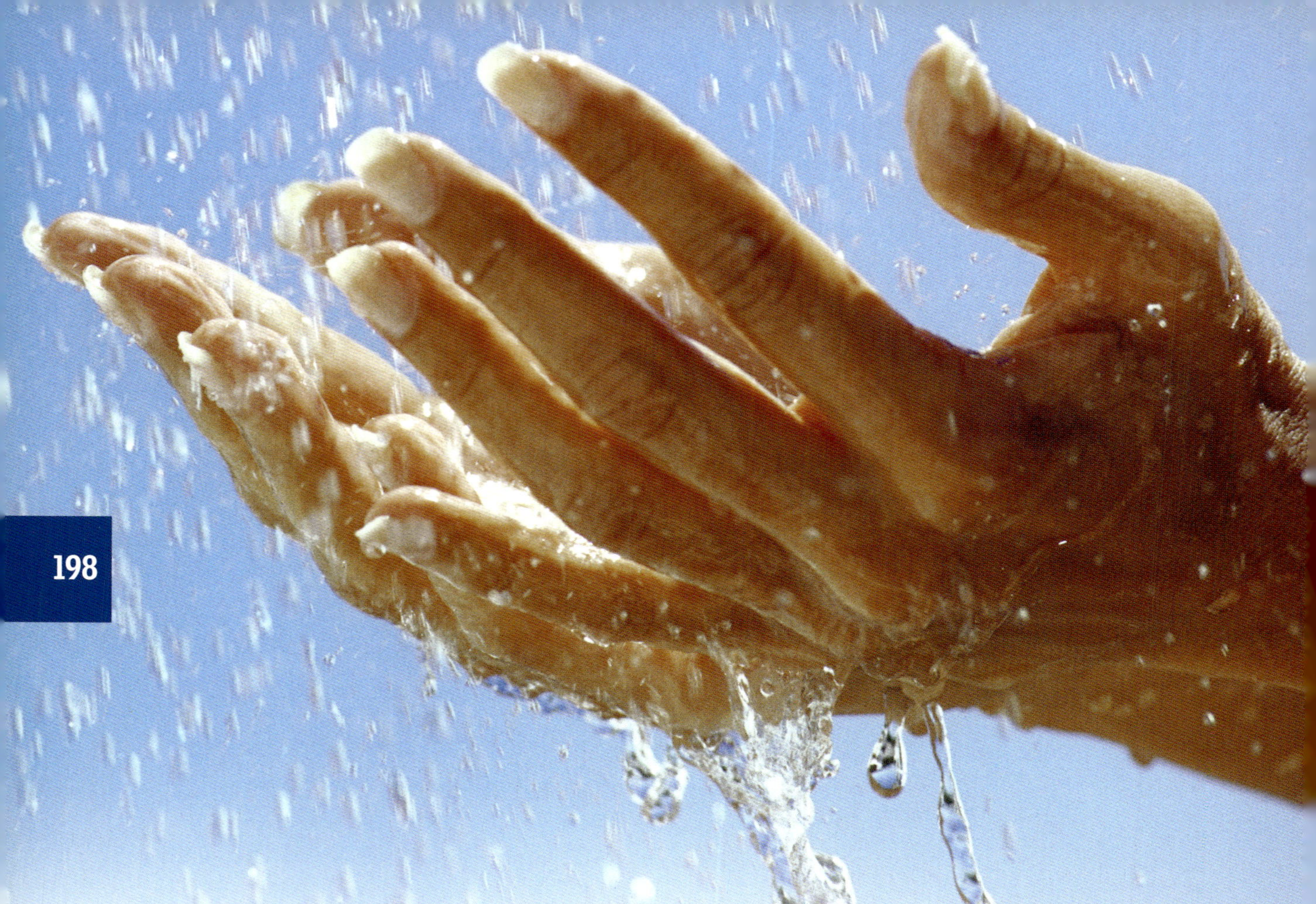

La pollution environnementale, surtout celle de l'air que vous respirez, peut agir de façon significative sur la santé de votre cœur.

Hygiène et santé

L'importance de l'hygiène sur la santé est aujourd'hui largement démontrée, au moins en ce qui concerne les règles de base comme se laver les mains et se brosser les dents. Les changements comportementaux quant à la propreté du corps, du linge et de la maison au cours du XXe siècle, de même que le développement de l'hygiène environnementale, ont fortement contribué à l'importante réduction de la morbidité et de la mortalité dans les pays industrialisés. Pourtant, saviez-vous que les non-fumeurs vivaient en moyenne 10 ans de plus que les fumeurs ? Pensiez-vous qu'en vous protégeant des virus grippaux, vous divisiez les risques de maladies cardiaques par cinq ?

Et, plus étonnant encore, que le fait de vous brosser les dents deux fois par jour s'avérait vital pour votre santé cardiaque ?

Certes, nous vivons dans une société où manger abondamment, sans restriction, fumer et boire beaucoup d'alcool fait partie des divertissements pour adultes admis et même valorisés. Vivre sainement n'a pas bonne presse, cela a un côté triste et contraignant.Ce n'est évidemment pas le cas !

Se débarrasser des toxines

Nul n'ignore plus la nocivité du tabac. Cependant, vous serez probablement désagréablement surpris par les autres sources de pollution que nous décrivons ici.

Vous découvrirez comment de petits gestes, comme se brosser les dents ou se faire vacciner contre la grippe, peuvent contribuer à préserver ses artères et son cœur pendant de longues années.

■ **Arrêtez le tabac** Le tabac est le pire des polluants à l'origine des maladies cardio-vasculaires. Non seulement allumer une cigarette détériore vos artères et votre cœur, mais cela endommage également les artères de ceux qui vous entourent.

En France, le tabagisme est la première cause évitable de mortalité. Il est responsable d'un quart des décès liés aux maladies cardio-vasculaires (et directement responsable de 30 % de l'ensemble des cancers). Le risque d'infarctus est multiplié par trois chez les fumeurs, et ils ont 70 % plus de risques de mourir d'une maladie cardiaque que les non-fumeurs. Plus vous fumez, plus le risque s'accroît, plus vite vous arrêtez, plus vite votre cœur guérit. Il est difficile d'arrêter le tabac, mais, avec un peu de volonté et grâce aux innombrables méthodes disponibles pour vous aider, c'est loin d'être impossible.

Pour votre bien-être et celui de votre entourage, vous devez arrêter de fumer. Écoutez votre médecin et esayer de mettre en application les quelques consiels que nos donnons ici. Peut-être serez-vous en mesure de jeter dès aujourd'hui votre paquet de cigarettes aux orties pour profiter plus que jamais de la vie.

■ **Lavez-vous les mains souvent** Les microbes sont partout. En vous lavant les mains à l'eau et au savon, vous empêcherez ces intrus d'entrer dans votre bouche, votre nez et vos yeux, où ils peuvent se multiplier et causer des infections et des inflammations dangereuses pour le cœur.

■ **Faites-vous vacciner contre la grippe** Lors d'une récente étude, qui portait sur 658 patients souffrant de maladies du cœur, le vaccin actif antigrippal a été administré à la moitié des sujets, tandis que les autres n'ont reçu qu'un placebo. Résultat : les risques de complications cardiaques ont doublé chez les patients du deuxième groupe. Attraper la grippe peut donc très sérieusement accroître les risques de crise cardiaque et de décès ou aggraver les autres problèmes auxquels sont exposés les patients souffrant de maladies du cœur. C'est pourquoi il est si important de se faire vacciner. En France, le vaccin contre la grippe est gratuit pour les personnes qui ont plus de 65 ans ou sont atteintes de maladies chroniques comme le diabète, une grave insuffisance cardiaque, des troubles sévères du rythme cardiaque ou tout autre cardiopathie importante.

■ **Brossez-vous bien dents et gencives** La plaque dentaire (qui mène à une infection chronique des gencives) peut constituer un facteur aggravant de maladies cardio-vasculaires. Les bactéries qui s'y developpent contribuent entre autres à la formation de la plaque d'athérome sur la paroi interne des artères coronaires. Garder des dents et des gencives saines est primordial, en particulier chez les patients présentant un risque cardiaque.

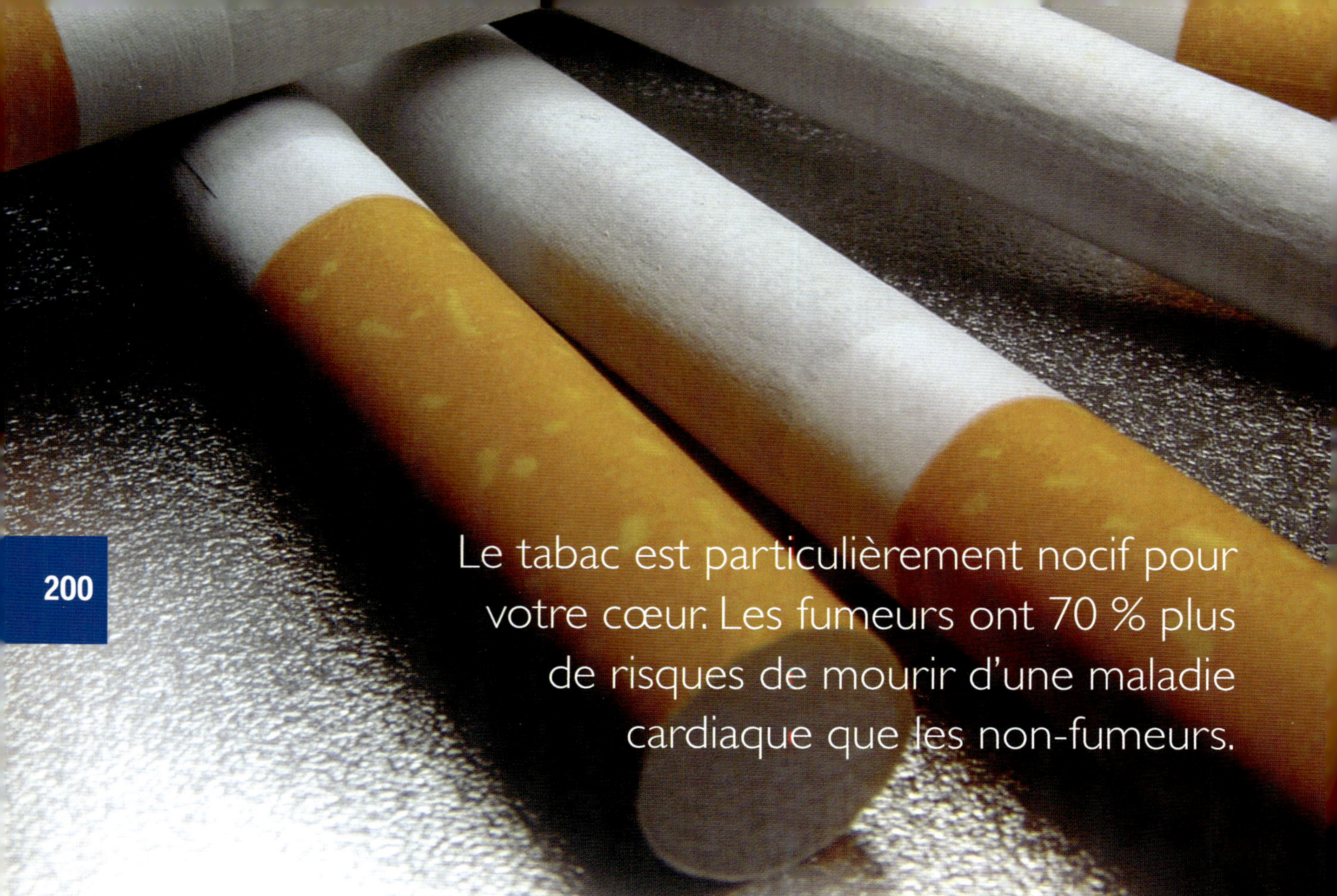

Le tabac est particulièrement nocif pour votre cœur. Les fumeurs ont 70 % plus de risques de mourir d'une maladie cardiaque que les non-fumeurs.

Le tabac

On pense que ce sont les Mayas, en Amérique centrale, qui furent les premiers à fumer du tabac, vers l'an 1 000 avant J.-C. Et, en 1492, des membres de l'équipage de Christophe Colomb racontèrent à leur retour comment ils avaient vu des peuples de l'actuelle Cuba « fumer des feuilles roulées », ce qui était censé atténuer la fatigue et combattre la syphilis, entre autres. Les premières graines de tabac furent rapportées en Europe en 1520. Au Portugal, quelques années plus tard, le tabac était cultivé et utilisé comme plante médicinale. Jean Nicot, alors ambassadeur de France au Portugal, envoya en 1561 des feuilles de tabac râpées à la régente Catherine de Médicis, pour soigner ses migraines. Molière écrivit dans une de ses pièces : « Qui vit sans tabac est indigne de vivre ! » Et les enfants se mirent à fredonner : « J'ai du bon tabac dans ma tabatière… »

Les premières observations de médecins sur les méfaits du tabac remontent au XVIIe siècle, mais ce n'est qu'au début du XIXe siècle que la nicotine est identifiée comme un composant du tabac. Il faudra attendre les années 1950 pour que les premières études épidémiologiques prouvent indiscutablement l'extrême toxicité du tabac. En France, la première loi visant à prévenir le tabagisme date de 1976 (loi Veil). Elle impose notamment d'inscrire sur les paquets de cigarettes la mention « Abus dangereux ». Depuis 1991, la loi Évin interdit toute forme de publicité et de promotion directe et indirecte en faveur du tabac. Cependant, ce n'est qu'en 2000 que l'État français se désengage de la Seita, qui détenait le monopole de la production et de la distribution des cigarettes.

Que savons-nous du tabac ?

Si le tabac arrivait sur le marché aujourd'hui, il ne serait pas autorisé à la vente. Pourquoi ? Parce que c'est un tueur redoutable : plus de 4 millions de personnes meurent chaque année dans le monde de maladies liées au tabac, soit un décès toutes les 8 secondes. L'OMS (Organisation mondiale de la santé) estime qu'on comptera 10 millions de décès annuels en 2030, soit un toutes les 3 secondes. En France, 60 000 personnes meurent chaque année à cause du tabac.

Statistiquement, un fumeur vit en moyenne 10 ans de moins qu'un non-fumeur. La bonne nouvelle, c'est qu'en arrêtant de fumer à 60, 50, 40 ou 30 ans, on gagne respectivement 3, 6, 9 ou 10 ans d'espérance de vie.

La fumée du tabac affecte de nombreux organes et systèmes du corps humain, avec d'innombrables et redoutables conséquences physiopathologiques. Citons en premier lieu les maladies cardio-vasculaires.

Fumer augmente le rythme cardiaque et la tension artérielle, accroît les risques de caillots sanguins, épuise le stock de « bon » cholestérol (HDL), augmente les triglycérides et détériore les parois artérielles et les vaisseaux sanguins. L'infarctus, les accidents vasculaires cérébraux, l'artérite des membres inférieurs et les anévrismes sont également liés à la fumée de tabac. Et ce n'est pas tout ! Le tabac est responsable de maux de tête, de vertiges et d'une diminution de la résistance à l'effort. Il est associé à 30 % de l'ensemble des cancers et à 90 % des cancers du larynx, des bronches, des cavités buccales, de l'œsophage et des poumons ; il est indirectement impliqué dans les cancers du pancréas, de la vessie, du col de l'utérus et de l'estomac.

En outre, chaque année, le tabagisme est responsable d'un nombre important de décès résultant de maladies respiratoires. Il dépasse ici de loin les autres facteurs, comme la pollution de l'air ou les pollutions en milieu de travail (amiante, fer, etc.).

Inspirez, expirez

À chaque inhalation, plus de 4 000 substances chimiques passent dans le sang, dont une cinquantaine sont clairement cancérigènes et deux sont très dangereuses : la nicotine et le monoxyde de carbone.

La nicotine est le produit qui, outre ses effets physiques sur l'organisme, induit l'accoutumance et la dépendance. C'est une substance psychoactive qui agit sur le cerveau et procure une sensation euphorique de plaisir et de détente. C'est aussi un stimulant extrêmement toxique : si vous absorbiez toute la nicotine contenue dans deux cigarettes, cela suffirait à vous tuer. En fumant, vous n'absorbez qu'une fraction de cette nicotine, mais cela suffit pour que votre fréquence cardiaque atteigne un niveau à risque.

Quant au monoxyde de carbone, c'est le gaz toxique des pots d'échappement... Lorsque vous l'inhalez, il se fixe sur l'hémoglobine des globules rouges à la place de l'oxygène, empêchant l'organisme de bien utiliser celui-ci. Votre cœur doit donc battre plus fort pour trouver dans le sang l' oxygène et les nutriments dont il a besoin. De plus, l'accumulation de dépôts graisseux que provoquent la nicotine et le monoxyde de carbone obstruent les artères, limitant encore plus l'arrivée du flux sanguin au cœur.

Pendant que l'on fume, le cœur bat donc davantage, tandis que les artères, rétrécies, lui fournissent moins de sang et que l'apport en oxygène est diminué. Plus d'effort, moins d'air, jusqu'au jour où le cœur étouffe : c'est la crise cardiaque, parfois mortelle. Bien sûr, le nombre d'années pendant lesquelles vous fumez et la quantité de cigarettes consommées augmentent d'autant les risques.

Éteignez le feu

Toutes les nouvelles concernant le tabac sont mauvaises, sauf une : vous pouvez arrêter les dégâts. Peu importe depuis combien de temps vous fumez, le risque d'infarctus commence à diminuer dès l'arrêt du tabac.

Un an après, le risque a diminué de moitié et le risque d'accident vasculaire cérébral rejoint celui d'un non-fumeur. Dix à quinze ans après la dernière cigarette, l'espérance de vie redevient identique à celle des personnes n'ayant jamais fumé. Voici ce qu'il faut savoir pour arrêter.

■ **Il vous faut une raison supplémentaire** Vous venez de lire à quel point le tabac détruit votre santé. La même information figure en gros caractères sur les paquets de cigarettes. La plupart des fumeurs savent que c'est mauvais pour eux, mais ne penser qu'à soi ne suffit pas toujours.

Pensez à tout ce que vous pourriez rater en vivant 10 ou 15 ans de moins : le mariage d'un enfant, la naissance d'un petit-enfant... Pensez à tous ceux qui sont proches de vous, votre famille et vos meilleurs amis. Qui vous manquera le plus, et à qui manquerez-vous le plus si vous mourez prématurément ? Arrêtez pour eux.

■ **Votre médecin peut vous aider** Le tabac, bien que n'étant pas reconnu comme une drogue illicite, entraîne une forte dépendance. Sur ce plan, les spécialistes classent la nicotine avant l'alcool, la cocaïne et l'héroïne. C'est pourquoi il faut parfois plusieurs tentatives pour arriver à s'arrêter. Il est clair aussi que vos chances de réussir augmentent si vous impliquez votre médecin. Prenez l'initiative. Votre généraliste peut vous donner des conseils précis. De même, il existe en France près de 400 consultations de tabacologie à l'hôpital ou dans les cabinets des médecins ayant un diplôme interuniversitaire de tabacologie.

■ **Essayez les substituts nicotiniques** Beaucoup de personnes trouvent que les patches, gommes à mâcher, inhalateurs, comprimés à la nicotine et autres substituts aident à passer les premiers temps sans cigarettes plus facilement. Ces produits sont en vente libre.

■ **Passer aux « légères » ne marche pas** Si vous voulez vous arrêter de fumer, cela ne sert à rien de passer à des cigarettes dites légères. Leur composition est presque identique à celle des cigarettes classiques. L'effet *light* repose surtout sur la présence de petits trous au niveau du filtre qui permettent de diluer la fumée. Résultat : on tire plus fort et plus longuement dessus pour obtenir « l'effet nicotine » désiré.

Fumer des cigares ou la pipe à la place n'est pas non plus une bonne solution : vous absorberez quand même de la nicotine et, que vous le vouliez ou non, vous avalerez forcément de la fumée.

■ **L'exercice physique aide** Faire une activité physique vous aidera à arrêter plus facilement. Vous éliminerez des hormones du stress, ce qui diminuera le besoin de fumer, et vous produirez des « hormones du bonheur », ce qui atténuera la sensation de manque. Certaines études montrent que ceux qui font régulièrement de l'exercice ont deux fois plus de chances de réussir à arrêter de fumer. De plus, cela limite l'éventuelle prise de poids. Un tiers des fumeurs ne prend pas de poids à l'arrêt du tabac. Chez les autres, cette prise de poids est de 2 à 4 kg.

Mon contrat « J'arrête de fumer »

Je, soussigné(e) ____________________, m'engage à arrêter de fumer le __________. À partir de ce jour-là, je serai un non-fumeur, libéré des contraintes physiques, mentales, sociales et financières du tabac.

J'arrête de fumer pour moi-même, mais aussi pour (liste des êtres aimés) ____________________

____.

Lorsque je serai en manque et que j'aurai envie de fumer, je ferai les choses suivantes pour tenir bon :

____

____.

Si j'ai besoin d'un soutien, j'appellerai ____________________

Après 3 mois sans fumer, j'aurai droit à la récompense suivante : ____________________.

Après 6 mois sans fumer, ma récompense sera : ____________________.

Après 9 mois sans fumer, ma récompense sera : ____________________.

Je fêterai mon année sans tabac avec ____________________.

Signature ____________________ Témoin ____________________

Évitez les mauvaises influences Il est plus difficile d'arrêter de fumer lorsqu'on est entouré de fumeurs, puisque la tentation est omniprésente. De plus, respirer l'air enfumé est mauvais pour le cœur. On connaît les ravages du tabagisme passif, surtout sur les enfants. Si vous vivez avec un fumeur, mettez son cendrier dehors et veillez à ce qu'il y reste. Faites de votre maison un endroit non fumeur dès aujourd'hui.

Arrêtez pour de bon

« Arrêter de fumer, c'est facile ! Je le sais, je l'ai fait des milliers de fois. ». Ce mot de l'écrivain américain Mark Twain est hélas très vrai ! Il est difficile de se défaire d'une dépendance à la nicotine. Le fait de réduire la consommation ou d'arrêter tout court peut causer des symptômes de manque pénibles : irritabilité, dépression, maux de tête, agitation, fatigue, fringales, troubles du sommeil, etc. Voici quelques stratégies pour vous aider à parvenir à votre objectif.

1 Fixez une date

Choisissez une date – assez proche – et inscrivez-la sur votre calendrier. Puis commencez à organiser votre future vie sans tabac. Faites un stock de choses saines à grignoter, comme des chewing-gums sans sucre, des petites carottes et autres crudités, des fruits frais, des graines de tournesol… La veille au soir, jetez vos cigarettes, briquets, allumettes et cendriers. Vous êtes non fumeur maintenant : vous n'en avez plus besoin.

2 Faites-le savoir

Dites à tout le monde que vous allez arrêter de fumer à telle date. Peu importe si vous avez déjà fait ce type de déclaration avant. Si c'est le cas, vous pouvez leur expliquer qu'il faut parfois faire plusieurs tentatives avant d'y arriver et que vous comptez sur eux pour vous aider à faire de celle-ci la dernière.

3 Pensez aux substituts nicotiniques

Vous multiplierez vos chances de réussite par deux en ayant recours à des substituts nicotiniques au début. En France, ces substituts sont tous en vente libre : pas besoin d'ordonnance pour acheter patches, gommes à mâcher, inhalateurs ou comprimés.

Il existe également des médicaments (sur ordonnance) qui agissent sur la sensation de manque tout en inhibant la sensation de plaisir ressentie en fumant une cigarette. Le premier, sorti en 2001, est la molécule bupropion (vendue sous le nom de Zyban), le second, sorti en 2007, est la molécule varénicline (vendu sous le nom de Champix). Associés à des substituts nicotiniques, ces médicaments seraient encore plus efficaces. N'oubliez pas de parler de leurs effets secondaires avec votre médecin.

4 Anticipez les difficultés

Certains dépriment lorsqu'ils arrêtent de fumer, surtout les personnes âgées, qui peuvent aussi connaître un épisode de confusion mentale en raison de la diminution temporaire de la mémoire et de la concentration que cela entraîne. N'hésitez pas à en parler à votre médecin et à lui demander de l'aide. Cela vaut mieux que de rallumer une cigarette en désespoir de cause.

5 Trouvez un vrai soutien

Il est clair que de bénéficier d'un réel soutien multiplie grandement vos chances de réussite. Dans les consultations de tabacologie, de nombreux programmes incluent la participation à des groupes de soutien (votre généraliste pourra vous renseigner). C'est une bonne idée les trois premiers mois, où les rechutes sont les plus fréquentes. Pour plus d'informations, consultez le site www.tabac-info-service.fr.

6 Créez des diversions

Fumer implique trois dépendances : la dépendance physique induite par la nicotine, la dépendance psychique et la dépendance comportementale. Pour renoncer au plaisir de fumer, qui crée la dépendance psychique, sans doute est-il utile de compenser par un autre plaisir.

Quant à la dépendance comportementale, elle vient du fait que, chez les gros fumeurs, allumer une cigarette participe autant d'un réflexe de dépendance que d'un rituel pour se prémunir contre le stress ou pour se faire plaisir. Il est impératif de casser ce rituel en éliminant tout ce qui rappelle la cigarette puis en prévoyant un geste de substitution.

7 Évitez ce qui donne envie

Pendant les trois premiers mois, essayez d'éviter les situations dans lesquelles vous fumiez automatiquement. Si cela suppose de supprimer le café et l'alcool pendant quelque temps, n'hésitez pas. Ensuite, lorsque vous serez moins vulnérable, vous pourrez à nouveau vous faire plaisir en prenant un café ou un verre de vin. Attention cependant, car l'alcool fait baisser les inhibitions, il faudra donc rester vigilant.

8 Donnez-vous dix minutes

Quand l'envie vous viendra de prendre une cigarette (et cela arrivera fatalement), dites-vous : « Je la fumerai dans dix minutes. » Inspirez profondément de façon à remplir vos poumons d'air « pur » et à vous détendre. Ne restez surtout pas inactif, vaquez à vos occupations. Dix minutes après, le manque aura disparu, et vous aurez sans doute oublié que vous vouliez fumer.

La pollution de l'air

Bien qu'elle cause moins de problèmes de santé que le tabac ou l'obésité, la pollution atmosphérique reste un facteur de risque cardio-vasculaire incontestable. On sait depuis longtemps que les maladies cardiaques et respiratoires peuvent être aggravées par la pollution atmosphérique. Certains polluants pourraient même avoir un effet inflammatoire sur les artères et être très directement responsables de l'athérosclérose. Les études épidémiologiques de ces 10 dernières années viennent malheureusement corroborer ce fait : des niveaux, même relativement faibles, de pollution atmosphérique urbaine sont corrélés à court terme à certaines pathologies cardiaques.

Une récente étude de l'OMS a montré que, en France,la pollution atmosphérique provoquait chaque année 31 000 décès environ, liés à une exposition prolongée (dont près de la moitié serait directement attribuable à la pollution d'origine automobile). On estime par ailleurs que le taux de mortalité est de 15 à 17 % plus élevé dans les villes dont l'air est gravement pollué par l'industrie et la circulation automobile. Selon les chercheurs, dans les agglomérations les plus polluées, le taux de maladies cardiaques et pulmonaires est supérieur de 31 % à celui enregistré dans les villes où l'air est le plus pur.

Dernière mauvaise nouvelle : les risques augmentent en cas d'exposition cumulée sur plusieurs jours, les récentes études épidémiologiques ayant démontré le faible impact sanitaire des pics de pollution par rapport à celui de la pollution de fond prolongée. C'est pourquoi il est si important de faire baisser les taux de pollution : il a été démontré que de faibles réductions des niveaux ambiants de pollution atmosphérique ont un impact non négligeable sur la santé publique.

Santé et embouteillages

Les principaux dangers de la pollution viennent de l'ozone, un gaz agressif, ainsi que

Les indices de la pollution de l'air et ce que cela représente pour vous

- **1-2 Très bon** Les effets sont très peu ou pas du tout ressentis, même par les personnes sensibles.
- **3-4 Bon** Les personnes sensibles ressentiront peut-être les effets de la pollution, mais il est peu probable que cela nécessite une action quelconque.
- **5 Moyen** Les personnes sensibles ressentiront les effets de la pollution et devront rester vigilantes.
- **6-7 Médiocre** Les effets seront ressentis de façon significative par les personnes sensibles.
- **8-9 Mauvais** Les effets seront fortement ressentis par les personnes sensibles. Mesures de précaution.
- **10 Très mauvais** Les effets ressentis pourront s'aggraver davantage. Éviter les activités extérieures.

La pollution de l'air peut avoir des effets à court terme sur les sujets sensibles (personnes souffrant d'insuffisance respiratoire ou cardiaque, asthmatiques, personnes âgées...). Il est possible de réduire les effets en passant moins de temps dehors durant les pics de pollution.

des fines particules, une sorte de poussière de suie, émanant des voitures, des camions, des usines, de la combustion de charbon. Les plus fines d'entre elles peuvent en effet pénétrer profondément dans les poumons. Transportant des composés toxiques, elles créent alors des états inflammatoires qui accélèrent la formation de la plaque d'athérome dans les artères.

Plusieurs études au niveau mondial ont mis en évidence un lien entre les particules en suspension dans l'atmosphère et la mortalité, même pour des niveaux de pollution assez faibles. Dans l'une des plus grandes études sur le sujet, des chercheurs ont constaté que les femmes qui vivaient dans des zones où l'air pollué contient trop de ces fines particules avaient plus de risques de mourir d'une maladie cardio-vasculaire que les autres.

Il y a d'autres polluants atmosphériques facteurs de risques, comme le dioxyde d'azote, le monoxyde de carbone et le dioxyde de soufre. Ainsi, une étude menée par l'observatoire régional de la santé d'Île-de-France a conclu à une augmentation de la mortalité dans la région parisienne due aux émissions de dioxyde de soufre.

Les activités physiques réputées bénéfiques pour le cœur comme le vélo et le jogging s'avèrent nuisibles si la qualité de l'air est mauvaise. Des chercheurs finlandais ont fait pratiquer à des femmes ayant des antécédents de maladies coronaires une séance d'exercices sous électrocardiogramme deux fois par semaine durant six mois. Lorsque le niveau de pollution était élevé, elles présentaient des épisodes d'ischémie beaucoup plus nombreux.

Respirez mieux

À part déménager à la campagne, vous ne pouvez pas faire grand-chose pour changer l'air que vous respirez dehors. Mais il existe nombre de moyens pour limiter l'exposition à l'air pollué et ses effets néfastes sur votre cœur.

■ **Vérifiez la qualité de l'air** Avant de pratiquer une activité sportive en extérieur, ou si vous êtes sensible à la pollution, vérifiez la qualité de l'air. Vous pouvez trouver les indices de pollution sur le site de l'Agence de l'environnement et de la maîtrise de l'énergie : www.ademe.fr. En Île-de-France, ils sont détaillés sur le site d'Airparif : www.airparif.asso.fr. Lors des procédures d'alerte, les personnes sensibles à la pollution peuvent demander conseil aux médecins de la permanence Allô air santé, au 01 40 34 76 14.

■ **Évitez les heures de pointe** Même si vous vivez dans un endroit où la qualité de l'air est plutôt bonne, évitez de faire de l'exercice physique à l'extérieur aux heures de pointe, lorsque les émissions polluantes des véhicules sont les plus importantes.

■ **Restez éloigné des fumeurs** Voilà qui va devenir de plus en plus facile avec l'interdiction de fumer dans les lieux publics. Même une seule cigarette par jour fumée à côté de vous accélère le développement de l'athérosclérose.

■ **Entourez-vous de plantes vertes** Nous passons 80 % de notre temps dans des endroits clos. Pour purifier l'air dans votre maison, faites le plein de plantes vertes, surtout celles qui sont connues pour être particulièrement « filtrantes », comme la phalangère, le lierre ou les palmiers.

■ **Faites le plein d'antioxydants** Les antioxydants comme les vitamines C et E et le bêta-carotène protègent votre cœur et vos poumons des effets néfastes de la pollution atmosphérique. Alors mangez des fruits et des légumes !

■ **Ayez du nez** Lorsque vous faites du sport dans un environnement pollué, essayez de respirer par le nez : ses minuscules poils filtrent une partie de l'air avant qu'il n'arrive dans les poumons.

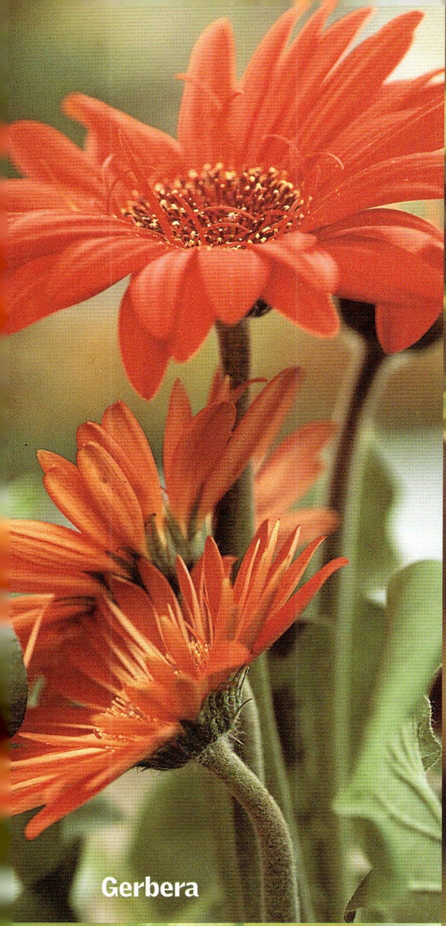

Gerbera

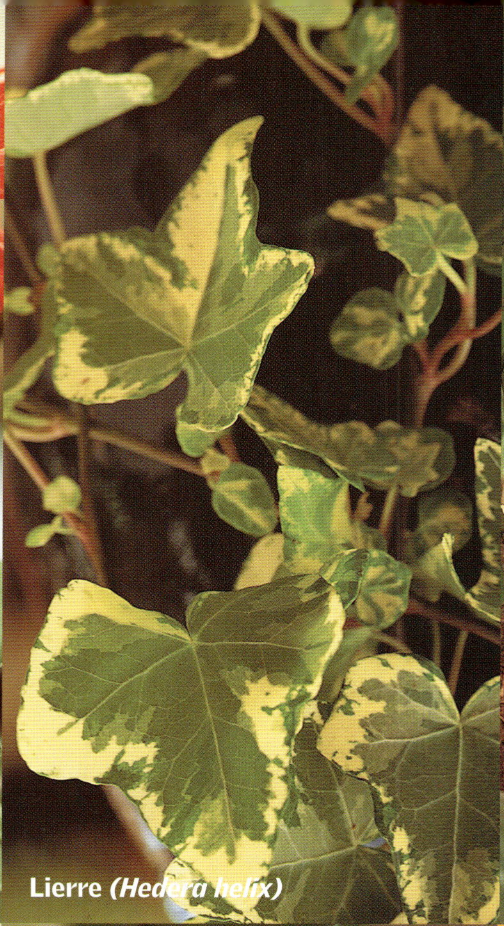

Lierre (*Hedera helix*)

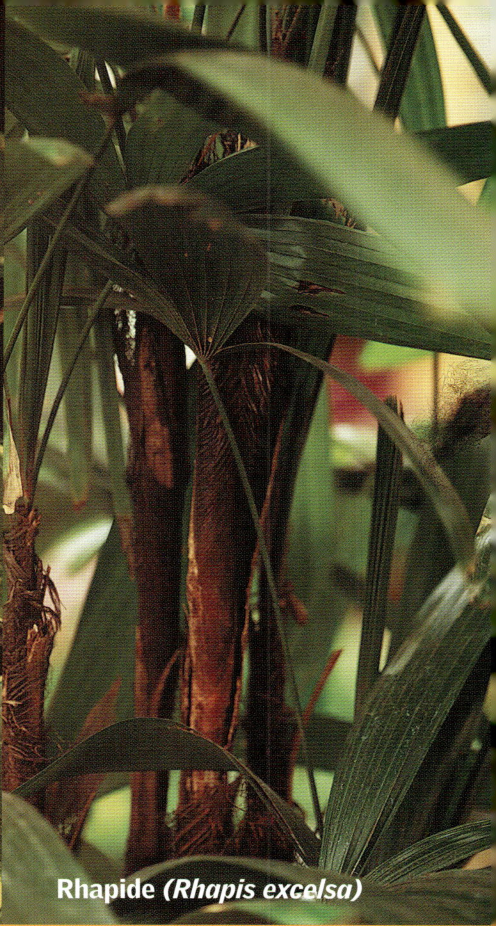

Rhapide (*Rhapis excelsa*)

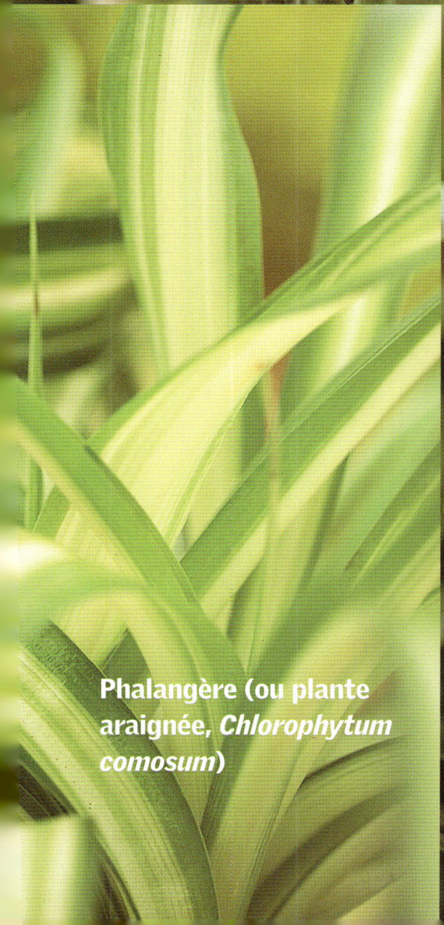

Phalangère (ou plante araignée, *Chlorophytum comosum*)

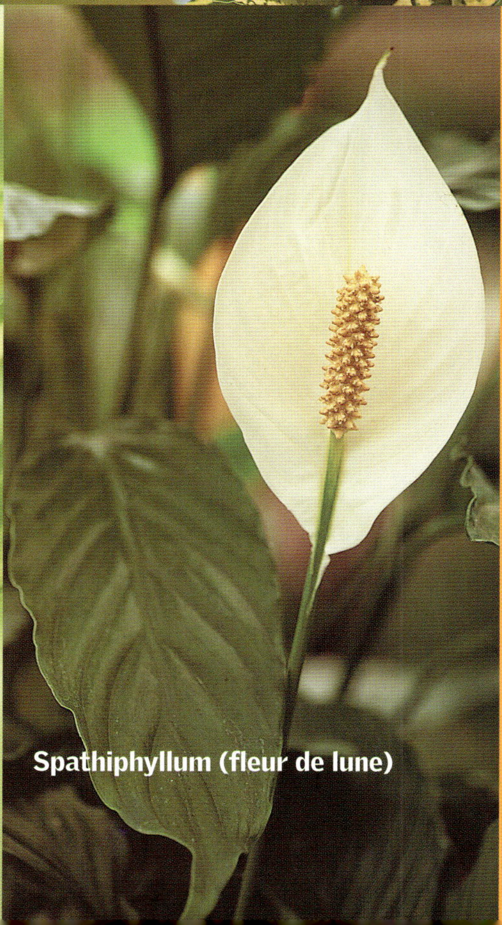

Spathiphyllum (fleur de lune)

Plantes dépolluantes

Les plantes d'intérieur ne sont pas seulement décoratives, elles peuvent également améliorer considérablement la qualité de l'air dans une maison. Les cinq plantes ci-contre sont parmi les plus efficaces pour combattre les effets des trois polluants domestiques les plus fréquents : le benzène, un solvant fréquemment utilisé dans les peintures, matières plastiques et détergents ; le formaldéhyde, présent entre autres dans les mousses d'isolation et la colle à moquette ; le trichloréthylène, un produit cancérigène que l'on trouve dans les peintures, les solvants, les encres et les colles.

Virus et microbes

S'il existait un traitement efficace, rapide et sûr pour réduire de façon significative le risque de maladies cardiaques, d'infarctus et de décès prématuré, vous l'adopteriez tout de suite. Mais vous faites-vous vacciner contre la grippe tous les ans ? Si la réponse est non, vous passez à côté du meilleur « vaccin anti-infarctus » qu'offre la médecine moderne.

Des chercheurs américains ont suivi plus de 286 000 hommes et femmes de plus de 65 ans qui ont reçu le vaccin contre la grippe deux ans de suite. Ils ont constaté que ces personnes avaient 20 % moins de risques que celles qui ne se faisaient pas vacciner d'être hospitalisées pour une affection cardiaque, 30 % moins de risques de succomber à une pneumonie et 50 % moins de risques de décéder prématurément, toutes causes confondues.

D'autres chercheurs ont suivi 200 hommes et femmes atteints de maladies coronaires. Ils ont montré que ceux qui étaient vaccinés contre la grippe avaient 67 % moins de risques d'avoir un deuxième infarctus.

Une étude polonaise a, quant à elle, constaté que les personnes souffrant d'artériosclérose présentaient des risques de mortalité, d'infarctus, de pontage coronarien ou d'angioplastie en urgence réduits de deux tiers si elles avaient été vaccinées contre la grippe.

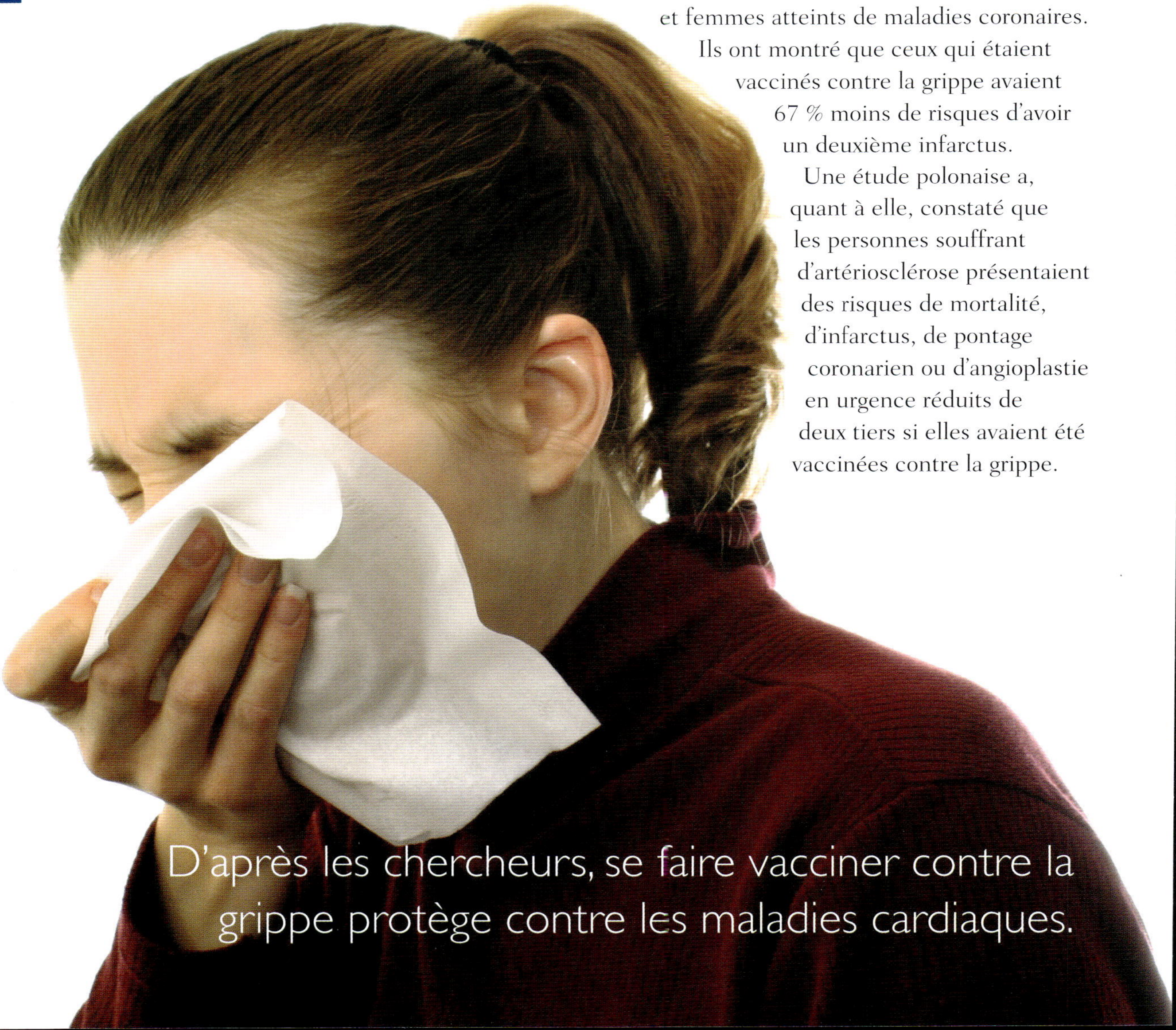

D'après les chercheurs, se faire vacciner contre la grippe protège contre les maladies cardiaques.

Une protection à plusieurs niveaux

Protéger son cœur avec une simple piqûre dans le bras peut sembler nouveau ; au début des années 1900, les médecins suspectaient déjà un lien étroit entre la grippe et l'infarctus. Le grand nombre de décès survenus durant les épidémies de grippe était alors attribué exclusivement aux maladies cardiaques.

Aujourd'hui, les chercheurs pensent que le vaccin contre la grippe protège contre les maladies cardio-vasculaires en calmant les inflammations avant que l'infection ne se développe. Si on empêche le virus grippal de s'installer pour causer une infection, votre système immunitaire n'a pas alors besoin de déclencher une réaction anti-inflammatoire, ce qui peut entraîner des caillots, endommager les parois des artères et ouvrir la voie aux maladies cardio-vasculaires et aux infarctus.

Parce que le vaccin prémunit contre la grippe mais aussi contre ses complications, et parce qu'il fait de moins en moins de doute qu'il protège également le système cardio-vasculaire, les instances sanitaires françaises recommandent aux plus de 65 ans et à ceux qui souffrent de l'une des affections de longue durée (ALD) répertoriées par l'assurance maladie de se faire vacciner. Pour ces personnes, le vaccin est d'ailleurs gratuit.

Il faut impérativement le faire tous les ans car les souches vaccinales sont réactualisées chaque année, et l'immunité du vaccin ne dure pas plus de 10 mois.

Luttez contre les infections

L'inflammation est mauvaise pour les artères ; se protéger contre les infections est donc bénéfique pour le cœur. Voici quelques façons simples et rapides de vous défendre durant la saison des rhumes et des grippes.

Vaccin contre la grippe : quelques précisions

Le vaccin antigrippal à virus inactivés stimule le système immunitaire pour qu'il crée des anticorps en vue de combattre le virus. Il protège contre les virus grippaux les plus virulents, mais ne vous empêchera pas d'avoir des rhumes ou d'être contaminé par d'autres virus aux symptômes parfois proches de ceux de la grippe.

Le vaccin contre la grippe ne peut en aucun cas vous donner la grippe, ni faire apparaître des symptômes grippaux, et le risque d'effets secondaires est minime. Une rougeur à l'endroit de la piqûre est possible, mais loin d'être courante.

Le vaccin contre la grippe ne doit pas être administré aux personnes déjà malades, à celles qui sont allergiques aux œufs ni aux femmes enceintes.

Lavez-vous les mains souvent
La règle numéro un en matière de protection contre les virus et les microbes est de se laver fréquemment les mains. Ainsi, les microbes ne pénétrent pas dans votre organisme lorsque vous mangez, que vous vous frottez les yeux ou que vous vous mouchez.

N'utilisez pas de savons antibactériens, car ils contribuent à créer des bactéries résistantes aux antibiotiques. Un savon classique nettoie tout aussi bien. Il ne détruit certes pas les microbes, mais il les détache et, lorsque vous vous rincez les mains, ils s'écoulent en même temps que l'eau.

Ne vous touchez pas le visage
Essayez de ne pas porter vos mains au visage, surtout durant la saison virale. Il y a forcément des gens malades autour de vous et les microbes qu'ils propagent se déposent sur les poignées de porte, les rampes des escalators, etc.

Ne vous frottez pas les yeux Les yeux sont une porte d'entrée idéale pour les microbes. Or la plupart des gens se frottent les yeux ou le nez, ou se grattent le visage, 20 à 50 fois dans la journée. Si vous ne pouvez pas résister à la tentation, utilisez les articulations des phalanges, moins porteuses de bactéries que le bout des doigts.

Faites-vous vacciner Le vaccin contre la grippe doit se faire tous les ans et être administré suffisamment tôt dans la saison, 15 jours étant nécessaires à la formation des anticorps. Pensez-y dès sa sortie, qui a généralement lieu en septembre, afin d'éviter tout risque en cas d'épidémie précoce. Votre médecin traitant pourra vous renseigner à ce sujet. Si vous avez plus de 65 ans ou que vous souffrez d'une maladie cardiaque, vous pouvez également vous faire vacciner pour prévenir les infections à pneumocoques, notamment les pneumonies. N'hésitez pas à le faire en même temps que le vaccin antigrippal.

Nettoyez les endroits stratégiques Désinfectez les endroits clés comme les poignées de porte, les claviers d'ordinateur, les volants, les robinets et les téléphones. Laissez sécher la vaisselle naturellement. Changez les torchons fréquemment et lavez très souvent les éponges et les brosses à l'eau de Javel. Séparez les brosses à dents de tous les membres de la famille et veillez à ce que chacun ait son propre gobelet pour se rincer la bouche.

Mangez bien et faites de l'exercice En mangeant équilibré et en veillant à consommer suffisamment de vitamines et de minéraux (éventuellement en prenant des suppléments alimentaires), vous renforcerez votre système immunitaire, qui sera plus apte à combattre les infections. Faire un peu d'exercice tous les jours contribue aussi à renforcer les défenses de votre organisme. En suivant le programme « 30 minutes par jour », non seulement vous aiderez votre cœur, mais vous stimulerez aussi vos réponses immunitaires.

Soignez vos muqueuses nasales En hiver, le chauffage central et l'air sec irritent les muqueuses protectrices du nez et de la gorge, ce qui vous rend plus sensible aux infections. Nettoyez-vous le nez plusieurs fois par jour avec du sérum physiologique ou un spray nasal à l'eau saline (disponibles en pharmacie ou en grandes surfaces), afin d'éliminer les microbes et de garder les muqueuses humides.

Arrêtez de fumer Fumer endommage les petits poils des narines qui font office de filtre contre les microbes et les virus. Plus sensibles

Un vaccin qui protège les gencives et le cœur ?

Aujourd'hui, c'est le vaccin contre la grippe qui offre la meilleure protection cardio-vasculaire (surtout chez les personnes âgées). Il existe cependant un autre vaccin qui pourrait s'avérer tout aussi efficace sur ce plan. Des chercheurs américains ont récemment bloqué le développement de *Porphyromonas gingivalis* (une bactérie qui provoque une inflammation des gencives pouvant mener à un accident thrombo-emboliques et à l'athérosclérose) chez les souris avec un vaccin qui protège contre les maladies parodontales.

Comme vous l'apprendrez dans la partie sur la plaque dentaire (pp. 212-213), une infection bactérienne chronique des gencives (infection parodontale) peut multiplier par deux votre risque d'infarctus. Un vaccin parodontal pour les humains est en cours de développement. En attendant, suivez les conseils d'hygiène dentaire des pages 212 et 213.

aux infections, les fumeurs sont généralement victimes d'infections plus sévères que les non-fumeurs. De même, les infections mettent plus longtemps à guérir chez les fumeurs (pour arrêter de fumer, voir p. 203-204).

Aux toilettes, redoublez d'hygiène Le nombre de microbes sur le bout des doigts double lorsqu'on va aux toilettes. Pourtant, près de la moitié des hommes et un quart des femmes ne se lavent pas les mains après. Dans un lieu public, après vous être lavé les mains, utilisez un morceau de papier pour fermer le robinet et un autre pour vous sécher les mains puis pour ouvrir la porte. Tout cela a l'air un peu obsessionnel, mais contribuera à vous protéger de maladies infectieuses comme la grippe ou le rhume.

Emportez un gel nettoyant Vous trouverez en pharmacie et grande surface des gels nettoyants pour les mains sans rinçage mais aussi des lingettes. Ayez-en toujours sur vous, cela vous permettra de vous laver les mains même si vous êtes à des kilomètres d'un lavabo. Des études effectuées dans les écoles primaires ont montré que celles qui proposaient aux enfants ce type de nettoyant voyaient le taux d'absentéisme pour cause d'infection chuter de 20 % !

Ayez des mouchoirs à portée de main Dès que la saison des reniflements arrive, faites le plein de mouchoirs en papier et placez-en partout dans la maison, mais aussi dans la voiture, sur votre lieu de travail, dans votre sac à main. Utiliser des mouchoirs lorsque l'on ressent le besoin de tousser, d'éternuer ou de se moucher permet en effet d'épargner son entourage !

Ouvrez vos fenêtres en hiver Laissez les fenêtres entrouvertes, surtout dans les pièces où vous passez le plus de temps : l'air frais chasse efficacement les microbes. Cela est d'autant plus important si vous vivez dans une maison récente où l'isolation ne laisse pas circuler l'air.

Achetez un hygromètre.

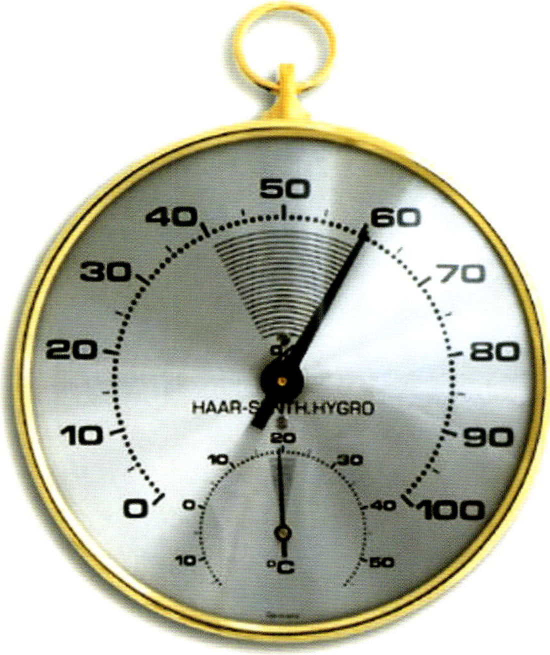

Achetez un hygromètre Ces petits gadgets servent à mesurer le taux d'humidité de l'air. Chez vous, 50 % est une bonne moyenne. Si l'hygromètre affiche en permanence 60 % ou plus, attention, les moisissures pourraient commencer à se développer dans la maison. Au-dessous de 40 %, l'air est trop sec, ce qui rendra plus sensible aux microbes ceux qui vivent sous votre toit.

Allez au sauna une fois par semaine Une étude autrichienne a montré que les personnes qui vont souvent au sauna ont deux fois moins de rhumes que celles qui ne s'y rendent jamais. Il se peut que l'air chaud que l'on respire dans le sauna tue les virus responsables des rhumes.

Prenez un supplément d'ail Il est maintenant avéré que ceux qui consomment beaucoup d'ail (en gélule ou frais) ont moins de rhumes que ceux qui n'en prennent pas. De même, lorsqu'ils attrapent un rhume, il est moins virulent et dure moins longtemps. Alors n'hésitez pas !

La plaque dentaire

Il n'y a plus de doute aujourd'hui sur ce sujet : se brosser les dents et utiliser du fil dentaire ne donne pas uniquement un sourire éclatant. Cela peut aussi vous sauver la vie. De nombreuses études ont en effet montré l'existence d'un lien entre les inflammations chroniques des gencives et les maladies cardiaques. Une étude menée auprès de 564 personnes de plus de 40 ans a prouvé qu'il existait une corrélation significative entre les infarctus et les maladies parodontales sévères. Par ailleurs, les personnes souffrant de gingivites chroniques auraient près de deux fois plus de risques de décéder d'un infarctus que celles dont les gencives sont saines.

D'autres études ont mis en évidence le lien entre maladies parodontales et rythme cardiaque élevé au repos, électrocardiogrammes anormaux et diabète, des symptômes tous liés à des maladies cardiaques.

On sait depuis longtemps qu'avoir de mauvaises dents est un signe de mauvaise santé. Ce n'est que récemment cependant que l'on a trouvé l'explication : l'inflammation. Les bactéries que contient la plaque dentaire (à l'origine des maladies parodontales) peuvent migrer de la bouche vers les vaisseaux sanguins, et favoriser l'obstruction des artères et des lésions des valvules cardiaques.
Ces mêmes bactéries peuvent atteindre les poumons et causer une infection ou aggraver des affections pulmonaires existantes.

Un coup de brosse

La plaque dentaire est un facteur de risque que vous pouvez facilement contrôler. Petit rappel du b.a.-ba du brossage.

■ **Brossez-vous les dents 2 minutes au minimum** Achetez un minuteur et utilisez-le pour chronométrer votre temps de brossage, qui ne doit pas être inférieur à 2 minutes. Procédez lentement, en vous occupant de 3 ou 4 dents à la fois et en inclinant la brosse à 45°, à cheval sur les dents et les gencives. Brossez toutes les surfaces des dents en un mouvement rotatif ou « en rouleau » là où c'est possible, en allant de la gencive vers la dent. Un brossage efficace est le seul moyen d'enlever le biofilm, la plaque bactérienne qui cause les principaux problèmes buccaux. Brossez-vous les dents au moins deux fois par jour, matin et soir.

■ **Changez souvent de brosse à dents** Selon l'Union française de la santé bucco-dentaire (UFSBD), les Français n'utilisent qu'une ou deux brosses à dents par an. Or une brosse effritée et usée perd de son

Gencives malades : symptômes

Vos gencives peuvent être en mauvais état sans que vous vous en rendiez compte, d'où l'importance d'aller régulièrement chez le dentiste pour un contrôle. Les signes d'alerte sont :

- Des gencives qui saignent facilement
- Des gencives gonflées et rouges
- Des dents qui se déchaussent
- Une mauvaise haleine persistante ou un mauvais goût permanent dans la bouche
- Des dents qui bougent ou qui se séparent
- Un changement dans la manière dont vos dents se touchent lorsque vous les serrez
- Un dentier qui s'adapte moins bien qu'avant

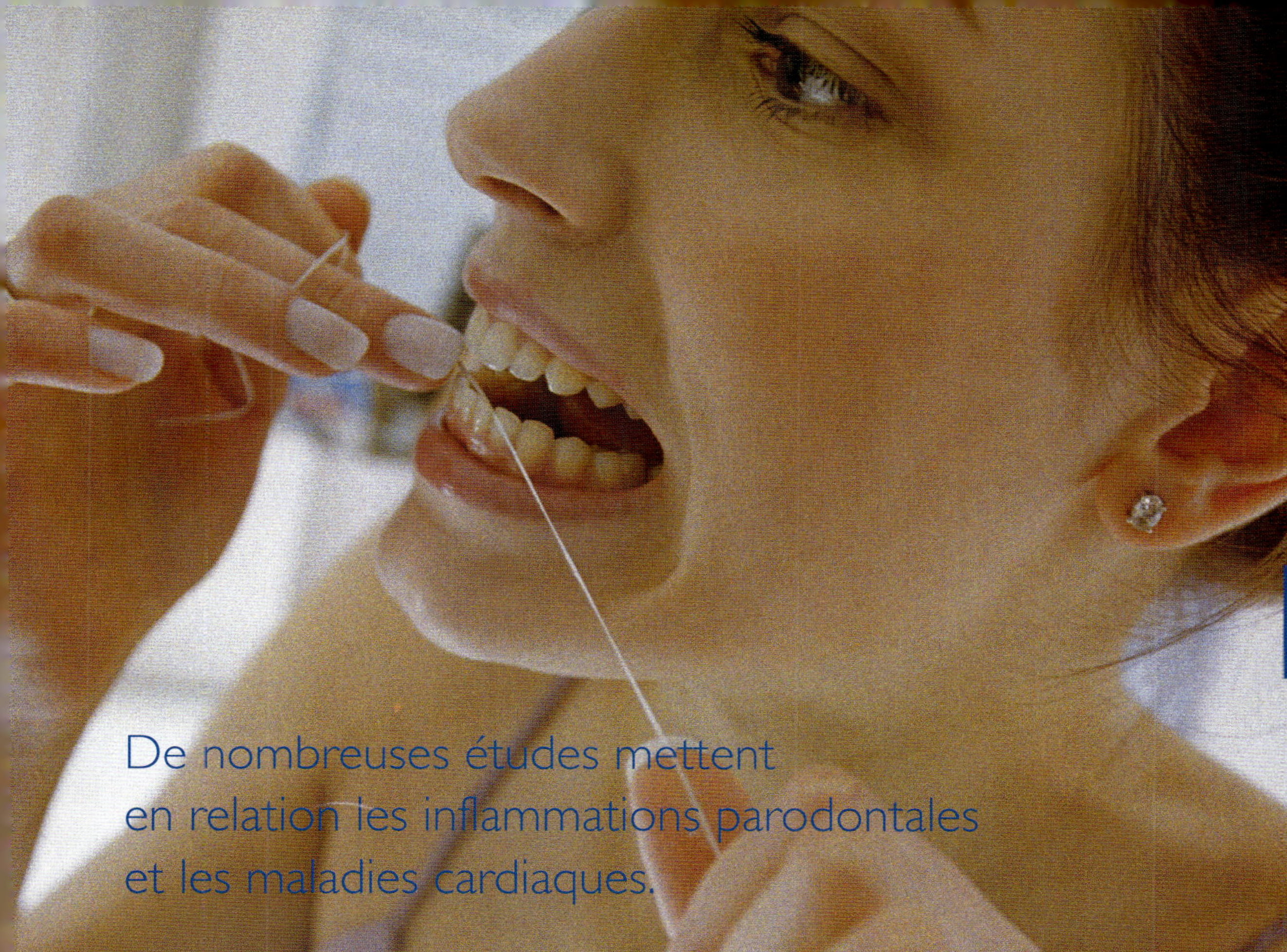

De nombreuses études mettent en relation les inflammations parodontales et les maladies cardiaques.

efficacité et peut même détériorer dents et gencives. Pensez à changer de brosse à dents tous les 2 mois au moins.

■ **Utilisez du fil dentaire** Le fil dentaire ou les brossettes cylindriques sont indispensables pour assurer le nettoyage interdentaire (35 % de la surface des dents) et enlever la plaque accumulée entre les dents et sous le sillon gingival avant qu'elle ne se transforme en tartre. Peu de gens s'en servent tous les jours, pourtant l'accumulation de plaque dentaire est quotidienne et une fois le tartre formé, seul le dentiste pourra l'éliminer.

■ **Bains de bouche : pas indispensables** Recourez aux bains de bouche en cas d'inflammation ou après une chirurgie mais pas de façon régulière, car cela perturbe la flore buccale. Les bains de bouche ne sont de toute façon pas efficaces pour éliminer la plaque dentaire.

■ **Allez chez le dentiste** Faites un contrôle chez votre dentiste deux fois par an, ou tous les 3 mois si vous avez une maladie cardiaque. Parlez-lui des traitements que vous suivez. Certains médicaments, comme ceux contre l'hypertension, peuvent augmenter le risque de maladies parodontales. Faites-vous détartrer les dents régulièrement.

■ **Stimulez la salivation** Une bouche sèche favorise l'apparition de caries. Mâchez du chewing-gum sans sucre pour stimuler la salivation.

■ **Pensez aux antibiotiques** Les personnes souffrant de maladies cardiaques, en particulier de valvulopathies, risquent une infection cardiaque grave après une intervention dentaire. Parlez-en avec votre dentiste afin d'envisager la prise d'antibiotiques avant l'intervention.

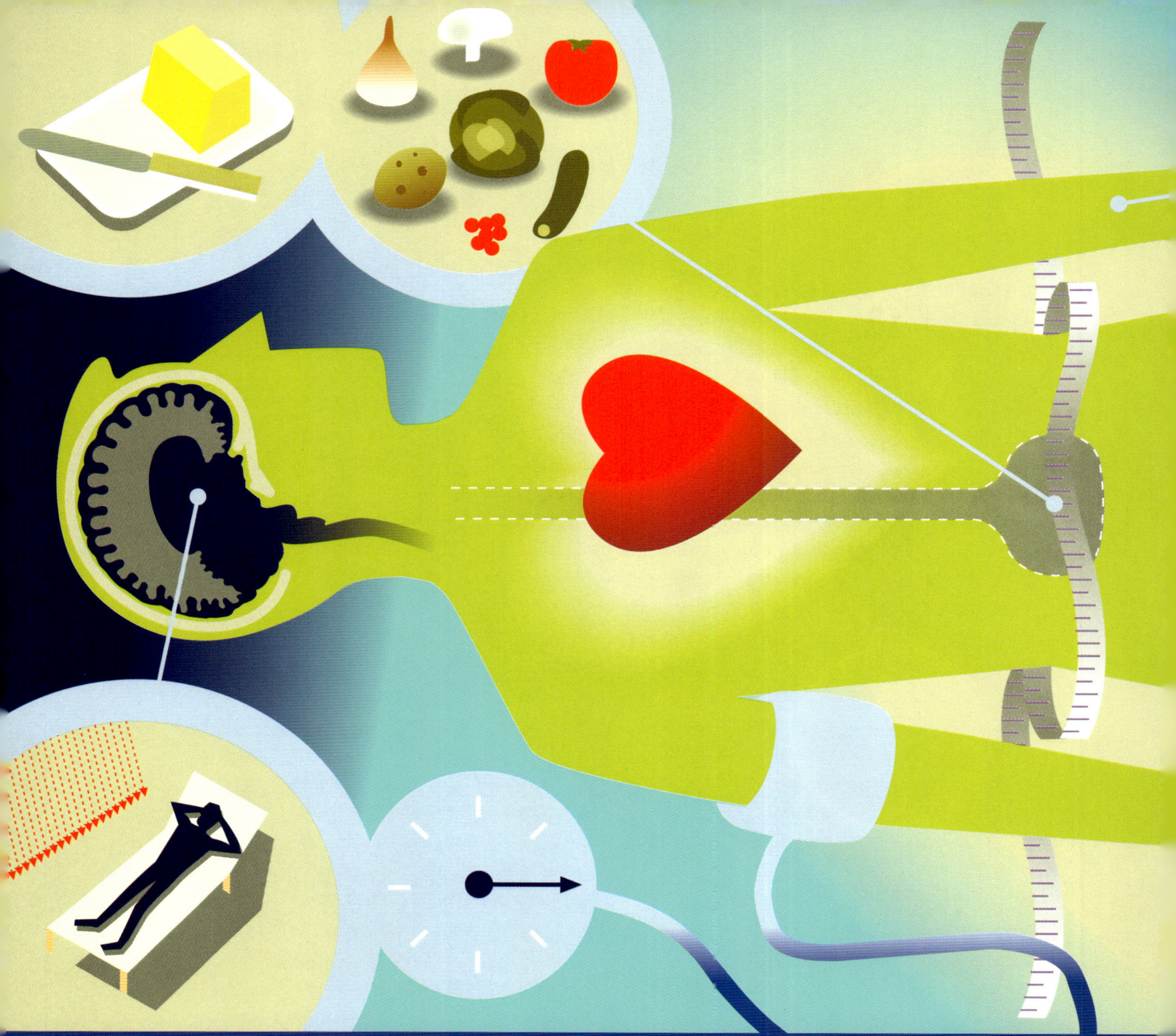

Il vous suffit de connaître quelques chiffres clés et de vous poser les bonnes questions pour avoir une juste vision de votre santé cardio-vasculaire.

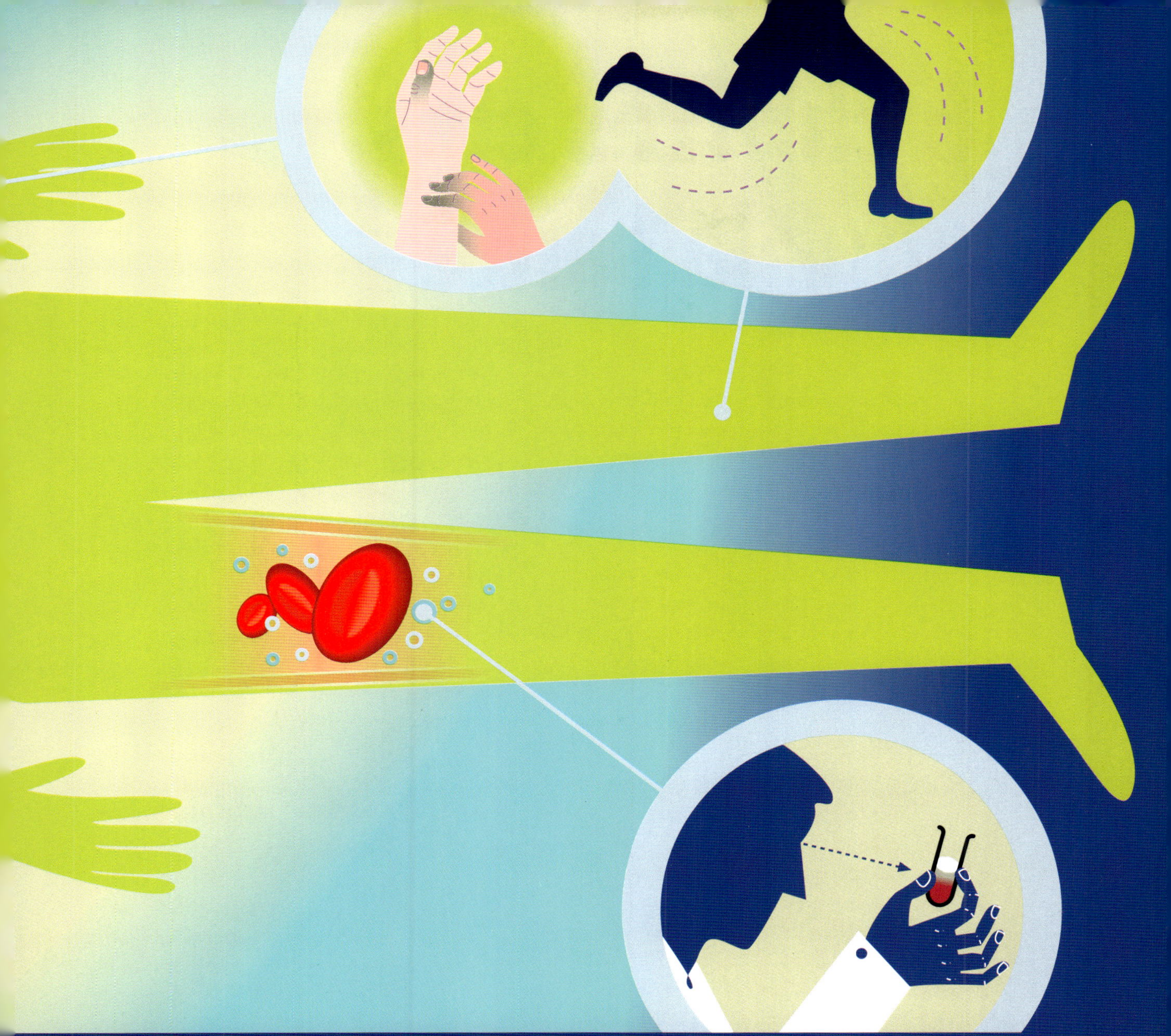

Surveiller votre santé cardiaque

6 chiffres clés pour la santé

Comment procédez-vous pour faire vos comptes ? Si vous êtes expert en la matière, vous pouvez suivre leur évolution au jour le jour. Vous pouvez vous noyer dans les chiffres ou dresser des statistiques. Mais, le plus souvent, un bilan financier se résume à quelques données : dette, capital, revenu mensuel et retour sur investissement.

C'est la même chose pour votre état de santé. Vous pouvez surveiller certains paramètres jour après jour et en interpréter les subtiles fluctuations si vous en avez les compétences. Mais, pour la majorité d'entre nous, notre état de santé s'exprime par quelques valeurs essentielles, dont il faut suivre l'évolution au fil du temps.

Quels sont les chiffres les plus significatifs ?

Posez cette question à cent médecins et vous aurez cent réponses différentes. Cela peut sembler surprenant, mais ni le gouvernement ni les organismes de santé publique n'ont jamais proposé de guide des bonnes pratiques permettant à chacun d'assurer le suivi médical de sa santé cardiaque.

Pourtant, il va de soi que, si nous voulons vraiment prendre les choses en main, il nous faut savoir quels sont les meilleurs indicateurs de notre état de santé.

Avec le concours de plusieurs spécialistes, six indicateurs ont été retenus pour permettre à chacun de se situer par rapport à six facteurs de risque. Ces chiffres, faciles à obtenir, sont de bons indicateurs de la santé cardio-vasculaire, et tout adulte responsable devrait les connaître et en tenir compte.

Trois d'entre eux peuvent se mesurer facilement. Il suffit pour cela d'un stylo, d'un mètre ruban et d'une montre munie d'une trotteuse. Les autres découlent de simples analyses prescrites par le médecin.

Consignez tous ces chiffres et suivez leur évolution au fil du temps. Ils en diront long sur votre santé cardiaque et sur les progrès obtenus grâce au programme « 30 minutes par jour » pour un cœur solide.

Apport calorique quotidien

COMMENT VÉRIFIER ? Inutile de faire de savants calculs pour vous assurer que vous ne dépassez pas les limites. Il suffit de consommer les aliments recommandés dans cet ouvrage en respectant les quantités prescrites. C'est le moyen le plus simple, le plus sain et le plus fiable.

QUAND VÉRIFIER ? Durant les deux premières semaines de régime, contrôlez les portions à chaque repas pris à la maison en vous servant du guide de la page 101. Continuez ensuite à vérifier de temps en temps. Une fois par semaine, essayez de respecter scrupuleusement la taille des portions pour chacun des repas.

POURQUOI EST-CE IMPORTANT ? On a tendance à trop manger. Un morceau de fromage ou de viande en plus, un paquet de chips « exceptionnellement », tout cela s'additionne et finit par faire grossir.

1 L'APPORT CALORIQUE QUOTIDIEN
Calculez vos besoins

C'est un chiffre qui, si vous y faites attention, peut avoir une grande influence sur votre santé. Comme on l'a vu page 82, on ignore souvent la quantité de calories nécessaire à l'organisme. Pour le savoir, il suffit de multiplier son poids par un chiffre allant de 28 à 33, selon que l'on est plus ou moins actif.

Quelle quantité de nourriture consommez-vous réellement ? Bon nombre d'entre nous grignotent pendant la journée sans savoir réellement ce que cela représente au bout du compte. Le plus souvent, notre consommation alimentaire excède largement nos besoins.

Dans un monde parfait, nous ne mangerions que le strict nécessaire pour alimenter l'organisme en énergie. Si l'on voulait maigrir sans danger, il faudrait consommer 500 kcal de moins que ce qu'exige l'organisme. Or nous consommons souvent entre 100 et 1 000 kcal de plus que ce dont nous avons besoin chaque jour.

Pour rester en bonne santé, il est fondamental de savoir quelle est la quantité de nourriture nécessaire à l'organisme et si l'on est ou non au-dessus de la limite. Il est évident que, si l'on mange trop, on grossit, et l'obésité fait partie des pires ennemis du cœur. L'autre raison est moins évidente : ce trop-plein de calories va souvent de pair avec une mauvaise alimentation, comportant des produits plus caloriques que des aliments naturels, riches en graisses et/ou en sucre.

Cela dit, compter une à une les calories n'est pas le moyen le plus simple d'adapter sa consommation alimentaire aux besoins énergétiques de l'organisme. Mieux vaut changer de régime : les excès deviennent quasiment impossibles quand on veille à avoir une alimentation riche en fruits et légumes. Un régime à base de produits frais garantit aussi un bon apport en vitamines, minéraux, antioxydants et autres nutriments essentiels à la santé du cœur.

L'apport calorique recommandé pour les femmes est d'un peu moins de 2 000 kcal par jour et de 2 550 pour les hommes. Il faut compter 300 à 400 kcal au petit déjeuner, 500 à 600 pour le repas de midi, 600 à 700 pour le repas du soir, plus deux ou trois en-cas d'environ 100 à 200 kcal chacun.

Mais l'apport quotidien nécessaire n'est pas constant, il peut varier au fil du temps. En cas d'activité physique plus intense, de convalescence à la suite d'une maladie ou d'une blessure, ou de période de stress, l'organisme aura peut-être besoin d'énergie supplémentaire. Si vous avez perdu du poids, votre corps aura au contraire des besoins énergétiques plus réduits que par le passé. Le métabolisme doit aussi être pris en compte. Certains brûlent mieux les calories que d'autres.

Retenez que tout adulte doit connaître la quantité de nourriture qui lui est nécessaire pour avoir une santé et un poids optimaux. Mesurer l'apport calorique n'est pas très simple : qui est prêt à se plonger dans des tableaux de chiffres au moindre petit creux et à se perdre dans des calculs sans fin ?

Le meilleur moyen d'y parvenir est d'éduquer notre regard, et c'est ce que nous vous proposons. Il faut par exemple apprendre ce qu'est une « petite » part de gâteau en termes de calories. Pour évaluer la taille des portions, reportez-vous à la page 101.

Les repas et plats proposés dans le programme « 30 minutes par jour » devraient vous faciliter la tâche. Contentez-vous de les adapter en fonction de vos besoins.

Les besoins quotidiens en calories ne sont pas constants ; ils peuvent varier au fil du temps.

2 LE TOUR DE TAILLE
Un bon moyen de surveiller la quantité de graisse dans l'organisme

Le tour de taille est l'un des moyens les plus sûrs pour savoir si votre poids a des effets nocifs sur votre santé cardiaque. Et le ratio taille/hanches est encore plus précis (il s'obtient en divisant le tour de taille par le tour de hanches). Un chiffre supérieur à 0,9 chez les hommes et 0,85 chez les femmes est signe d'obésité androïde et peut être révélateur d'un syndrome métabolique.

Souvenez-vous que les adipocytes ne se contentent pas de stocker l'excès de calories que l'organisme ne peut utiliser. Lorsque les graisses de l'organisme sont stockées dans l'abdomen (à l'intérieur et autour de vos organes), les adipocytes libèrent des substances chimiques inflammatoires ainsi que des protéines de régulation de l'appétit en quantités bien plus importantes que d'habitude. Résultat : le risque d'infarctus augmente car l'inflammation accélère l'athérosclérose.

Il en va de même pour le risque de résistance à l'insuline et le syndrome métabolique, les substances inflammatoires interférant dans le fonctionnement des cellules musculaires et hépatiques. Dans le même temps, la régulation naturelle de l'appétit est perturbée, ce qui conduit à manger toujours plus et augmente la graisse abdominale.

Mesurer son tour de taille avec un mètre ruban est le meilleur moyen d'évaluer la graisse abdominale. Chez les femmes, les risques apparaissent au-delà de 80 cm. À plus de 90 cm, le risque devient sévère. Chez les hommes, le risque augmente à partir de 95 cm et devient grave à partir de 100 cm.

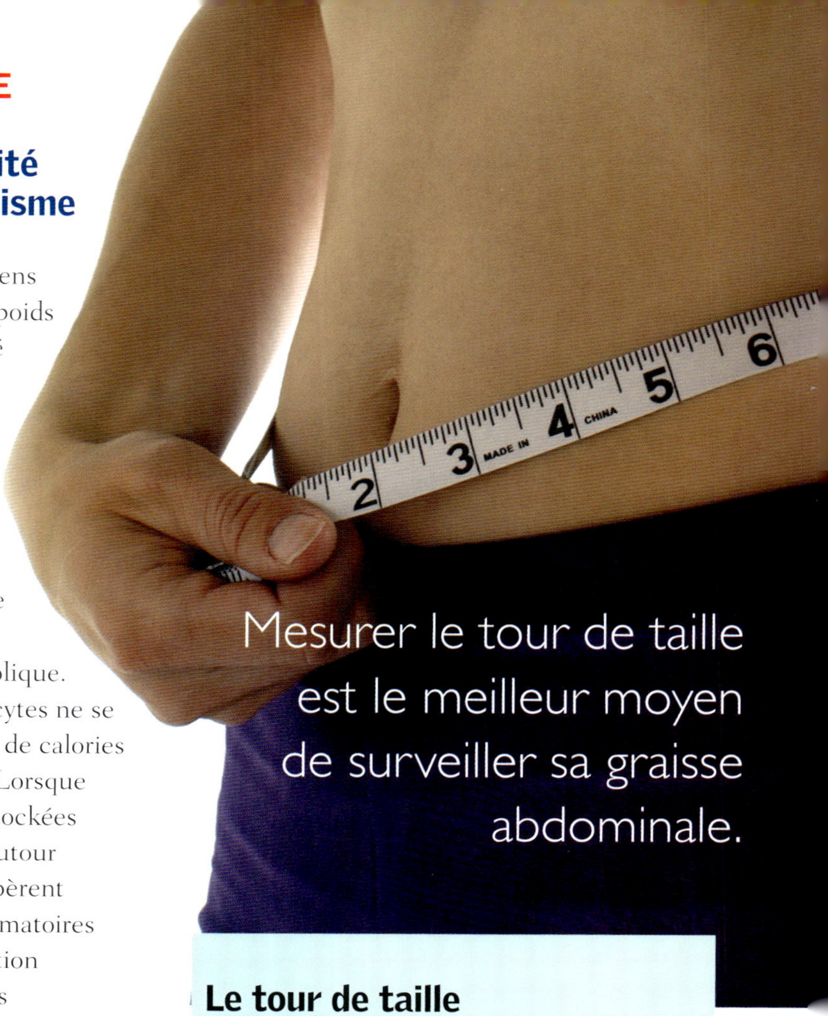

Mesurer le tour de taille est le meilleur moyen de surveiller sa graisse abdominale.

Le tour de taille

- **COMMENT LE PRENDRE ?** Faites le tour de l'abdomen avec un mètre ruban, au niveau du nombril, sans trop serrer et sans rentrer le ventre : vous serez le seul à connaître le résultat.
- **QUAND LE PRENDRE ?** Il convient de mesurer votre tour de taille toutes les deux semaines. Pour les femmes, on évitera la période des règles et la semaine qui précède, car la rétention d'eau peut faire gonfler le ventre et fausser le résultat.
- **POURQUOI EST-CE IMPORTANT ?** En mesurant régulièrement votre tour de taille, vous pourrez évaluer vos progrès. Cela vous incitera également à reprendre le régime si vous faites trop d'écarts.

3 LDL ET HDL
Le cholestérol : à surveiller pour éviter l'infarctus

Ici, il y a plusieurs chiffres importants à prendre en compte. Il vous faut en effet savoir non seulement quel est votre niveau total de cholestérol, mais aussi quels sont vos niveaux de LDL (le « mauvais » cholestérol) et de HDL (le « bon » cholestérol). Quand vous allez chez votre généraliste avec des résultats d'analyses, le laboratoire peut avoir dissocié ces deux formes de cholestérol et calculé le rapport entre le cholestérol total et les lipoprotéines HDL. Si c'est le cas, demandez les chiffres correspondants ainsi que le ratio et notez-les dans votre journal de bord.

Le taux de cholestérol total doit être inférieur à 2 g/l et le taux de LDL inférieur à 1,6 g/l (ou 1 g/l en cas d'antécédents cardiaques). Le taux minimal de HDL doit être de 0,7 g/l.

LDL et HDL

COMMENT VÉRIFIER ? Il faut faire une analyse de sang en étant à jeun depuis douze heures. L'analyse en laboratoire est bien plus fiable que les kits individuels, qui ne vous donnent aucune indication sur le taux de LDL et de HDL.

QUAND VÉRIFIER ? Si votre taux de cholestérol reste durablement supérieur à 2,2-2,5 g/l, votre généraliste vous proposera de modifier votre mode de vie. Il peut aussi vous prescrire un traitement et vous recommander de pratiquer des contrôles réguliers.

POURQUOI EST-CE IMPORTANT ? Les niveaux de LDL et de HDL font partie des meilleurs indices de prévision du risque d'infarctus. Des contrôles réguliers vous permettront d'établir des tendances (taux de LDL en progression régulière, taux de HDL en baisse) et d'anticiper les problèmes.

4 LA TENSION
Un bon indicateur de la santé des artères

La tension, c'est-à-dire la pression exercée par le flux sanguin sur les parois des artères, varie naturellement au cours de la journée. Quand elle reste durablement élevée, elle révèle une hypertension et un risque plus élevé d'athérosclérose, de maladie cardiaque ou d'accident vasculaire cérébral (AVC).

Une tension à 14/8, ou plus, est considérée comme élevée. Entre 12/8 et 13,9/8,9, il peut déjà y avoir des risques et il faut intervenir pour prévenir le développement de l'hypertension. Le programme d'activité physique et le régime nutritionnel proposés dans cet ouvrage (avec de nombreux fruits et légumes riches en potassium) peuvent y contribuer.

La tension

COMMENT LA PRENDRE ? La tension est prise par le généraliste à chaque visite, mais vous pouvez aussi acheter un appareil et la mesurer chez vous. Les études ont montré que les patients qui prennent eux-mêmes leur tension en contrôlent mieux les variations. Mais cela ne remplace pas des rendez-vous réguliers chez le médecin.

QUAND LA PRENDRE ? Posez la question à votre généraliste. Vous pouvez demander un contrôle à chaque visite au cabinet.

POURQUOI EST-CE IMPORTANT ? Faire vérifier régulièrement sa tension permet de déceler un problème potentiel très tôt, à un moment où une simple modification des habitudes de vie est encore susceptible de faire baisser la tension sans médicaments.

5 LES TRIGLYCÉRIDES Une autre forme de graisse à surveiller

Les triglycérides sont produits à partir des lipides et des glucides présents dans l'alimentation, et convertis sous une forme susceptible d'être stockée par les adipocytes. Les triglycérides sont aussi libérés par les tissus graisseux lorsque l'organisme a besoin d'énergie supplémentaire entre les repas. S'il est normal d'avoir des triglycérides dans le sang, il y a un lien avéré entre un taux élevé de triglycérides et l'existence d'affections coronariennes, surtout chez les femmes.

Un taux élevé de triglycérides associé à un niveau bas de HDL (« bon » cholestérol) peut renforcer le risque de résistance à l'insuline et de syndrome métabolique. Le taux de triglycérides doit normalement être inférieur à 1,5 g/l.

Les triglycérides

COMMENT VÉRIFIER ? L'analyse se fait généralement en même temps que celle du taux de cholestérol, en une seule prise de sang à jeun.

QUAND VÉRIFIER ? Le médecin vous conseillera sur la fréquence des contrôles. Elle peut être très variable, allant d'une fois par an seulement lorsque le taux est normal jusqu'à tous les trois mois en cas de taux élevé.

POURQUOI EST-CE IMPORTANT ? Le contrôle régulier du taux de triglycérides constitue un bon système d'alarme pour votre santé cardiaque.

6 LE POULS MATINAL Votre cœur est-il en forme ?

Le pouls est le nombre de battements du cœur par minute. En prenant votre pouls régulièrement, au repos, le matin en vous réveillant, vous allez pouvoir mesurer si votre programme d'activité physique est efficace. Au repos, le pouls est de 60 à 90 battements par minute. Les sportifs ont tendance à avoir un pouls au repos plus bas, car leur muscle cardiaque est très tonique (la contraction cardiaque est plus efficace). Mais, si vous avez un pouls plus bas que la normale sans pour autant pratiquer une activité physique régulière, parlez-en à votre médecin. Cela peut être un symptôme de maladie cardiaque.

Le pouls matinal

COMMENT LE PRENDRE ? C'est au niveau du cou ou du poignet qu'il est le plus facile à prendre, là où les artères affleurent. Pour prendre le pouls au niveau du poignet, placez l'index et le majeur à l'intérieur du poignet opposé. Appuyez fermement avec le plat des doigts jusqu'à ce que vous sentiez le pouls. Au niveau du cou, cherchez le pouls d'un côté ou de l'autre de la pomme d'Adam. Contentez-vous d'exercer une pression de part et d'autre de la trachée. Une fois que vous avez trouvé votre pouls, comptez les battements durant 15 secondes et multipliez le chiffre par 4.

QUAND LE PRENDRE ? Prenez-le une fois par mois, le matin, avant de vous lever. Pour vérifier si le programme d'activité physique agit dans le bon sens, prenez votre pouls juste après l'effort et observez le temps nécessaire pour qu'il revienne à la normale. Cet intervalle de temps doit se réduire à mesure que votre forme s'améliore.

POURQUOI EST-CE IMPORTANT ? Vous saurez que votre programme d'activité physique fortifie votre cœur si votre pouls baisse progressivement tout en restant dans les limites acceptables pour un individu en bonne santé.

Votre santé en chiffres

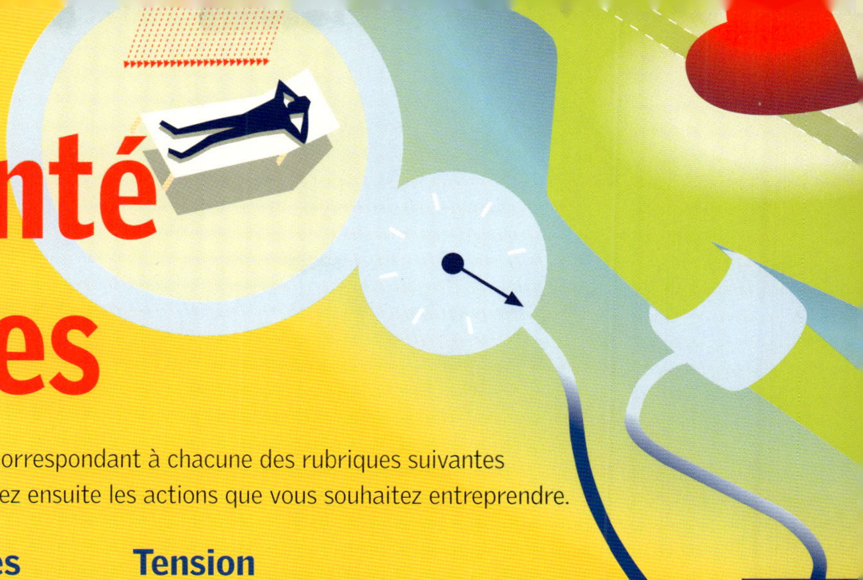

Avec votre médecin, déterminez les chiffres correspondant à chacune des rubriques suivantes et fixez-vous des objectifs raisonnables. Cochez ensuite les actions que vous souhaitez entreprendre.

Besoins quotidiens en calories

Apport calorique quotidien (kcal) : ____________

Objectif à atteindre : ____________

Excédent : ____________

Actions à entreprendre

- ☐ Réduire le grignotage
- ☐ Réduire la consommation d'aliments trop gras
- ☐ Manger davantage de fruits et de légumes
- ☐ Supprimer la viande du déjeuner ou du dîner

Tour de taille

Tour de taille actuel : ____________

Objectif : ____________

Actions à entreprendre

- ☐ Réduire l'apport calorique quotidien
- ☐ Marcher tous les jours à un rythme soutenu
- ☐ Respecter le programme de stretching
- ☐ Respecter le programme de musculation

Taux de cholestérol

Taux actuel de cholestérol total : ____________

Objectif pour le cholestérol total : ____________

Taux de HDL : ____________

Objectif pour le taux de HDL : ____________

Taux de LDL : ____________

Objectif pour le taux de LDL : ____________

Actions à entreprendre

- ☐ Renforcer l'apport quotidien en fibres
- ☐ Manger plus de poisson, d'huile d'olive et de noix
- ☐ Envisager de prendre tous les jours des capsules de stérols ou opter pour la margarine
- ☐ Faire régulièrement de l'exercice

Tension

Tension actuelle : ____________

Objectif : ____________

Actions à entreprendre

- ☐ Réduire la consommation de sel
- ☐ Manger beaucoup de fruits et de légumes riches en potassium
- ☐ Faire un peu plus d'exercice
- ☐ Prendre quotidiennement des suppléments de multivitamines ou de coenzyme Q_{10}

Triglycérides

Taux actuel de triglycérides : ____________

Objectif : ____________

Actions à entreprendre

- ☐ Remplacer les glucides simples par des glucides complexes
- ☐ Toujours contrôler la consommation d'alcool
- ☐ Manger davantage de légumes au quotidien
- ☐ Réduire la quantité de graisses saturées
- ☐ Prendre un supplément d'huile de poisson

Pouls matinal

Pouls actuel : ____________

Objectif : ____________

Actions à entreprendre

- ☐ Faire régulièrement de l'exercice
- ☐ S'initier aux techniques de relaxation
- ☐ Faire des nuits complètes
- ☐ Perdre du poids

4 chiffres à surveiller au quotidien

Cet ouvrage vous a apporté quantité d'idées nouvelles pour trouver le temps, chaque jour, de consommer des aliments naturellement nourrissants, des suppléments qui protègent le cœur, de pratiquer une activité physique et de vous relaxer. Chaque fois que vous choisissez l'une de ces stratégies, vous faites un pas de plus sur la voie d'une vie plus saine.

Mais les vieilles habitudes sont difficiles à perdre et la route est jalonnée de tentations. Il est si facile de commander une grande portion de frites, de regarder un film tard le soir au lieu d'aller se coucher à 22 heures, ou encore de rester assis toute la journée sans bouger.

Comment savoir si vous avez suffisamment modifié vos habitudes de vie pour faire la différence ? C'est facile : adoptez le système de suivi quotidien que vous propose cet ouvrage.

Le principe est le suivant. Tous les soirs, prenez le temps de répondre à quatre questions concernant votre journée. Ces quatre questions distillent l'essence des messages et des conseils clés du programme « 30 minutes par jour ». Ce sont toujours les mêmes, elles sont donc faciles à retenir. Selon vos réponses, vous saurez parfaitement si vous êtes toujours sur le chemin d'une vie plus saine ou si vos bonnes intentions restent... de bonnes intentions ! Si vous vous trouvez plus souvent dans le second cas, posez-vous ces mêmes questions en fin d'après-midi et non plus le soir. Ainsi, vous aurez encore le dîner et la soirée pour rectifier le tir.

Le meilleur moyen d'avancer sur la voie d'une vie longue et saine est d'agir par des mesures naturelles et indolores. Procéder à ces quatre contrôles quotidiens vous y aidera.

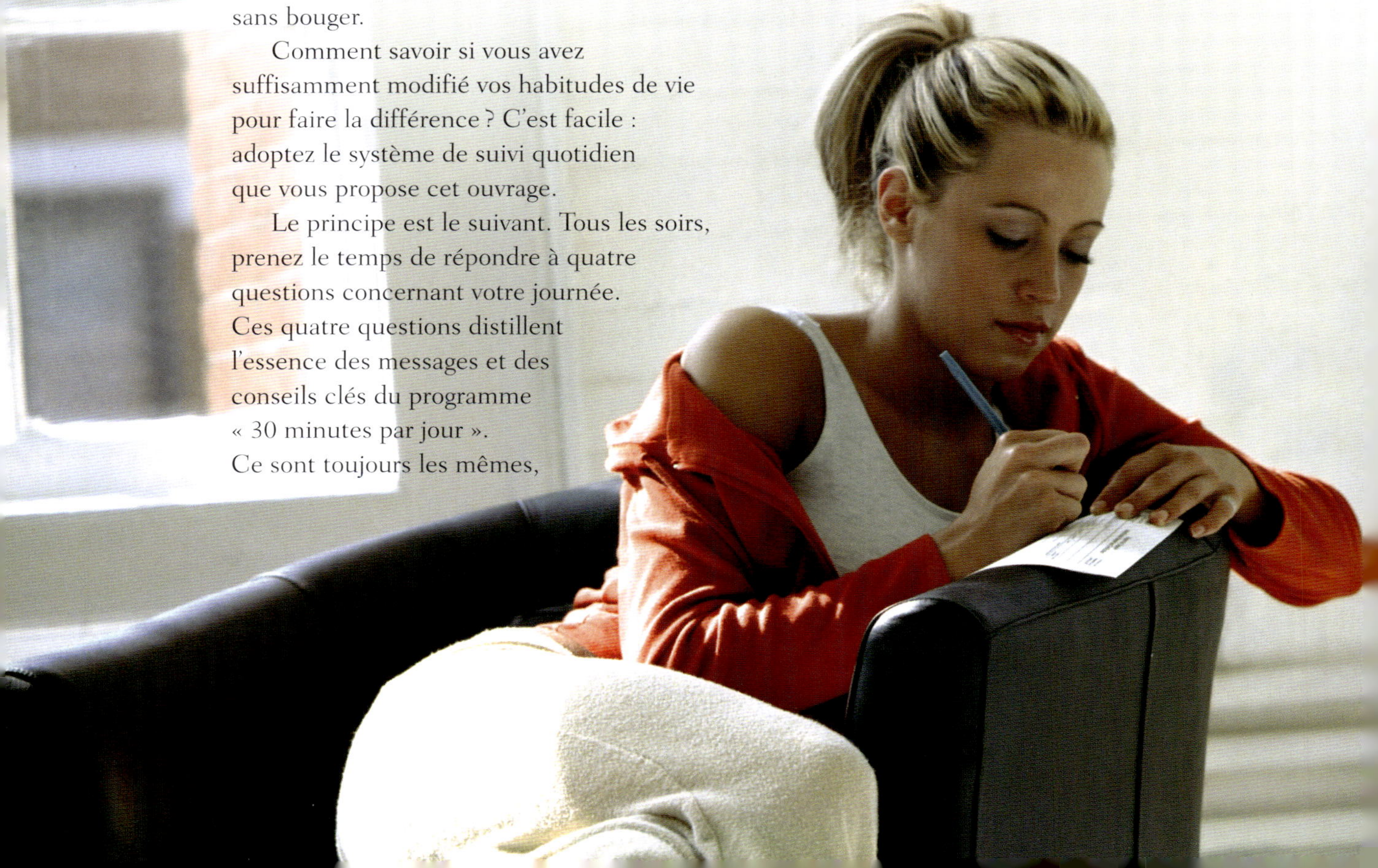

1 CONSOMMATION DE FRUITS ET LÉGUMES

Si vous deviez n'introduire qu'un changement dans votre vie, ce serait celui-ci : consommer davantage de fruits et légumes à chaque repas. Ces aliments réduisent les risques de maladies cardiaques en apportant à l'organisme des fibres solubles et insolubles, en injectant des antioxydants dans le sang et les cellules pour protéger les artères, ainsi que des vitamines et minéraux qui contribuent à réguler la tension et à entretenir la souplesse des artères.

Consommation de fruits et légumes

■ POSEZ-VOUS CETTE QUESTION Ai-je consommé au moins cinq portions de fruits et légumes dans la journée ?

■ VOTRE OBJECTIF Sept à neuf portions de fruits et légumes par jour si possible.

■ COMMENT VOUS Y TENIR Pour les femmes, mettez neuf bracelets au même bras. Chaque fois que vous prenez des fruits ou des légumes, passez un des bracelets à l'autre bras. Pour les hommes, mettez neuf trombones dans la poche de votre pantalon et transférez-les un à un dans une autre poche chaque fois que vous mangez des fruits ou des légumes.

■ LE PLUS Préparez-vous de jolies assiettes colorées : brocolis, raisin noir, poivrons jaunes, tomates et pêches, par exemple.

■ COMMENT VOUS RATTRAPER Si vous n'avez pas ou presque pas mangé de fruits et légumes au petit déjeuner et au déjeuner, rattrapez le temps perdu en mangeant une pomme, une orange ou une poire dans l'après-midi, une grande salade au dîner et un autre fruit dans la soirée.

2 CONSOMMATION DE FIBRES

Consommer des fibres à chaque repas permet de réguler le taux de sucre dans le sang, évite les fringales, contribue à la sensation de satiété et limite le risque de diabète ou de problème cardiaque. La consommation de fibres solubles (présentes dans les flocons d'avoine, le pain de seigle ou les légumes secs) réduit aussi considérablement le taux de cholestérol. Les aliments riches en fibres sont moins souvent transformés : votre organisme bénéficie donc en même temps de nutriments naturellement équilibrés, bons pour le cœur. Les céréales complètes sont aussi source de vitamine E et d'autres antioxydants. Les noix, riches en fibres, fournissent des graisses mono-insaturées qui préservent le « bon » cholestérol (HDL), ainsi que des oméga-3.

Consommation de fibres

■ POSEZ-VOUS CETTE QUESTION Ai-je consommé trois portions de céréales complètes ainsi que des noix et /ou des légumes secs aujourd'hui ?

■ VOTRE OBJECTIF Deux à quatre portions de céréales complètes et une ou deux portions de noix ou de légumes secs.

■ COMMENT VOUS Y TENIR Pensez à 3-2-1 : trois portions de céréales complètes, deux de légumes secs et une de noix.

■ LE PLUS Remplacez l'une de vos portions de céréales complètes par un aliment riche en fibres solubles comme des flocons d'avoine.

■ COMMENT VOUS RATTRAPER Si vous n'avez pas mangé suffisamment de fibres au petit déjeuner et à midi, essayez de manger quelques noix dans l'après-midi et de prendre des haricots secs comme plat principal au dîner, avec une tranche de pain complet.

Des résultats surprenants

Inutile d'être diplômé en médecine ou d'avoir un stéthoscope pour constater que vos efforts sont payants. Bien avant votre prochain rendez-vous chez le médecin pour faire vérifier votre tension et votre taux de cholestérol, les éléments suivants vous prouveront que vous êtes sur la bonne voie. Vous verrez très vite les premiers résultats, parfois une semaine ou deux après le début du programme.

■ **Plus d'énergie** Vous avez davantage de ressort tout au long de la journée, même au moment du coup de barre de 15 heures.

■ **Un meilleur sommeil** Votre sommeil est plus profond. Vous vous réveillez avec le sentiment d'être plus dispos.

■ **Une ceinture plus serrée** Vous avez gagné un cran, voire deux.

■ **Des vêtements qui tombent mieux** Vous avez meilleure allure dans votre jupe ou votre pantalon. Peut-être pouvez-vous de nouveau rentrer dans vos jeans moulants.

■ **Plus d'argent dans le porte-monnaie** Vous faites des économies sur votre budget alimentation car vous limitez votre consommation de produits transformés.

■ **Une meilleure humeur** Vous ne vous laissez plus perturber par les petites sources d'énervement et vous riez plus souvent. Vous vous montrez plus optimiste.

■ **Plus de force** Vous portez plus facilement le sac des courses et vous soulevez plus aisément vos enfants ou vos petits-enfants.

■ **De vrais muscles** Voyez-vous les biceps commencer à se dessiner ? Vos muscles prennent forme, c'est parfait.

3 LE TEMPS DE LA RELAXATION

Se relaxer volontairement ne veut pas dire que l'on va consacrer une heure de son temps à méditer ou à se faire faire un massage. Il y a de très nombreuses façons de se relaxer sans pour autant interrompre ce que l'on fait. Vous pouvez par exemple avoir en permanence une conscience très précise de ce que vous êtes en train de faire, ou prendre quelques minutes pour vous concentrer sur votre respiration. Vous pouvez aussi laisser aller votre colère ou votre impatience avant qu'elles ne multiplient par deux votre risque d'hypertension et de crise cardiaque.

Ne sous-estimez pas les effets apaisants d'une plaisanterie entre amis, de la musique, de la marche ou d'un moment passé à jouer avec son chien ou à profiter de la nature.

Le temps de la relaxation

■ **POSEZ-VOUS CETTE QUESTION** Me suis-je accordé aujourd'hui au moins un quart d'heure de tranquillité pour décompresser ?

■ **VOTRE OBJECTIF** Essayez de réussir chaque jour à vous relaxer un moment.

■ **COMMENT VOUS Y TENIR** Essayez plusieurs fois par jour de réfléchir à ce que vous ressentez réellement. Vous verrez si vous êtes tendu ou agité.

■ **LE PLUS** Une fois par semaine, passez au moins une heure à faire quelque chose que vous aimez vraiment : plongez-vous dans un bon livre, faites du sport, enfermez-vous dans votre serre. En bref, faites-vous plaisir.

■ **COMMENT VOUS RATTRAPER** Au beau milieu d'une journée stressante, souvenez-vous que vous serez beaucoup plus productif si vous vous accordez quelques minutes pour respirer à fond et décompresser.

4 LE TEMPS DE L'EXERCICE

L'activité physique permet de contrôler son poids et de brûler les graisses abdominales, de faire baisser la tension et de réguler le taux de cholestérol lorsqu'il a tendance à monter. Cela limite l'inflammation et aide les cellules à absorber une quantité accrue de sucre, ce qui limite le risque de diabète de type II.

Grâce à ce régime, vous allez découvrir des dizaines d'idées pour rendre votre quotidien plus actif, ainsi qu'un programme d'activité physique incluant des exercices de musculation pour accroître la densité musculaire, et de la marche pour améliorer la santé cardio-vasculaire.

Le temps de l'exercice

- **POSEZ-VOUS CETTE QUESTION** Est-ce que je me suis levé de ma chaise aujourd'hui, pour le plaisir ou pour pratiquer une activité physique ?
- **VOTRE OBJECTIF** Rester assis une heure de moins par jour. Trouver le temps d'aller faire une ou deux petites promenades.
- **COMMENT VOUS Y TENIR** Avant le repas de midi et en milieu d'après-midi, demandez-vous combien de temps vous êtes resté assis sans avoir fait de pause. Ensuite, levez-vous.
- **LE PLUS** En marchant, balancez vivement les bras ou grimpez une côte rapidement. Faites des allées et venues quand vous êtes au téléphone.
- **COMMENT VOUS RATTRAPER** Saisissez n'importe quelle occasion, n'importe quel moment pour faire de l'exercice physique.

Puis-je faire une pause ? La réponse est non

Si vous vous sentez un peu effrayé par votre nouveau programme et si vous avez envie de faire une pause de quelques jours, alors il faut vous rappeler cette vérité fondamentale : une vie saine ne se résume pas à un programme que l'on peut suivre ou interrompre à loisir, un régime alimentaire strict, un programme physique rigide ou un temps de relaxation obligatoire.

La santé dépend de la vie que l'on mène, à tout instant. C'est avoir un bon sommeil, se lever de bonne humeur, prendre un bon petit déjeuner, se sentir bien dans son travail, faire des pauses régulières, rire avec ses amis et sa famille, avoir une attitude positive et manger des aliments frais, aimer la nature, se respecter. Et cela pas seulement de temps en temps, mais tous les jours.

Voici ce qu'il faut vous dire : « Tous les jours, je dors, je mange, je travaille, j'ai des loisirs. » Rester en bonne santé, ce n'est pas faire autre chose. Mais c'est agir de façon plus réfléchie, plus saine, avec une attitude un peu différente. Comme le souligne cet ouvrage, ce sont les choix que l'on fait dans les petits riens de la vie courante qui importent le plus : prendre du pain complet au lieu de pain blanc, faire un tour à pied au lieu de se mettre devant la télévision, éclater de rire au lieu de céder à la colère. Nous sommes confrontés à ce type de choix tous les jours, et c'est en faisant les bons que l'on va conserver des artères saines, faire baisser sa tension, fortifier son cœur et avoir une vie longue et heureuse.

Ne croyez pas qu'il suffit de suivre un régime pour être en bonne santé. Un régime au sens strict peut vous permettre de vous engager sur la bonne voie, vous dire quels sont les meilleurs choix à faire, vous aider à vous débarrasser des mauvaises habitudes et à en adopter de meilleures. Mais, au bout du compte, vivre pour rester en bonne santé, c'est vivre, tout simplement, en menant une existence saine et agréable.

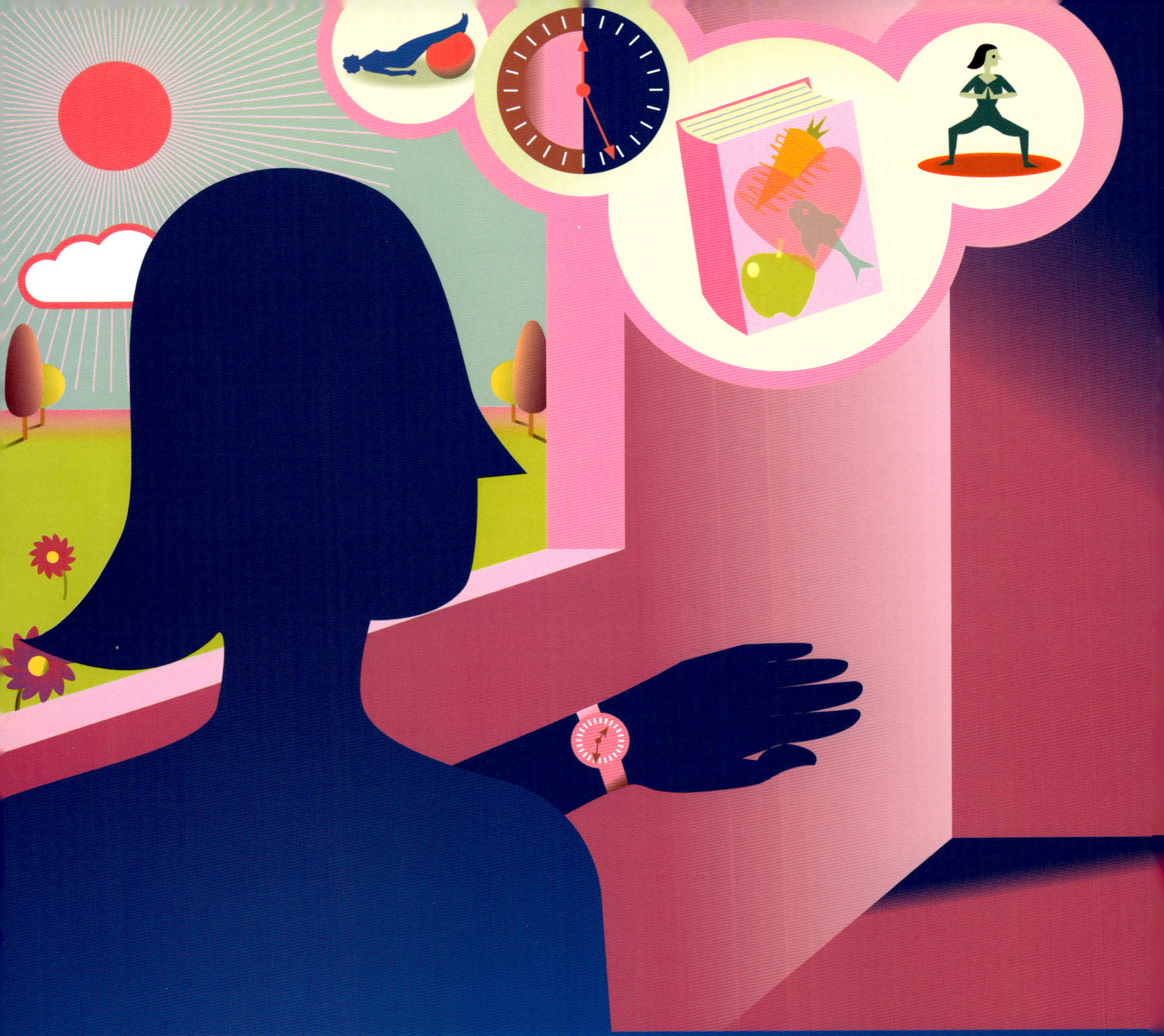

C'est au quotidien que se font sentir les effets d'une hygiène de vie plus saine : rapidement vous vous sentirez en meilleure forme, plus combatif, plus dynamique et de meilleure humeur !

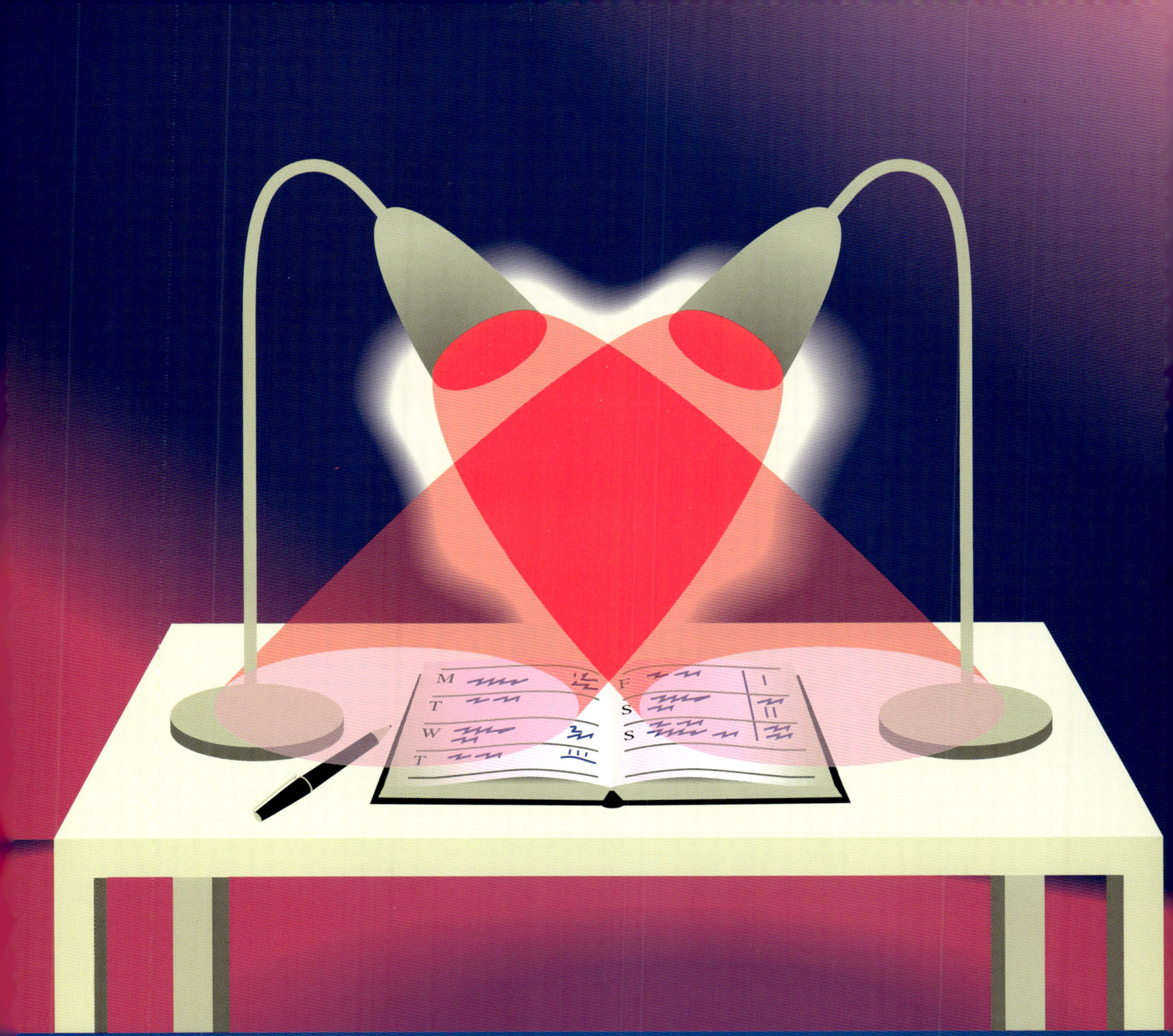

Le programme « 30 minutes par jour »

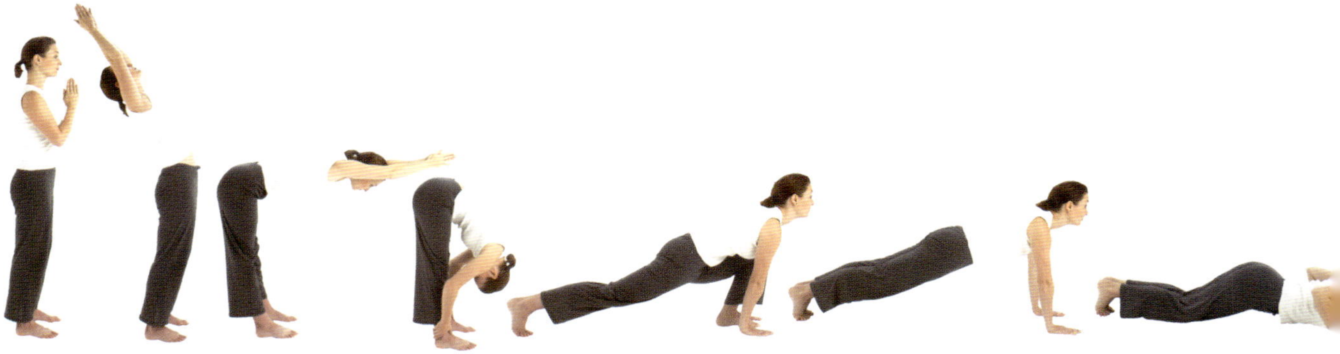

Mettre le programme en œuvre pour un cœur à toute épreuve

Comme vous avez pu le constater dans les pages qui précèdent, le programme « 30 minutes par jour » n'a rien de rigide, mais c'est un engagement : l'engagement qu'il vous suffira de 30 minutes par jour, au maximum, pour intégrer dans votre vie les petits changements qui vous permettront de garder un cœur solide, bien protégé. Mais que faire une fois que vous aurez refermé ce livre ?

Les pages qui suivent ont pour but de répondre à cette question. L'objectif de cet ouvrage est de vous aider au mieux à entamer ce programme – et à vous y tenir. Voici un résumé de ce que nous vous proposons.

■ **Kit de départ** Vous avez décidé d'adopter notre programme. Il est maintenant temps d'agir. Reportez-vous au chapitre « Faire le premier pas » (p. 53) afin de déterminer vos priorités.
Servez-vous ensuite de ce canevas pour décider, par ordre d'importance, des changements que vous voulez apporter dans votre mode de vie.

■ **Un contrat pour un cœur en bonne santé** Pour avaliser vos nouvelles résolutions, signez un contrat ou, mieux encore, demandez à votre conjoint (ou à un ami) de lire le document et de le parapher en tant que témoin.

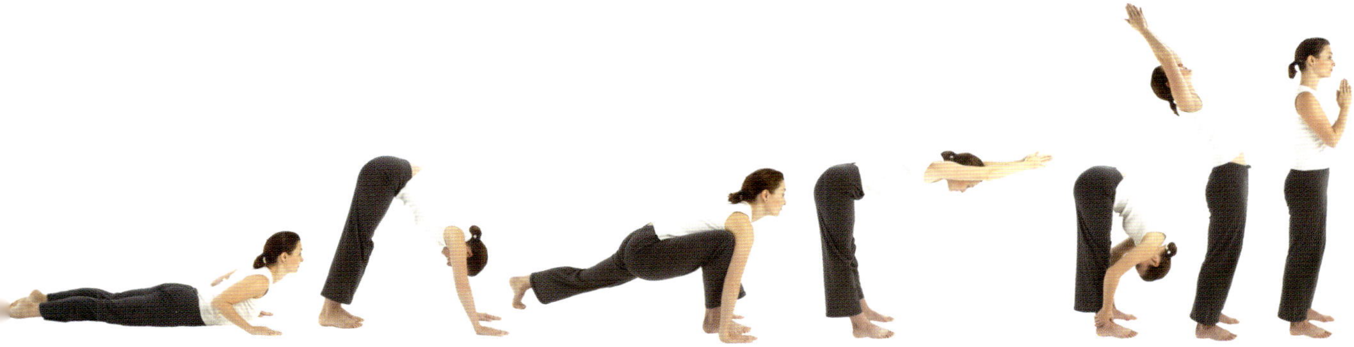

Voici l'un des enchaînements de yoga les plus populaires : la Salutation au Soleil, qui est à la portée de tout débutant. Pourquoi n'essayeriez-vous pas ?

■ **Un pense-bête quotidien** Il s'agit d'une liste à passer en revue tous les soirs pour être sûr que vous effectuez bien tous les petits changements nécessaires à votre santé cardiaque. Photocopiez-le en plusieurs exemplaires.

■ **La Salutation au Soleil** Il s'agit d'un enchaînement traditionnel du yoga, qui fortifie et assouplit tout le corps. Faites-vous conseiller par un professeur.

■ **Des exercices de musculation supplémentaires** Notre programme prévoit 5 minutes quotidiennes de musculation. Vous y trouverez une série d'exercices répartis sur 2 semaines, avec des mouvements différents chaque jour.

■ **Des recettes saines et savoureuses** Testées et approuvées, ces recettes réalisées à partir de produits frais sont conçues tout autant pour leur saveur que pour leurs bienfaits sur la santé.

■ **Questions courantes** Les médecins qui traitent des problèmes cardiaques sont souvent très sollicités. Voici les réponses aux principales interrogations.

■ **Pour en savoir plus** Pour vous permettre d'approfondir les idées développées dans cet ouvrage, nous vous proposons une liste d'organismes, de sites Internet et de livres qui pourront vous être utiles.

Le kit de départ

La clé du succès du programme que nous proposons réside dans une modification progressive des habitudes de vie nocives pour le cœur, au profit de pratiques plus salutaires. Passez en revue la liste de propositions ci-dessous et annotez celles qui vous semblent appropriées en appliquant la codification suivante :

I **Immédiatement.** Je veux commencer tout de suite.
B **Bientôt.** Je m'y mettrai dès que j'aurai assimilé la première série de changements envisagés.
U **Ultérieurement.** Je m'en occuperai dans les mois qui viennent.
RC **Recherches complémentaires.** Je souhaite en savoir plus sur le sujet avant de m'engager.

ALIMENTATION
- ☐ Prendre un petit déjeuner plus sain
- ☐ Prendre un déjeuner plus sain
- ☐ Prendre un dîner plus sain
- ☐ Consommer davantage de légumes
- ☐ Consommer des glucides plus sains (pain complet, riz complet...)
- ☐ Consommer davantage de poisson
- ☐ Consommer des en-cas plus sains, qui ne soient pas systématiquement tout préparés
- ☐ Limiter ma consommation de sucre
- ☐ Boire plus d'eau
- ☐ Boire moins de boissons gazeuses
- ☐ Manger moins de chips, de bonbons, de glaces et de petits gâteaux
- ☐ Cesser de manger par habitude, par ennui ou par stress
- ☐ Prévoir mes repas à l'avance
- ☐ Faire une liste de courses
- ☐ Manger moins souvent au fast-food
- ☐ Autres

MOUVEMENT
- ☐ Débuter la journée par quelques mouvements de stretching
- ☐ Faire 5 minutes de musculation par jour
- ☐ Faire tous les jours une longue marche à un rythme soutenu
- ☐ Faire davantage de petits déplacements à pied au cours de la journée
- ☐ Essayer le yoga
- ☐ Rester debout plus souvent au cours de la journée
- ☐ Reprendre ou débuter une activité telle que le jardinage, l'aviron ou le vélo
- ☐ Autres

MODE DE VIE
- ☐ Essayer de ne pas me mettre en colère
- ☐ Essayer de gérer mon stress plus efficacement
- ☐ Trouver les moyens de rire davantage
- ☐ Être plus indulgent envers moi-même et envers les autres
- ☐ Être plus affectueux avec mes proches et mes amis
- ☐ Conforter ma pratique spirituelle ou me fixer des objectifs altruistes
- ☐ Perdre une mauvaise habitude, comme la cigarette ou l'excès d'alcool
- ☐ Faire des nuits plus longues
- ☐ Utiliser des produits ménagers moins toxiques
- ☐ Avoir une meilleure hygiène dentaire en utilisant du fil dentaire
- ☐ Me laver les mains plus souvent et veiller à une hygiène plus rigoureuse
- ☐ Répondre tous les soirs à quatre questions essentielles sur la santé (voir p. 222)
- ☐ Autres

Quels sont les changements que vous envisagez immédiatement ? (Si votre liste comprend plus de cinq points, choisissez d'en reporter certains à plus tard : B pour bientôt. À trop vouloir en faire, on va souvent au devant de l'échec. Progressez lentement, mais sûrement.)

1 ______
2 ______
3 ______
4 ______
5 ______

Que vous faut-il acheter pour commencer ? ______

Qu'allez-vous modifier dans vos habitudes quotidiennes pour commencer ? ______

Comment allez-vous récompenser vos succès ?

Au bout de trois jours ______
Au bout d'une semaine ______
Au bout d'un mois ______

Quels sont les prochains changements que vous prévoyez ?

1 ______
2 ______
3 ______
4 ______
5 ______

Comment comptez-vous tenir vos engagements ? (Annoter votre calendrier, faire le point en début de mois, demander à un proche de vous rappeler à l'ordre, profiter des vacances ou d'un changement de saison pour vous fixer de nouveaux objectifs...)

Quels sont vos objectifs à 3 mois ? ______

Quelle récompense vous offrirez-vous en cas de succès total ? ______

Quelle récompense vous offrirez-vous en cas de succès partiel ? ______

Comment allez-vous vous remotiver si vous n'obtenez qu'un succès limité ? ______

Mon contrat pour un cœur en bonne santé

Date : ______________________________

Je déclare accepter les points suivants :

1 Avoir un cœur et un appareil circulatoire en bon état est essentiel à mon bonheur, ma santé et ma longévité.

2 Les aliments transformés sont généralement inadaptés au bon fonctionnement de l'organisme et nocifs pour la santé cardiaque.

3 Rester assis trop longtemps peut être préjudiciable à ma santé. Un mode de vie trop sédentaire est néfaste pour mon cœur et pour mon bien-être.

4 La colère, l'impatience et le stress permanent altèrent mon humeur mais ont aussi un effet nocif sur mon cœur et mon organisme.

Par conséquent, je m'engage à consacrer 30 minutes par jour à avoir une meilleure alimentation, une activité physique plus soutenue et un état d'esprit plus positif pour améliorer ma santé cardiaque mais aussi faire le plein d'énergie, limiter le risque de maladies et sans doute vivre plus longtemps et plus heureux.

Voici comment je vais trouver ces 30 minutes au quotidien : ______________________________

____

Voici les points sur lesquels je pense avoir les meilleures chances de succès (par exemple manger davantage de fruits, aller marcher pendant la pause déjeuner, se relaxer tous les jours) **:** ________

____

Voici comment je compte évaluer mes progrès : ______________________________

____

J'affirme que :

- Je continuerai d'avoir des exigences raisonnables envers moi-même et je ne permettrai pas que ma réussite à long terme soit compromise par de légers contretemps.
- Je suivrai mes progrès, je réévaluerai mes stratégies et je me fixerai de nouveaux objectifs à court terme toutes les 2 semaines durant les 3 prochains mois, puis tous les mois.
- J'adhère pleinement à ce contrat et je le conserverai pour me rappeler les engagements que j'ai pris pour améliorer mon état de santé et mon bien-être.

Signature : ______________________________

Signature du témoin (facultatif) : ______________________________

Un pense-bête quotidien pour un cœur solide

CE QUE J'AI MANGÉ PENDANT LA JOURNÉE

Les quantités optimales sont en gras.

Fruits	0 1 2 **3 4** 5
Légumes	0 1 2 3 **4 5** 6 7
Céréales complètes	0 1 2 3 **4 5 6** 7 8
Aliments riches en calcium	0 1 **2 3** 4
Légumineuses	0 **1** 2
Poisson	0 **1** 2
Volaille ou viande maigre	0 1 **2** 3 4
Verres d'eau	0 1 2 3 4 5 6 **7 8 9** 10

Mes repas ont-ils été sains ?	O/N
Mes en-cas ont-ils été sains ?	O/N
Mes portions de nourriture ont-elles été correctes ?	O/N
Ai-je consommé suffisamment de fibres ?	O/N
Ai-je mangé par habitude ou par impulsion ?	O/N
Ai-je évité les boissons néfastes pour la santé ?	O/N

MON ACTIVITÉ PHYSIQUE PENDANT LA JOURNÉE

Temps passé à marcher ______________________

Nombre de pas estimés ______________________

Ai-je limité le temps passé devant la télévision ?	O/N
Ai-je fait de la musculation ?	O/N
Ai-je fait des étirements ?	O/N
Ai-je pratiqué une forme d'activité physique ?	O/N

Niveau d'énergie (0 : nul, 5 : en pleine forme)

Matin	0 1 2 3 4 5
Après-midi	0 1 2 3 4 5
Soir	0 1 2 3 4 5

MON MODE DE VIE PENDANT LA JOURNÉE

Me suis-je accordé au moins 10 minutes de complète relaxation ?	O/N
Ai-je partagé des moments d'affection avec des amis ou des proches ?	O/N
Ai-je ri de tout mon cœur au moins quatre fois ?	O/N
Me suis-je senti en confiance ?	O/N
Me suis-je montré indulgent ?	O/N

Motivation pour être en bonne santé	0 1 2 3 4 5
Attitude positive	0 1 2 3 4 5
Qualité du sommeil la nuit précédente	0 1 2 3 4 5

Chiffres clés en matière de santé ou observations

____

____

____

____

____

Notes pour le lendemain

____

____

____

____

____

____

____

____

____

____

____

La Salutation au Soleil

Après avoir goûté aux bienfaits du yoga en pratiquant les exercices proposés p. 194, peut-être avez-vous envie de poursuivre plus avant. La Salutation au Soleil est un enchaînement assez tonique qui associe des postures d'ouverture et de fermeture du corps, le tout en coordination avec la respiration. Chaque posture s'articule avec la précédente en étirant et en fortifiant différentes parties du corps, si bien qu'à la fin de l'enchaînement vous vous sentirez plus souple et plein d'énergie.

Selon les écoles, la Salutation au Soleil connaît un certain nombre de variantes dans les postures et la façon de respirer. La variante présentée ici propose de prendre quelques respirations dans chaque posture, ce qui donne le temps de s'y installer en dosant ses efforts.

La Salutation au Soleil doit être effectuée deux fois de suite, en commençant par le pied droit, puis par le pied gauche. Comme elle exige un minimum de force musculaire et de souplesse, elle n'est pas conseillée aux personnes qui ne pratiquent aucun exercice physique. Certaines postures vous sembleront peut-être trop difficiles au départ. Suivez les conseils donnés pour adapter les mouvements jusqu'à ce que vous soyez plus à l'aise. Si vous avez des problèmes de cœur, ces mouvements seront sans doute trop fatigants. Les postures d'extension arrière (2, 7, 11) accélèrent le rythme cardiaque et l'on déconseille aux cardiaques de pratiquer la rétention du souffle (2), de tenir trop longtemps la posture debout les bras levés (2), ainsi que les postures où la tête se trouve plus bas que le cœur (3, 8, 10). Hormis ces contre-indications, la Salutation au Soleil tonifie le cœur et améliore la circulation sanguine. Pratiquée avec une maîtrise du souffle et une accentuation de l'expiration, elle réduira les manifestations du stress.

À quelle fréquence pratiquer la Salutation au Soleil ? Les grands amateurs de yoga la font jusqu'à douze fois par jour, mais vous pouvez apaiser votre stress, gagner en souplesse et améliorer votre bien-être général en vous contentant d'une fois par semaine.

N'oubliez pas de respirer régulièrement durant tout le mouvement, en inspirant et expirant au début de chaque posture. Choisissez une surface confortable, par exemple un tapis de yoga ou de la moquette.

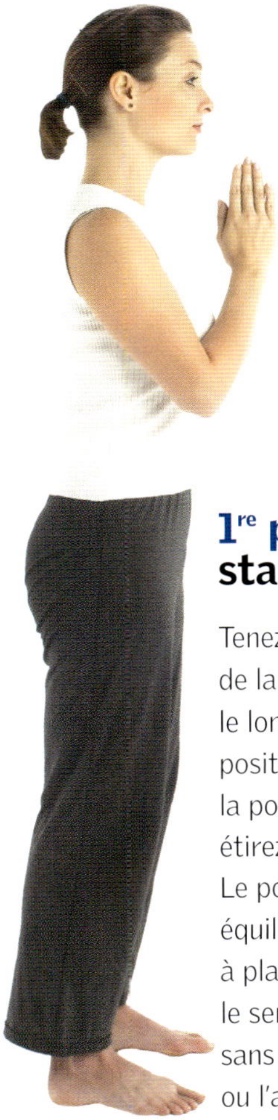

1re position Debout, stable et enraciné

Tenez-vous droit, pieds écartés de la largeur des hanches, mains le long du corps ou jointes en position de prière devant la poitrine. Relevez les orteils et étirez-les, puis reposez-les au sol. Le poids du corps doit être bien équilibré sur les deux pieds posés à plat, et vous devez avoir le sentiment d'être enraciné, sans pencher vers l'avant ou l'arrière. Expirez.

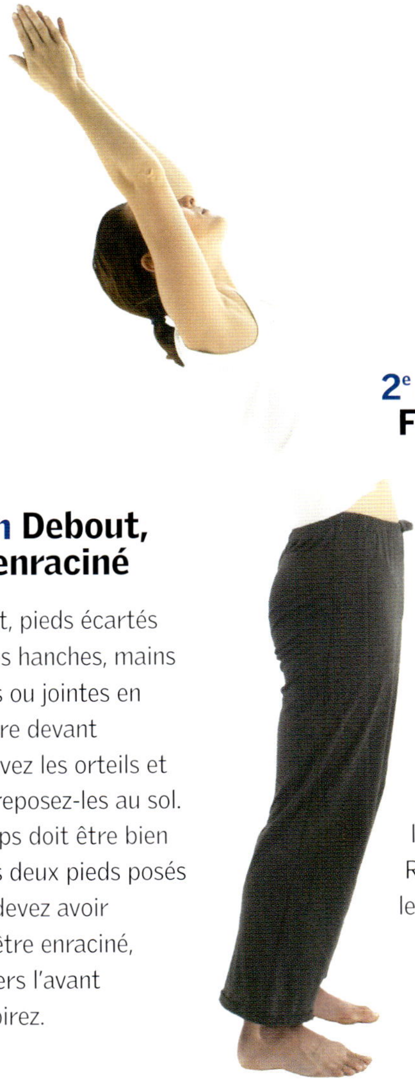

2e position Flexion arrière

Inspirez en étendant les bras sur les côtés puis vers le haut jusqu'à ce que vos paumes se rejoignent au-dessus de la tête. Étirez-vous vers le haut en élargissant la poitrine au maximum, puis cambrez-vous vers l'arrière sans laisser partir le bassin vers l'avant. Regardez vos mains. Gardez la position quelques secondes. Retenez votre respiration, gardez le regard fixe et videz-vous l'esprit.

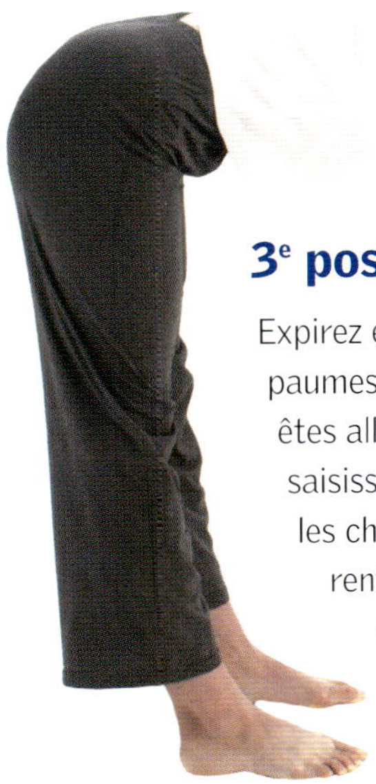

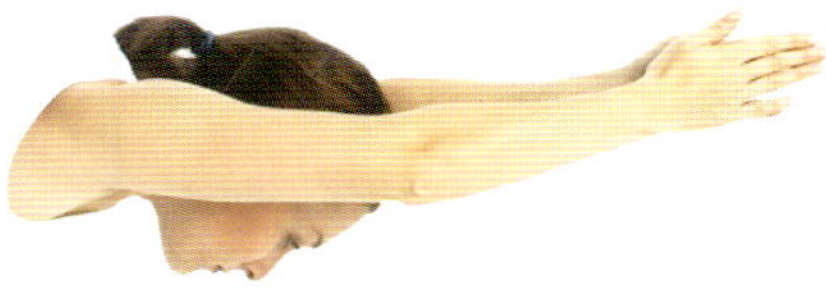

3e position Flexion avant

Expirez en inclinant lentement le buste vers l'avant, paumes jointes, tête rentrée et dos plat. Lorsque vous êtes allé le plus loin possible vers l'avant, sans forcer, saisissez l'arrière de vos jambes (n'importe où entre les chevilles et les cuisses), fléchissez les coudes, rentrez le menton et rapprochez votre buste de vos jambes. Fléchissez légèrement ces dernières si cela tire trop. Gardez la position le temps de quelques respirations.

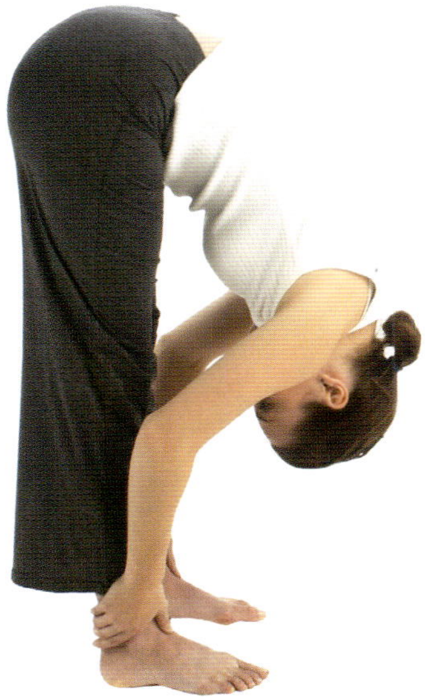

4e position Fente avant de la jambe gauche

Placez-vous en fente, jambe droite vers l'arrière, genou gauche plié à hauteur de la cheville gauche (il vous faudra peut-être reculer le pied droit). Penchez-vous vers l'avant, bout des doigts ou paumes sur le sol, au niveau du pied avant. Baissez les épaules et avancez la poitrine en regardant droit devant vous.

Relâchez les hanches vers le sol tout en gardant la jambe arrière aussi tendue que possible, sans forcer. Maintenez le temps de quelques respirations.

Si vous avez du mal à poser les mains par terre dans cette position, posez une pile de livres de chaque côté et prenez appui dessus pour soutenir le poids de votre corps. Vous pouvez aussi laisser reposer la jambe arrière au sol si nécessaire.

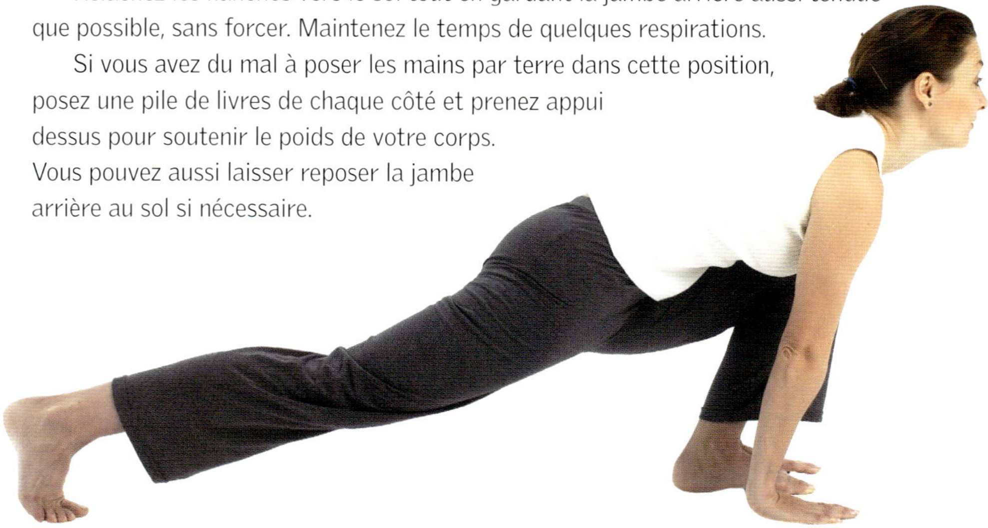

5e position La Planche

Ramenez la jambe gauche au niveau de la jambe droite et tendez le corps pour faire la planche. Écartez les doigts : vos mains doivent être placées à l'aplomb des épaules, comme si vous faisiez des pompes. Rentrez le coccyx afin que les jambes, les hanches et le buste soient parfaitement alignés. Poussez le haut de la tête vers l'avant, rentrez les orteils et amenez les talons vers le bas afin de bien étirer le dos. Maintenez la position le temps de quelques respirations.

Si le mouvement est trop difficile, prenez appui sur les genoux plutôt que sur les orteils.

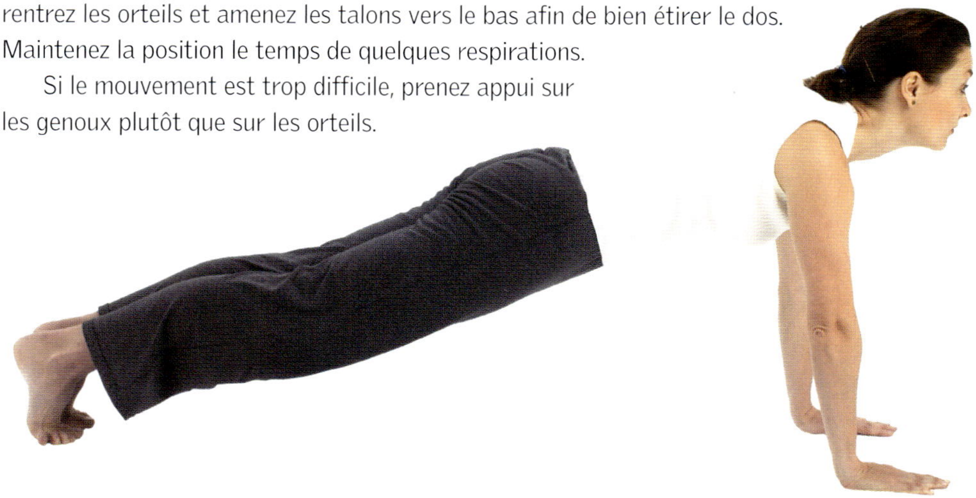

6e position La Chenille

Posez les deux genoux au sol (si ce n'est pas déjà fait), puis rapprochez lentement le menton et la poitrine du sol. Gardez les coudes près du corps et amenez la poitrine entre les paumes en relevant le coccyx vers le plafond. Maintenez la position le temps d'une respiration.

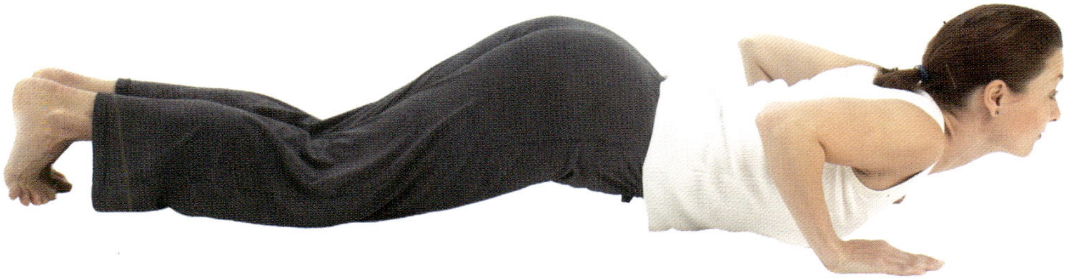

7e position Le Cobra

Posez les hanches au sol. Placez vos bras à hauteur de la poitrine, coudes vers le haut. Soulevez le buste en utilisant votre dos, sans pousser avec les mains, pour ne pas vous faire mal. Gardez les épaules basses, relevez légèrement la tête et sentez l'ouverture de la poitrine et du dos, entre les omoplates. Maintenez la position le temps de quelques respirations.

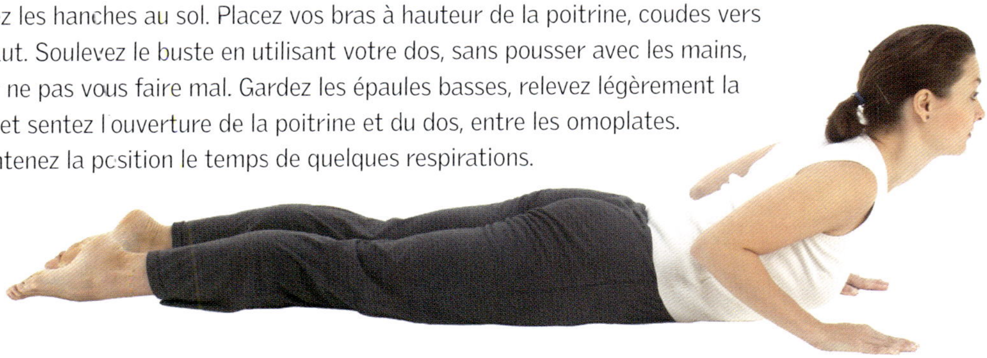

8e position Le Chien tête en bas

Repoussez le sol avec les mains, tendez les bras et relevez les hanches de façon que votre corps forme un V inversé. Laissez pendre librement le cou et la tête entre les épaules ou rentrez le menton si la position vous paraît plus confortable. Enfoncez les talons dans le sol tout en poussant les hanches vers le haut pour vous étirer totalement.

Si l'étirement de l'arrière des jambes est douloureux, pliez les genoux pour privilégier l'étirement du dos. Vous pouvez aussi placer les mains sur une marche. Maintenez la position le temps de quelques respirations.

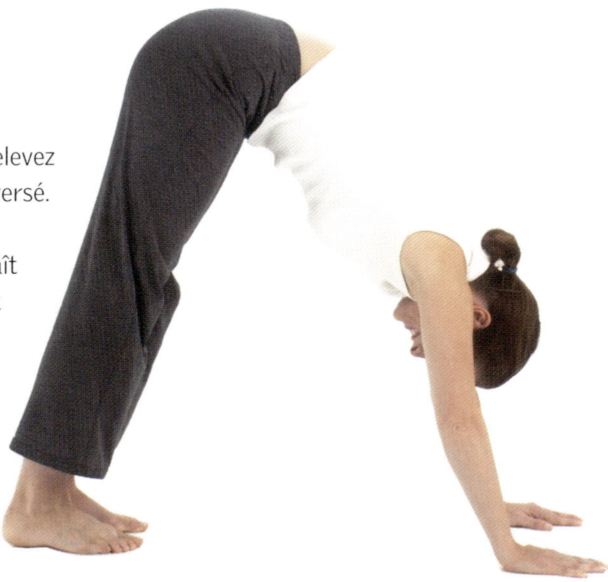

9e position Fente avant de la jambe droite

Avancez le pied droit. Positionnez-vous de façon que votre genou droit soit à l'aplomb de votre cheville droite tandis que votre jambe gauche est tendue derrière vous. Prenez appui au sol sur les paumes ou le bout des doigts en mettant les mains de part et d'autre de votre pied droit (si vous avez du mal à atteindre le sol, posez les mains sur une pile de livres).

Relâchez les hanches vers le sol en gardant la jambe arrière bien tendue, sans forcer (si vous avez du mal, posez votre jambe arrière au sol). Maintenez la position quelques secondes en respirant.

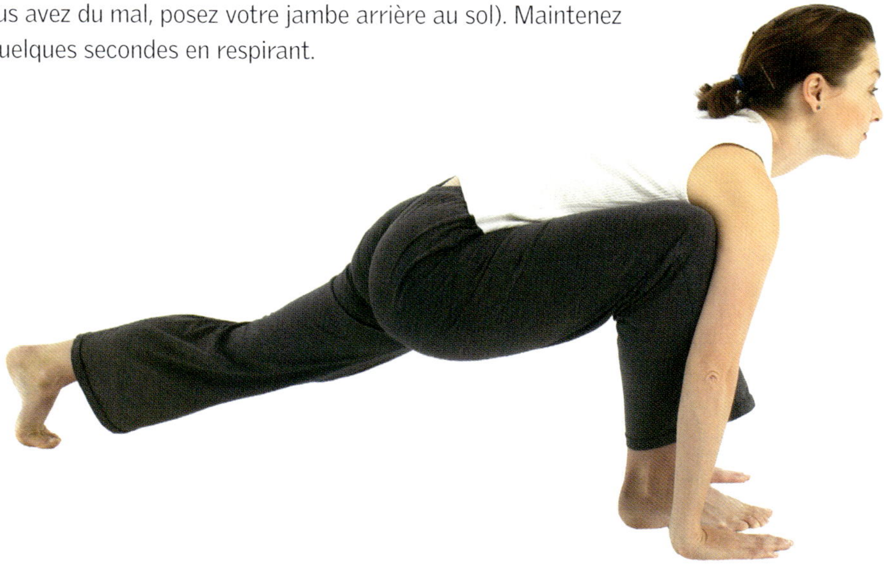

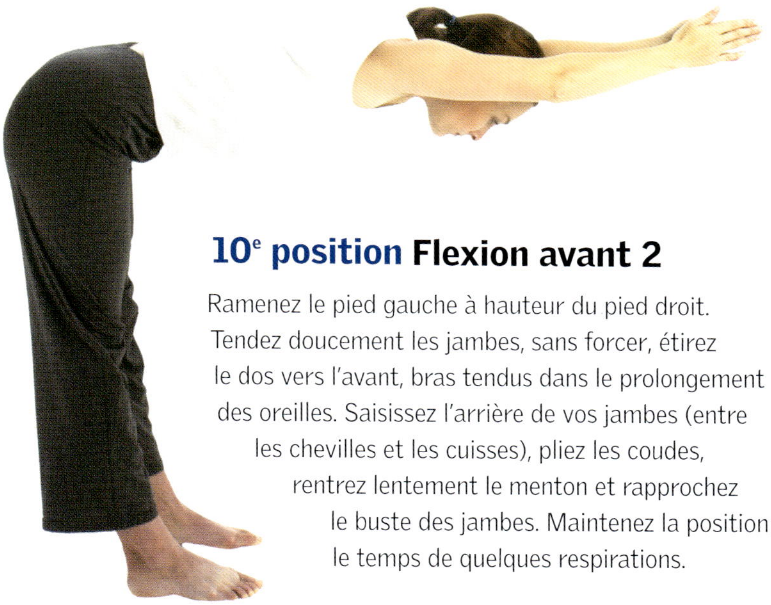

10e position Flexion avant 2

Ramenez le pied gauche à hauteur du pied droit. Tendez doucement les jambes, sans forcer, étirez le dos vers l'avant, bras tendus dans le prolongement des oreilles. Saisissez l'arrière de vos jambes (entre les chevilles et les cuisses), pliez les coudes, rentrez lentement le menton et rapprochez le buste des jambes. Maintenez la position le temps de quelques respirations.

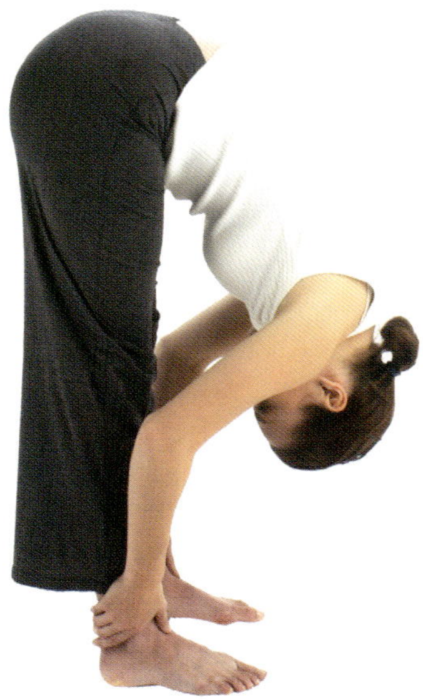

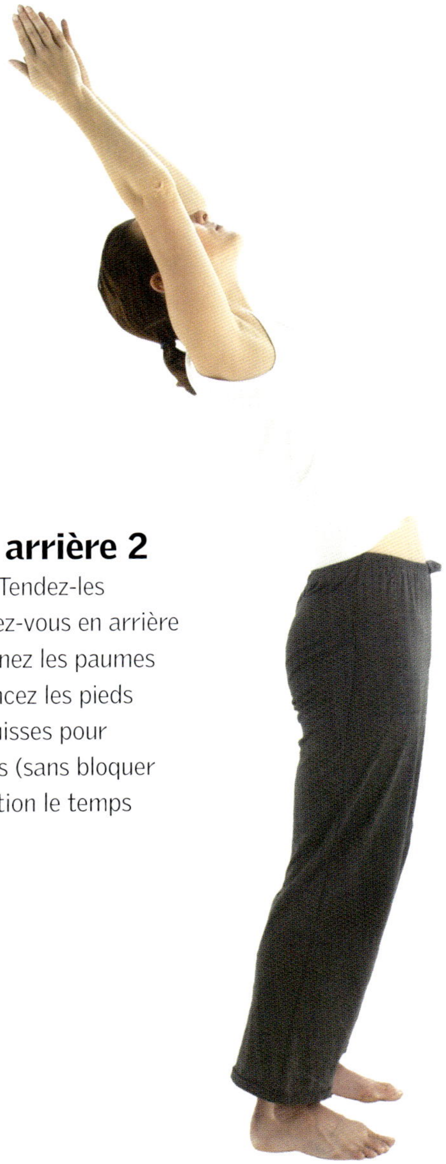

11e position Flexion arrière 2

Montez les bras sur les côtés. Tendez-les au-dessus de la tête et cambrez-vous en arrière en élargissant la poitrine. Joignez les paumes et regardez vers le haut. Enfoncez les pieds dans le sol et contractez les cuisses pour soulever légèrement les rotules (sans bloquer les genoux). Maintenez la position le temps de quelques respirations.

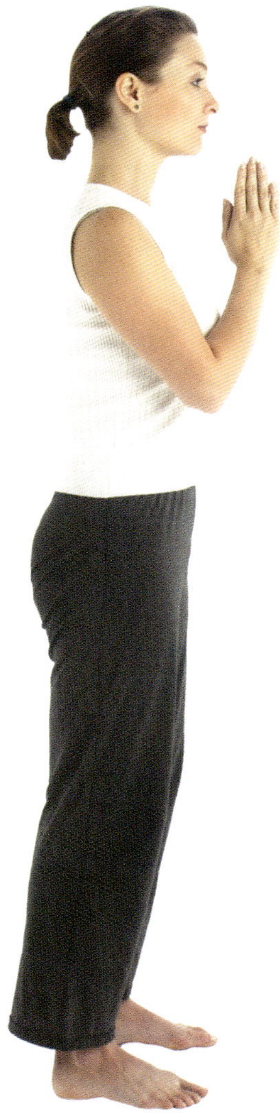

12e position Retour à la position de départ

Descendez les bras sur les côtés et joignez les paumes devant la poitrine. Comme dans la 1re position, tenez-vous bien droit, pieds écartés de la largeur des hanches. Relevez les orteils et étirez-les, puis reposez-les au sol en répartissant également votre poids sur les deux pieds.

Contractez les cuisses, levez les rotules et rentrez le coccyx. Tendez le haut de la tête vers le plafond : vous devez sentir votre colonne vertébrale s'étirer tout en restant bien droite. Laissez tomber les épaules et avancez doucement la poitrine. Maintenez la position le temps de quelques respirations. Puis répétez l'enchaînement, en commençant cette fois par l'autre jambe.

Questions fréquentes sur le yoga

Le yoga a connu un regain de popularité ces dernières décennies, même si certains le considèrent encore comme une forme de pratique religieuse ou une discipline réservée à des gens très souples. Voici quelques réponses à des questions que l'on pose souvent.

Q Que veut dire le mot yoga ?

R Yoga signifie littéralement « union ». Cette pratique a pour but d'unifier le corps et l'esprit par des respirations profondes, par la méditation et par des postures physiques qui étirent et fortifient le corps.

Q Faut-il suivre des cours ?

R Oui, il faut aussi s'assurer que le professeur est qualifié. Un professeur peut vérifier que les mouvements sont correctement effectués et vous éviter de vous faire mal. Il peut aussi vous proposer des adaptations lorsque certains mouvements vous sont pénibles. Enfin, les cours sont un bon moyen de rencontrer des gens qui souhaitent, comme vous, être en meilleure santé.

Q Puis-je faire du yoga même si je n'arrive pas à toucher mes doigts de pied ?

R Bien sûr que oui ! De même qu'il faut marcher et faire de la musculation quand on ne se sent pas en forme pour aller mieux physiquement, les personnes dont les muscles et les articulations manquent de souplesse peuvent tirer des effets bénéfiques de la pratique du yoga. Il faut commencer en douceur, en modifiant les positions si nécessaire, sans jamais forcer. En l'espace de quelques semaines, vous devriez constater des progrès notables en matière de souplesse.

Q Dois-je d'abord consulter mon médecin ?

R Il vaut mieux consulter votre médecin avant de vous lancer dans une activité physique nouvelle si vous souffrez de problèmes de santé, en particulier dans le cas de maladie cardiaque, d'hypertension, d'arthrose ou d'obésité.

Tout comme l'esprit, les muscles ont besoin de nouveaux défis pour rester toniques et vigoureux.

Différents exercices de musculation

Imaginez que vous fassiez tous les matins la même grille de mots croisés devant votre bol de céréales. Durant les deux premiers jours, vous allez peut-être vous amuser à aller de plus en plus vite. Mais, au bout du troisième jour, votre cerveau va décrocher.

Toute comme l'esprit, les muscles ont besoin de nouveaux défis pour rester toniques et vigoureux. Pour ceux qui ont décidé de renforcer leur musculature, voici un peu de variété, avec deux programmes hebdomadaires plus complets.

Comme dans la première série d'exercices (p. 168), nous vous proposons à chaque fois deux exercices par jour (environ 5 minutes en tout), à pratiquer 6 jours par semaine. Le matériel de base est le même : un ballon de stabilité, des haltères et, parfois, une chaise ou une marche. Comme précédemment, faites deux séries de mouvements (entre 10 et 12 mouvements à chaque fois), sauf indication contraire. Certains exercices peuvent paraître un peu étranges au premier abord, surtout ceux qui utilisent le ballon de stabilité : prenez le temps de vous familiariser avec ces nouveaux gestes. De même, faites d'abord les mouvements sans les poids, afin de vous habituer à les exécuter correctement, sans vous crisper.

Pour un meilleur résultat, changez d'exercices toutes les 8 à 12 semaines. Au bout de quelques mois, abandonnez la première série pour passer aux suivantes, puis reprenez le cycle au début. Vos muscles continueront d'être stimulés et vous resterez vous aussi motivé.

Lundi Dos et biceps

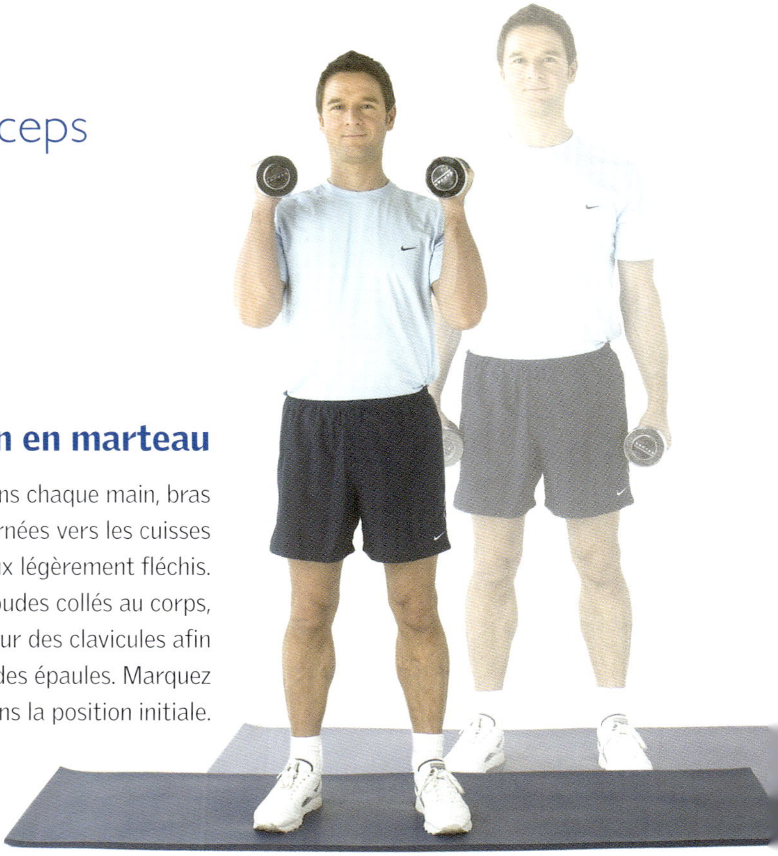

Flexion en marteau

TENEZ-VOUS droit, un haltère dans chaque main, bras le long du corps, paumes tournées vers les cuisses et genoux légèrement fléchis.
EN GARDANT le dos droit et les coudes collés au corps, ramenez lentement les haltères à hauteur des clavicules afin que l'extrémité des poids soit proche des épaules. Marquez une pause, puis ramenez les poids dans la position initiale.

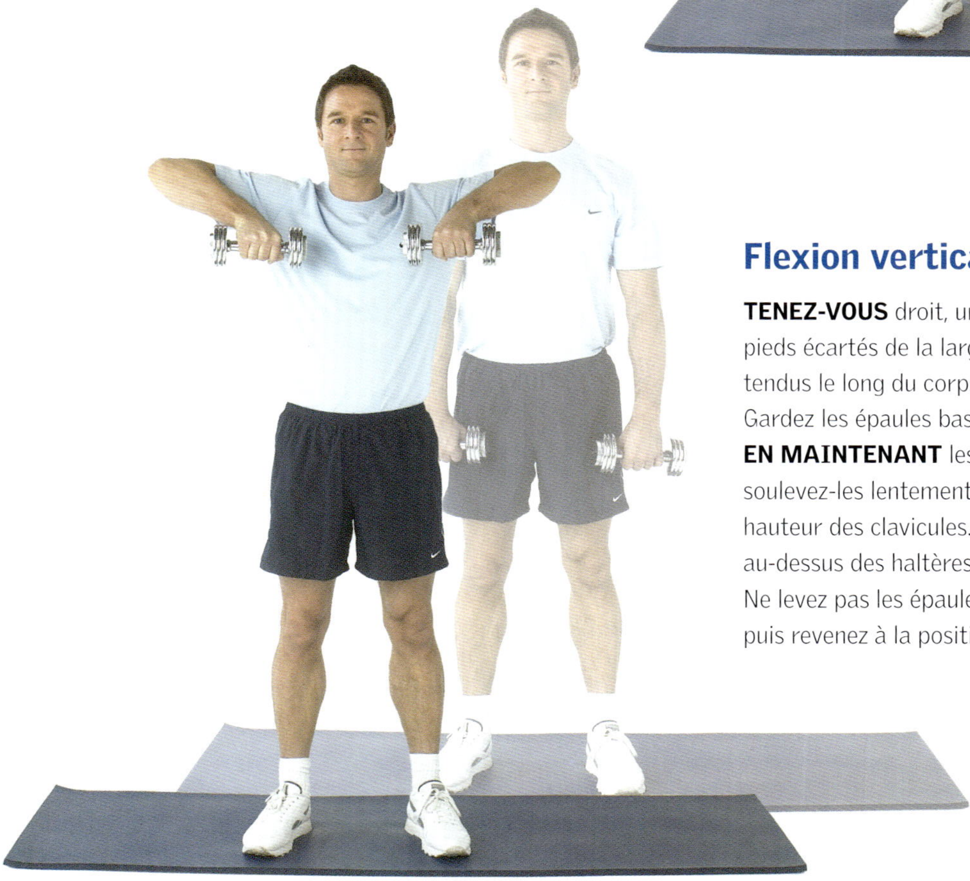

Flexion verticale

TENEZ-VOUS droit, un haltère dans chaque main, pieds écartés de la largeur des épaules, bras tendus le long du corps, paumes face aux cuisses. Gardez les épaules basses.
EN MAINTENANT les haltères collés au corps, soulevez-les lentement le long du buste jusqu'à hauteur des clavicules. Les coudes doivent être au-dessus des haltères et pointer vers l'extérieur. Ne levez pas les épaules. Marquez une pause, puis revenez à la position de départ.

Poitrine et triceps **Mardi**

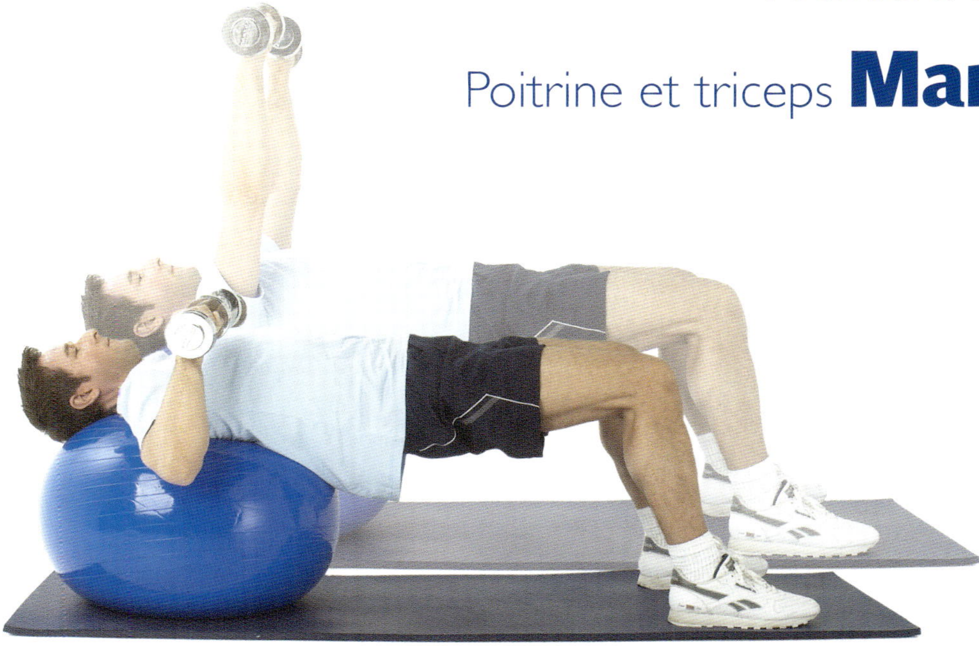

Contraction de la poitrine

COUCHEZ-VOUS sur le dos sur un ballon de stabilité afin qu'il vous soutienne le buste, depuis le cou jusqu'au milieu du dos, genoux fléchis et pieds bien à plat sur le sol. Tenez les haltères au-dessus de la poitrine, bras tendus et paumes tournées vers l'avant. Les poids doivent se toucher.

FLÉCHISSEZ les bras et amenez lentement les poids vers la poitrine jusqu'à ce que les bras soient parallèles au sol. Marquez une pause, puis contractez les muscles de la poitrine et ramenez les poids dans la position initiale.

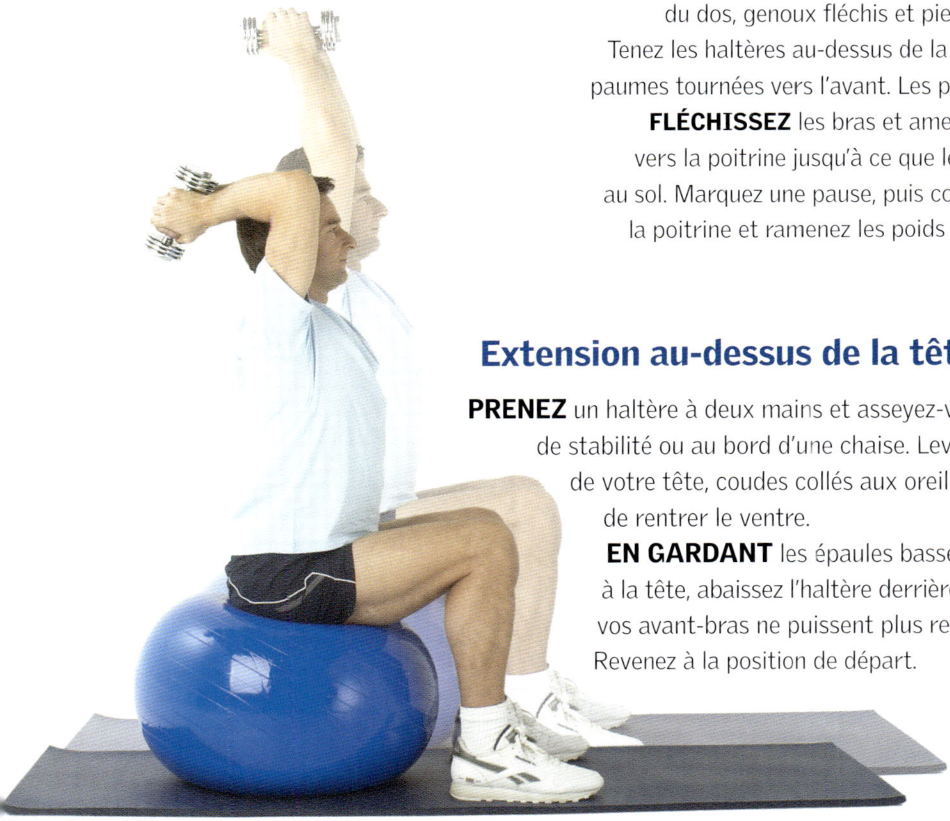

Extension au-dessus de la tête

PRENEZ un haltère à deux mains et asseyez-vous sur un ballon de stabilité ou au bord d'une chaise. Levez l'haltère au-dessus de votre tête, coudes collés aux oreilles. N'oubliez pas de rentrer le ventre.

EN GARDANT les épaules basses et les coudes collés à la tête, abaissez l'haltère derrière la tête jusqu'à ce que vos avant-bras ne puissent plus rester parallèles au sol. Revenez à la position de départ.

Première série

Mercredi Jambes et bassin

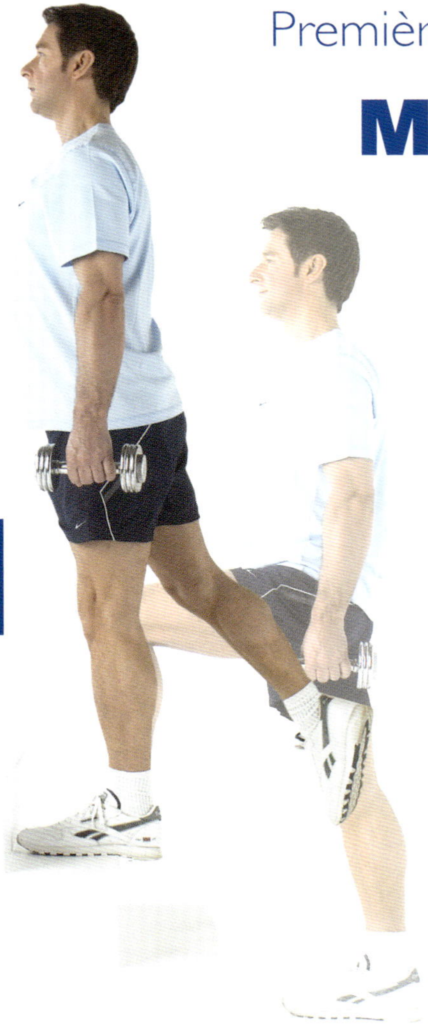

Monter les marches

TENEZ-VOUS droit à 30 cm environ d'un escalier, pieds écartés de la largeur des hanches, une main en appui sur un mur ou une rambarde. Tout en gardant le buste bien droit, avancez le pied gauche au centre de la deuxième marche.

PRENEZ appui sur le pied gauche et tendez la jambe gauche afin de soulever le corps. En même temps, tendez légèrement la jambe droite derrière vous. Marquez une pause et exécutez le mouvement en sens inverse : ramenez la jambe droite au sol tout en gardant le pied gauche sur la marche. Effectuez une première série de mouvements en partant du pied gauche, puis reprenez le tout en commençant par le pied droit.

Rouler avec le ballon

AGENOUILLEZ-VOUS sur un tapis ou une moquette en plaçant le ballon de stabilité devant vous. Joignez les mains, doigts croisés. Posez les mains, les poignets et les avant-bras sur le ballon. Décollez légèrement les pieds et les chevilles du sol et tenez-vous en équilibre sur les genoux en vous inclinant légèrement vers le ballon.

EXERCEZ une pression sur le ballon avec les mains et les avant-bras et faites-le rouler vers l'avant jusqu'à ce que votre corps forme un angle droit avec le sol (vous allez sentir que vos abdominaux se contractent pour maintenir le corps dans cette position et stabiliser la colonne vertébrale). Marquez une pause, puis contractez les abdominaux pour reprendre la position initiale.

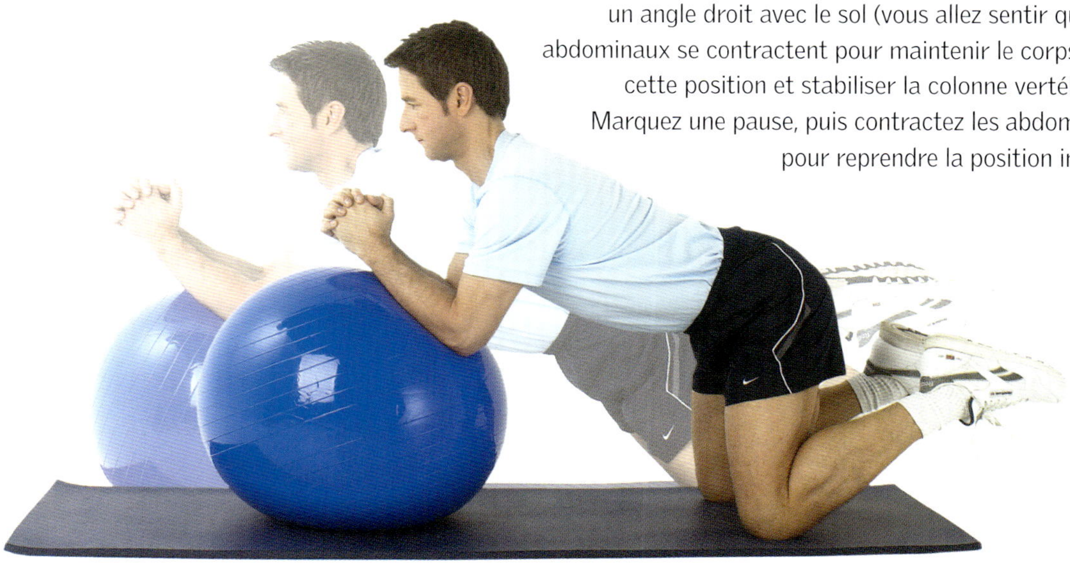

Jeudi Dos et biceps

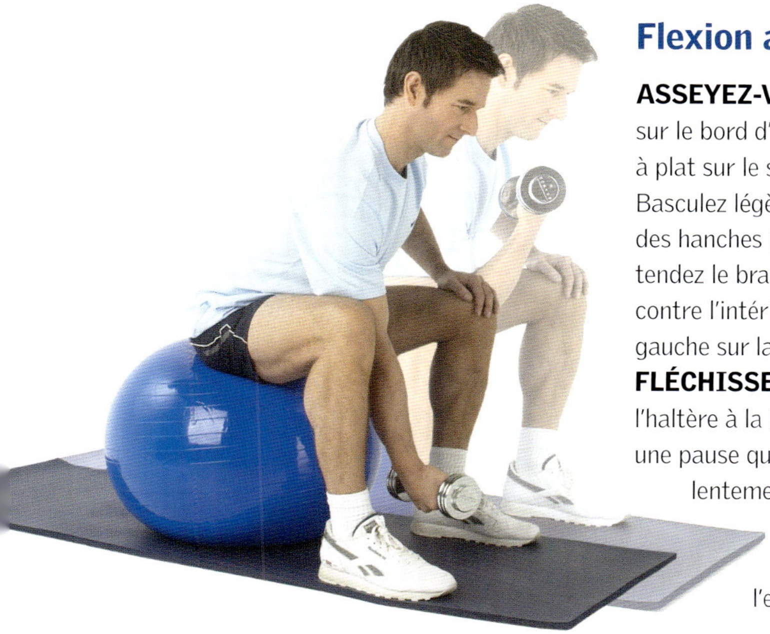

Flexion assise

ASSEYEZ-VOUS sur votre ballon de stabilité ou sur le bord d'une chaise, jambes fléchies et pieds bien à plat sur le sol, écartés de la largeur des épaules. Basculez légèrement le torse vers l'avant à partir des hanches (tout en gardant le dos bien droit) et tendez le bras droit vers le sol en plaquant le coude contre l'intérieur de la cuisse. Prenez appui de la main gauche sur la jambe gauche.

FLÉCHISSEZ lentement le coude droit en ramenant l'haltère à la hauteur de l'épaule droite. Marquez une pause quand vous êtes en haut, puis reprenez lentement la position initiale. Exécutez une première série de mouvements avec le bras droit, puis répétez l'exercice avec le gauche.

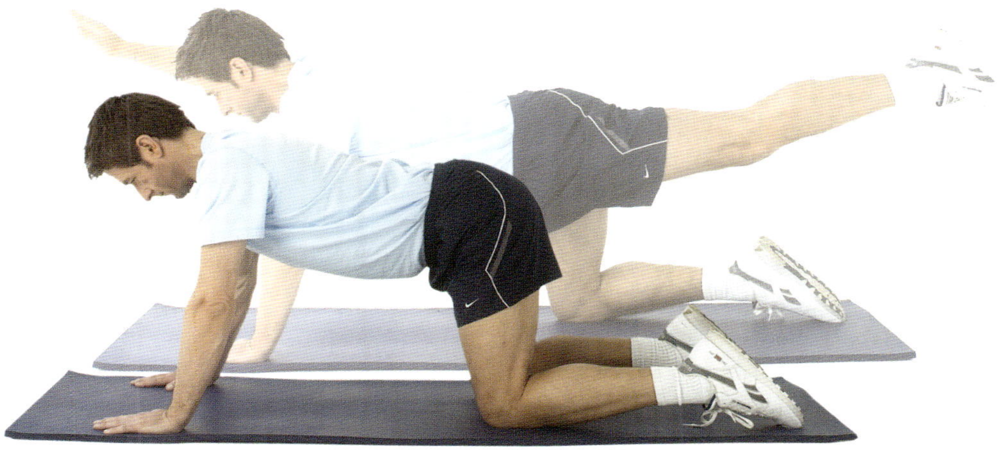

Chien/Oiseau

AGENOUILLEZ-VOUS, mains posées bien à plat sur le sol, un tapis ou une moquette. Gardez le dos bien droit et la tête et le cou dans le prolongement du dos.

TENDEZ la jambe gauche puis le bras droit toujours dans le prolongement du dos ou, si possible, un peu plus haut que le buste. Les doigts et les pointes des pieds doivent être tendus. Marquez une pause. Serrez les fessiers et les muscles du dos pour rester en équilibre. Revenez à la position de départ, puis répétez l'exercice de l'autre côté. Effectuez deux séries complètes de mouvements.

Première série

Vendredi

Poitrine et triceps

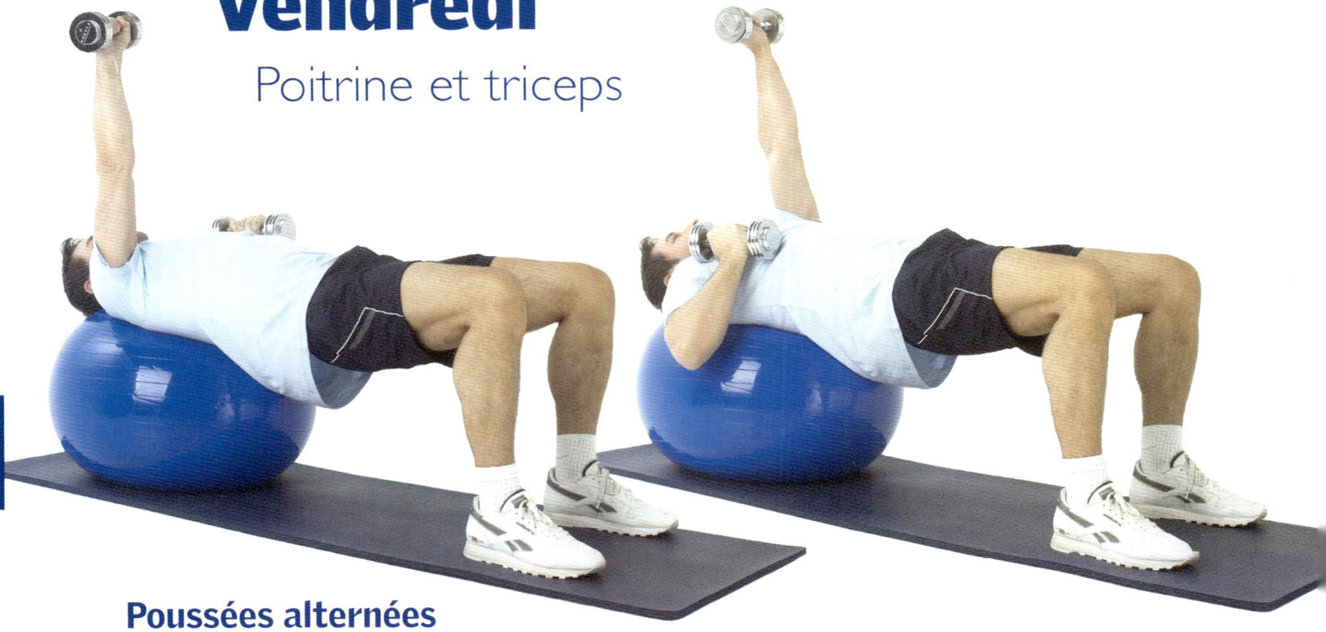

Poussées alternées

COUCHEZ-VOUS sur le dos sur votre ballon de stabilité afin qu'il vous soutienne du cou jusqu'au milieu du dos, genoux pliés et pieds posés bien à plat sur le sol. Prenez un haltère dans la main droite, tendez le bras au-dessus de la poitrine, paume tournée vers l'avant. Avec la main gauche, tenez l'autre poids collé à la poitrine, à l'horizontale mais à angle droit par rapport à l'autre haltère (parallèlement au buste). **ABAISSEZ** lentement le bras droit en faisant pivoter le poignet lorsque vous arrivez au niveau du buste afin que l'haltère finisse collé à la poitrine. Poussez aussitôt l'haltère gauche vers le haut en faisant pivoter le poignet, paume vers l'avant. Marquez une pause, puis ramenez le poids dans la position initiale. Effectuez deux séries de mouvements en changeant de côté à chaque fois.

Flexion à la française

COUCHEZ-VOUS sur le sol avec un coussin sous la tête, les épaules et le haut du dos. Fléchissez les jambes et posez les pieds bien à plat. Tenez les haltères à bout de bras, légèrement vers l'arrière, de façon que les mains se rejoignent au-dessus de la tête, paumes face à face. **SANS BOUGER** le reste du corps, fléchissez lentement les coudes et amenez les poids derrière la tête. Marquez une pause, puis tendez les bras et revenez à la position de départ.

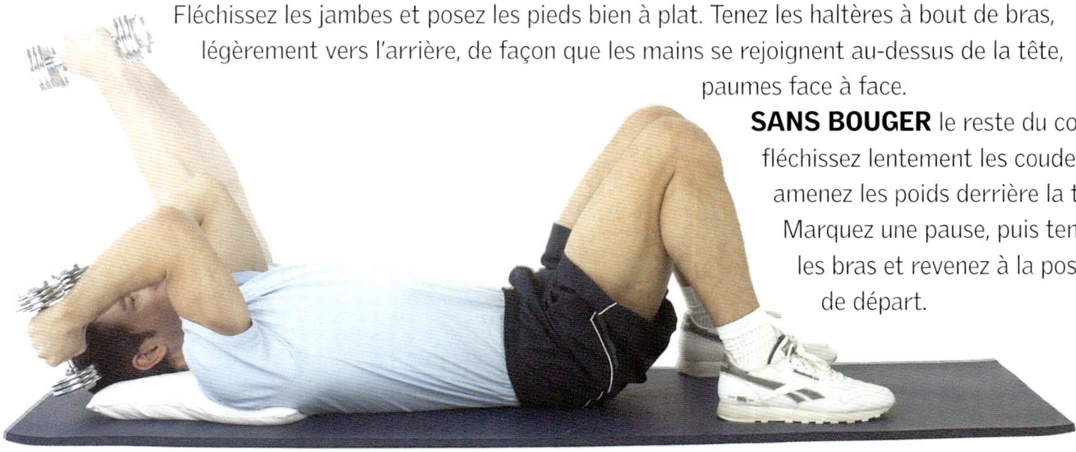

Première série

Samedi Jambes et bassin

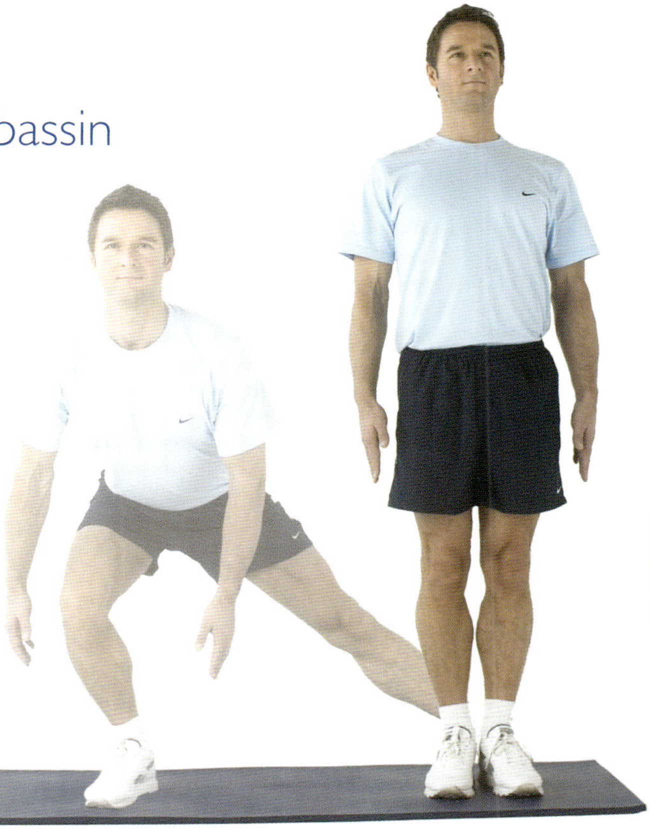

Fente latérale

TENEZ-VOUS droit, jambes bien écartées. **FLÉCHISSEZ** le genou droit et déportez le poids du corps sur la droite en abaissant les fesses le plus possible vers le sol. Le genou droit doit rester à l'aplomb des doigts de pied. Revenez à la position de départ, puis mettez-vous pieds joints. Répétez le mouvement de l'autre côté. Effectuez une série de mouvements sur chaque jambe en alternant.

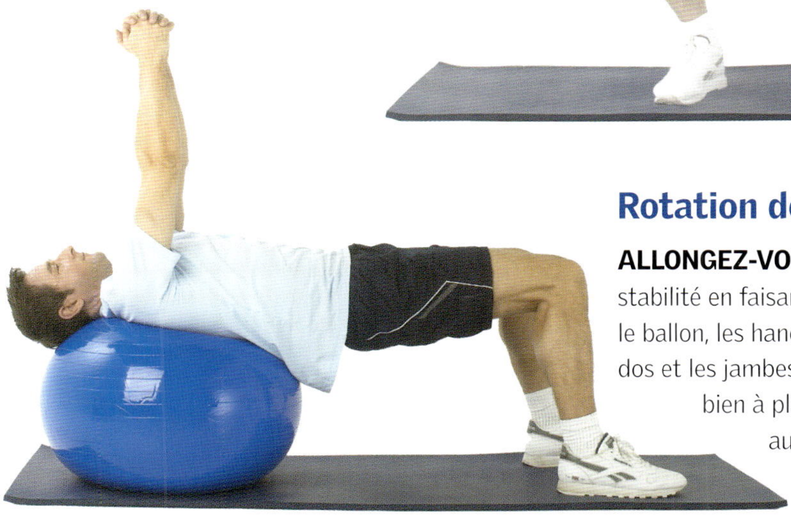

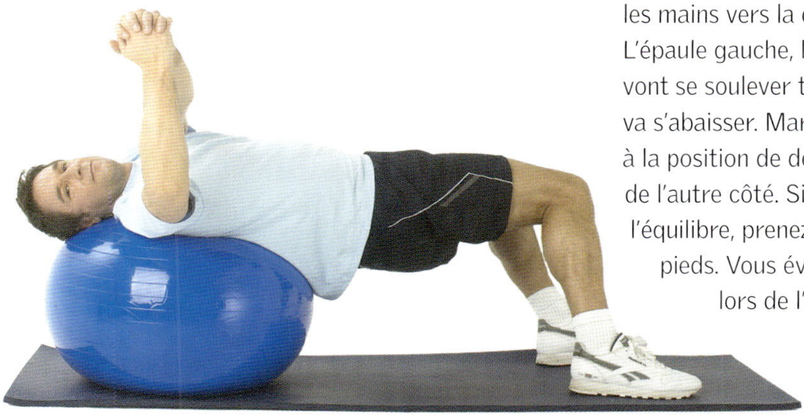

Rotation des épaules

ALLONGEZ-VOUS sur le dos sur votre ballon de stabilité en faisant le pont, le haut du dos contre le ballon, les hanches dans le prolongement du dos et les jambes fléchies à angle droit, pieds bien à plat sur le sol. Tendez les bras au-dessus de la poitrine, mains jointes et doigts croisés. **EXPIREZ** et abaissez les mains vers la droite, aussi loin que possible. L'épaule gauche, le buste et même les fesses vont se soulever tandis que votre hanche droite va s'abaisser. Marquez une pause, puis revenez à la position de départ. Répétez le mouvement de l'autre côté. Si vous craignez de perdre l'équilibre, prenez appui contre un mur avec vos pieds. Vous éviterez ainsi de rouler trop loin lors de l'exécution du mouvement.

Seconde série

Lundi Dos et biceps

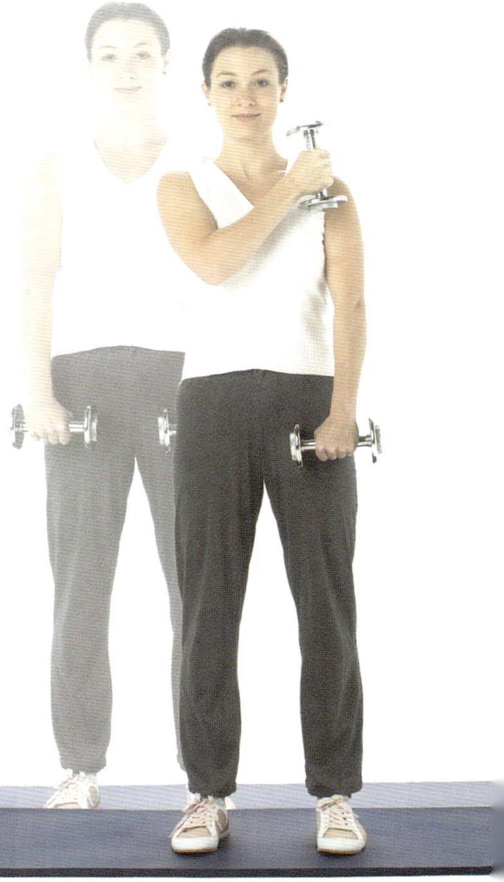

Flexions croisées

TENEZ-VOUS debout, un haltère dans chaque main, bras le long du corps, paumes face aux cuisses et genoux légèrement fléchis.
TOUT EN GARDANT le dos droit et les coudes collés au corps, fléchissez lentement le coude droit et amenez le poids juste au-dessous de l'épaule gauche, la paume face au buste. Marquez une pause, puis revenez à la position de départ. Répétez avec l'autre bras. Effectuez une série de mouvements pour chaque bras en alternant.

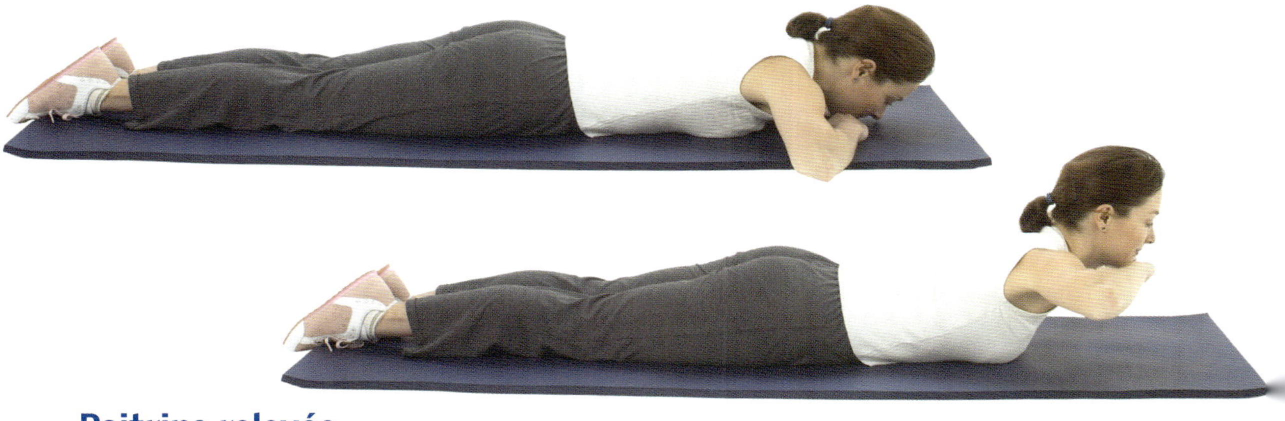

Poitrine relevée

COUCHEZ-VOUS sur le ventre, mains sous le menton, paumes vers le sol et coudes écartés.
EN PRENANT appui sur les hanches, décollez la tête, la poitrine et les bras. Maintenez puis relâchez. Essayez d'exécuter le mouvement en contractant les fessiers. N'insistez pas si vous avez mal au dos.

Seconde série

Mardi Poitrine et triceps

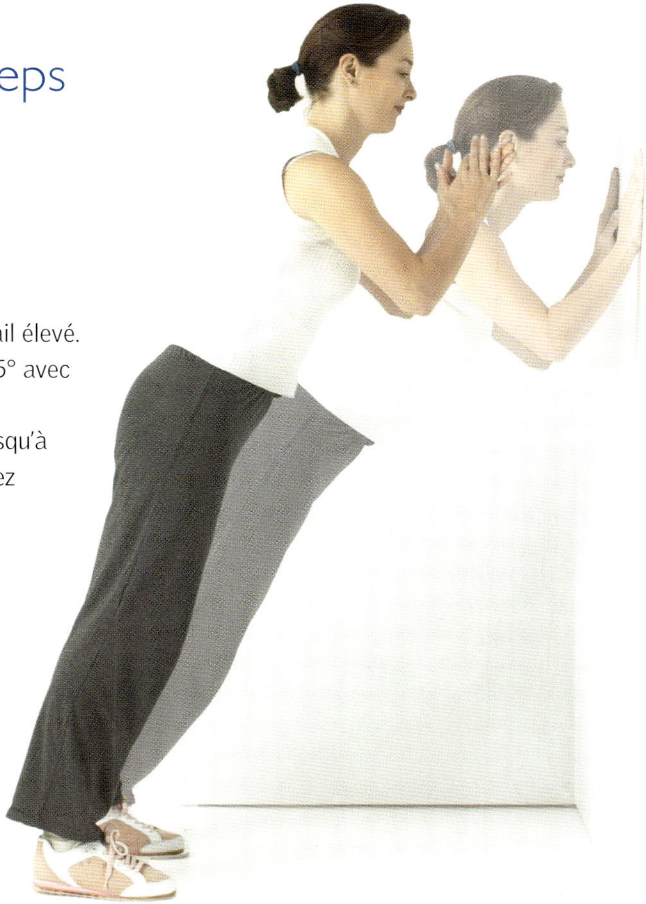

Rebond contre le mur

POSEZ les mains contre un mur ou un plan de travail élevé. Reculez jusqu'à ce que le corps forme un angle de 45° avec le sol : il doit être tendu des talons à la tête.

FLÉCHISSEZ les bras et penchez-vous en avant jusqu'à ce que les coudes forment un angle droit. Ne cambrez pas le dos. Repoussez-vous vers l'arrière le plus fort possible, frappez une fois dans vos mains, puis revenez à la position de départ et enchaînez. Contractez les abdominaux tout au long de l'exercice.

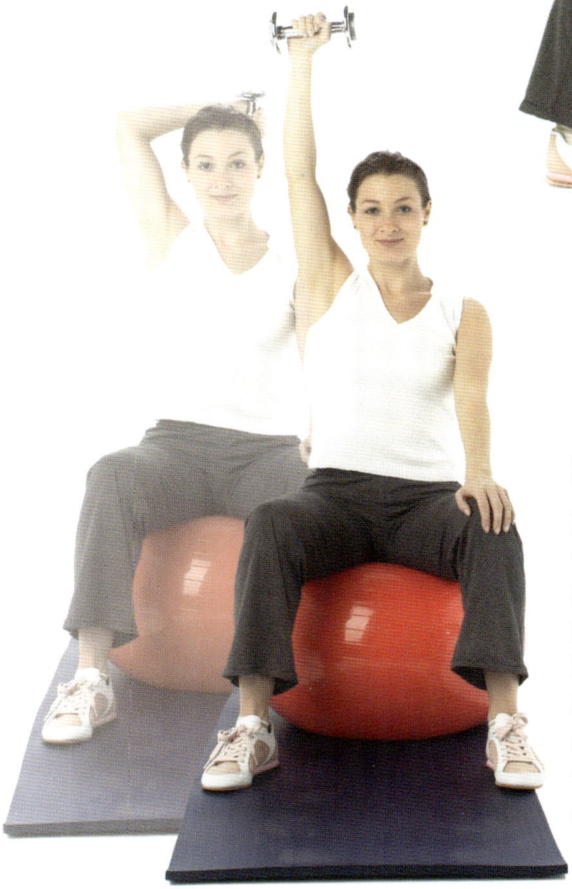

Extension à un bras

PRENEZ un haltère dans la main droite et tenez-le à bout de bras au-dessus de la tête. Fléchissez le bras et amenez l'haltère derrière la tête, bras plié à angle droit, en tirant bien.

RAMENEZ de nouveau le bras lentement à la verticale, en vous arrêtant juste avant qu'il ne soit complètement tendu. Maintenez, puis fléchissez de nouveau. Enchaînez une première série de mouvements, puis changez de côté.

Mercredi

Jambes et bassin

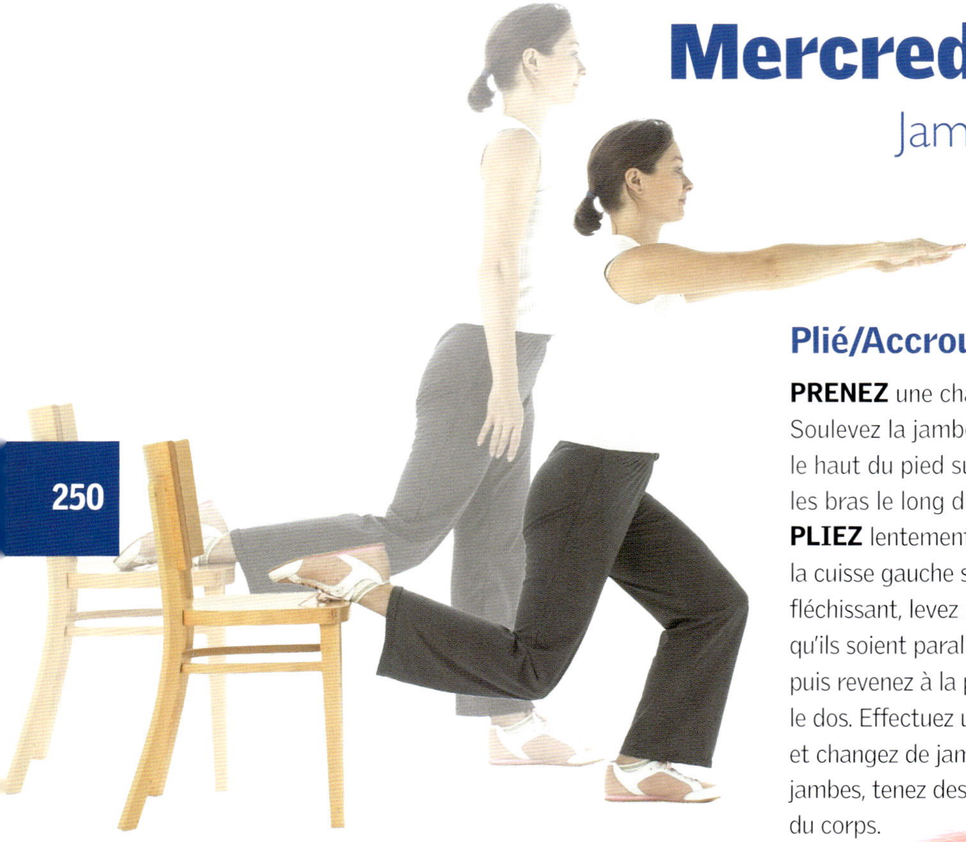

Plié/Accroupi

PRENEZ une chaise bien stable, tournez-lui le dos. Soulevez la jambe gauche vers l'arrière et posez le haut du pied sur l'assise de la chaise. Gardez les bras le long du corps.

PLIEZ lentement la jambe gauche jusqu'à ce que la cuisse gauche soit presque parallèle au sol. En fléchissant, levez les bras devant vous jusqu'à ce qu'ils soient parallèles au sol. Marquez une pause, puis revenez à la position de départ. Ne cambrez pas le dos. Effectuez une première série de mouvements et changez de jambe. Pour mieux faire travailler les jambes, tenez des haltères et gardez les bras le long du corps.

Ballon entre les jambes

ALLONGEZ-VOUS sur le dos, bras le long du corps. Attrapez le ballon de stabilité entre les pieds et les chevilles et levez les jambes vers le plafond.

EN GARDANT le buste en équilibre et les jambes tendues, abaissez lentement le ballon de stabilité à 45° vers le sol. Ne cambrez pas le dos. Marquez une pause, puis revenez à la position de départ.

Pour corser le mouvement, mettez les mains derrière la tête, décollez la tête et les épaules du sol et exécutez l'exercice dans cette position. Vos abdominaux doivent être contractés pendant tout l'exercice et le dos ne doit pas décoller du sol.

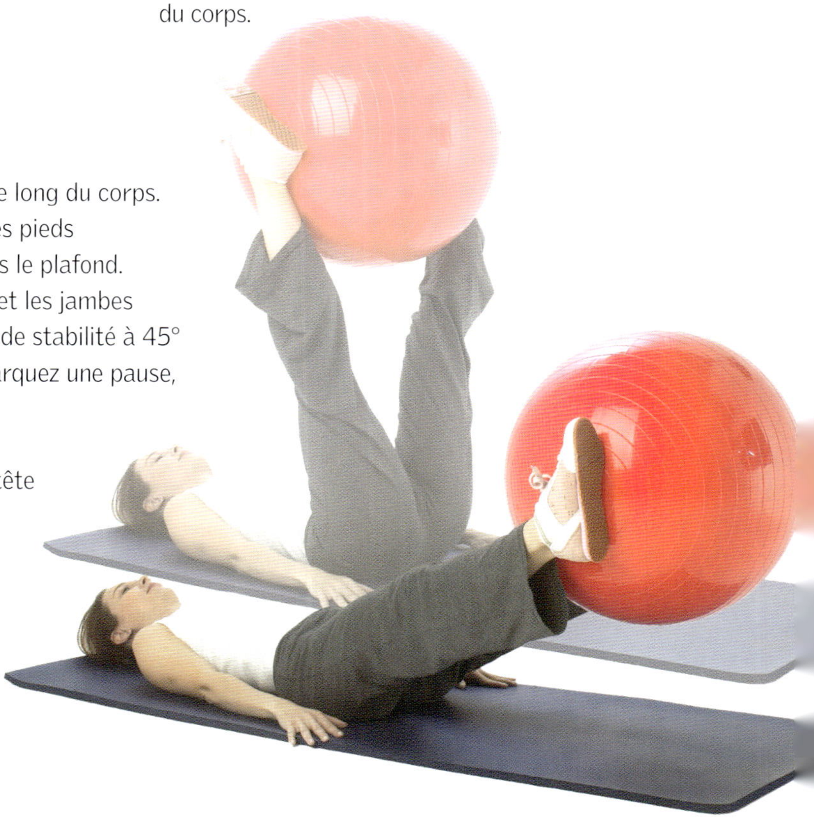

Seconde série

Jeudi Dos et biceps

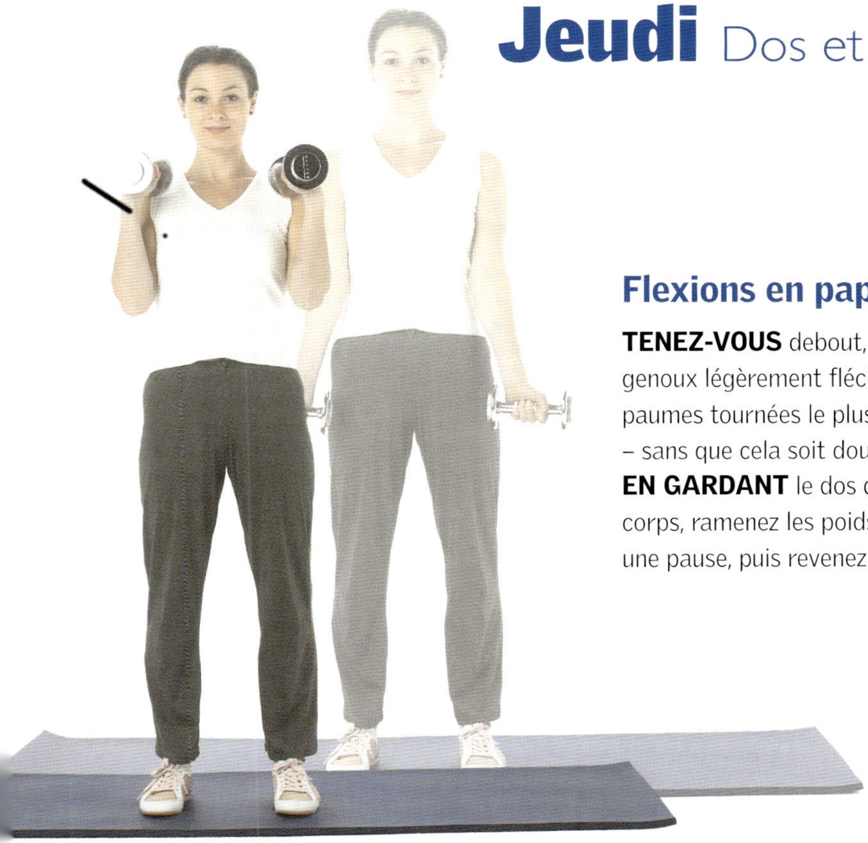

Flexions en papillon

TENEZ-VOUS debout, un haltère dans chaque main, genoux légèrement fléchis, bras le long du corps, paumes tournées le plus possible vers l'extérieur – sans que cela soit douloureux.
EN GARDANT le dos droit et les coudes collés au corps, ramenez les poids vers les épaules. Marquez une pause, puis revenez à la position de départ.

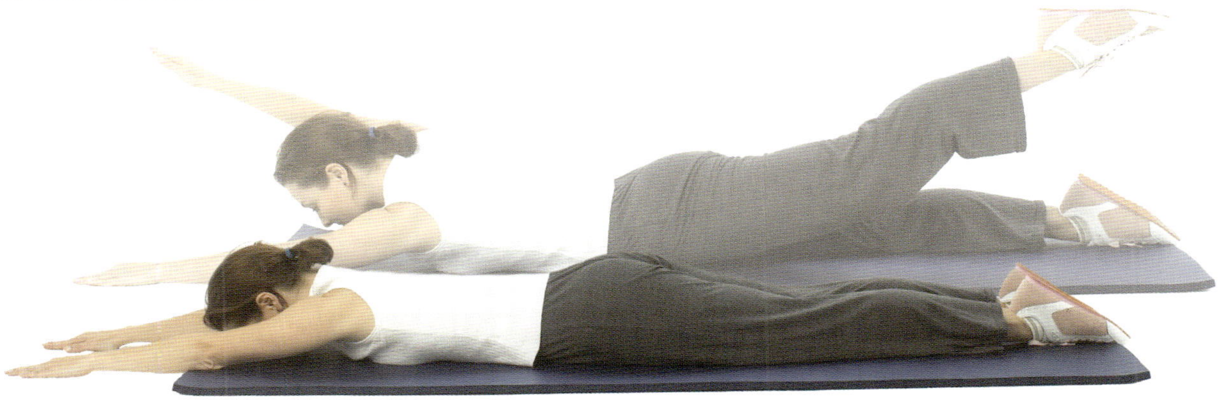

Superman

ALLONGEZ-VOUS sur le ventre, jambes et pointes des pieds tendues vers l'arrière, bras tendus vers l'avant. Positionnez la tête dans le prolongement de la colonne vertébrale en la décollant du sol.
LEVEZ lentement et simultanément le bras droit et la jambe gauche en les décollant un peu du sol. Marquez une pause, puis revenez à la position de départ. Répétez avec le bras gauche et la jambe droite. Effectuez une seule série de mouvements en alternant. N'insistez pas si vous avez mal au dos.

Seconde série

Vendredi Poitrine et triceps

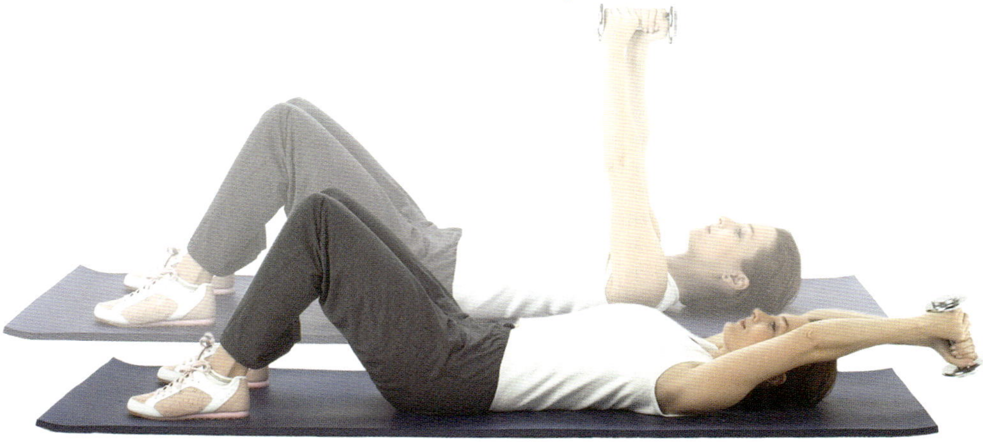

Extension arrière

ALLONGEZ-VOUS sur le dos, genoux fléchis et pieds bien à plat sur le sol. Prenez un haltère à deux mains par la barre et tenez-le à bout de bras à l'aplomb de la poitrine, de façon que le poids soit parallèle au buste.

SANS FLÉCHIR les coudes, abaissez les bras vers l'arrière au-dessus de la tête aussi loin que vous le pouvez (ne forcez pas, pour éviter que le dos ne se cambre). Marquez une pause, puis revenez à la position de départ.

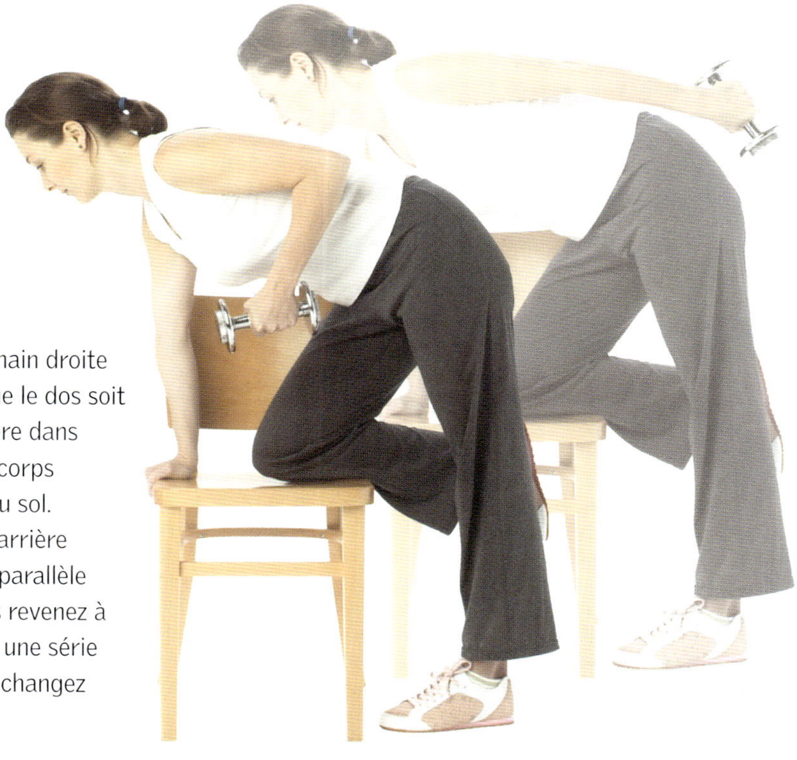

Jeté arrière

METTEZ le genou droit et la main droite sur l'assise d'une chaise, afin que le dos soit parallèle au sol. Prenez un haltère dans la main gauche, coude collé au corps et avant-bras perpendiculaire au sol.

TENDEZ le bras gauche vers l'arrière jusqu'à ce que l'avant-bras soit parallèle au sol. Marquez une pause, puis revenez à la position de départ. Effectuez une série complète de mouvements, puis changez de côté.

Samedi Jambes et bassin

Position du sumo

TENEZ-VOUS debout, jambes écartées, pieds tournés vers l'extérieur. Mettez les mains sur les hanches (vous pouvez tenir des haltères au niveau des hanches pour corser le mouvement). Accroupissez-vous légèrement. **SOULEVEZ** les talons et restez en équilibre sur les demi-pointes en vous accroupissant davantage encore, jusqu'à ce que les cuisses soient presque parallèles au sol. Marquez une pause, posez les talons et reprenez la position initiale.

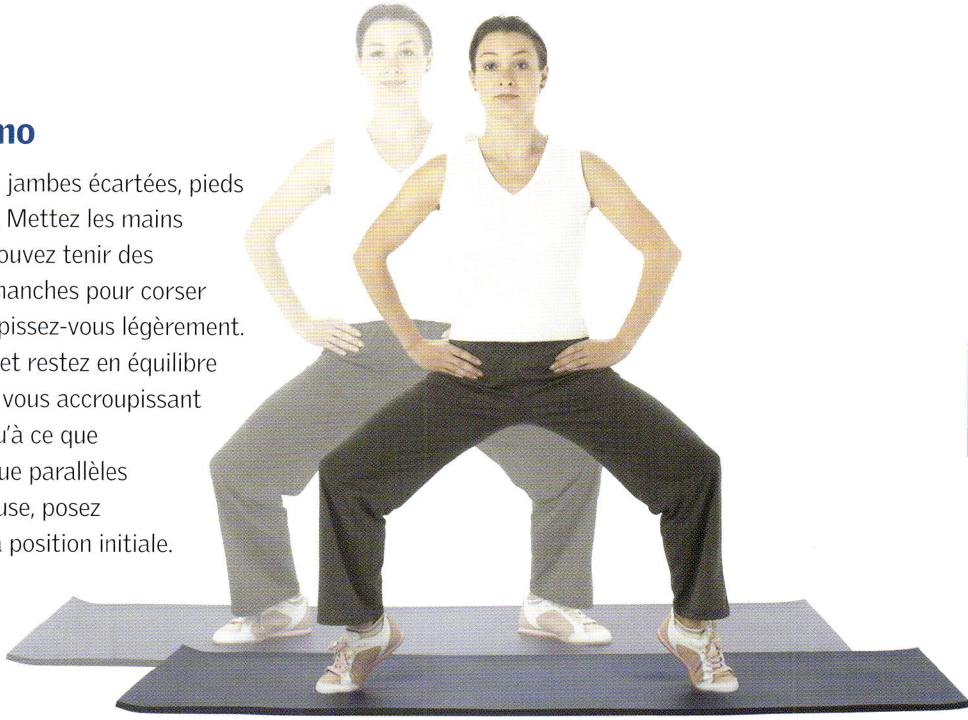

Bascule vers l'arrière

ASSEYEZ-VOUS par terre, dos droit, jambes tendues devant vous. Fléchissez les genoux, pieds bien à plat sur le sol. Tendez les bras devant vous à hauteur de poitrine, paumes vers le sol. **PENCHEZ-VOUS** vers l'arrière en équilibre sur le coccyx, pieds décollés du sol. Vos abdominaux doivent travailler pour vous empêcher de basculer vers l'arrière. Marquez une pause, puis revenez à la position de départ. Gardez le menton rentré pendant tout l'exercice.

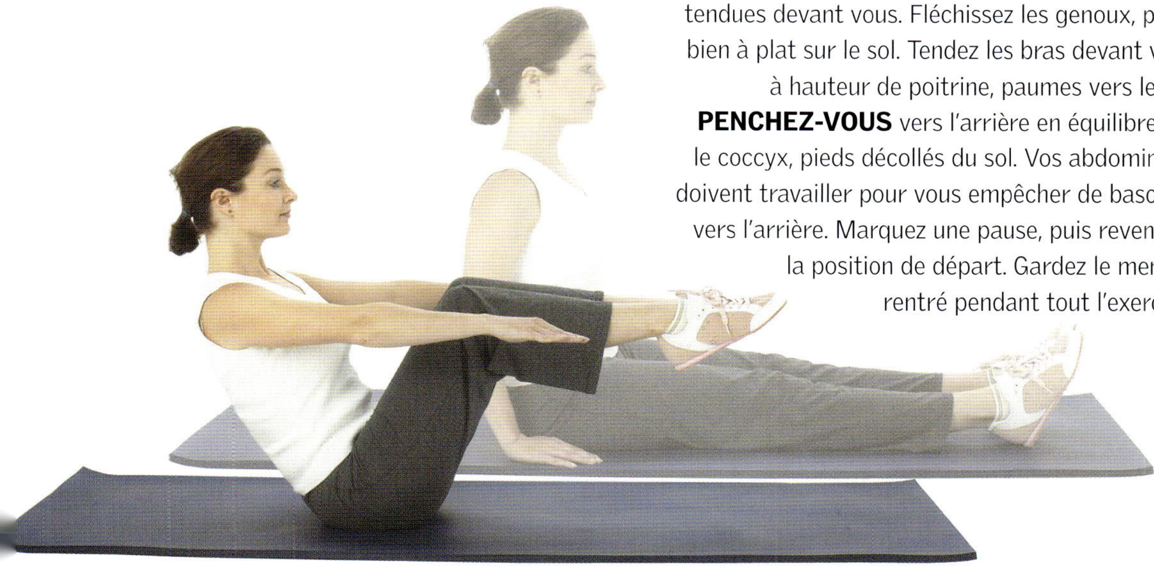

Recettes santé

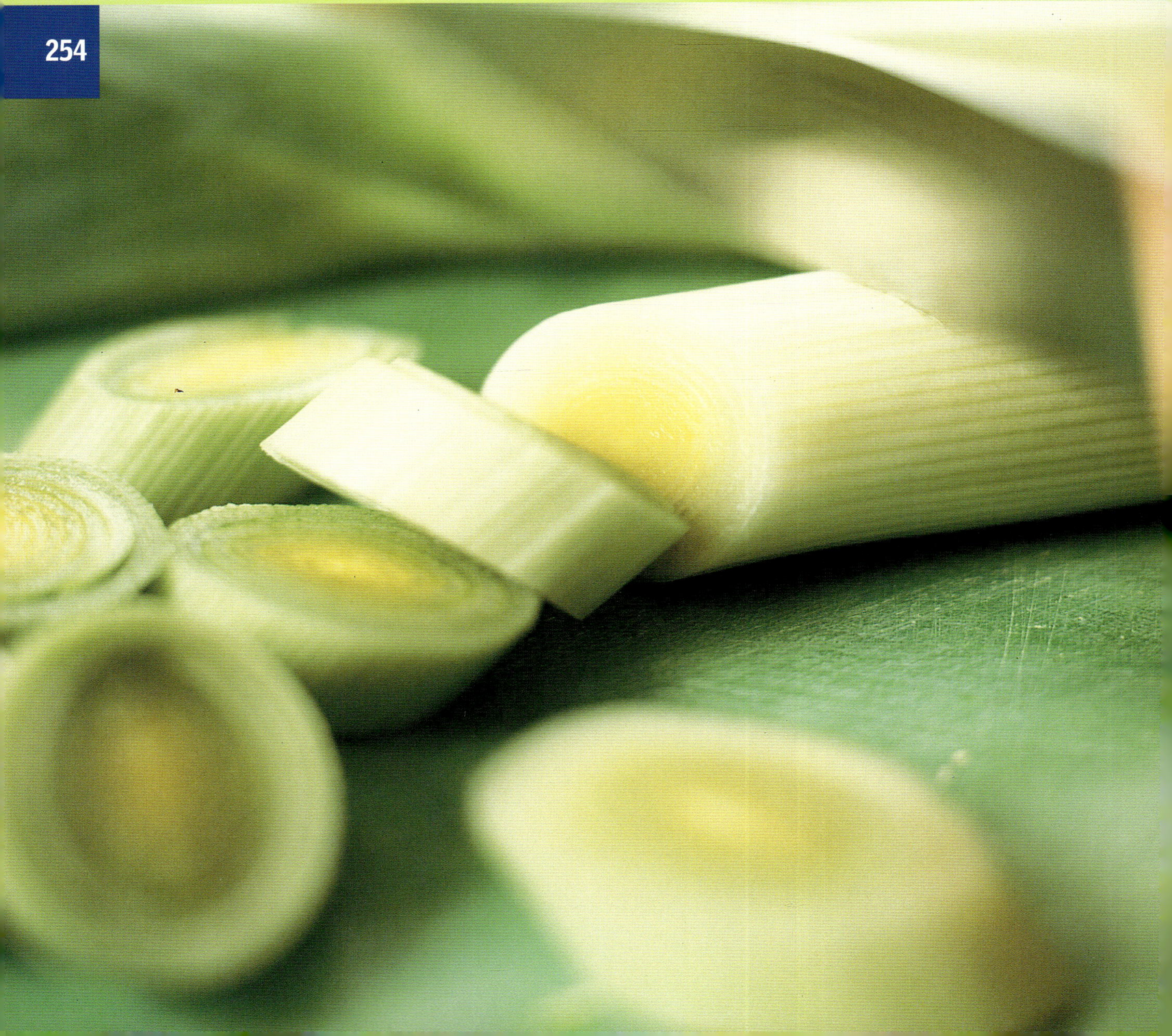

Manger des plats à la fois bénéfiques pour la santé cardio-vasculaire et savoureux, c'est possible, grâce aux recettes proposées dans ce chapitre.

De très nombreux livres de cuisine proposent aux lecteurs des recettes dites saines, sans pour autant détailler ce qui se cache derrière ce terme et quels sont les critères retenus. Soyons justes, il n'existe pas de définition objective d'une recette diététique et les médecins eux-mêmes ont des avis différents sur le sujet.

Ici, nous jouons cartes sur table : voici les critères qui ont été retenus (après consultation de nombreux nutritionnistes) pour créer les recettes proposées dans ce chapitre.

Les atouts de ces recettes

- Elles contiennent majoritairement des produits frais, surtout des fruits et des légumes.
- Elles sont constituées d'ingrédients bons pour la santé du cœur comme le saumon, l'huile d'olive, le blé complet, les flocons d'avoine, les haricots, le brocoli et l'ail.
- Elles renferment des glucides complexes.
- L'apport calorique des plats principaux est de moins de 600 kcal par portion.
- Ces recettes ne contiennent que très peu ou pas du tout :
  – de produits transformés ;
  – de sucres raffinés ;
  – de sel ajouté ;
  – de graisses saturées.

Souvent, par paresse, négligence ou ignorance, nous ne nous alimentons pas correctement. Nous consommons trop de sucre, de graisses saturées, voire d'alcool, et négligeons l'activité physique. Difficile de changer vos habitudes ? Certes, mais n'abandonnez pas avant d'avoir commencé ! L'important est de prendre conscience que nous contribuons en grande partie à la « construction » de notre santé avec notre alimentation. Commencez par de petites actions : dans un premier temps, réduisez vos portions, puis ajoutez peu à peu à vos recettes plus de légumes et de fruits. Par la suite, essayez de réduire puis d'éliminer les matières grasses d'origine animale. Très rapidement, appliquer ces conseils deviendra pour vous une seconde nature, et vous les suivrez d'autant plus spontanément que les effets bénéfiques de ce nouveau régime alimentaire seront immédiatement visibles : perte de poids, vitalité retrouvée, etc.

En attendant, testez ces recettes, elles sont bonnes dans tous les sens du terme : bonnes pour votre santé mais aussi bonnes pour vos papilles ! Les conseils nutritionnels que nous venons de vous donner sont tout à fait conciliables avec les notions de plaisir et de convivialité. Quoi de meilleur pour la santé, finalement, qu'un bon repas en famille ou entre amis ?

Au menu...

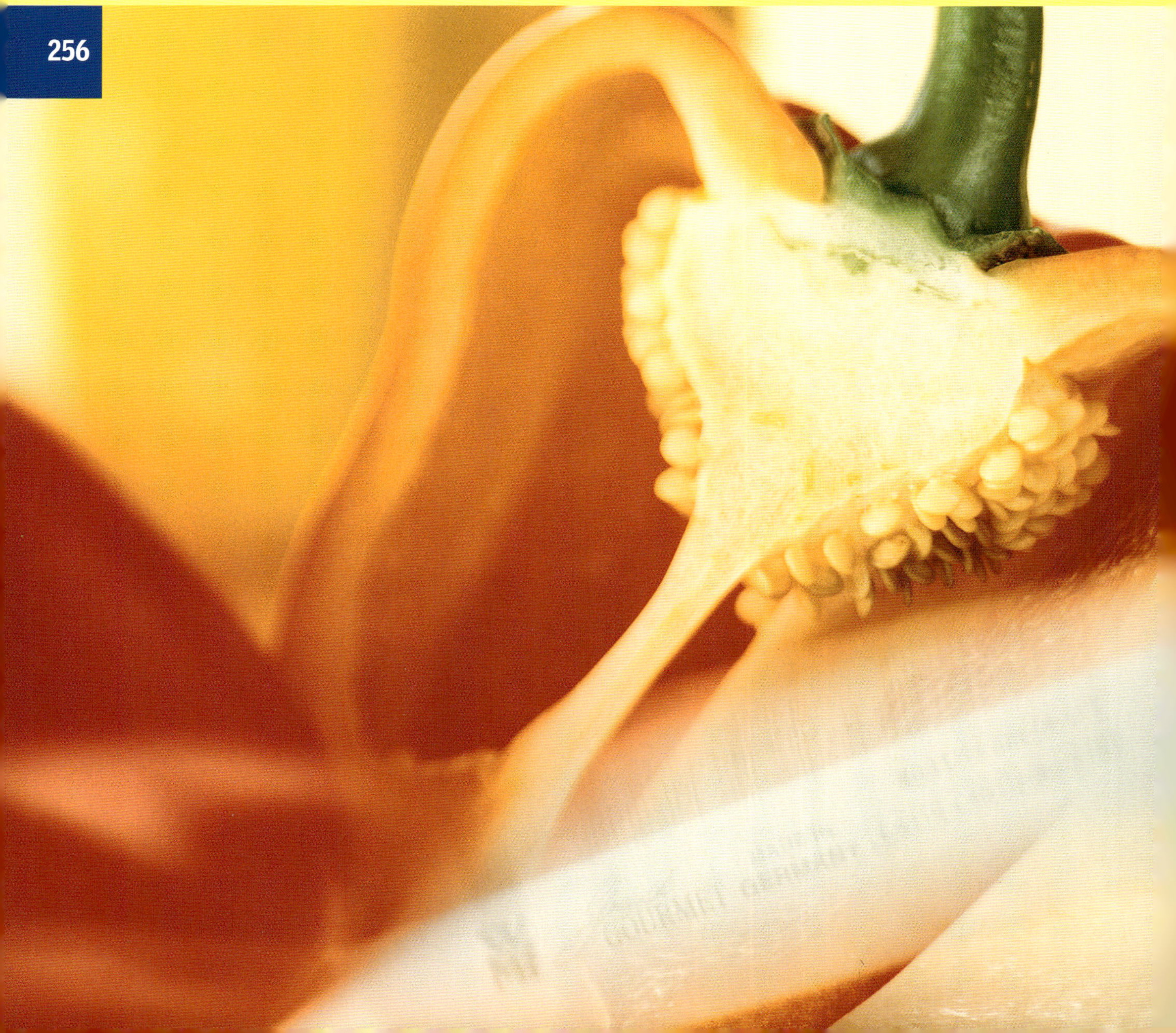

Petits déjeuners

Entrées et amuse-bouches

Soupes

Poisson et fruits de mer

Volaille

Bœuf, agneau et porc

Plats végétariens

Accompagnements

Desserts

Petits déjeuners

♥ Des fruits pour la vitamine C et des céréales pour la vitamine E.

Compote de fruits secs

- Pour 4 personnes
- Préparation 10 minutes
- Cuisson 25-30 minutes

45 cl de jus d'orange
3 cuil. à soupe de miel clair (acacia par exemple)
1 cuil. à café de zeste d'orange râpé
1 cuil. à café de zeste de citron râpé
1 cuil. à soupe de jus de citron
1 pincée de clous de girofle moulus
1 pincée de noix de muscade râpée
225 g de fruits secs (pruneaux, abricots, pommes, pêches...)
40 g de raisins secs (ou raisins de Smyrne)

1 Mettez dans une casserole le jus d'orange, le miel, les zestes d'orange et de citron, les clous de girofle et la muscade. Portez à ébullition puis baissez le feu et laissez mijoter 5 minutes.

2 Ajoutez les fruits secs et les raisins secs. Portez de nouveau à ébullition, puis baissez le feu, couvrez et faites cuire à petits frémissements 15 à 20 minutes : les fruits doivent être très tendres.

3 Versez dans un saladier et laissez refroidir.

POUR 1 PORTION : 271 kcal • Protéines : 3,1 g • Glucides : 64 g • Lipides : 0,3 g (dont saturés : 0 g) • Cholestérol : 0 mg • Fibres: 6,5 g • Potassium : 905 mg.

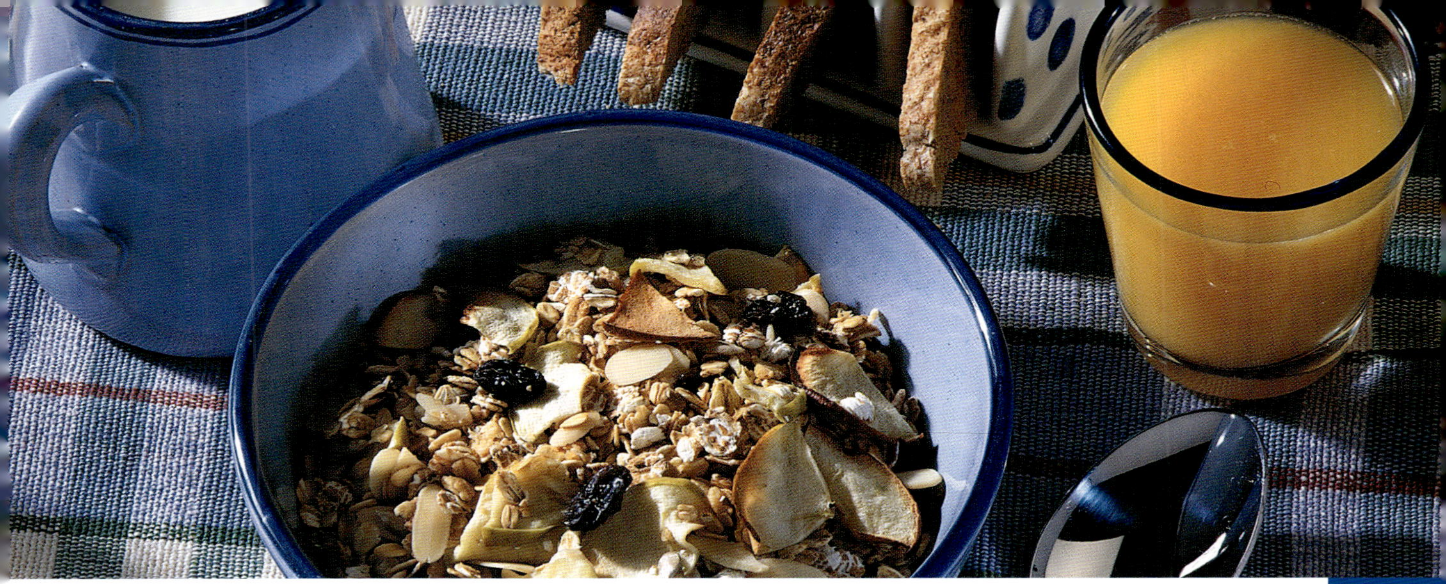

Muesli croustillant aux fruits

- Pour 10 personnes
- Préparation 30 minutes
- Cuisson 50-55 minutes

2 cuil. à soupe de miel clair (acacia par exemple)
4 cuil. à soupe de jus de pomme
325 g de flocons d'avoine
25 g de flocons de blé (ou, à défaut, de flocons d'avoine)
100 g de germes de blé
50 g d'amandes effilées
2 petites pommes (ou 60 g de rondelles de pomme séchées)
75 g de raisins secs
75 g de graines de tournesol

1 Préchauffez le four à 160 °C (th. 5-6). Dans une casserole, délayez le miel dans le jus de pomme. Portez à frémissements sans cesser de remuer. Ôtez du feu et réservez.

2 Mélangez dans une jatte les flocons d'avoine et de blé, les germes de blé et les amandes. Répartissez-les en une couche uniforme sur une plaque à four tapissée de papier sulfurisé. Versez le mélange miel-jus de pomme dessus et étalez-le à la spatule de façon à bien recouvrir les céréales.

3 Enfournez pour 30 minutes environ, en remuant de temps en temps : le muesli doit être bien doré. Laissez refroidir, en mélangeant à plusieurs reprises.

4 Réglez le four sur 120 °C (th. 4). Si vous utilisez des pommes fraîches, lavez-les, coupez-les en deux, ôtez le trognon et recoupez-les en tranches fines. Étalez celles-ci en une seule couche, sur une ou deux plaques à four.

5 Enfournez pour 15 à 20 minutes en retournant les tranches de pomme à mi-cuisson. À la sortie du four, laissez-les refroidir un peu, puis hachez-les grossièrement au couteau. Si vous utilisez des rondelles de pomme séchées, hachez-les aussi.

6 Mélangez les céréales, les pommes, les raisins secs et les graines de tournesol. Ce muesli peut se conserver jusqu'à un mois au réfrigérateur, dans une boîte hermétique. Servez-le avec du lait demi-écrémé ou du yaourt nature allégé.

POUR 1 PORTION : 297 kcal • Protéines : 10,7 g • Glucides : 41 g • Lipides : 10 g (dont saturés : 1,1 g) • Cholestérol : 0 mg • Fibres : 4,2 g • Potassium : 395 mg.

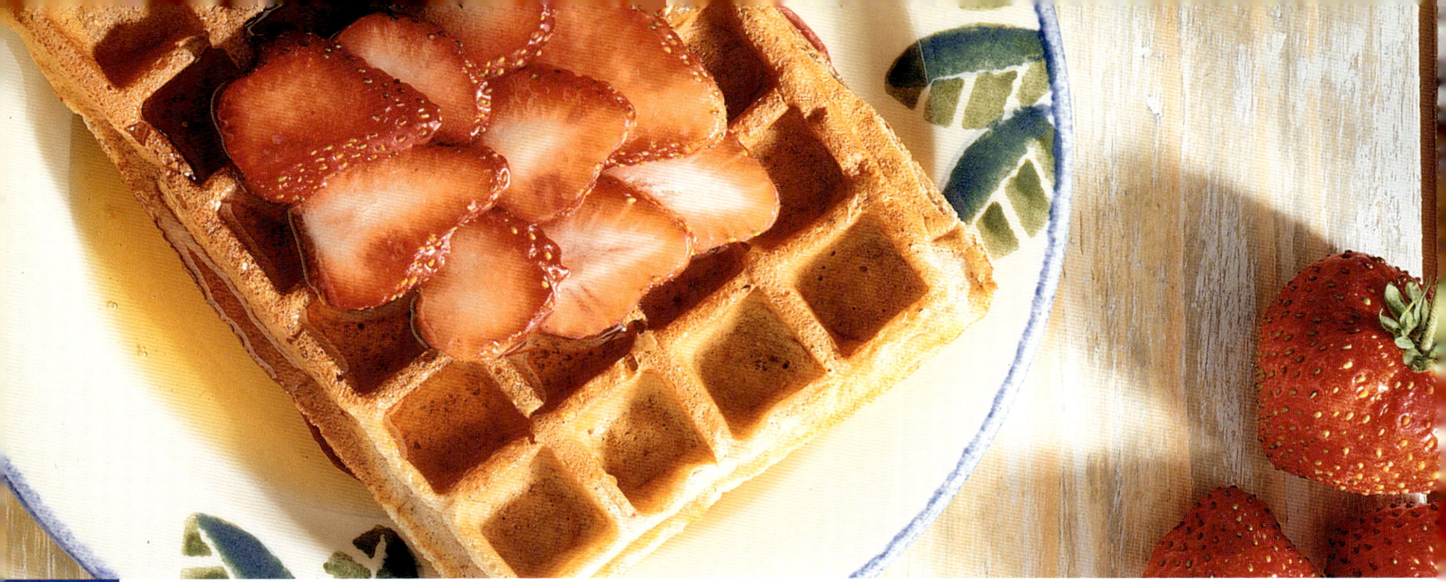

Gaufres au son et aux fraises

- Pour 10 gaufres
- Préparation 15 minutes
- Cuisson 15 minutes

125 g de farine complète
20 g de céréales au son (type All-Bran)
1 cuil. à café de levure chimique
25 cl de lait demi-écrémé
12 cl de crème fraîche légère
Miel clair (acacia par exemple)
2 blancs d'œufs
300 g de fraises coupées en lamelles

1 Faites chauffer le gaufrier selon les instructions du fabricant. Dans un grand saladier, mélangez la farine, les céréales au son et la levure.

2 Creusez un trou au centre et versez-y le lait, la crème fraîche et 1 cuil. à café de miel. Mélangez jusqu'à obtention d'une pâte homogène.

3 Battez les blancs d'œufs en neige et incorporez-les délicatement à la pâte, en soulevant la masse de bas en haut.

4 Versez une louche de pâte au centre du gaufrier de façon à couvrir les deux tiers de sa surface. Fermez le gaufrier et laissez cuire 4 minutes environ, jusqu'à ce que le couvercle se lève facilement.

5 Servez les gaufres avec les lamelles de fraise et du miel.

POUR 1 PORTION : 125 kcal • Protéines : 3,9 g • Glucides : 20 g • Lipides : 3,3 g (dont saturés : 1,8 g) • Cholestérol : 10 mg • Fibres : 2,4 g • Potassium : 180 mg.

Le miel, plus parfumé que le sucre blanc, possède en outre un pouvoir sucrant supérieur.

Brochettes de fruits

- Pour 4 personnes
- Préparation 10 minutes
- Cuisson 5 minutes

1 ananas Victoria
2 bananes
1 cuil. à scupe de jus de citron
250 g de fraises
1 cuil. à soupe de miel

1 Pelez l'ananas, retirez le cœur fibreux, coupez la chair en morceaux réguliers, en procédant au-dessus d'un bol pour recueillir le jus. Pelez les bananes, coupez-les en rondelles de 1 cm d'épaisseur et arrosez-les aussitôt du jus de citron pour éviter qu'elles noircissent. Lavez rapidement les fraises dans une passoire, égouttez-les, ôtez le pédoncule et coupez-les en lamelles épaisses.

2 Enfilez les fruits sur 4 brochettes en bois, en les alternant. Faites chauffer une grande poêle à revêtement antiadhésif. Posez-y les brochettes et faites-les cuire à feu moyen, en les tournant régulièrement, 5 minutes environ : toutes les faces des fruits doivent commencer à dorer.

3 Délayez le miel dans le jus d'ananas. Versez ce mélange sur les brochettes, laissez encore chauffer quelques secondes et servez aussitôt.

POUR 1 PORTION : 124 kcal • Protéines : 1,6 g • Glucides : 28 g • Lipides : 0,6 g (dont saturés : 0 g) • Cholestérol : 0 mg • Fibres : 3,4 g • Potassium : 405 mg.

Entrées et amuse-bouches

Caviar d'aubergine et de poivron

- Pour 4 personnes
- Préparation 10 minutes
- Cuisson 25 minutes
- Réfrigération au moins 1 heure

1 aubergine
3 poivrons rouges
1 cuil. à soupe d'huile d'olive
1 à 2 cuil. à soupe de vinaigre de vin rouge
2 branches de persil plat
2 gousses d'ail
Poivre

1 Allumez le gril du four. Lavez l'aubergine et les poivrons. Posez-les sur un plat métallique et positionnez celui-ci dans le four le plus près possible du gril. Laissez griller les légumes pendant 20 minutes environ, en les retournant régulièrement, jusqu'à ce que leur peau noircisse.

2 Laissez tiédir un peu les légumes. Supprimez le pédoncule de l'aubergine, pelez-la et hachez la pulpe au couteau. Pelez les poivrons, retirez leur pédoncule, leurs graines et filaments blancs. Passez la pulpe des légumes au robot pour la réduire en purée.

3 Mettez la purée d'aubergine et de poivron dans une poêle à revêtement antiadhésif. Ajoutez l'huile et le vinaigre. Faites cuire 5 minutes environ, en remuant, jusqu'à évaporation complète du liquide. Poivrez. Laissez refroidir, couvrez de film alimentaire et placez au frais au moins 1 heure.

4 Au moment de servir, lavez et épongez le persil. Ciselez les feuilles. Pelez les gousses d'ail, retirez le germe et hachez-les finement. Incorporez l'ail au caviar de légumes et parsemez de persil.

POUR 1 PORTION : 67 kcal • Protéines : 1,9 g • Glucides : 8 g • Lipides : 3 g (dont saturés : 0,4 g) • Cholestérol : 0 mg • Fibres : 4 g • Potassium : 350 mg.

♥ Les raisins secs sont un véritable concentré de bienfaits : ils apportent fer, potassium et fibres.

Petits oignons aux raisins secs

- Pour 4 personnes
- Préparation 10 minutes
- Cuisson 15 minutes
- Réfrigération au moins 1 heure

1 botte de petits oignons nouveaux
1 cuil. à soupe d'huile d'olive
½ cuil. à café de curry
1 pincée de safran
1 cuil. à soupe de vinaigre de vin blanc
1 poignée de raisins blonds secs
Sel

1 Épluchez les petits oignons et coupez les racines. Lavez-les et épongez-les dans du papier absorbant.

2 Faites chauffer l'huile dans une casserole. Ajoutez les oignons et faites-les blondir 5 minutes, en secouant régulièrement le récipient. Saupoudrez de curry et de safran. Salez très légèrement. Ajoutez le vinaigre et 10 cl d'eau.

3 Rincez les raisins secs. Ajoutez-les aux oignons. Laissez cuire doucement pendant 10 minutes environ : les oignons doivent être tendres. Versez-les dans un ravier, laissez-les refroidir, puis couvrez de film alimentaire et placez-les au moins 1 heure au réfrigérateur.

POUR 1 PORTION : 79 kcal • Protéines : 1 g • Glucides : 12 g • Lipides : 3 g (dont saturés : 0,4 g) • Cholestérol : 0 mg • Fibres : 1,7 g • Potassium : 365 mg.

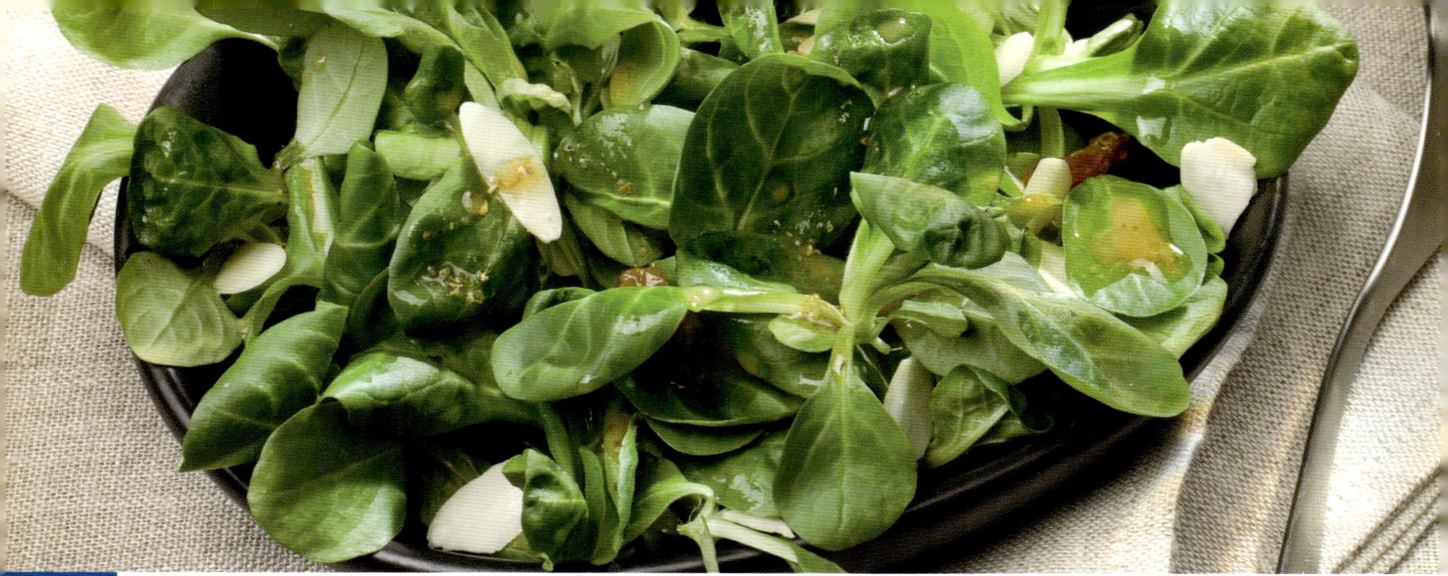

Salade de mâche

- Pour 4 personnes
- Préparation 10 minutes

200 g de mâche
2 cuil. à soupe de raisins secs
1 cuil. à soupe d'huile d'olive
1 cuil. à soupe d'huile de colza
½ cuil. à soupe d'huile de noix
1 cuil. à café de moutarde Savora
1 cuil. à soupe de vinaigre de vin
1 cuil. à soupe de porto
¼ de cuil. à café de curry
2 cuil. à soupe d'amandes effilées
Sel

1 Supprimez les petites racines de la mâche. Lavez-la dans plusieurs eaux, sans la laisser tremper. Égouttez-la et essorez-la délicatement. Rincez les raisins secs.

2 Versez les huiles dans un saladier. Ajoutez la moutarde, le vinaigre, le porto et 1 pincée de sel. Mélangez bien, puis incorporez le curry.

3 Ajoutez la mâche et les raisins secs. Mélangez de nouveau. Parsemez des amandes effilées et servez aussitôt.

POUR 1 PORTION : 127 kcal • Protéines : 2 g • Glucides : 8 g • Lipides : 9,7 g (dont saturés : 0,9 g) • Cholestérol : 0 mg • Fibres : 2,1 g • Potassium : 340 mg.

Salade rouge et verte

- Pour 4 personnes
- Préparation 10 minutes

5 tomates bien mûres
½ cuil. à café de sucre
1 gros avocat
2 cuil. à soupe de jus de citron
Quelques gouttes de Tabasco
Quelques feuilles de salade
2 branches de coriandre
1 gousse d'ail
2 cuil. à soupe d'huile d'olive
Sel

1 Pelez les tomates, coupez-les en deux et ôtez les graines à la petite cuillère. Coupez la pulpe en dés. Mettez ceux-ci dans une passoire, saupoudrez-les de sucre et de quelques pincées de sel. Laissez dégorger 15 minutes.

2 Coupez l'avocat en deux, ôtez le noyau et la peau, puis coupez la chair en dés. Arrosez aussitôt ceux-ci avec la moitié du jus de citron pour éviter qu'ils noircissent, salez, ajoutez quelques gouttes de Tabasco et mélangez délicatement.

3 Lavez les feuilles de salade et essorez-les. Tapissez-en un petit plat creux. Lavez la coriandre, essorez-la et ciselez les feuilles.

4 Pelez l'ail et passez-le au presse-ail au-dessus d'une jatte. Incorporez l'huile et le reste du jus de citron. Ajoutez les dés de tomate et d'avocat, puis mélangez délicatement. Déposez le tout sur la salade, parsemez de coriandre et servez.

POUR 1 PORTION : 198 kcal • Protéines : 2,4 g • Glucides : 5 g • Lipides : 18,7 g (dont saturés : 3,3 g) • Cholestérol : 0 mg • Fibres : 3,8 g • Potassium : 690 mg.

Soupes

♥ Manger du poisson deux fois par semaine aide à lutter contre les maladies cardio-vasculaires.

Soupe de potiron aux joues de cabillaud

- Pour 4 personnes
- Préparation 15 minutes
- Cuisson 35 minutes

600 g de potiron
100 g de céleri-rave
2 gousses d'ail
2 cuil. à soupe de mayonnaise légère
Piment d'Espelette
100 g de joues de cabillaud (ou de filet de poisson blanc coupé en bouchées)
Sel

1 Retirez les graines et la peau du potiron. Coupez la chair en cubes. Pelez le céleri-rave et coupez-le en petits morceaux. Pelez 1 gousse d'ail.

2 Portez 50 cl d'eau à ébullition dans une casserole. Salez. Ajoutez les légumes et la gousse d'ail, couvrez et laissez cuire 30 minutes.

3 Mixez les légumes et réservez cette soupe au chaud. Pelez l'autre gousse d'ail, retirez le germe et passez-la au presse-ail au-dessus de la soupe. Incorporez-y la mayonnaise légère. Relevez de 1 ou 2 pincées de piment d'Espelette.

4 Rincez le poisson. Mettez-le dans une casserole, salez et couvrez juste d'eau. Laissez pocher quelques minutes sans laisser bouillir.

5 Avec une écumoire, répartissez le poisson dans des assiettes creuses. Ajoutez son eau de cuisson à la soupe, mélangez bien et nappez le poisson de soupe. Servez sans attendre.

POUR 1 PORTION : 90 kcal • Protéines : 6,3 g • Glucides : 9 g • Lipides : 3,2 g (dont saturés : 0,4 g) • Cholestérol : 15 mg • Fibres : 4 g • Potassium : 435 mg.

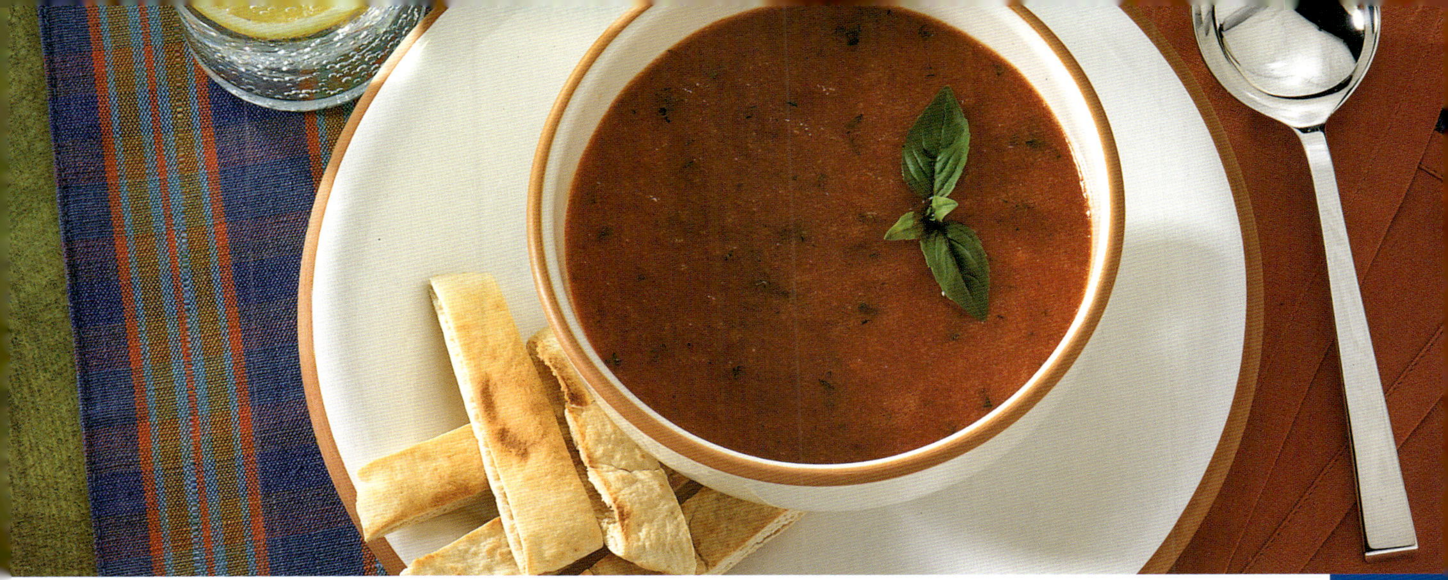

Gaspacho

- Pour 6 personnes
- Préparation 20 minutes
- Réfrigération au moins 1 heure

85 g de pain de mie (ou de restes de pain blanc)
2 cuil. à soupe de vinaigre de vin rouge, blanc ou de Xérès
1 gros poivron vert ou rouge grossièrement émincé
1 oignon rouge grossièrement haché
½ concombre pelé, épépiné et coupé en rondelles
225 g de petites tomates épépinées et coupées en quatre
15 g de basilic frais (ou de persil plat)
1 gousse d'ail hachée
2 cuil. à soupe d'huile d'olive
75 cl de jus de tomate
Sel, poivre du moulin

1 Écroûtez les tranches de pain, coupez-les en quatre et mettez-les dans une assiette creuse. Arrosez du vinaigre, couvrez et réservez le temps de poursuivre la recette.

2 Mixez finement le poivron, l'oignon et le concombre. Versez la préparation obtenue dans un saladier.

3 Mixez les tomates et le basilic. Versez la préparation obtenue dans le saladier.

4 Mixez l'ail, l'huile, le pain vinaigré et le jus de tomates. Ajoutez la préparation obtenue dans le saladier et mélangez bien.

5 Salez et poivrez. Couvrez de film alimentaire et placez au moins 1 heure au réfrigérateur. Servez bien frais.

POUR 1 PORTION : 119 kcal • Protéines : 2,9 g • Glucides : 16,5 g • Lipides : 4,6 g (dont saturés : 0,7 g) • Cholestérol : 0 mg • Fibres : 2 g • Potassium : 495 mg.

♥ Les courgettes, composées à 94 % d'eau, sont l'un des légumes les plus pauvres en calories !

Soupe courgette-avocat

- Pour 4 personnes
- Préparation 10 minutes
- Cuisson 20 minutes

600 g de courgettes
2 cubes de bouillon de volaille
1 petit avocat
1 grosse gousse d'ail
1 bouquet de cerfeuil
Poivre

1 Portez 70 cl d'eau à ébullition. Lavez et pelez les courgettes. Ôtez les bouts, puis coupez-les en rondelles. Mettez les cubes de bouillon et les courgettes dans l'eau bouillante, couvrez et laissez cuire 20 minutes.

2 Quand les courgettes sont cuites, coupez l'avocat en deux, retirez le noyau, pelez-le et coupez-le en morceaux. Pelez l'ail, retirez le germe et passez-le au presse-ail.

3 Ajoutez l'avocat et l'ail aux courgettes. Mixez le tout et poivrez.

4 Lavez le cerfeuil, essorez-le et ciselez les feuilles. Ajoutez-le à la soupe et servez sans attendre.

POUR 1 PORTION : 91 kcal • Protéines : 3,5 g • Glucides : 3,4 g • Lipides : 7 g (dont saturés : 1,4 g) • Cholestérol : 0 mg • Fibres : 3 g • Potassium : 595 mg.

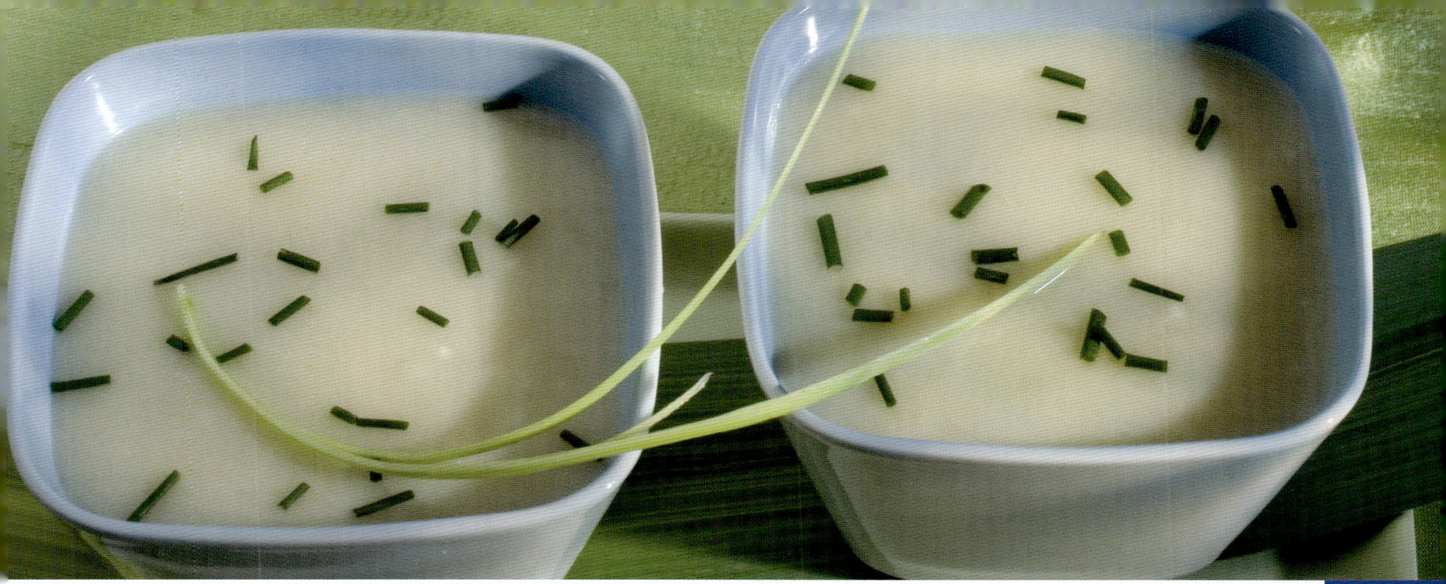

Vichyssoise

- Pour 8 personnes
- Préparation 15 minutes
- Cuisson 45 minutes
- Réfrigération au moins 1 heure (facultatif)

1 cuil. à soupe d'huile d'olive
225 g de blancs de poireau coupés en rondelles
1 gros oignon grossièrement haché
1,5 litre de bouillon de volaille (ou de légumes)
450 g de pommes de terre coupées en dés
Poivre blanc du moulin
75 g de crème fraîche légère
Ciboulette ciselée

1 Chauffez l'huile dans une grande casserole à feu moyen. Ajoutez les poireaux, l'oignon et 20 cl de bouillon. Couvrez et faites cuire en remuant souvent, 10 minutes environ, sans les laisser dorer.

2 Ajoutez les pommes de terre, la moitié du bouillon restant et portez à ébullition. Baissez le feu et laissez cuire à petits frémissements pendant 15 à 20 minutes : les pommes de terre doivent être bien cuites.

3 Passez le tout au mixeur jusqu'à obtention d'une purée liquide.

4 Versez le bouillon restant dans la casserole et ajoutez la purée de légumes. Portez à frémissements, en remuant sans cesse. Poivrez.

5 Ôtez du feu et incorporez la crème fraîche en fouettant. Au moment de servir, parsemez de ciboulette ciselée. Cette soupe est aussi délicieuse froide que chaude. Pour la consommer froide, laissez-la refroidir, puis placez-la au moins 1 heure au réfrigérateur.

♥ Les poireaux donnent à cette soupe un petit goût frais. En outre, ils sont très riches en fibres.

POUR 1 PORTION : 93 kcal • Protéines : 2,3 g • Glucides : 12 g • Lipides : 4 g (dont saturés : 1,8 g) • Cholestérol : 7 mg • Fibres : 2 g • Potassium : 390 mg.

♥ Le poulet est une excellente source de protéines. Sans la peau, c'est une viande maigre.

Soupe de poulet, riz et épinards

- Pour 8 personnes
- Préparation 10 minutes
- Cuisson 20 minutes

140 g de riz blanc long grain
2 litres de bouillon de volaille
225 g de filets de poulet coupés en morceaux de 5 mm d'épaisseur
350 g de feuilles ou de pousses d'épinards déchiquetées
1 cuil. à soupe de jus de citron
Poivre du moulin

1 Mettez le riz dans une passoire et rincez-le abondamment à l'eau froide.

2 Versez-le dans une grande casserole avec le bouillon de volaille. Portez à ébullition puis baissez le feu et laissez frémir une dizaine de minutes.

3 Ajoutez le poulet et couvrez. Laissez frémir encore 5 minutes. Ajoutez les épinards et laissez frémir 5 minutes de plus, jusqu'à ce que le riz, le poulet et les épinards soient bien cuits.

4 Arrosez du jus de citron, poivrez, mélangez et servez sans attendre.

POUR 1 PORTION : 120 kcal • Protéines : 9,4 g • Glucides : 16 g • Lipides : 2 g (dont saturés : 1,2 g) • Cholestérol : 21 mg • Fibres : 1,4 g • Potassium : 395 mg.

Poisson et fruits de mer

Pavés de saumon pochés, sauce au raifort et à la ciboulette

- Pour 4 personnes
- Préparation 10 minutes
- Cuisson 20 minutes

50 cl de lait demi-écrémé
2 cuil. à soupe de jus de citron
1 petit oignon coupé en fines lamelles
1 tige de céleri branche, avec les feuilles, grossièrement émincée
1 carotte grossièrement émincée
4 grains de poivre
4 pavés de saumon de 115 g environ chacun
1 cuil. à soupe de raifort râpé
12 cl de crème fraîche légère
3 cuil. à soupe de mayonnaise allégée
2 cuil. à soupe de ciboulette ciselée
Poivre du moulin

1 Versez le lait dans une grande poêle à revêtement antiadhésif. Ajoutez 35 cl d'eau, le jus de citron, l'oignon, le céleri, la carotte et les grains de poivre. Portez doucement à ébullition, couvrez, puis laissez frémir pendant une dizaine de minutes.

2 Ajoutez les pavés de saumon et portez de nouveau à ébullition. Baissez le feu, couvrez et faites pocher le poisson 10 minutes environ.

3 Pendant ce temps, mélangez bien le raifort, la crème fraîche, la mayonnaise et la ciboulette dans un bol. Poivrez.

4 Égouttez les pavés de saumon sur un plat tapissé d'une bonne épaisseur de papier absorbant.

5 Disposez les pavés de poisson dans les assiettes de service et nappez-les de sauce au raifort et à la ciboulette.

POUR 1 PORTION : 376 kcal • Protéines : 30 g • Glucides : 9 g • Lipides : 24,5 g (dont saturés : 8 g) • Cholestérol : 95 mg • Fibres : 0,5 g • Potassium : 705 mg.

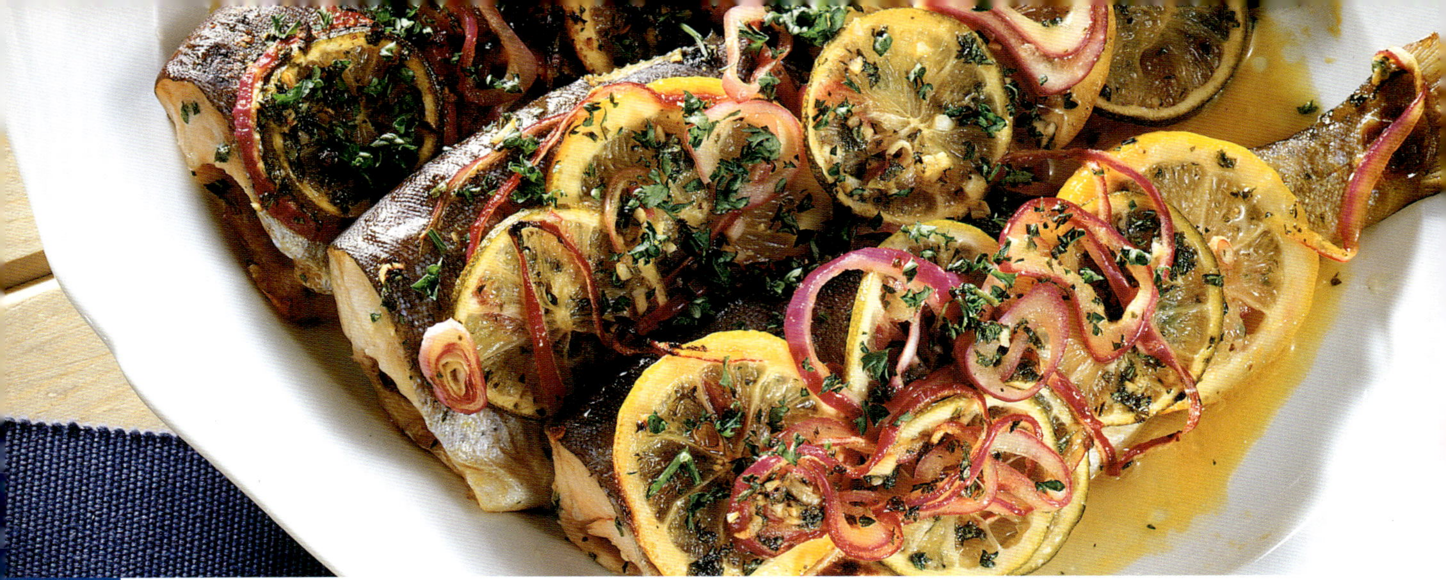

Truites grillées au citron

- Pour 4 personnes
- Préparation 15 minutes
- Cuisson 20 minutes
- Marinage 1 heure

1 citron coupé en fines rondelles
1 citron vert coupé en fines rondelles
1 petit oignon rouge coupé en rondelles
4 cuil. à soupe de persil ciselé
15 cl de jus d'orange
2 cuil. à soupe d'huile d'olive
2 gousses d'ail hachées
½ cuil. à café de moutarde
1 brin de romarin
4 truites évidées de 230 g environ chacune
Huile végétale
Poivre du moulin

1 Disposez les rondelles de citron, de citron vert et d'oignon dans un plat suffisamment grand pour contenir les truites côte à côte. Ajoutez le persil, le jus d'orange, l'huile d'olive, l'ail, la moutarde, le romarin. Poivrez et mélangez bien.

2 Déposez les truites dans le plat et enrobez-les bien de cette marinade. Couvrez de film alimentaire et placez 1 heure au réfrigérateur.

3 Préchauffez le gril du four. Couvrez la grille du four d'aluminium ménager, percez-le de trous et badigeonnez-le avec l'huile végétale.

4 À l'aide d'une écumoire, déposez les truites marinées sur l'aluminium. Versez la marinade dans une petite casserole à travers une passoire, pour récupérer les rondelles de citron, de citron vert et d'oignon. Réservez-les. Faites chauffer la marinade à feu doux.

5 Glissez les poissons à environ 13 cm du gril pendant 6 à 8 minutes. Badigeonnez-les régulièrement de marinade chaude en prenant garde de ne pas vous brûler.

6 Retournez délicatement les poissons et badigeonnez-les de nouveau de marinade. Disposez les rondelles de citron, de citron vert et d'oignon dessus, en une couche uniforme, et faites griller encore 6 à 8 minutes. Servez bien chaud.

POUR 1 PORTION : 274 kcal • Protéines : 27 g • Glucides : 5 g • Lipides : 16,2 g (dont saturés : 2,9 g) • Cholestérol : 62 mg • Fibres : 0,5 g • Potassium : 665 mg.

♥ Ces filets de poisson sur leur lit de petits légumes constituent un repas nutritif et facile à préparer.

Filets de poisson sur lit de brocoli, maïs et poivron rouge

- Pour 4 personnes
- Préparation 15 minutes
- Cuisson 50 minutes

4 filets de poisson blanc de 115 à 175 g chacun, frais ou décongelés
2 cuil. à soupe de vinaigrette allégée
1 cuil. à soupe de chapelure fine
1 cuil. à soupe de parmesan râpé
½ cuil. à café de paprika
1 cuil. à soupe d'huile d'olive
225 g de brocoli détaillé en fleurettes
160 g de grains de maïs
1 poivron rouge coupé en fines lanières
1 petit oignon rouge coupé en fines rondelles
2 cuil. à soupe de persil frais ciselé
1 cuil. à soupe de basilic frais ciselé
Huile d'olive
Poivre du moulin

1 Disposez les filets de poisson dans un plat creux et badigeonnez-les de vinaigrette. Couvrez de film alimentaire et placez au réfrigérateur.

2 Dans un petit bol, mélangez la chapelure, le parmesan et le paprika.

3 Préchauffez le four à 220 °C (th. 7-8). Huilez quatre petits plats allant au four (ou un grand).

4 Mélangez le brocoli, le maïs, le poivron, l'oignon, le persil et le basilic. Poivrez. Répartissez ce mélange dans le(s) plat(s). Couvrez d'aluminium ménager et faites cuire 35 à 40 minutes : les légumes doivent être cuits, mais encore croquants.

5 Disposez les filets de poisson sur les légumes, couvrez de nouveau d'aluminium et enfournez pour 8 à 10 minutes : le poisson doit être tout juste cuit.

6 Parsemez de la chapelure épicée et enfournez de nouveau, sans couvrir, pour 2 ou 3 minutes : la chapelure doit être dorée. Servez sans attendre.

POUR 1 PORTION : 248 kcal • Protéines : 32 g • Glucides : 13 g • Lipides : 7,6 g (dont saturés : 1,2 g) • Cholestérol : 67 mg • Fibres : 4 g • Potassium : 935 mg.

Volaille

♥ Le blanc de dinde est particulièrement pauvre en graisses et en cholestérol.

Poitrine de dinde rôtie, sauce à l'ail

- Pour 10 personnes
- Préparation 20 minutes
- Cuisson 2 h 30

1 poitrine de dinde entière (les deux morceaux attachés ensemble, avec os) de 2,5 kg environ
3 cuil. à soupe d'huile d'olive
15 gousses d'ail non pelées, mais légèrement écrasées pour casser la peau
35 cl de bouillon de volaille
2 cuil. à café de jus de citron
Poivre du moulin

1 Préchauffez le four à 180 °C (th. 6). Supprimez toute graisse résiduelle de la poitrine de dinde et étalez-la, peau vers le haut, dans un plat allant au four. Badigeonnez-la d'huile et poivrez. Recouvrez d'aluminium ménager et enfournez pour 45 minutes environ.

2 Retirez la feuille d'aluminium, disposez les gousses d'ail autour de la poitrine de dinde et nappez-les du jus de cuisson de la volaille. Enfournez de nouveau pour 1 h 45.

3 Ôtez la peau de la dinde. Disposez-la dans un plat de service et couvrez-la d'aluminium ménager pour la maintenir au chaud. Retirez la graisse du plat pour ne conserver que le jus de cuisson. Avec le dos d'une cuillère, appuyez sur les gousses d'ail pour les faire sortir de leur peau. Jetez cette dernière.

4 Dans une casserole, mélangez le jus de cuisson, l'ail et un tiers du bouillon de volaille. Portez à ébullition, puis passez ce mélange au mixeur jusqu'à obtention d'une purée. Versez-la dans la casserole. Incorporez le reste de bouillon et le jus de citron. Poivrez. Laissez frémir 3 minutes. Découpez la dinde en tranches et servez avec la sauce à l'ail.

POUR 1 PORTION : 250 kcal • Protéines : 44 g • Glucides : 1 g • Lipides : 7,8 g (dont saturés : 2,2 g) • Cholestérol : 130 mg • Fibres : 0,1 g • Potassium : 620 mg.

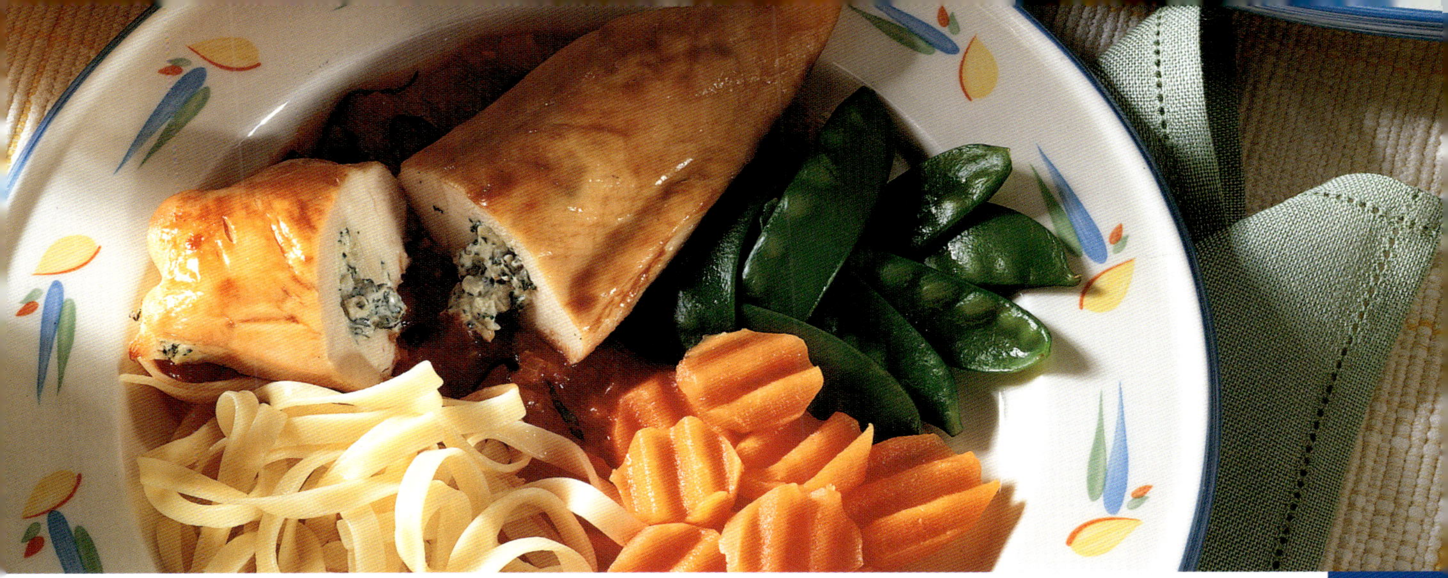

Blancs de poulet farcis aux herbes

- Pour 4 personnes
- Préparation 15-20 minutes
- Cuisson 25 minutes

85 g de fromage à tartiner nature allégé (type Saint-Morêt) à température ambiante
1 gousse d'ail hachée
2 cuil. à soupe de persil frais ciselé
1 cuil. à soupe de menthe fraîche ciselée (ou ¾ de cuil. à soupe de menthe séchée)
4 filets de poulet de 160 g environ chacun
1 cuil. à soupe d'huile d'olive
45 cl de sauce tomate, assaisonnée ou non
Poivre du moulin

1 Préchauffez le four à 180 °C (th. 6). Préparez la farce. Mélangez le fromage à tartiner, l'ail, le persil et la menthe dans un bol. Poivrez.

2 Supprimez toute graisse résiduelle des filets, ainsi que l'aiguillette (la partie la plus fine, sur les côtés) et réservez cette dernière au réfrigérateur pour une autre utilisation.

3 Faites une incision profonde (de 5 cm environ) sur le côté de chaque filet, en faisant attention de ne pas les couper de part en part.

4 Avec une petite cuillère, remplissez les cavités ainsi ménagées dans chaque filet avec environ un quart de la farce. La poche doit être complètement remplie, sans que cela ne déborde.

5 Fermez les poches bord à bord avec des piques en bois.

6 Placez les filets de poulet sur un plat allant au four et badigeonnez-les avec un peu d'huile. Enfournez 20 minutes environ, jusqu'à ce que la volaille soit bien cuite.

7 Réglez le four sur gril. Badigeonnez les filets avec le reste d'huile et faites-les griller environ 5 minutes. Servez avec la sauce tomate.

POUR 1 PORTION : 272 kcal • Protéines : 37,5 g • Glucides : 8 g • Lipides : 10 g (dont saturés : 3,2 g) • Cholestérol : 123 mg • Fibres : 0,2 g • Potassium : 905 mg.

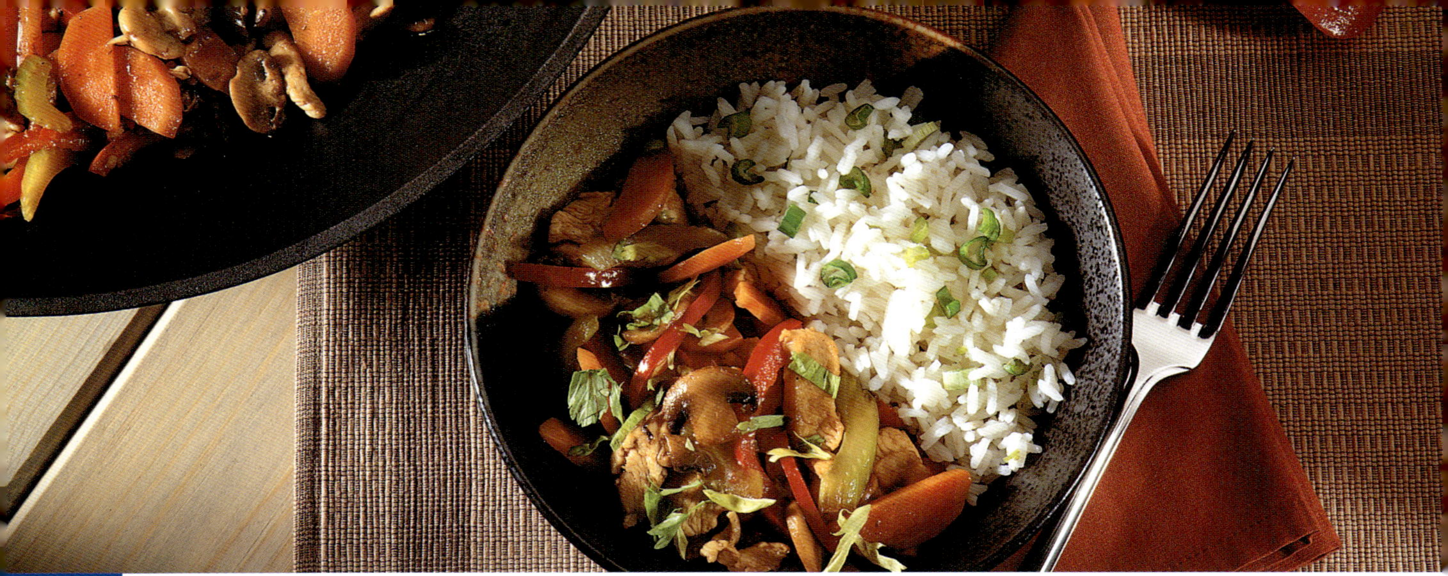

Poulet sauté aux légumes

- Pour 4 personnes
- Préparation 20 minutes
- Cuisson 12 minutes

2 blancs de poulet de 175 g environ chacun
2 cuil. à café de Maïzena
12 cl de bouillon de volaille
2 cuil. à soupe de sauce soja (si possible à teneur réduite en sel)
1 ½ cuil. à soupe d'huile de tournesol
2 gousses d'ail hachées
1 cuil. à soupe de gingembre frais coupé en petits morceaux
2 poivrons rouges ou verts coupés en fines lanières
2 carottes coupées en fines rondelles
2 tiges de céleri branche coupées en petits tronçons
115 g de champignons de Paris coupés en lamelles
Poivre du moulin

1 Épongez les filets de poulet dans du papier absorbant, supprimez leur graisse résiduelle et coupez-les en fines lanières.

2 Mélangez la Maïzena, le bouillon et la sauce soja dans un petit bol. Réservez.

3 Faites chauffer l'huile à feu vif dans un wok ou une sauteuse. Faites-y revenir l'ail et le gingembre 1 ou 2 minutes : ils doivent être légèrement dorés.

4 Ajoutez les lanières de poulet et faites-les revenir 3 ou 4 minutes : elles doivent être bien colorées. Retirez le poulet et les aromates à l'aide d'une écumoire et réservez-le.

5 Faites réchauffer l'huile dans la poêle si besoin. Faites-y revenir les poivrons, les carottes, le céleri et les champignons 4 minutes environ : ils doivent être légèrement dorés.

6 Remettez le poulet dans la poêle et ajoutez le mélange à base de Maïzena. Portez à ébullition, puis laissez épaissir un peu la sauce. Poivrez et servez aussitôt.

POUR 1 PORTION : 208 kcal • Protéines : 22 g • Glucides : 11 g • Lipides : 8,4 g (dont saturés : 2,1 g) • Cholestérol : 65 mg • Fibres : 4,8 g • Potassium : 850 mg.

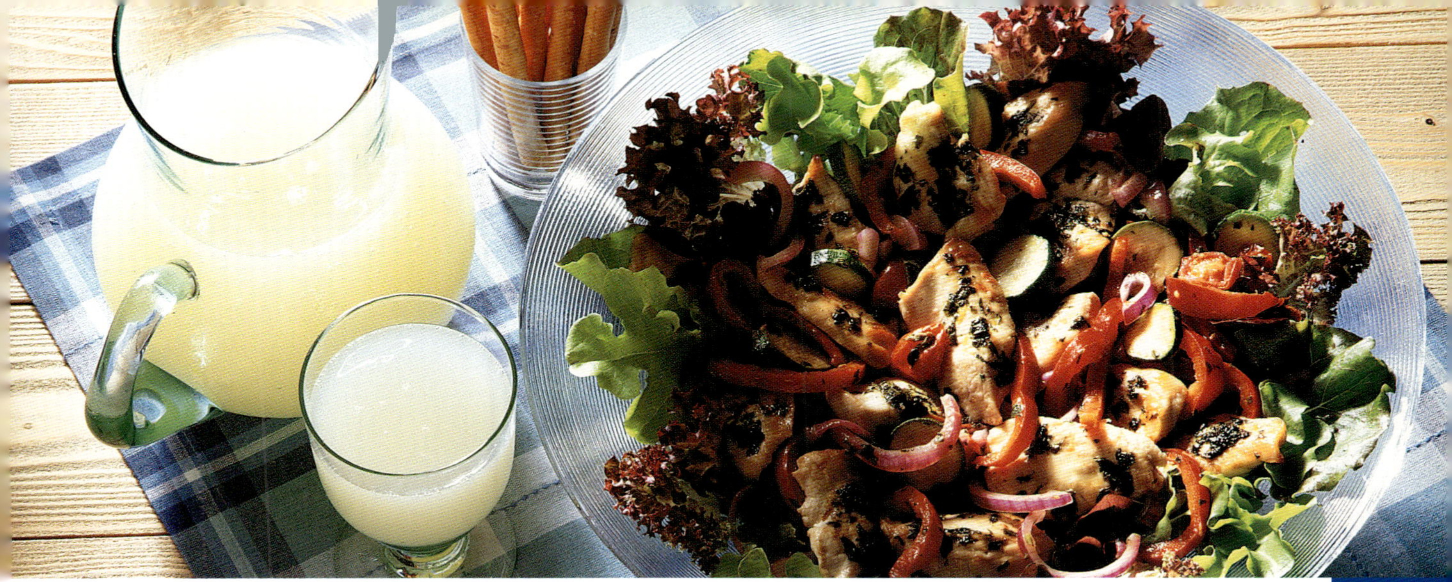

Poulet mariné

- Pour 4 personnes
- Préparation 25 minutes
- Marinage 2 heures
- Cuisson 10-15 minutes

4 blancs de poulet de 170 g environ chacun
2 poivrons, rouges, verts ou jaunes coupés en lanières
1 gros oignon rouge coupé en rondelles
2 courgettes coupées en rondelles épaisses
175 g de tomates cerises coupées en deux
4 cuil. à soupe d'huile d'olive
2 cuil. à soupe de jus de citron
1 cuil. à café de zeste de citron râpé
2 cuil. à café de basilic séché
4 poignées de feuilles de salade au choix
Poivre du moulin

1 Coupez chaque filet en quatre morceaux et déposez-les dans un plat creux. Mélangez les poivrons, l'oignon, les courgettes et les tomates cerises dans un autre plat.

2 Mélangez l'huile, le jus de citron, le zeste de citron et le basilic dans un petit bol. Poivrez puis enrobez les morceaux de poulet avec la moitié de ce mélange, et les légumes avec l'autre moitié. Couvrez les deux plats de film alimentaire et laissez mariner au moins 2 heures au réfrigérateur.

3 Préchauffez le gril du four. Égouttez les morceaux de poulet et étalez-les sur une plaque à four, en une seule couche. Faites-les griller 3 ou 4 minutes de chaque côté. Disposez-les sur le plat de service et recouvrez-les d'aluminium ménager pour les garder au chaud.

4 Égouttez les légumes et posez-les à leur tour sur la plaque à four. Faites-les griller jusqu'à ce qu'ils soient dorés, en les retournant une fois et en les badigeonnant de marinade en cours de cuisson. Servez le poulet et ses légumes grillés sur un lit de salade verte.

POUR 1 PORTION : 317 kcal • Protéines : 42 g • Glucides : 8 g • Lipides : 13 g (dont saturés : 3,1 g) • Cholestérol : 131 mg • Fibres : 3,3 g • Potassium : 980 mg.

Lanières de dinde panées et salsa fruitée

- Pour 6 personnes
- Préparation 15 minutes
- Cuisson 30 minutes

800 g de filets de dinde
3 blancs d'œufs
70 g de chapelure
½ gousse d'ail hachée
½ cuil. à café de sel de céleri
½ cuil. à café de paprika
¼ de cuil. à café de piment de Cayenne
35 g de farine
Huile d'olive
2 grosses tomates coupées en dés
1 mangue ou 2 pêches coupées en dés
Poivre du moulin

1 Préchauffez le four à 180 °C (th. 6). Coupez les filets de dinde en lanières d'environ 2,5 cm de large.

2 Fouettez légèrement les blancs d'œufs dans un grand bol pour les faire mousser. Mélangez la chapelure, l'ail, le sel de céleri, le paprika et le piment dans un saladier. Poivrez légèrement.

3 Roulez les lanières de dinde dans la farine, puis trempez-les dans les blancs d'œufs battus et roulez-les dans la chapelure épicée.

4 Faites chauffer 1½ cuillère à café d'huile dans une grande poêle sur feu moyen. Faites-y revenir le quart des lanières de dinde 2 ou 3 minutes : elles doivent être bien dorées. Mettez-les ensuite dans un grand plat allant au four.

5 Faites revenir le reste des lanières de dinde de la même façon, en ajoutant un peu d'huile si nécessaire. Ajoutez-les dans le plat. Enfournez pendant une quinzaine de minutes : la volaille doit être bien tendre.

6 Pendant ce temps, préparez la salsa. Mélangez les dés de tomate et de mangue (ou de pêche) dans un petit saladier. Poivrez légèrement. Servez avec les lanières de dinde chaudes.

POUR 1 PORTION : 261 kcal • Protéines : 35,5 g • Glucides : 18 g • Lipides : 5,2 g (dont saturés : 1 g) • Cholestérol : 73 mg • Fibres : 2 g • Potassium : 685 mg.

Bœuf, agneau et porc

♥ Le secret d'un repas équilibré, c'est d'inverser les proportions : servez une grande quantité de légumes accompagnés d'un petit morceau de viande.

Rumsteck et légumes au barbecue

- Pour 4 personnes
- Préparation 20 minutes
- Marinage 2 heures
- Cuisson 20 minutes

3 cuil. à soupe d'huile d'olive
3 cuil. à soupe de vinaigre de vin rouge
2 cuil. à soupe de moutarde de Dijon
2 gousses d'ail hachées
1 cuil. à café de basilic séché
1 cuil. à café d'origan séché
1 pointe de piment de Cayenne
4 pavés de rumsteck (aloyau de bœuf) de 115 g environ chacun, sans graisse
2 poivrons rouges ou verts coupés en lanières larges dans le sens de la longueur
3 courgettes coupées en quatre tranches dans le sens de la longueur
2 oignons rouges ou jaunes coupés en rondelles de 1 cm de large
Poivre du moulin

1 Préparez la marinade. Mélangez l'huile, le vinaigre, la moutarde, l'ail, le basilic, l'origan, le piment et un tour de moulin à poivre dans un petit bol.

2 Placez les pavés de rumsteck dans un plat assez grand pour les contenir côte à côte et enduisez-les de marinade des deux côtés. Couvrez-les de film alimentaire et laissez-les mariner au moins 2 heures au réfrigérateur.

3 Sortez la viande du réfrigérateur et portez-la à température ambiante. Versez la marinade dans un petit bol et réservez-la. Préparez le barbecue et placez la grille à 10-13 cm du charbon (pour une cuisson au four, préchauffez le four sur gril).

4 Faites griller les pavés 4 minutes environ de chaque côté, pour une cuisson à point. Pendant ce temps, badigeonnez les légumes de marinade.

5 Disposez la viande dans un plat et couvrez-la d'aluminium ménager pour la tenir au chaud. Mettez les légumes à griller jusqu'à ce qu'ils soient bien dorés et encore croquants, en les retournant et en les badigeonnant de marinade une fois en cours de cuisson. Servez-les avec les pavés.

POUR 1 PORTION : 275 kcal • Protéines : 29 g • Glucides : 9 g • Lipides : 13,7 g (dont saturés : 3,2 g) • Cholestérol : 63 mg • Fibres : 3,7 g • Potassium : 995 mg.

♥ Les épinards sont riches en potassium, qui contribue à faire baisser la tension artérielle, ainsi qu'en antioxydants, qui auraient un effet protecteur contre les maladies cardio-vasculaires.

Gigot d'agneau farci aux épinards

- Pour 8 personnes
- Préparation 20 minutes
- Cuisson 1 h 30-2 h 15

1 gigot d'agneau désossé (de 1,6 kg environ)
560 g d'épinards hachés frais ou congelés et bien égouttés
1 cuil. de café d'huile d'olive
1 échalote ou 1 petit oignon émincé
2 gousses d'ail hachées
115 g de feta (ou de ricotta)
Poivre du moulin

1 Préchauffez le four à 190 °C (th. 6-7). Supprimez toute graisse résiduelle du gigot d'agneau et ouvrez-le de façon à pouvoir le mettre à plat. Épongez-le avec du papier absorbant. Poivrez l'intérieur.

2 Pressez les épinards avec une cuillère en bois pour en extraire tout le liquide et réservez-les.

3 Faites chauffer l'huile dans une poêle à revêtement antiadhésif. Faites-y revenir l'échalote (ou l'oignon) et l'ail pendant 3 ou 4 minutes : ils doivent être légèrement dorés. Ajoutez les épinards et mélangez. Laissez-les « sécher » sur le feu pendant 1 ou 2 minutes.

4 Étalez le mélange aux épinards sur l'agneau et émiettez le fromage par-dessus. Roulez le gigot et maintenez-le en place avec de la ficelle de cuisine.

5 Placez le gigot farci, soudure en bas, dans un plat allant au four. Enfournez pour 1 h 30 à 2 heures pour une viande rosée, et de 1 h 45 à 2 h 15 pour une cuisson à point.

6 À la sortie du four, laissez reposer le gigot farci couvert d'aluminium ménager pendant 10 minutes avant de le découper en tranches.

POUR 1 PORTION : 319 kcal • Protéines : 35,5 g • Glucides : 1,4 g • Lipides : 19 g (dont saturés : 6,1 g) • Cholestérol : 133 mg • Fibres : 2,2 g • Potassium : 980 mg.

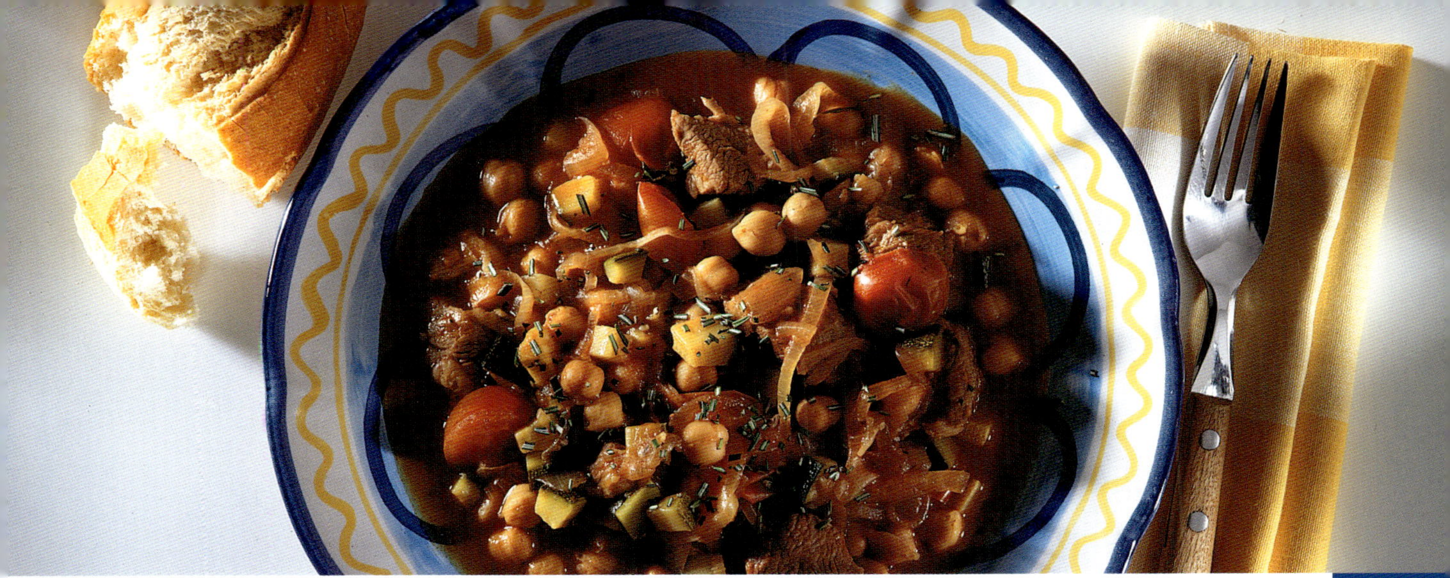

Sauté d'agneau méditerranéen

- Pour 6 personnes
- Préparation 20 minutes
- Cuisson 2 h 40

675 g d'épaule d'agneau désossée
Huile d'olive
2 gros oignons coupés en rondelles
2 gousses d'ail hachées
1 cuil. à soupe de farine
2 cuil. à café de romarin frais ciselé
(ou 1 cuil. à soupe de romarin séché)
25 à 45 cl de bouillon de bœuf
35 cl de jus de tomate
1 boîte de pois chiches de 400 g
rincés et égouttés
2 courgettes coupées en dés
350 g de tomates cerises coupées en deux
2 cuil. à café de basilic frais haché
(ou 1 cuil. à café de basilic séché)
Poivre du moulin

1 Supprimez la graisse et le cartilage de l'agneau, puis découpez-le en cubes de 2,5 cm de côté.

2 Dans un faitout en fonte, faites chauffer 1 cuil. à soupe d'huile à feu moyen. Faites-y revenir les oignons et l'ail pendant 10 minutes environ : ils doivent être bien dorés. Retirez-les avec une écumoire et réservez-les sur une assiette.

3 Chauffez ½ cuil. à soupe d'huile dans le faitout sur feu moyen à vif. Faites-y revenir les cubes d'agneau 3 minutes environ : ils doivent être bien dorés sur toutes les faces. Incorporez la farine et le romarin, puis poursuivez la cuisson 1 ou 2 minutes, jusqu'à complète absorption de la farine.

4 Remettez les oignons et l'ail dans le faitout, ainsi que 25 cl de bouillon et le jus de tomate. Portez à ébullition, puis couvrez et laissez mijoter à feu doux pendant 1 heure. Ajoutez les pois chiches. Couvrez et laissez mijoter encore 1 heure environ : l'agneau doit être presque cuit.

5 Ajoutez les courgettes, les tomates cerises, le poivron et le basilic. Ajoutez du bouillon si la sauce devient trop épaisse. Faites cuire encore 15 minutes. Servez bien chaud.

POUR 1 PORTION : 334 kcal • Protéines : 25 g • Glucides : 18 g • Lipides : 15,8 g (dont saturés : 4,5 g) • Cholestérol : 72 mg • Fibres : 5 g • Potassium : 755 mg.

♥ Le porc a la réputation d'être une viande grasse. Pourtant, grâce aux techniques d'élevage et de charcuterie modernes, beaucoup de morceaux sont aujourd'hui très maigres.

Porc grillé, sauce barbecue

- Pour 4 personnes
- Préparation 10 minutes
- Cuisson 20 minutes

450 g de filet mignon de porc coupé en 8 tranches
1 boîte de 400 g de tomates pelées concassées
7,5 cl de jus de pomme sans sucre ajouté
2 cuil. à soupe de sucre roux (ou de vergeoise)
1 cuil. à soupe de vinaigre de cidre
¼ de cuil. à café de Tabasco
Poivre du moulin

1 Supprimez toute graisse résiduelle des tranches du filet mignon. Posez-les l'une après l'autre sur une planche à découper et aplatissez-les avec le poing ou un rouleau à pâtisserie. Poivrez.

2 Préparez la sauce barbecue. Mélangez les tomates et leur jus avec le jus de pomme, le sucre (ou la vergeoise), le vinaigre et le Tabasco dans une casserole. Portez à ébullition sur feu moyen, puis baissez le feu et laissez frémir une dizaine de minutes, jusqu'à obtention d'une sauce épaisse. Réservez au chaud.

3 Faites chauffer une poêle-gril à feu vif. Pour tester la température, déposez une goutte d'eau dessus : elle doit s'évaporer aussitôt. Faites-y griller la viande 2 minutes environ de chaque côté.

4 Disposez les tranches de porc sur un plat de service et nappez-les de la sauce barbecue.

POUR 1 PORTION : 174 kcal • Protéines : 24,5 g • Glucides : 11 g • Lipides : 3,6 g (dont saturés : 1,5 g) • Cholestérol : 63 mg • Fibres : 0,6 g • Potassium : 635 mg.

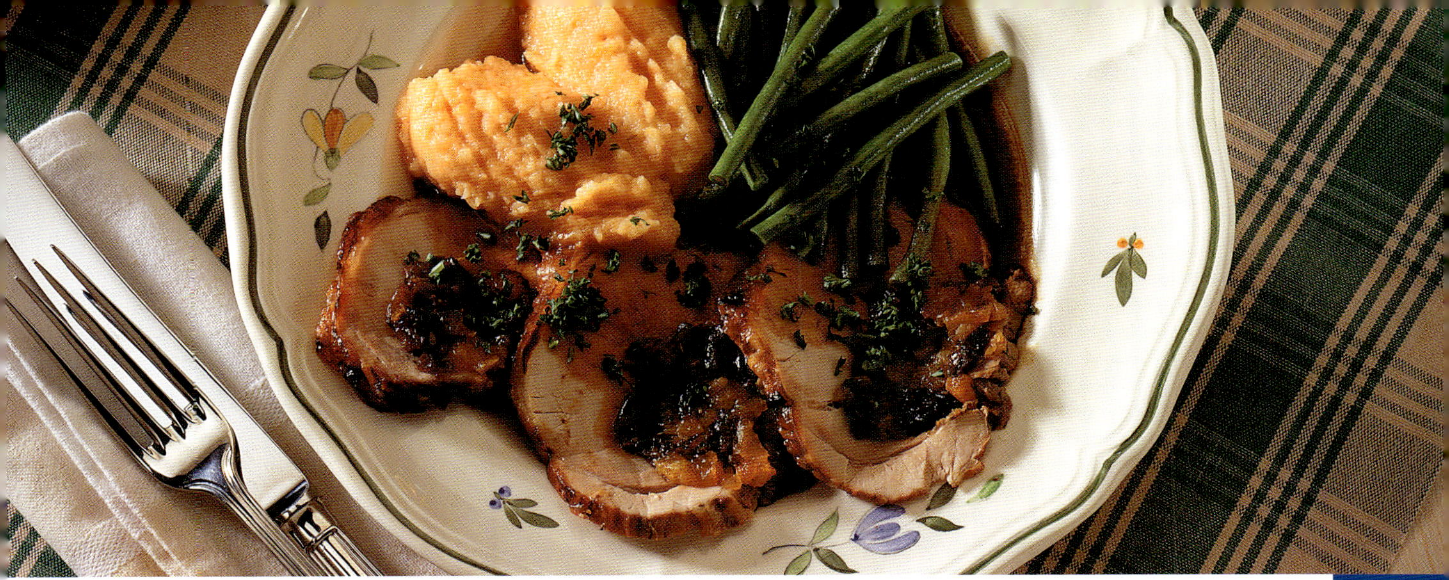

Échine de porc farcie aux fruits secs

- Pour 6 personnes
- Préparation 20 minutes
- Cuisson 1 h 30

20 cl de bouillon de volaille
175 g de pruneaux dénoyautés grossièrement hachés
115 g d'abricots secs grossièrement hachés
1 échine de porc désossée de 900 g environ
1 gousse d'ail hachée
1 cuil. à café de thym séché
2 cuil. à soupe de madère ou de porto (facultatif)
2 cuil. à soupe de mélasse (ou de vergeoise)
Poivre du moulin

1 Portez le bouillon à ébullition dans une petite casserole. Hors du feu, ajoutez les pruneaux et les abricots. Laissez-les tremper au moins 15 minutes.

2 Pendant ce temps, préchauffez le four à 160 °C (th. 5-6). Supprimez toute graisse résiduelle du carré de porc, puis ouvrez-le et épongez-le avec du papier absorbant. Poivrez l'intérieur.

3 Retirez les pruneaux et les abricots de la casserole avec une écumoire et réservez le bouillon. Répartissez les fruits secs sur l'échine de porc et parsemez-les d'ail et de thym.

4 Roulez le porc et maintenez-le en place avec de la ficelle de cuisine.

5 Disposez le carré de porc, soudure en bas, sur un plat allant au four et enfournez pour 30 minutes environ. Pendant ce temps, ajoutez la mélasse (ou la vergeoise) et le madère (ou le porto) au bouillon de volaille et portez-le à ébullition.

6 Poursuivez la cuisson de l'échine pendant 1 heure environ (le porc doit être bien cuit à cœur), en l'arrosant de cette sauce toutes les 10 minutes environ.

POUR 1 PORTION : 310 kcal • Protéines : 30 g • Glucides : 25 g • Lipides : 10 g (dont saturés : 3,7 g) • Cholestérol : 95 mg • Fibres : 4,4 g • Potassium : 545 mg.

Plats végétariens

Lentilles méditerranéennes aux champignons

- Pour 8 personnes
- Préparation 20 minutes
- Marinage 1 heure
- Cuisson 30 minutes

4 cuil. à soupe d'huile d'olive
Le jus et le zeste râpé de 1 citron
1 cuil. à café de thym séché
1 cuil. à café d'origan
450 g de champignons de Paris (ou de cèpes) coupés en lamelles
375 g de lentilles brunes, rouges ou vertes
1 boîte de 400 g de tomates pelées concassées
12 cl de bouillon de légumes
70 g d'olives noires dénoyautées
Poivre du moulin

1 Préparez la marinade. Mélangez l'huile, le jus et le zeste de citron, le thym et l'origan dans un saladier. Poivrez.

2 Ajoutez les champignons et mélangez pour bien les enrober de marinade. Laissez-les mariner 1 heure à température ambiante.

3 Pendant ce temps, rincez les lentilles à l'eau froide dans une passoire. Mettez-les dans une casserole et couvrez-les d'eau froide. Portez à ébullition. Couvrez et laissez frémir pendant 15 à 20 minutes : elles doivent être presque cuites. Égouttez-les.

4 Faites chauffer une grande poêle à revêtement antiadhésif à feu moyen. Ajoutez les champignons et la marinade et faites-les revenir, en remuant sans cesse, jusqu'à ce que les champignons soient bien dorés.

5 Ajoutez les lentilles, les tomates avec leur jus, le bouillon et les olives. Mélangez bien. Portez à ébullition, couvrez et baissez le feu. Laissez frémir pendant 10 à 15 minutes : les lentilles et les champignons doivent être très tendres. Servez chaud ou tiède.

POUR 1 PORTION : 241 kcal • Protéines : 13 g • Glucides : 26 g • Lipides : 9,5 g (dont saturés : 1,6 g) • Cholestérol : 0 mg • Fibres : 9 g • Potassium : 830 mg.

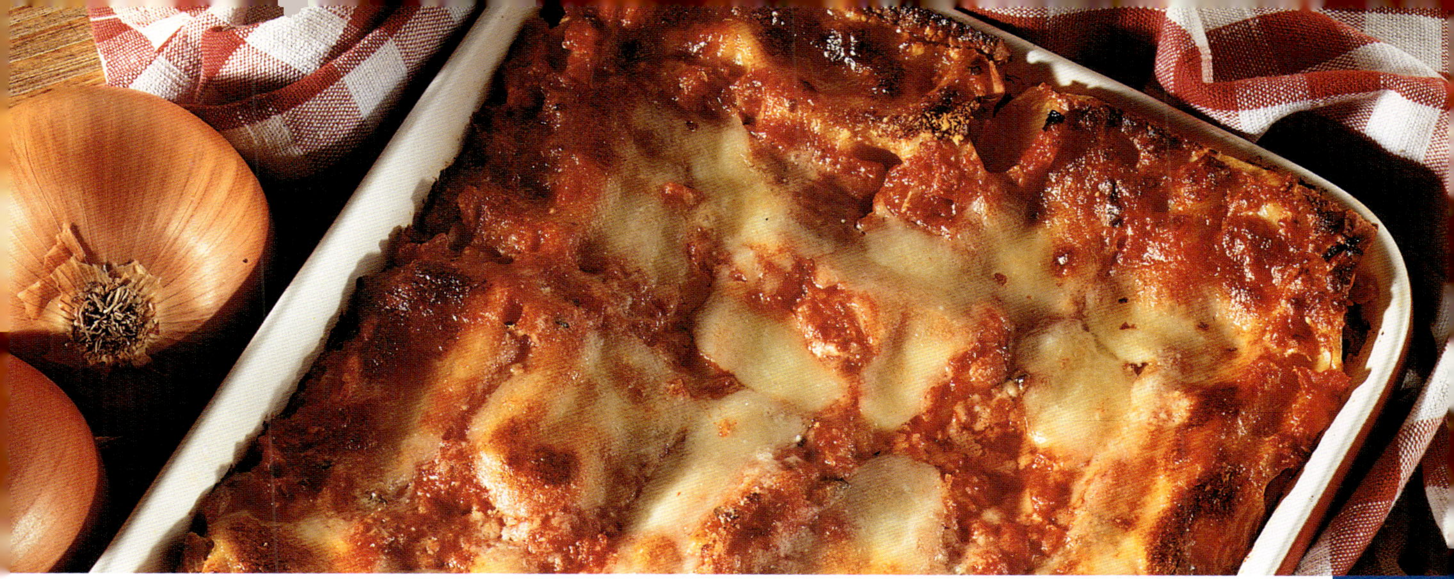

Lasagnes aux légumes et aux trois fromages

- Pour 6 personnes
- Préparation 35 minutes
- Cuisson 1 h 40

2 cuil. à soupe d'huile d'olive
2 gros oignons grossièrement émincés
2 gousses d'ail hachées
2 boîtes de 400 g de tomates pelées concassées
2 cuil. à soupe de concentré de tomate
½ cuil. à café d'origan séché
½ cuil. à café de basilic séché
3 courgettes coupées en dés
2 grosses carottes coupées en dés
2 tiges de céleri branche coupées en petits tronçons
1 boîte de feuilles de lasagnes
425 g de ricotta
1 blanc d'œuf
2 cuil. à soupe de persil frais ciselé
85 g de mozzarella
2 cuil. à soupe de parmesan râpé

1 Faites chauffer 1 cuil. à soupe d'huile dans une sauteuse à feu moyen. Faites-y revenir les oignons et l'ail pendant 5 minutes. Ajoutez les tomates avec leur jus, le concentré de tomate, l'origan et le basilic. Laissez épaissir à feu doux, en remuant de temps en temps, pendant 15 minutes environ.

2 Pendant ce temps, faites chauffer le reste de l'huile à feu moyen dans une poêle à revêtement antiadhésif. Faites-y revenir les courgettes, les carottes et le céleri, en remuant régulièrement, pendant 7 minutes.

3 Mélangez la ricotta, le blanc d'œuf et le persil dans un petit bol.

4 Préchauffez le four à 180 °C (th. 6). Tapissez le fond d'un plat à gratin avec un tiers de la sauce tomate. Couvrez d'une couche de feuilles de lasagnes. Étalez la moitié du mélange à la ricotta par-dessus, puis ajoutez la moitié des légumes.

5 Répétez l'opération : sauce tomate, feuilles de lasagnes, ricotta, légumes. Terminez par une couche de sauce tomate. Surmontez de la mozzarella et du parmesan. Enfournez pendant 45 minutes environ : les bords doivent être bien colorés et les feuilles de lasagnes cuites.

POUR 1 PORTION : 391 kcal • Protéines : 18,5 g • Glucides : 41 g • Lipides : 17 g (dont saturés : 9 g) • Cholestérol : 51 mg • Fibres : 5,5 g • Potassium : 835 mg.

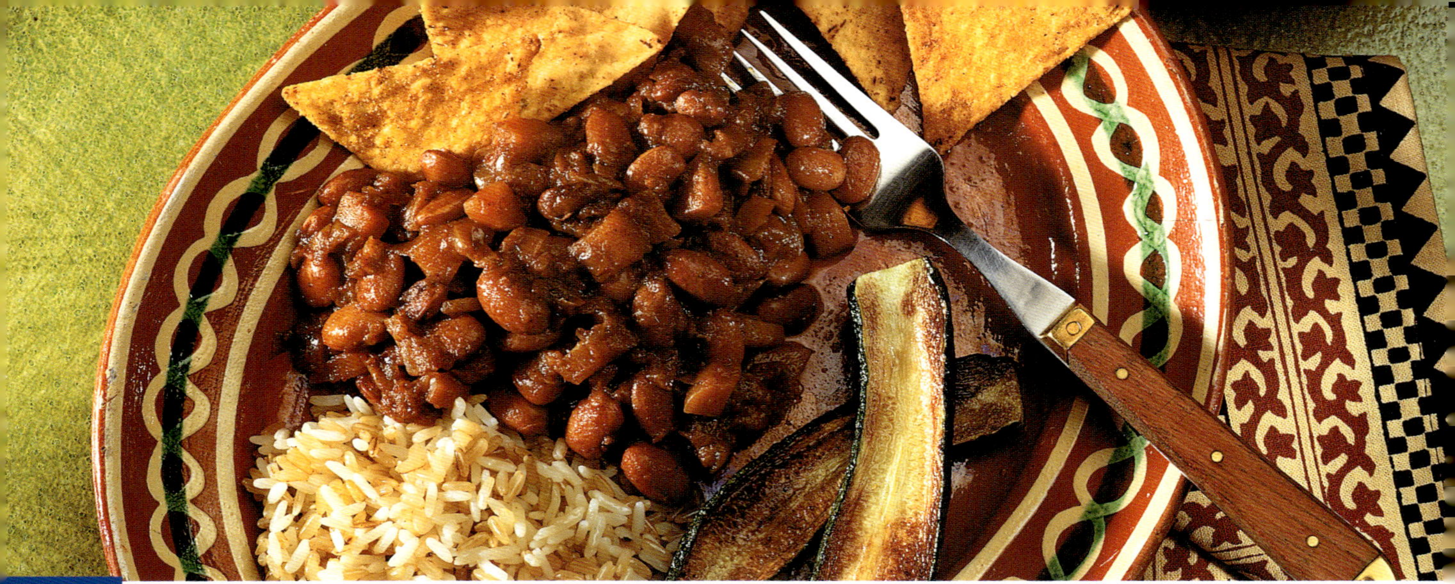

Haricots épicés

- Pour 6 personnes
- Préparation 12 minutes
- Trempage au moins 8 heures
- Cuisson 1 h 30-2 heures

200 g de haricots pinto (ou de cocos roses) secs
2 cuil. à soupe d'huile d'olive
3 gros oignons
2 grosses carottes
2 cuil. à soupe de piment doux en poudre
45 cl de bouillon de légumes
Tabasco
Poivre du moulin

1 Mettez les haricots dans un saladier et couvrez-les d'eau froide. Posez une assiette sur le récipient et laissez les haricots tremper au moins 8 heures.

2 Égouttez les haricots et réservez-les. Faites chauffer l'huile à feu moyen dans une grande cocotte en fonte. Ajoutez les oignons, les carottes et le piment doux. Faites revenir le tout pendant 5 minutes environ.

3 Ajoutez le bouillon et 45 cl d'eau froide. Portez à ébullition. Ajoutez les haricots. Portez de nouveau à ébullition et laissez cuire pendant 10 minutes.

4 Couvrez et poursuivez la cuisson à feu doux. Laissez frémir pendant 1 heure à 1 h 30, en remuant de temps en temps. Piquez quelques haricots pour vous assurer qu'ils sont cuits.

5 S'il reste beaucoup de liquide de cuisson, retirez le couvercle et augmentez légèrement le feu afin de porter à petite ébullition. Laissez réduire ainsi pendant 5 à 10 minutes, en remuant de temps en temps.

6 Ajoutez quelques gouttes de Tabasco et poivrez. Servez bien chaud.

POUR 1 PORTION : 160 kcal • Protéines : 8,2 g • Glucides : 22 g • Lipides : 4,4 g (dont saturés : 0,7 g) • Cholestérol : 0 mg • Fibres : 8 g • Potassium : 655 mg.

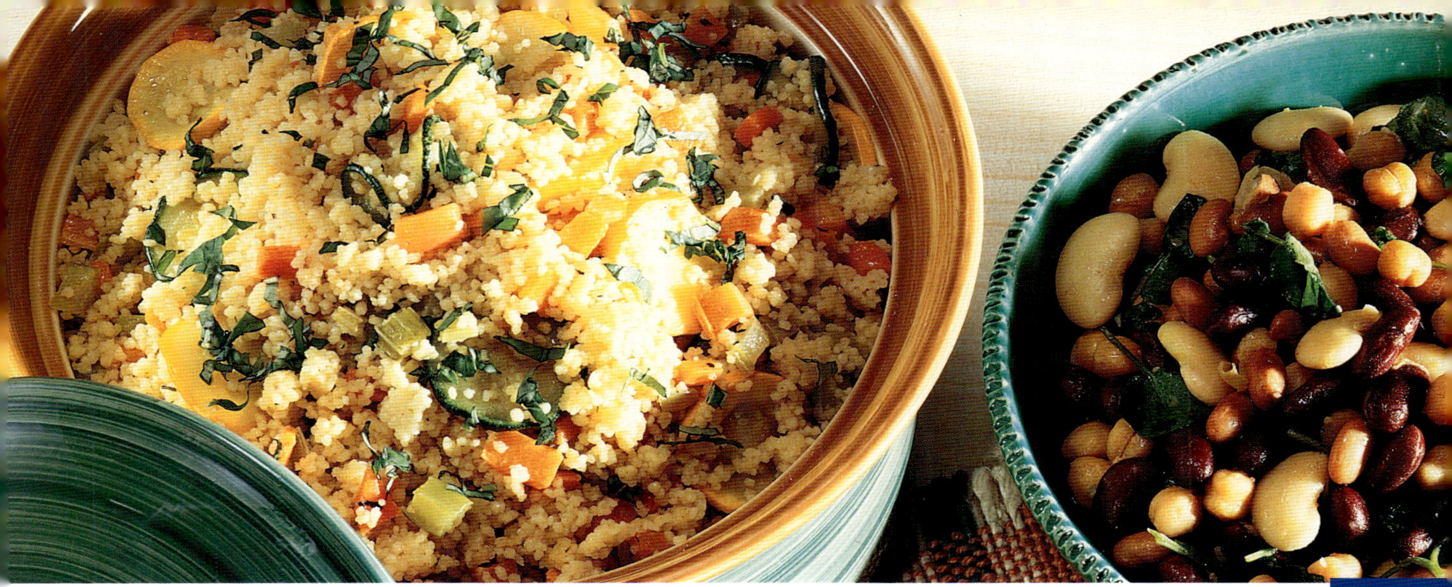

Couscous aux légumes d'été

- Pour 8 personnes
- Préparation 12 minutes
- Cuisson 20-25 minutes

2 cuil. à soupe d'huile d'olive
3 tiges de céleri branche
coupées en petits tronçons
3 carottes coupées en dés
2 courgettes, de préférence 1 verte et 1 jaune,
coupées en rondelles
3 branches de basilic frais ciselé
(ou 1 cuil. à soupe de basilic séché)
Tabasco
280 g de semoule de couscous moyenne
45 cl de bouillon de légumes
Poivre du moulin

1 Faites chauffer l'huile dans un grand faitout. Faites-y revenir le céleri et les carottes pendant 7 minutes environ, sans laisser brunir.

2 Ajoutez les courgettes et faites-les cuire pendant 2 à 4 minutes, en remuant régulièrement.

3 Incorporez le basilic et quelques gouttes de Tabasco. Poivrez.

4 Ajoutez la semoule de couscous et mélangez délicatement.

5 Versez le bouillon et mélangez de nouveau. Portez à ébullition, couvrez et ôtez du feu.

6 Laissez gonfler la semoule pendant 5 minutes environ, jusqu'à ce que tout le liquide ait été absorbé. Séparez les graines à la fourchette. Servez bien chaud.

POUR 1 PORTION : 191 kcal • Protéines : 6 g • Glucides : 34 g • Lipides : 3,5 g (dont saturés : 0,5 g) • Cholestérol : 0 mg • Fibres : 5 g • Potassium : 430 mg.

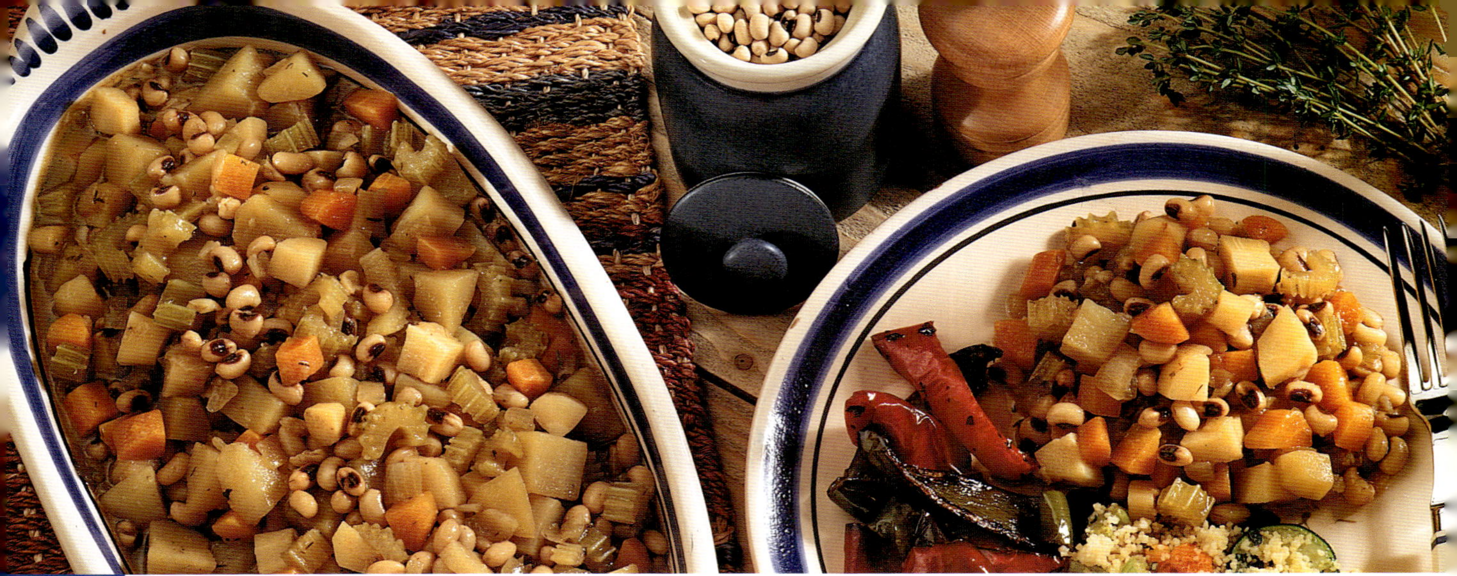

Cocotte de haricots doliques à œil noir

- Pour 8 personnes
- Préparation 15-20 minutes
- Trempage au moins 8 heures
- Cuisson 1 h 10

150 g de haricots doliques à œil noir
(aussi appelés cornilles)
2 cuil. à soupe d'huile d'olive
2 gros oignons grossièrement émincés
2 grosses carottes grossièrement émincées
4 tiges de céleri branche grossièrement émincées
2 gousses d'ail hachées
75 cl de bouillon de légumes
250 g de pommes de terre coupées en dés
250 g de navets coupés en dés
½ cuil. à café de thym séché
½ cuil. à café de romarin séché
Poivre du moulin

1 Mettez les haricots dans un saladier et couvrez-les d'eau froide. Posez une assiette sur le récipient et laissez les haricots tremper au moins 8 heures.

2 Égouttez les haricots et réservez-les. Faites chauffer l'huile dans une grande cocotte en fonte. Ajoutez les oignons, les carottes, le céleri et l'ail. Faites revenir le tout pendant 5 à 8 minutes.

3 Ajoutez 1 litre d'eau et le bouillon, les haricots, les pommes de terre, les navets et les herbes. Portez à ébullition et laissez cuire 10 minutes.

4 Couvrez, baissez le feu et laissez frémir 45 minutes environ : les haricots doivent être tendres. Ôtez le couvercle, poivrez et laissez frémir encore 10 minutes. Servez bien chaud.

POUR 1 PORTION : 137 kcal • Protéines : 6,1 g • Glucides : 20 g • Lipides : 3,6 g (dont saturés : 0,5 g) • Cholestérol : 0 mg • Fibres : 6,4 g • Potassium : 860 mg.

Accompagnements

♥ L'orge est riche en fibres solubles, ce qui peut aider à réduire le taux de « mauvais » cholestérol (LDL).

Orge perlé citronné

- Pour 8 personnes
- Préparation 10 minutes
- Cuisson 1 heure

2 cuil. à soupe d'huile d'olive
2 oignons finement émincés
3 tiges de céleri branche finement émincées
200 g d'orge perlé
60 cl de bouillon de légumes
1 cuil. à café de zeste de citron râpé
½ cuil. à café d'origan séché
2 cuil. à soupe de graines de tournesol (ou de pignons de pin)
1 cuil. à café de jus de citron
40 g de raisins secs
2 cuil. à soupe de persil frais ciselé
Poivre du moulin

1 Faites chauffer l'huile à feu moyen dans un grand faitout en fonte. Faites-y revenir les oignons et le céleri pendant 7 minutes environ, en remuant souvent.

2 Ajoutez l'orge perlé et mélangez de façon à bien l'imprégner d'huile. Ajoutez le bouillon, le zeste de citron, l'origan, et poivrez.

3 Portez à ébullition puis baissez le feu, couvrez et laissez mijoter pendant 40 minutes environ, en remuant de temps en temps. L'orge doit être quasiment cuit et avoir absorbé presque tout le liquide.

4 Pendant ce temps, faites dorer les graines de tournesol à sec dans une poêle à revêtement antiadhésif, quelques minutes sur feu moyen. Versez-les sur une assiette et réservez-les.

5 Ôtez le faitout du feu. Ajoutez le jus de citron et les raisins secs à l'orge. Couvrez de nouveau et laissez reposer 5 minutes.

6 Incorporez délicatement les graines de tournesol et le persil à la préparation. Servez aussitôt.

POUR 1 PORTION : 160 kcal • Protéines : 3,4 g • Glucides : 26 g • Lipides : 4,7 g (dont saturés : 0,7 g) • Cholestérol : 0 mg • Fibres : 2,5 g • Potassium : 310 mg.

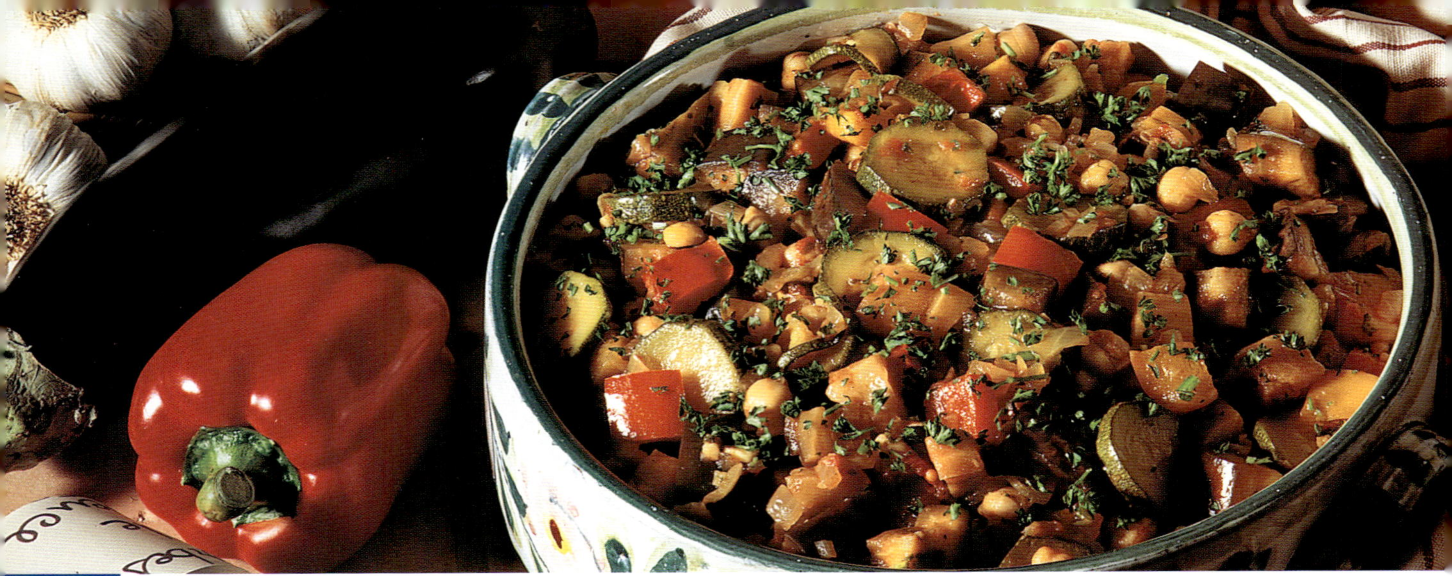

Ratatouille aux pois chiches

- Pour 4 personnes
- Préparation 20 minutes
- Cuisson 1 heure

3 cuil. à soupe d'huile d'olive
2 gros oignons grossièrement émincés
2 gousses d'ail hachées
2 poivrons rouges, verts ou jaunes coupés en dés
4 courgettes coupées en rondelles
1 grosse aubergine coupée en dés
1 boîte de 400 g de tomates pelées concassées
1 boîte de pois chiches de 400 g rincés et égouttés
1 cuil. à café d'origan séché
1 cuil. à café de basilic séché
1 cuil. à café de thym séché
2 cuil. à soupe de persil frais ciselé
Poivre du moulin

1 Faites chauffer 2 cuil. à soupe d'huile à feu moyen dans un faitout en fonte. Faites-y revenir les oignons et l'ail pendant 7 minutes environ, jusqu'à jolie coloration.

2 Ajoutez les poivrons et faites-les revenir pendant 7 minutes. Retirez tous ces ingrédients du faitout avec une écumoire et réservez-les dans un plat.

3 Faites revenir les courgettes à leur place pendant 7 minutes environ. Réservez-les dans le même plat que les oignons et les poivrons.

4 Faites chauffer le reste de l'huile dans le faitout et faites-y revenir l'aubergine pendant 6 minutes, en remuant souvent.

5 Remettez tous les légumes réservés dans le faitout. Ajoutez les tomates et leur jus, les pois chiches et les herbes séchées ; poivrez.

6 Couvrez et laissez mijoter 25 à 30 minutes, jusqu'à ce que les légumes soient cuits. Ajoutez le persil frais. Servez chaud ou à température ambiante.

POUR 1 PORTION : 241 kcal • Protéines : 9,5 g • Glucides : 26 g • Lipides : 11 g (dont saturés : 1,5 g) • Cholestérol : 0 mg • Fibres : 8 g • Potassium : 1 040 mg.

♥ Le chou-fleur apporte de la vitamine C et des fibres. Il aurait également un rôle protecteur contre le développement de certains cancers.

Chou-fleur à la provençale

- Pour 4 personnes
- Préparation 20 minutes
- Cuisson 15 minutes

1 chou-fleur
1 poivron rouge coupé en dés
2 tomates grossièrement émincées
7,5 cl de bouillon de légumes
35 g d'olives noires dénoyautées
Poivre du moulin

1 Détaillez le chou-fleur en petits bouquets et faites-les cuire à la vapeur pendant 9 ou 10 minutes : ils doivent rester légèrement croquants.

2 Pendant ce temps, mettez le poivron, les tomates et le bouillon dans une casserole. Couvrez, portez à ébullition et laisser cuire 3 minutes en remuant de temps en temps.

3 Ajoutez les bouquets de chou-fleur et les olives. Couvrez et faites cuire pendant 2 ou 3 minutes, en remuant de temps en temps. Poivrez et servez sans attendre.

POUR 1 PORTION : 79 kcal • Protéines : 4,5 g • Glucides : 7,3 g • Lipides : 3,5 g (dont saturés : 0,6 g) • Cholestérol : 0 mg • Fibres : 4,5 g • Potassium : 595 mg.

♥ Ces frites au four vous apporteront tous les bienfaits nutritionnels de la pomme de terre (vitamine C et potassium), en toute légèreté.

Frites au four

- Pour 4 personnes
- Préparation 15 minutes
- Cuisson 30-35 minutes

900 g de pommes de terre (ou de patates douces) lavées mais non pelées
2 cuil. à café d'huile d'olive
Poivre du moulin

1 Préchauffez le four à 230 °C (th. 7-8). Enfournez deux grands plats allant au four ou la lèchefrite tapissée de papier sulfurisé.

2 Coupez les pommes de terre (ou les patates douces) dans le sens de la longueur en tranches de 1 cm d'épaisseur, puis détaillez-les en bâtonnets de 1 cm de large. Versez l'huile dans un saladier et poivrez. Mettez les frites dans le saladier et mélangez pour bien les enrober d'huile.

3 Disposez les frites en une seule couche dans les plats (ou la lèchefrite) bien chauds. Faites-les cuire pendant 30 à 35 minutes en les retournant au bout de 15 minutes de cuisson : les frites doivent être bien dorées et croustillantes.

POUR 1 PORTION : 186 kcal • Protéines : 4,7 g • Glucides : 35 g • Lipides : 3 g (dont saturés : 0,3 g) • Cholestérol : 0 mg • Fibres : 4,5 g • Potassium : 1 180 mg.

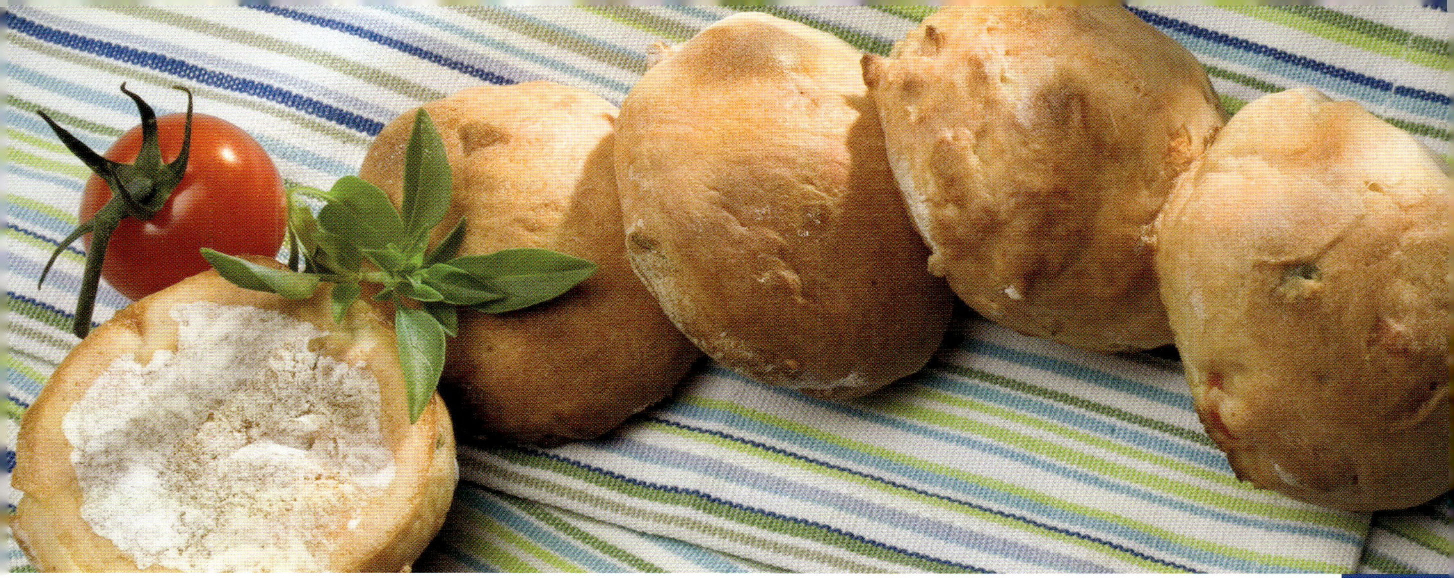

Galettes tomate-basilic

- Pour 22 galettes
- Préparation 20 minutes
- Cuisson 12 minutes

215 g de farine de blé
55 g de farine complète
2 cuil. à soupe de germes de blé
4 cuil. à café de levure chimique
1 petite tomate épépinée et finement émincée
2 cuil. à soupe de basilic frais ciselé
2 cuil. à café de purée de tomates
250 g de yaourt nature allégé
Huile pour la plaque
Lait demi-écrémé pour glacer
Poivre du moulin

1 Préchauffez le four à 230 °C (th. 7-8). Mélangez les farines, les germes de blé et la levure dans un saladier. Poivrez.

2 Mélangez la tomate émincée, le basilic, la purée de tomates et le yaourt dans un autre saladier, puis incorporez-les à la préparation précédente. Mélangez bien à la fourchette : la pâte obtenue doit se détacher des parois.

3 Pétrissez délicatement la pâte sur le plan de travail fariné pendant quelques minutes. Étendez-la au rouleau à pâtisserie pour former une abaisse de 1 cm d'épaisseur. Découpez-y des disques de 5 cm de diamètre avec un emporte-pièce ou un petit verre.

4 Rassemblez les chutes de pâte en boule et étalez-la de nouveau afin de pouvoir faire le plus de disques possible.

5 Disposez-les sur une plaque à four légèrement huilée, en les espaçant de 2,5 cm. Badigeonnez-les de lait et enfournez-les pour 10 à 12 minutes : les galettes doivent être bien dorées.

POUR 1 GALETTE : 53 kcal • Protéines : 2,1 g • Glucides : 10 g • Lipides : 0,5 g (dont saturés : 0,1 g) • Cholestérol : 0 mg • Fibres : 0,8 g • Potassium : 70 mg.

♥ Cette salade est riche en protéines, grâce au yaourt et aux pâtes qu'elle contient, et en vitamines grâce à ses petits légumes frais et croquants.

Salade de macaronis primavera

- Pour 4 personnes
- Préparation 15 minutes
- Cuisson 20 minutes

100 g de petites fleurettes de brocoli
75 g de petits pois frais ou surgelés
2 carottes émincées en julienne
225 g de macaronis
375 g de yaourt nature allégé
3 cuil. à soupe de mayonnaise allégée
1 ½ cuil. à café de moutarde de Dijon
3 cuil. à soupe de vinaigre de vin rouge
2 tiges de céleri grossièrement émincées
1 oignon rouge grossièrement émincé
2 cuil. à soupe de persil, ciboulette ou basilic frais, ciselés
Poivre du moulin

1 Portez une grande casserole d'eau à ébullition. Remplissez un saladier d'eau glacée. Mettez les fleurettes de brocoli dans l'eau bouillante et laissez-les blanchir 1 ou 2 minutes. Retirez-les de la casserole avec une écumoire et plongez-les aussitôt dans l'eau glacée pour arrêter la cuisson.

2 Portez de nouveau l'eau de la casserole à ébullition. Versez-y les petits pois et laissez frémir pendant 2 minutes environ. Retirez-les à leur tour avec l'écumoire et mettez-les dans un grand bol d'eau glacée.

3 Faites de même avec les carottes, après les avoir laissé cuire 3 ou 4 minutes.

4 Portez de nouveau l'eau de la casserole à ébullition. Faites-y cuire les macaronis selon les indications portées sur l'emballage. Égouttez-les rapidement, puis passez-les sous l'eau froide et égouttez-les de nouveau. Mettez-les dans un grand saladier.

5 Préparez la sauce. Mélangez le yaourt, la mayonnaise, la moutarde et le vinaigre dans un bol. Poivrez.

6 Égouttez soigneusement tous les légumes et incorporez-les aux pâtes, puis versez la sauce et mélangez. Ajoutez le céleri et l'oignon. Parsemez de l'herbe choisie et mélangez de nouveau. Servez cette salade à température ambiante ou froide.

POUR 1 PORTION : 341 kcal • Protéines : 14 g • Glucides : 55,5 g • Lipides : 7 g (dont saturés : 1 g) • Cholestérol : 7 mg • Fibres : 7 g • Potassium : 540 mg.

Desserts

Melon au coulis de framboises

- Pour 4 personnes
- Préparation 20 minutes

350 g de framboises fraîches ou surgelées
1 cuil. à café de jus de citron
2 cuil. à soupe de miel d'acacia
1 gros melon (cantaloup, par exemple) bien mûr
Feuilles de menthe

1 Réservez quelques framboises pour le décor (si elles sont surgelées, laissez-les au congélateur jusqu'au moment de les utiliser). Mixez le reste des framboises, puis éliminez les graines en passant la purée obtenue à travers un chinois.

2 Incorporez le jus de citron et le miel et réservez au frais.

3 Coupez le melon en quatre et éliminez les pépins et les fibres à la cuillère avant de le peler. Coupez chaque quart de melon en éventail.

4 Nappez quatre assiettes de service du quart du coulis de framboises et disposez joliment un éventail de melon dessus. Garnissez de feuilles de menthe et des quelques framboises réservées.

POUR 1 PORTION : 137 kcal • Protéines : 2,1 g • Glucides : 31 g • Lipides : 0,5 g (dont saturés : 0 g) • Cholestérol : 0 mg • Fibres : 5 g • Potassium : 650 mg.

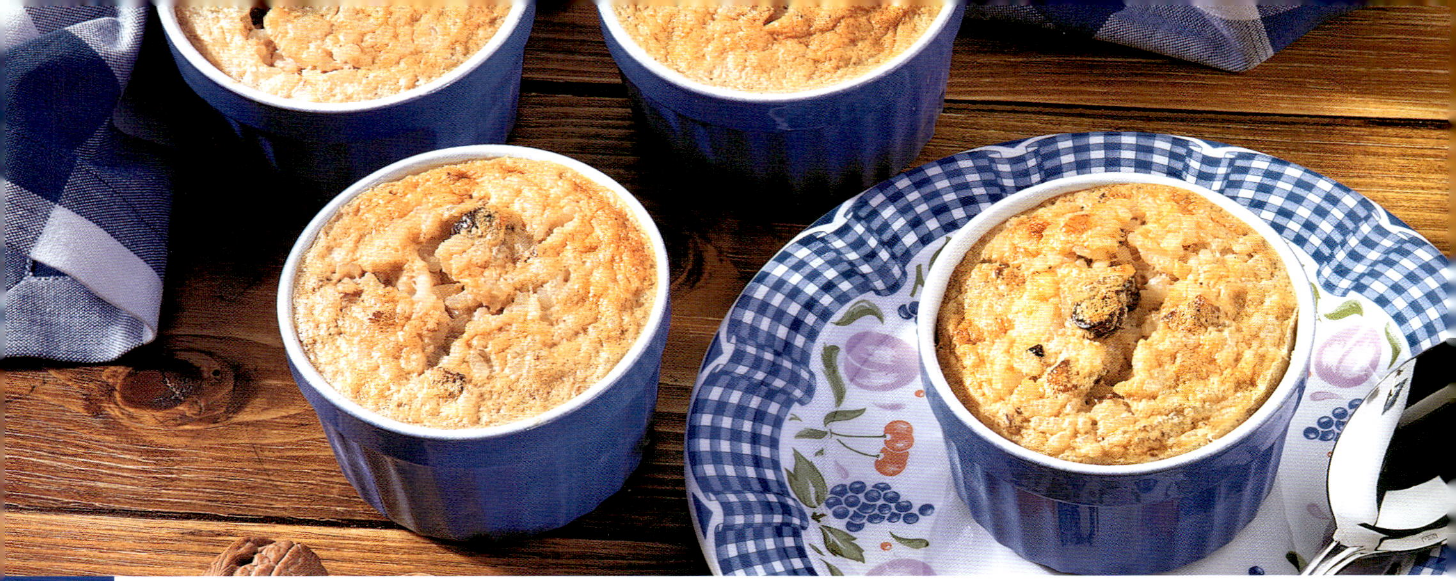

Puddings aux noix et aux raisins secs

- Pour 4 personnes
- Préparation 12 minutes
- Cuisson 30-35 minutes

12,5 cl de jus d'orange
1 jaune d'œuf
1 cuil. à café de miel d'acacia
1 cuil. à café d'extrait de vanille liquide
100 g de riz cuit
40 g de raisins secs
35 g de noix concassées et grillées à sec
3 blancs d'œufs
Huile végétale

1 Préchauffez le four à 160 °C (th. 5-6). Mélangez le jus d'orange, le jaune d'œuf, le miel et la vanille liquide dans un saladier.

2 Incorporez le riz cuit, les raisins secs et les noix. Montez les blancs d'œufs en neige ferme et incorporez-les délicatement au mélange, en soulevant la masse de bas en haut.

3 Huilez quatre ramequins et répartissez-y la préparation.

4 Placez les ramequins dans un plat allant au four et versez au fond du plat 2,5 cm d'eau bouillante. Enfournez et faites cuire au bain-marie 30 à 35 minutes : les puddings doivent être fermes au toucher. Servez chaud.

POUR 1 PORTION : 166 kcal • Protéines : 6,3 g • Glucides : 19 g • Lipides : 7,2 g (dont saturés : 1 g) • Cholestérol : 55 mg • Fibres : 1,3 g • Potassium : 235 mg.

♥ Dans ces puddings, la quantité de jaune d'œuf (riche en cholestérol) est réduite au profit du blanc, qui n'en contient pas. Le résultat est identique !

Neige de pommes

- Pour 4 personnes
- Préparation 15 minutes
- Cuisson 15 minutes
- Réfrigération 3 heures

1 kg de pommes
4 cuil. à soupe de sucre en poudre
10 cl de cidre doux
2 feuilles de gélatine alimentaire
2 blancs d'œufs

1 Lavez et épluchez les pommes, coupez-les en morceaux, mettez-les dans une casserole avec la moitié du sucre et le cidre. Couvrez et laissez cuire à feu moyen pendant 15 minutes environ.

2 Mettez les feuilles de gélatine à tremper dans un bol d'eau froide.

3 Lorsque les pommes sont cuites, ôtez-les du feu. Ajoutez-y la gélatine égouttée et mélangez avec soin en écrasant bien les fruits. Laissez refroidir.

4 Battez les blancs d'œufs en neige. Lorsqu'ils commencent à être fermes, ajoutez le reste de sucre versé en pluie, sans cesser de battre.

5 Incorporez délicatement les blancs en neige aux pommes, en soulevant la masse de bas en haut. Versez dans une jolie coupe et laissez prendre 3 heures environ au réfrigérateur.

POUR 1 PORTION : 180 kcal • Protéines : 4 g • Glucides : 40 g • Lipides : 0,5 g (dont saturés : 0 g) • Cholestérol : 0 mg • Fibres : 4,2 g • Potassium : 300 mg.

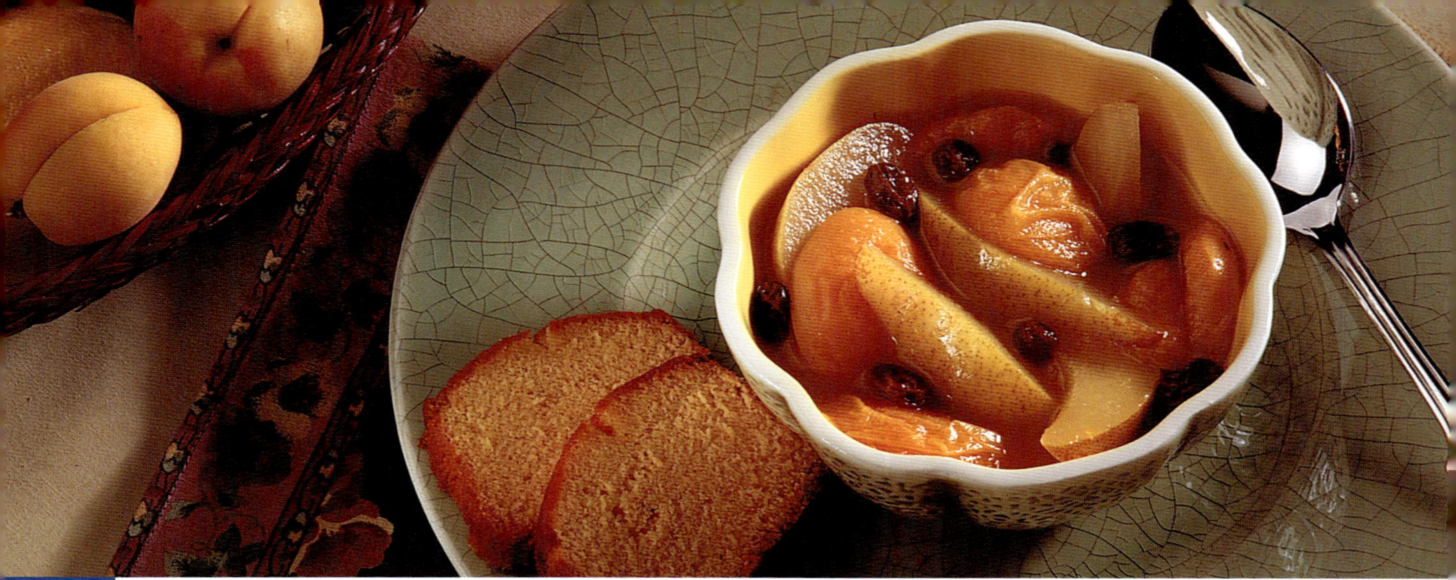

Compote abricots-poires

- Pour 4 personnes
- Préparation 5 minutes
- Cuisson 15 minutes

33 cl de jus d'orange
Le jus et le zeste râpé de 1 citron
2 cuil. à soupe de miel d'acacia
2 cuil. à café d'extrait de vanille liquide
1 clou de girofle
8 abricots coupés en deux et dénoyautés
2 poires fermes mais mûres, coupées en quatre et évidées
2 cuil. à soupe de raisins secs

1 Mettez le jus d'orange, le jus et le zeste de citron, le miel, la vanille liquide et le clou de girofle dans une casserole. Portez à ébullition, baissez le feu et laissez frémir pendant 5 minutes.

2 Ajoutez les abricots et les poires et portez de nouveau à ébullition. Baissez le feu, couvrez et laissez mijoter 5 à 8 minutes, jusqu'à ce que les fruits soient bien cuits.

3 Incorporez les raisins secs et ôtez la casserole du feu. Laissez refroidir à température ambiante. Enlevez le clou de girofle avant de servir.

♥ Les fruits et les jus de fruits sont parmi les meilleures sources alimentaires de potassium, connu pour diminuer la tension artérielle.

POUR 1 PORTION : 183 kcal • Protéines : 2,1 g • Glucides : 43 g • Lipides : 0,3 g (dont saturés : 0 g) • Cholestérol : 0 mg • Fibres : 4,5 g • Potassium : 690 mg.

♥ Selon des études récentes, consommer régulièrement des noix – riches en graisses insaturées – diminuerait les risques d'infarctus.

Yaourt glacé noix-citron

- Pour 6 personnes
- Préparation 20 minutes
- Cuisson 2 minutes
- Congélation au moins 3 heures

17,5 cl de lait demi-écrémé
7 g de gélatine alimentaire en poudre (environ 1 cuil. à soupe)
100 g de sucre en poudre
30 cl de yaourt nature allégé
4 cuil. à soupe de jus de citron
Le zeste râpé de 1 citron
55 g de noix grossièrement concassées

1 Versez le lait dans une casserole. Saupoudrez-le de la gélatine et laissez-la se dissoudre 1 minute. Ajoutez le sucre et mélangez. Faites chauffer sur feu doux pendant 2 minutes pour bien faire fondre le sucre et la gélatine.

2 Ôtez du feu et laissez refroidir en remuant de temps en temps : la préparation doit épaissir mais pas prendre. Transvasez-la dans un saladier, puis ajoutez le yaourt, le jus et le zeste de citron. Fouettez bien le tout, puis incorporez les noix.

3 Versez le mélange dans une sorbetière et laissez-le congeler selon les instructions du fabricant. Si vous ne possédez pas de sorbetière, mettez le mélange dans un récipient résistant au froid et placez-le 1 heure au congélateur. Sortez-le pour bien mélanger et éviter la formation de cristaux de glace, puis remettez-le au congélateur pendant encore 30 minutes. Sortez-le de nouveau, mélangez et remettez au congélateur plusieurs fois, jusqu'à ce que le yaourt glacé ait une consistance bien ferme. Laissez alors 1 heure de plus au congélateur avant de servir.

POUR 1 PORTION : 168 kcal • Protéines : 5,7 g • Glucides : 22 g • Lipides : 6,3 g (dont saturés : 0,8 g) • Cholestérol : 2 mg • Fibres : 0,7 g • Potassium : 155 mg.

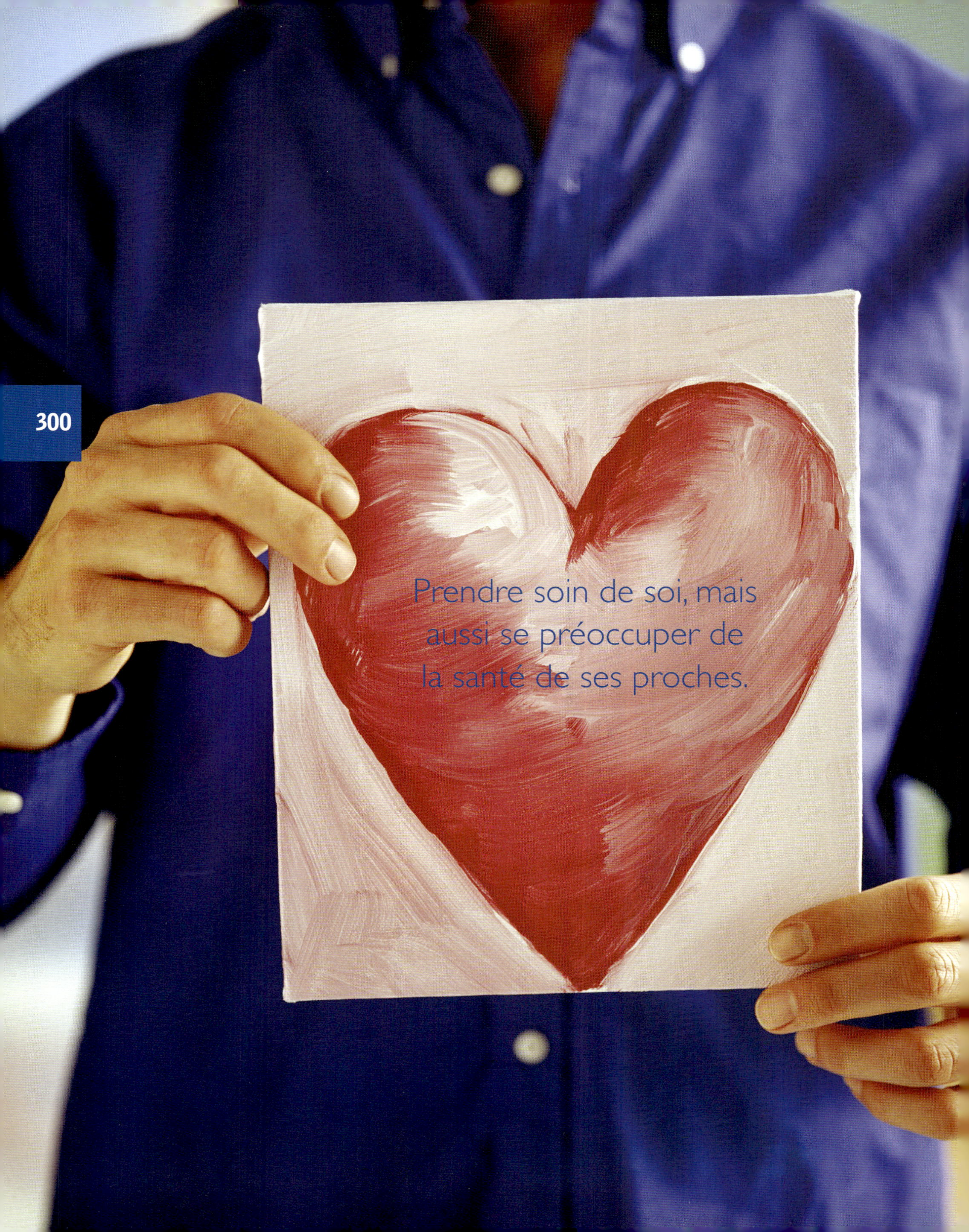

Prendre soin de soi, mais aussi se préoccuper de la santé de ses proches.

Les questions les plus courantes

Toutes les études le montrent : la seule façon efficace de prévenir les maladies cardio-vasculaires est d'adopter une hygiène de vie saine, de bien manger et de pratiquer une activité physique régulière. Tout cela sans sacrifier aux plaisirs de la vie ni bouleverser en profondeur ses habitudes. C'est ce que nous avons tenté de démontrer tout au long de ce livre. Mais peut-être avez-vous encore besoin d'éclaircissements et de précisions. Nous avons regroupé ci-dessous les interrogations les plus fréquentes sur le sujet.

Q Je déteste tous ces produits réputés « bons pour la santé ». Ils sont sans goût ni saveur. Que faire ?

R Aucun aliment n'est foncièrement mauvais en soi, c'est sa consommation excessive et exclusive qui le rend potentiellement dangereux pour la santé. Abuser des aliments trop riches en sucres, en graisses (barres chocolatées, viennoiseries, pâtisseries, confiseries, sodas…) ou en sel (chips, charcuterie, biscuits apéritifs…) peut significativement augmenter les risques de maladies cardio-vasculaires. Il n'est pas question d'interdire tel ou tel aliment, il est bon de s'interroger périodiquement sur ses habitudes alimentaires. Avec le temps, vous vous rendrez alors compte qu'il est possible de concilier le plaisir de manger avec une alimentation saine, à base d'aliments aussi simples et savoureux que les fruits, les légumes, les viandes blanches, le poisson et l'eau.

Commencez par effectuer de petits changements. Vous avez l'habitude de prendre un café et une viennoiserie au petit déjeuner ? Ajoutez un verre de jus d'orange, riche en antioxydants (vitamine C principalement), et remplacez la viennoiserie par un petit pain au son ou des céréales complètes.

Faites de même au déjeuner et au dîner. Abandonnez l'épaisse couche de mayonnaise qui nappe votre sandwich et remplacez-la par de la moutarde ou du ketchup, ou ajoutez une pomme au menu, par exemple. Rappelez-vous qu'il est recommandé de manger chaque jour plusieurs fruits et légumes, ainsi que des produits laitiers.

Votre objectif est de pratiquer de petits changements, qui vous semblent acceptables, et de vous y tenir. Prendre sa santé en main par l'alimentation, c'est facile et non dénué de plaisir !

Q C'est moi qui fais la cuisine pour toute la famille et personne ne veut changer ses habitudes. Que faire ?

R Composer des menus variés, qui respectent les recommandations nutritionnelles, est un bon moyen pour corriger les mauvaises habitudes des uns et entretenir les bonnes habitudes des autres. Évidemment, il est difficile de satisfaire les besoins et les goûts de chaque membre de la famille. Mais ne vous laissez pas décourager ! N'oubliez pas que ce sont souvent les mauvais plis pris dans l'enfance qui font le lit des affections cardiaques à l'âge adulte.

Soyez ferme et ne cédez pas aux caprices alimentaires de vos proches. Veillez à introduire progressivement des produits sains au menu, et réduisez peu à peu les quantités de sucre et de sel ajoutés.

Une autre stratégie consiste à modifier certains ingrédients de vos recettes. Remplacez tout le beurre (ou une bonne partie) par de l'huile d'olive ou de colza ; utilisez du fromage allégé en matières grasses (et mettez-en moins) ; « cachez » plus de légumes dans vos sautés, potages et sauces ; employez des viandes maigres. Au dessert, pensez aux fruits de saison du marché : achetez des fraises, des pêches, des abricots… ou préparez une salade de fruits frais et servez-la avec du yaourt ou du fromage blanc plutôt qu'avec de la chantilly. Votre famille commencera ainsi à mieux manger, sans même s'en rendre compte, et elle en redemandera !

Q Toute ma vie, j'ai eu une mauvaise alimentation. Cela veut-il dire que c'est trop tard ?

R Les bénéfices d'une alimentation saine sont souvent immédiats : elle vous permet de vous sentir mieux et de redécouvrir le plaisir de manger. Des études ont montré qu'un seul repas équilibré suffisait pour réduire l'inflammation, la quantité de graisses nocives circulant dans le sang et les dommages causés par les radicaux libres, et pour améliorer le fonctionnement des artères. Autrement dit, il n'est jamais trop tard pour offrir à votre organisme – et donc à votre cœur – une alimentation saine.

Q Je déteste tous les produits de la mer et j'adore la viande de bœuf. Cela ne changera jamais. Suis-je une cause perdue ?

R Absolument pas. Une portion de 100 g de viande de bœuf maigre est excellente pour la santé. Cela vous apporte des vitamines B6 et B12, qui toutes deux contribuent à contrôler le taux sanguin d'homocystéine, une substance associée à un risque cardiaque accru. De plus, aujourd'hui, la viande de bœuf contient bien moins de graisses saturées – mauvaises pour les artères – qu'avant. Privilégiez les morceaux maigres : tende-de-tranche, romsteck, filet, jarret.

Vous manquerez néanmoins d'acides gras oméga-3, très bénéfiques pour la santé du cœur et que l'on trouve principalement dans les produits de la mer (le poisson mais aussi les algues). Pensez donc à prendre des suppléments d'huile de poisson, utiliser de l'huile de colza, manger des légumes verts à feuilles, grignoter des noix et à parsemer vos céréales et salades de graines de lin. Tous ces aliments contiennent des oméga-3.

Q Chaque fois que j'essaie une alimentation plus saine, je me retrouve avec un tas de fruits et de légumes abîmés que je suis obligé de jeter. Que me suggérez-vous ?

R Effectivement, cela peut être un problème. Il est facile de se donner bonne conscience en faisant le plein de fruits et légumes, puis de manquer de temps ou d'occasions de les manger avant qu'ils ne s'abîment. Une vraie perte d'argent. Essayez ces quatre solutions.

1 Faites une estimation précise de vos besoins hebdomadaires en fruits et légumes et n'en achetez pas plus. Dans les supermarchés, la plupart des gens ont tendance à mettre dans leur Caddie les fruits et légumes les plus appétissants, sans trop savoir ce qu'ils vont en faire. C'est ainsi qu'ils reviennent des courses avec trop de produits frais. Et qu'ils les gâchent.

2 Rendez les fruits et légumes plus accessibles. Apportez une pomme ou des bâtonnets de carotte au bureau ; découpez un melon en cubes et gardez-les au réfrigérateur pour combler les petits creux ; mettez des légumes crus découpés sur la table avant le dîner, en guise d'apéritif.

3 Faites un potage en fin de semaine avec tous les légumes que vous n'avez pas utilisés et qui risquent d'être perdus. Concoctez par exemple un délicieux minestrone avec vos légumes, une boîte de haricots blancs, une poignée de riz, un oignon et des herbes aromatiques. Vous aurez de quoi régaler toute la famille durant le week-end !

4 Faites un stock de légumes et de fruits surgelés ou en conserve (dans leur jus, sans sucres ajoutés). Ils se gardent plus longtemps.

Q Mon médecin pense soigner mon hypertension avec un traitement médicamenteux. Il ne croit pas aux traitements alternatifs. Dois-je le suivre ?

R Essayez de voir les choses sous un angle différent : pourquoi vouloir opposer la médecine dite naturelle et la médecine dite conventionnelle ? La meilleure approche (et votre médecin sera d'accord) est évidemment de combiner une vie saine avec un traitement conventionnel, s'il s'avère nécessaire. Cela veut dire une alimentation équilibrée, de l'exercice physique et, peut-être, des compléments alimentaires. Si votre tension artérielle, votre glycémie, votre taux de cholestérol ou de triglycérides restent trop élevés malgré un changement de mode de vie, vous devez consulter un médecin, qui mettra en place un traitement.

Si vous souffrez d'hypertension, il est compréhensible que votre médecin se refuse à expérimenter avec vous d'autres solutions et à accepter de suspendre votre traitement le temps de vérifier leur éventuelle validité. Dans ce cas, il vaut mieux voir avec lui comment réduire éventuellement les doses de votre traitement, ou comment faire pour suivre de près l'évolution de votre tension pendant que vous effectuez certains changements.

Q Depuis que j'ai appris que mon taux de cholestérol était trop élevé, j'ai peur. Je redoute constamment d'avoir un accident cardiaque. Que faire ?

R Tout d'abord, n'oubliez pas qu'un taux élevé de cholestérol n'est pas synonyme d'infarctus, tout simplement parce que ce taux ne constitue qu'un des facteurs de risque cardio-vasculaire (avec le tabagisme, le diabète, une tension élevée, un important surpoids et une vie trop sédentaire). Or les facteurs de risque ne s'additionnent pas, ils se potentialisent, c'est-à-dire qu'ils s'aggravent l'un l'autre. Ainsi, l'addition de facteurs de risque de faible intensité peut entraîner un risque très élevé. Imaginons un sujet avec une tension modérée, une intolérance au sucre, un cholestérol moyennement élevé et qui fume 5 ou 6 cigarettes par jour : il sera beaucoup plus à risque que celui qui aura « seulement » un taux de cholestérol élevé.

Assurez-vous que votre taux de cholestérol est bien mesuré et suivi, et faites de votre mieux pour réduire les autres facteurs de risque.

Ensuite, pesez le pour et le contre concernant un traitement médical à base de statines et parlez-en avec votre médecin.

Et, même si vous suivez un traitement médical classique pour réduire votre taux de cholestérol, ne délaissez pas pour autant l'hygiène de vie : mettez sur pied un programme d'exercice et de nutrition en vous aidant de ce livre. Une partie de vos craintes s'envolera dès que vous mènerez une vie plus saine, plus équilibrée, et que vous vous apercevrez des bienfaits retirés : plus d'énergie, un meilleur sommeil, moins de rhumes, une perte de poids…

Q Je déteste faire de l'exercice. Comment me motiver ?

R Vous avez peu de dépenses physiques dans la journée, vous ne marchez pas beaucoup, vous préférez l'ascenseur à l'escalier… Bref, par manque de temps, de courage ou d'envie, vous ne bougez pas beaucoup. Peut-être aussi associez-vous l'exercice physique à quelque chose de pénible et d'ennuyeux.

Rassurez-vous : il est possible d'être actif sans nécessairement être sportif et de bouger beaucoup sans modifier radicalement son style de vie. Tout cela vous a été expliqué dans cet ouvrage. Pour commencer, il suffit de sortir quotidiennement faire une promenade. Profitez de l'air frais et de ces moments de calme pour vous relaxer. Lorsque vous arrêterez de voir l'exercice comme une punition et/ou une souffrance, vous ne manquerez plus une occasion de vous dégourdir les jambes et de faire circuler le sang : c'est ça l'exercice !

Q Ma vie est tellement stressante que je me vois mal en ajouter. Comment faire pour modifier mon alimentation et mes habitudes sans être encore plus stressé ?

R Surchargé de travail, trop fatigué même pour faire des courses ou préparer les repas, vous ne prenez plus le temps de vous alimenter correctement. Reprenez votre calme et envisagez les choses autrement.

Toute l'idée de ce programme est de réduire le stress de votre vie. Reportez-vous donc à la page 52, afin de savoir par où commencer et déterminer dans quels domaines vos besoins de changement se font le plus sentir. Lorsqu'un petit changement fera complètement partie de votre routine, passez au point suivant. Chaque pas dans la bonne direction réduira les risques pour votre santé cardiaque, alors inutile de vouloir tout faire d'un coup. Cela étant, vous constaterez vite que nos conseils s'intègrent très facilement dans votre quotidien.

Q Je fume. Si je n'arrive pas à m'arrêter, est-ce la peine d'effectuer les autres changements ?

R Oui, bien sûr. Fumer constitue un risque majeur pour le cœur. Il s'agit sans doute du facteur de risque le plus important, mais il y a huit autres facteurs touchant au mode de vie, parmi lesquels le stress, l'obésité, la sédentarité et une consommation insuffisante de fruits et de légumes. Dans tous ces domaines, vous pouvez intervenir tout de suite, même si vous n'arrivez pas à arrêter le tabac dans l'immédiat. De plus, une fois que vous aurez commencé à mener une vie plus saine, à manger plus d'aliments frais et à effectuer des promenades en plein air, vous trouverez sans doute plus facile d'arrêter de fumer.

Q Si je souffre déjà du cœur, l'exercice n'augmentera-t-il pas le risque d'infarctus ?

R Il est vrai que, si le risque d'infarctus est élevé chez vous, vous devez demander son avis à votre médecin avant d'entamer un programme soutenu d'exercice, y compris s'il s'agit de yoga. Évitez également de porter de lourdes charges, de pratiquer des activités trop intenses. Mais une simple promenade et des étirements contribueront à renforcer votre cœur, donc à réduire le risque d'accident cardiaque. Si vous vous sentez mal à l'aise à l'idée de faire de l'exercice, surtout, parlez-en à votre médecin : il vous aidera à déterminer le niveau d'activité physique qui vous convient.

Adresses utiles

Pour plus d'informations sur les maladies cardiaques et leur prévention, voici une sélection d'organismes et de sites Internet qui pourront vous être utiles.

Organisations

Fédération française de cardiologie

www.fedecardio.com

Fournit des informations sur les maladies cardiaques et sur leur prévention, aide les cardiaques à se réadapter (notamment par le biais des Clubs « Cœur et Santé »), finance la recherche...

5, rue des Colonnes-du-Trône
75012 Paris
Tél. : 01 44 90 83 83

Société française de cardiologie

www.sfcardio.org

Site plutôt destiné aux professionnels, mais où l'on trouve néanmoins annuaire, agenda, études et recherches cliniques.

5, rue des Colonnes-du-Trône
75012 Paris
Tél. : 01 43 22 33 33

Association française des diabétiques

www.afd.asso.fr

Propose, grâce à son réseau d'associations dans toute la France, un soutien aux personnes atteintes de diabète, de multiples supports d'information, des services et des actions.

88, rue de la Roquette
75544 Paris Cedex 11
Tél. : 01 40 09 24 25 – **Fax :** 01 40 09 20 30
E-mail : afd@afd.asso.fr
Allô Diabète : 01 40 09 68 09

Sites Internet

Conseil européen de l'information sur l'alimentation (Eufic)

www.eufic.org/index/fr/

Un guide exhaustif et constamment mis à jour en matière de santé et de nutrition pour une alimentation saine et une vie équilibrée.

10 par jour

www.10parjour.net

Tout ce que vous avez toujours voulu savoir sur les fruits et les légumes. Avec en prime des recettes et de bonnes idées pour adopter la « fraîche attitude ».

Institut national de prévention et d'éducation pour la santé (Inpes)

www.inpes.sante.fr

Prévention et information sur la santé en général, actualités et conseils.

Programme national Nutrition Santé (PNNS)

www.mangerbouger.fr

Présente le nouveau PNNS, donne des conseils et propose des solutions pour une meilleure alimentation.

Organisation mondiale de la santé (OMS)

www.who.int/topics/cardiovascular_diseases/fr/index.html

Pages dédiées aux maladies cardio-vasculaires. Ce site propose des liens avec les activités, les rapports, les informations et événements récents, ainsi que les coordonnées des partenaires, des différents programmes de l'OMS et des bureaux travaillant sur les maladies cardio-vasculaires.

Wagri

www.wagri.fr

Portail français de l'agriculture et de la pêche qui fournit des informations sur la qualité de l'alimentation, la protection de l'environnement, la santé et le mode de vie.

Association française pour l'étude des corps gras (Afecg)

www.afecg.org

Rassemble des experts dans le domaine des graisses et produits dérivés. Accès intéressant à la documentation et au forum.

Mais aussi...

Autres sites Internet regroupant des informations sur la prévention et le traitement des maladies cardiaques, sur le fonctionnement du cœur, ainsi que des conseils pour limiter les risques de maladies cardio-vasculaires.

www.cardiologie.info
www.e-cardiologie.com
www.fondacoeur.com
www.webcardio.com
www.cholesterol-triglycerides.com
www.obesite.com
www.obesitesante.com

Livres

Savoir manger : le guide des aliments
Jean-Michel Cohen et Patrick Sérog
(Éd. Flammarion, 2006).

Un cœur en forme : les bonnes règles alimentaires
Franck Senninger (Éd. Jouvence, 2007).

Diabétique et gourmand
Les bons aliments pour prévenir le diabète, équilibrer sa glycémie, protéger son cœur, ses yeux, ses reins...
Anne Dufour et Minouche Pastier (Éd. Leduc, 2004).

Hypertension artérielle
Pierre Ambrosi (Éd. Larousse, 2006).

Mieux vivre avec un diabète
Gérard Slama (Éd. Odile Jacob, 2006).

Surveiller son tour de taille pour protéger son cœur
Jean-Michel Borys et Jean-François Lemoine
(Éd. Jacob-Duvernet, 2006).

Prévenir et soigner les maladies du cœur : hypertension artérielle, infarctus du myocarde, insuffisance cardiaque
Claude Théry et Jacques Caron
(Éd. Odile Jacob, 2005).

Une bonne alimentation pour un bon cœur
Amelia De Vecchi Moneta et Maria Zugnoni
(Éd. De Vecchi, 2006).

Mangeons de bon cœur : cuisine anticholestérol
Véronique Liégeois, Hélène Boisseau-Béham et Philippe Boisseau-Béham
(Éd. Flammarion 2005).

Gastronomie santé pour votre cœur
Paul Gayler et Jacqui Lynas
(Éd. Guy Saint-Jean, 2004).

La Cuisine pour un cœur sain
Helen Middleton et Eliane Horgen
(Éd. ADN, 2004).

Aliments santé, Aliments danger
(Sélection du Reader's Digest, 2005).

Légumes saveur, Légumes santé
(Sélection du Reader's Digest, 2006).

Index

A

D

E

F

G

H

I

J, K

L

M

N

O

P, Q

R

S

T

U

V

X, Y, Z

Crédits photographiques

6–11 © RD/Andrew Baker **12** Corbis/Jutta Klee **14** Punchstock/Banana Stock **17** Punchstock/ DigitalVision **19** Punchstock/DigitalVision **20-21** © RD/Andrew Baker **22 haut** Punchstock/ Brand X Pictures **22–23** Comstock Images **24** © RD/ Andrew Baker **25** Getty Images Ltd/Ryan McVay/PhotoDisc Red **26** Mirashade/Matt Gould **27 haut** © RD/Andrew Baker **bas** © RD/Roddy Paine **28** © RD/Andrew Baker **29 haut** © RD/Roddy Paine **bas** © RD/Andrew Baker **30** Mirashade/ Matt Gould **31** © RD/Andrew Baker **32** © RD/ Andrew Baker **33** Mirashade/Matt Gould **34 gauche** © RD/Debbie Paterson **droit** © RD/Andrew Baker **36–37** © RD/Andrew Baker **38** Mirashade/Matt Gould **39** Punchstock/Digital Vision **40** © RD/Andrew Baker **41** © RD **haut** © RD/Andrew Baker **42** Mirashade/Matt Gould **43** © RD/Andrew Baker **44** © RD/Andrew Baker **45** Mirashade/Matt Gould **47** Punchstock/Image 100 **48–49** © RD/Andrew Baker **50–51** Punchstock /PhotoDisc **53** © RD **55** Punchstock/Goodshoot **58** Punchstock/Image Source **61** Punchstock/ Comstock **63** Punchstock/ Image 100 **64** © RD **66-67** © RD/Andrew Baker **68** Creatas/Dynamic Graphics **69** © RD/William Lingwood **71** Punchstock/ DigitalVision **72–76** © RD/Roddy Paine **78** Punchstock/ Comstock **81** © RD/Roddy Paine **84** Punchstock/ Comstock **87** © RD/William Lingwood **88–92** © RD/Roddy Paine **93** iStockphoto.com/Bet Ponticello **94** Punchstock/ Brand X Pictures **96** © RD **97** © RD/ Craig Robertson **99** Photononstop/ Tips **100** © RD/ Roddy Paine **101** © RD/Sian Irvine **102** Punchstock/Brand X Pictures **103–104** © RD/Roddy Paine **105** Punchstock/ Stockbyte **106** © RD/Roddy Paine **107** © RD/ William Lingwood **109** © RD/Gus Filgate **111** © RD/ Roddy Paine **112** © RD/Martin Brigdale **115–116** © RD/ Roddy Paine **118** Punchstock/ DigitalVision **119 haut droit** © RD/Martin Brigdale **bas droit** © RD/Craig Robertson **121** © RD/Roddy Paine **122** © RD **123** © RD/Roddy Paine **126** © RD/ Roddy Paine **127** Punchstock/ Comstock **136–137** © RD/ Andrew Baker **138** Punchstock/ Brand X Pictures **141** Punchstock/ BananaStock **142** Punchstock/Brand X Pictures **145** Punchstock/ Image Source **146** Punchstock/ Stockbyte **148-149** © RD/Roddy Paine **151** © RD **153** Punchstock/IT Stock **155** iStockphoto.com/ Johanna Goodyear **156** Punchstock/DigitalVision **158** © RD **159** © RD/ Roddy Paine **160–161** © RD/Roddy Paine **162** © RD/ Andrew Baker **165** Punchstock/ BananaStock **166** iStockphoto.com/Samantha Grandy **168-173** © RD/Roddy Paine **174-175** © RD/ Andrew Baker **176** © RD **178** iStockphoto.com/ Andrzej Burak **181** Punchstock/ It Stock **183** Punchstock/IT Stock **185** iStockphoto.com/ Debora Stifano **187** Punchstock/Comstock **189** iStockphoto.com/ Jose Carlos Pires Pereira **192** © RD **194** © RD/Roddy Paine **196–197** © RD/ Andrew Baker **198** Punchstock/ PhotoAlto **200** iStockphoto.com/Dan Brandenburg **207** © RD **208** iStockphoto.com/Sharon Dominick **211** www.metcheck.co.uk **213** Punchstock/Image Source **214-215** © RD/Andrew Baker **218** iStockphoto.com/ Sharon Dominick **221** © RD/ Andrew Baker **222** Creatas **226–227** © RD/Andrew Baker **228-253** © RD/Roddy Paine **254** © RD/Gus Filgate **256** © RD/Martin Brigdale **259–298** © RD/from *How to Book of Healthy Cooking* **264, 269, 293** Christian Adam **300** Punchstock/Brand X Pictures

30 MINUTES PAR JOUR POUR UN
Cœur solide
est publié par Sélection du Reader's Digest

PREMIÈRE ÉDITION
Premier tirage

Achevé d'imprimer : décembre 2007
Dépôt légal en France : janvier 2008
Dépôt légal en Belgique : D-2008-0621-21

Imprimé en Chine
Printed in China